U0267141

中国医药科技出版社『十四五』重点图书

针刀医学系列高级丛书

总主编◎吴绪平

针刀治疗学

主编◎李伟　黄斌　裴久国

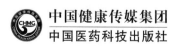

中国健康传媒集团

中国医药科技出版社

内 容 提 要

本书分为上、下两篇。上篇为总论，介绍了针刀医学的发展历史、针刀治疗学基础、常用针刀刀法手法、针刀术前准备及术后处理。下篇为各论，详细介绍临床各科疾病的针刀整体松解治疗，涵盖慢性软组织损伤疾病、骨关节疾病、神经卡压综合征，以及常见内科疾病、妇科疾病、儿科疾病、五官科疾病、肛肠科疾病、皮肤科疾病、美容减肥与整形科疾病。每种疾病按照概述、针刀应用解剖、病因病理、临床表现、诊断要点、针刀治疗、针刀术后手法治疗及现代研究的体例撰写；尤其详细阐述了每种疾病的分次针刀整体松解治疗方法，使读者学以致用，收到立竿见影的效果。全书内容丰富，资料翔实，图文并茂，言简意赅，实用性强。适合广大针刀临床医师，全国高等中医药院校针灸推拿学、骨伤科学及中医学专业大学生、研究生阅读参考。

图书在版编目（CIP）数据

针刀治疗学 / 李伟，黄斌，裴久国主编 . —北京：中国医药科技出版社，2023.12
（针刀医学系列高级丛书）
ISBN 978-7-5214-4059-1

Ⅰ . ①针… Ⅱ . ①李… ②黄… ③裴… Ⅲ . ①针刀疗法 Ⅳ . ① R245.31

中国国家版本馆 CIP 数据核字（2023）第 138817 号

美术编辑　陈君杞
版式设计　也　在

出版　**中国健康传媒集团** | 中国医药科技出版社
地址　北京市海淀区文慧园北路甲 22 号
邮编　100082
电话　发行：010-62227427　邮购：010-62236938
网址　www.cmstp.com
规格　787 × 1092mm $^1/_{16}$
印张　39
字数　853 千字
版次　2023 年 12 月第 1 版
印次　2023 年 12 月第 1 次印刷
印刷　北京印刷集团有限责任公司
经销　全国各地新华书店
书号　ISBN 978-7-5214-4059-1
定价　**198.00 元**

获取新书信息、投稿、为图书纠错，请扫码联系我们。

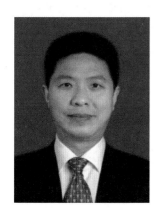

吴绪平

　　吴绪平，男，三级教授、主任医师，硕士研究生导师。现任中国针灸学会第七届理事会常务理事、中国针灸学会微创针刀专业委员会主任委员、中国针灸学会针刀产学研创新协作组理事长、世界中医药学会联合会针刀专业委员会学术顾问、国家自然科学基金评审专家。已被收录为《针刀医学传承家谱》中华针刀传承脉络第一代传承人。先后指导海内外硕士研究生60余名，2002年12月赴韩国讲学，分别于2003年3月和2011年5月赴香港讲学。2013年11月赴澳大利亚参加第八届世界针灸学术大会，并作学术报告。

　　40余年来，一直在湖北中医药大学从事针灸与针刀教学、临床及科研工作。主讲《经络腧穴学》《针刀医学》及《针刀医学临床研究》。先后发表学术论文80余篇，主编针灸、针刀专著90余部。获省级以上科研成果奖6项。编著大型系列视听教材《中国针刀医学》（20集）；主编《针刀临床治疗学》《分部疾病针刀治疗丛书》（1套9部）及《专科专病针刀治疗与康复丛书》（1套16部）；主编新世纪全国高等中医药院校研究生教材《针刀医学临床研究》及《针刀医学临床诊疗与操作规范》；主编全国中医药行业高等教育"十二五"规划教材《针刀医学》《针刀影像诊断学》和《针刀治疗学》；主持研制的《针刀基本技术操作规范》行业标准于2014年5月31日由中国针灸学会发布；总主编《分部疾病针刀临床诊断与治疗丛书》（1套10部）；主编全国高等中医药院校"十三五"规划教材《针刀医学》；独著出版《中国针刀治疗学》；主持研制的中国针灸学会针灸团体标准项目《循证针灸临床实践指南：针刀疗法》于2019年12月由中国针灸学会发布。在中国针灸学会的领导下，由吴绪平教授任项目总负责人，组建中国针灸学会针灸病例注册登记研究联合体针刀疗法工作室，首批在全国组建了5个区域性工作室，即深圳工作室、十堰工作室、合肥工作室、黄石工作室和成都工作室，大力开展真实世界大数据、多中心的针刀临床病例注册登记研究工作，为针刀医学走出国门作出了贡献。

主要临床专长：擅长运用针刀整体松解术治疗各种类型颈椎病、肩周炎、肱骨外上髁炎、腰椎间盘突出症、腰椎管狭窄症、强直性脊柱炎、类风湿关节炎、膝关节骨性关节炎、神经卡压综合征、腱鞘炎、跟骨骨刺及各种软组织损伤疼痛等。

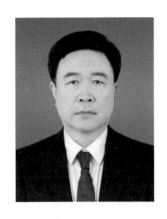

李 伟

　　李伟，男，主任医师，湖北中医药大学教授，硕士研究生导师。现任十堰市中医医院党委副书记、院长，十堰市中医学会会长，十堰市劳动能力鉴定委员会医疗卫生专家库专家。

　　主持完成科研项目10余项，其中"自体骨髓基质细胞和同种异体脱钙骨基质复合移植修复关节软骨损伤的实验研究"获2001年湖北省重大科技成果奖，"丹参注射液椎管内局部注射灌注对急性脊髓损伤的保护性作用实验研究"获2005年湖北省重大科技成果奖，"中医综合护理干预对青春型精神分裂症的影响"获2012年湖北省科技成果奖，"针刀整体松解术配合手法治疗腰椎间盘突出症临床研究"获2013年湖北省科技成果奖，"硬膜外腔胶原酶化学溶核技术治疗腰椎间盘突出症的临床研究"获1998年十堰市人民政府科技进步二等奖，"南水北调生态区域中心框架下的中医药产业研究"获2012年十堰市科技局软科学项目三等奖，"针刀整体松解术配合手法治疗腰椎间盘突出症临床研究"获2015年十堰市人民政府科技进步三等奖，主编、参编医学专著多部。因在医疗领域的突出贡献，2022年被评为十堰市科技领军人才，并获项目资助；因在疫情防控、医疗救治中表现突出，2023年获得十堰市医疗卫生事业单位记功个人。

从事骨科、骨关节方面的疾病研究 30 余年，对股骨头坏死、骨关节感染、骨关节畸形、骨科创伤、骨折不愈合、周围神经损伤、脊柱退行性疾病、颈肩腰腿痛及骨科各种疑难杂症有丰富的临床经验及独特的诊疗技术，尤其擅长各种骨关节外科、脊柱外科手术和小针刀技术，如人工膝关节、髋关节置换术，关节镜手术，椎间孔镜手术，微创针刀松解术和微创针刀镜技术。

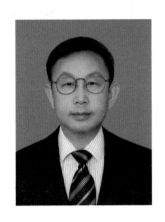

黄　斌

　　黄斌，男，主任医师，二级教授，博士研究生导师，十堰市中医医院副院长。全国第七批名老中医药专家学术经验传承指导老师，首届"湖北省中青年知名中医"、湖北中医药大学优秀校友、十堰市首届"百名优秀医师"、十堰市"十大名中医"、十堰市"专业技术拔尖人才"、市直卫生系统优秀共产党员、十堰市"五一劳动奖章"获得者。现任湖北省中医药学会常务理事、湖北省中西医结合学会心血管专业委员会常务委员、湖北省中医药学会脑病专业委员会常务委员、湖北省中医药学会络病学专委会常务委员、十堰市医学会副会长兼秘书长。同时担任湖北省卫生健康委员会评审专家库专家、医院等级评审和重点专科评审专家。

　　潜心中医临床工作近30年，在内科疾病，尤其是心脑血管疾病、脊柱相关疾病的诊治方面积累了丰富的临床经验，有很强的急危重症抢救能力，擅长冠心病、高血压病、脊柱源性心律失常、急慢性心力衰竭、脑梗死、脑出血、高脂血症、颈源性眩晕等心脑血管疾病的中西医诊治。

　　学术造诣深厚，在继承发掘传统理论的基础上，创新发展了中医化痰祛瘀通络法治疗冠心病、温阳利水法治疗急慢性心力衰竭、益气活血通络法配合针灸治疗室性心律失常、化瘀通督法结合针刀松解治疗脊柱源性心律失常、平肝潜阳法结合针刀治疗颈源性眩晕、健脾化痰除湿法治疗高脂血症等特色疗法。挖掘神农架、武当山地区道地药材，研发了冠心舒、神农武当心脉康、强心胶囊、心痛膏等中药制剂用于治疗心血管疾病，临床效果显著。主持完成科研课题10项，其中"冠心舒对冠心病二级预防的临床研究"获十堰市科技进步三等奖，"玉真益寿颗粒防治血管性痴呆的疗效研究"获十堰市科技进步二等奖，主持的"基于P13K-Akt信号通路探讨冠心舒方防治冠心病的分子机制"课题被列为湖北省中医药管理局2023—2024年度中医药重点项目，发表论文30余篇，主编、参编专著8部。

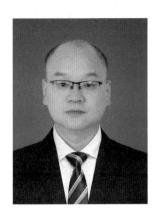

裴久国

　　裴久国，硕士研究生导师，教授，主任医师，湖北省荣军医院党委委员、副院长，中国针灸学会微创针刀专业委员会副主任委员，中国针灸学会科普工作委员会副主任委员，第六批全国名老中医药专家学术思想传承人。参与中国针灸学会行业标准《针刀基本技术操作规范》、中国针灸学会针灸团体标准项目《循证针灸临床实践指南：针刀疗法》、中华中医药学会团体标准"中医治未病技术操作规范——项七针"的制定，参与中国针灸学会针灸病例注册登记研究《针刀松解术治疗肱骨外上髁炎》的主要研究工作。发表论文20余篇，主持课题6项，主编专著6部，参编专著10余部。擅长运用针灸、针刀治疗各种类型颈椎病、面肌痉挛、肱骨外上髁炎、腰椎间盘突出症、腰椎管狭窄症、强直性脊柱炎、类风湿关节炎、腱鞘炎、跟骨骨刺及各种软组织损伤疼痛等，对肿瘤类疾病亦有颇丰的临床经验。

前　言

　　《针刀医学系列高级丛书》是以新世纪全国高等中医药院校规划教材、全国中医药行业高等教育"十二五"规划教材《针刀医学教材系列》、全国高等中医药院校"十三五"规划教材《针刀医学》及《针刀医学临床诊疗与操作规范（2021）》为基础，组织中国针灸学会微创针刀专业委员会、中国针灸学会针刀产学研创新协作组长期从事针刀临床、教学和科研工作的专家、教授，深入思考讨论，认真总结临床经验，结合本专业最新科研成果编撰而成。本套《针刀医学系列高级丛书》共5个分册，分别为《针刀医学基础理论与临床应用解剖》《针刀影像诊断学》《针刀刀法手法学》《针刀治疗学》及《针刀医学》，系统、全面介绍了针刀医学的形成、发展及理论体系的创立，进一步完善、丰富了针刀治病的基础理论、针刀临床应用解剖、针刀影像诊断学、针刀刀法手法学、针刀治疗学及针刀现代研究等内容，力求反映现代针刀临床研究成果及学术水平，为针刀整体松解治疗临床常见病、多发病、部分疑难疾病及新兴热门病证提供有力的科学依据。

　　本套丛书以人体弓弦力学系统和慢性软组织损伤病理构架的网眼理论为理论基础，从点、线、面、体的立体网络状病理构架分析疾病的发生发展规律，将针刀治疗从"以痛为腧"的病变点治疗提升到对疾病病理构架进行整体治疗的高度上来，并以此确立了针刀治疗疾病的根本方法及目的——恢复机体动态平衡及力平衡，提高了针刀治疗的临床疗效。详细介绍了临床常见病的针刀基础式式，如"T"形针刀整体松解术治疗颈椎病，"C"形针刀整体松解术治疗肩周炎，"回"字形针刀整体松解术治疗腰椎间盘突出症及"五指定位法"治疗膝关节骨性关节炎等。其次，以人体解剖结构的力学变化为依据，着重介绍了针刀闭合性手术的术式设计、患者体位选择、针刀定位、麻醉方式、每一支针刀详细操作方法及不同疾病的具体治疗疗程，同时突出了影像学诊断在针刀诊疗过程中的指导作用。如此，达到了针刀医学基础理论与针刀临床治疗相联系、针刀治疗原理与针刀术式相结合、针刀操作过程与针刀应用解剖相对应的目的。

　　考虑到针刀医学是一门新兴的前缘交叉学科，既有中医学针灸、经络的理论，又有西医学精细解剖的理论，更借助现代化的影像学诊疗手段，因此，本套丛书的编写紧紧围绕"中医现代化"这个大方向进行。每分册内容丰富，图文并茂，通俗易懂，实用性强，能够代表目前针刀医学的较高水平。适合全国高等中医药院校针灸推拿、针刀、骨伤、中医学专业的大学生、研究生以及广大临床针刀科、针灸科、疼痛科、康复科医师阅读参考。

尽管我们做出了很大努力，力求达到全面、新颖、精细、实用，但由于我们的认识和实践水平有限，疏漏之处在所难免，希望广大中西医同仁及针刀界有识之士多提宝贵意见。

丛书编委会

2023 年 10 月

编写说明

　　《针刀治疗学》是《针刀医学系列高级丛书》中着重阐述临床治疗的一分册，是针刀医学基础理论、针刀临床应用解剖、针刀影像诊断学及针刀刀法手法学等基础知识和基本技能的演武场，是针刀本科专业学生与针刀临床医生必修的课程，对针刀临床医生具有重要指导意义。

　　全书分为上、下两篇，共计十八章。上篇总论从第一章至第四章，分别介绍了针刀医学的形成发展及理论体系的创立、针刀治疗学基础、常用针刀刀法手法、针刀术前准备及术后处理。下篇各论从第五章至第十八章，详细介绍了100种临床常见疾病、部分疑难疾病及新兴热门病证的针刀整体松解治疗全过程，涵盖慢性软组织损伤疾病、骨关节疾病、神经卡压综合征，以及常见内科疾病、妇科疾病、儿科疾病、五官科疾病、肛肠科疾病、皮肤科疾病、美容减肥与整形科疾病。

　　本书主要特色在于以人体弓弦力学系统和慢性软组织损伤病理构架的网眼理论为理论支撑，从点、线、面、体的立体网络状病理构架分析疾病的发生发展规律，将针刀治疗从"以痛为腧"的病变点治疗提升到对疾病病理构架进行整体治疗的高度上来，为针刀临床辨证施治如针刀治疗点的选择、分次治疗部位的选择等提供了依据，并以此确立了针刀治疗疾病的根本方法及目的——恢复机体动态平衡及力平衡，提高了针刀治疗的临床疗效。

　　书中所有图片都是我们精心绘制的，具有立体感强、清晰度高、大小适中、形象逼真等优点。临床疾病的治疗以西医病名为主线，每种疾病按照概述、针刀应用解剖、病因病理、临床表现、诊断要点、针刀治疗、针刀术后手法治疗及现代研究的体例撰写，详细阐述了每种疾病的分次针刀整体松解治疗方法，并突出每一支针刀的手术入路、针刀刀法及其操作全过程，力求反映现代针刀临床研究成果及学术水平，具有操作性好、实用性强、安全有效等特点，使读者能学以致用，收到立竿见影的效果。

　　全书内容丰富，资料翔实，图文并茂，言简意赅，适合全国高等中医药院校针灸推拿学、针刀、骨伤、中医学专业的大学生、研究生以及广大临床针刀科、针灸科、疼痛科、康复科医师阅读参考。

本书编委会

2023 年 10 月

目　录

上篇　总论

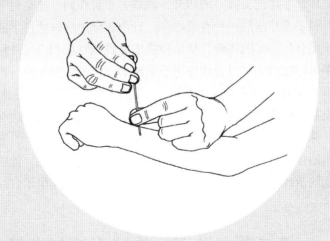

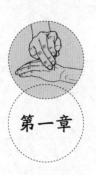

第一章

概　述

第一节　针刀的诞生

　　朱汉章教授在深刻了解当今中西医学的现状和人类医学发展趋势的情况下，对中医学和西医学进行全面、深入的研究。通过理论思考和临床摸索，于1976年设计了将针灸针和手术刀融为一体的医疗器械，命名为针刀。中医针刺治疗是用金属做的针刺入人体进行治病，无须切开皮肤就可以到达人体深层部位而不损伤人体的组织形态，但是它对人体内的病变组织不能进行切开、剥离、松解等手术治疗；针刀是以针的方式刺入人体，在体内发挥刀的切开、剥离、松解作用，这是对中医学的针刺疗法和西医学的外科手术疗法的一种有机融合。针刀医学运用现代科学的最新成果，创立了一整套关于闭合性手术的理论，从而使将中医针刺疗法和西医外科手术疗法融为一体的闭合性手术疗法成为可以直接应用于临床的、可操作性强的一种新的医疗技术。

　　针刀医学既运用了形象思维的方法，又运用了抽象思维的方法来认识人体的生理、病理及疾病的病因和病理机制。在对某些疑难疾病的病因病理有了新的理解和认识的基础上，朱汉章教授于1976年对一例需要手外科手术治疗的患者，应用针刀进行闭合性手术治疗，取得了满意效果，极大地增加了他的信心，他逐渐将此种方法应用于多种疾病的治疗上，都取得了很好的疗效。针刀从此诞生了。

第二节　针刀疗法的形成与发展

　　针刀疗法从它诞生的那天起，便开始了不平凡的艰难历程。伴随着朱汉章教授的艰辛探索和临床经验的积累，于1978年，这一全新的探索领域被江苏省卫生厅列入了重点科研课题。从1979年开始，朱汉章教授把自己的全部精力用于针刀治疗方面的研究和探索。1984年，在江苏省卫生厅组织数家省级大型医院进行严格临床论证的基础上，针刀疗法通过了专家鉴定，这标志着"针刀疗法"正式步入临床实践阶段。同年，朱汉章教授在江苏省卫生厅、省科协和省科技报的支持下，在南京的玄武湖畔创立了以"针刀疗法"为特色的金陵中医骨伤科医院。

1987年，经江苏省政府批准，在南京举办了第一期全国针刀疗法培训班，针刀疗法开始向全国正式推广应用。从那时起，朱汉章教授不辞劳苦地常年办针刀医学培训班，他把自己多年研究的成果毫无保留地传授给成千上万的医务工作者，迄今为止，先后举办全国和地方性培训班1000余期，接受培训的医务人员达数万人，学员遍布全国31个省、直辖市、自治区。1991年，这项新技术随着改革开放的步伐走出国门，开始为世界人民的健康服务。朱汉章及其学生通过出国讲学和学术交流等方式，培训了数百名来自泰国、马来西亚、韩国、新加坡、俄罗斯、日本、美国、印度尼西亚、澳大利亚、意大利、巴西和南非等20多个国家和地区的医生。

在全面推广应用和大量的临床实践，以及深入的理论探讨和学术交流的基础上，朱汉章教授著成《小针刀疗法》一书，于1992年6月由中国中医药出版社以中、英文两种版本正式出版发行。

针刀疗法在进行全面推广应用的同时，也开始了它严谨求实的理论研究和学术争鸣。1990年5月，"中国小针刀疗法研究会"成立，并在深圳召开了首届全国小针刀疗法学术交流会。这一学术团体的成立，标志着小针刀疗法这一新的医学学术思想体系开始形成，朱汉章教授和他的同道们在这片新的学术领域中开始了孜孜不倦的辛勤耕耘和勤奋探索。1991年4月，第二届全国小针刀疗法学术交流大会在沈阳召开，会上宣布成立了"中国中医药学会小针刀疗法专业委员会"，使原有的民间学术团体成为中国中医药学会的正式一员。此后，一些省、市也相继成立了分会，有力地推动了这一新学科的发展进程。

1993年10月，第三届全国小针刀疗法学术交流大会在北京隆重召开。全国人大常委会副委员长、当代医学泰斗吴阶平教授，以及尚天裕教授、王雪苔教授等著名医学专家莅临指导，这次群英荟萃的盛会掀开了针刀医学史上光辉的一页，树起了针刀医学的里程碑。这次大会正式提出了创立针刀医学新学科的理论构想和初步框架，并得到有关权威专家热情的支持和鼓励。他们殷切希望针刀医学工作者们继续努力，在不断扩大针刀治疗范围的同时，逐步完善其诊断和治疗常规，并进行深入的理论探索。会后，经上级有关部门批准，正式成立了中国中医药学会针刀医学分会。在广大针刀医务工作者的共同努力下，随着学术交流的日益频繁，针刀医学的理论与实践迅速得到极大的发展与提高。

在这种形势下，1994年2月中国中医研究院长城医院成立，专门从事针刀医学的临床和科研工作，朱汉章教授任院长。

1996年4月，在古都西安召开了第四届针刀医学学术交流大会。1997年8月，大型《针刀医学系列教学录像片》共15集相继出版发行。该片集普及班、提高班、研修班等内容于一体，以具体病例为中心，以针刀操作为主体，采用电化形象教学手段，在针刀操作规范化上作出了新的贡献。

2004年，由教育部组织的有4位院士参加的关于"针刀医学原创性及其推广应用的研究"的鉴定会，进一步肯定了"针刀医学在理论、操作技术、器械方面都是原创性的成果，特别是在诊疗技术方面达到了世界领先水平"。

2004年11月，在北京中医药大学召开了世界中医药学会联合会针刀专业委员会成立暨第一届学术经验交流会，创建了针刀医学走向国际的学术平台。

第三节　针刀医学理论体系的创立

针刀疗法从1976年诞生以来，通过以朱汉章教授为首的几万名医务工作者的临床运用和研究，其理论和临床操作技术日趋完善，朱汉章教授编著的《针刀医学原理》于2002年由人民卫生出版社正式出版。2003年9月，国家中医药管理局组织"针刀疗法的临床研究"大型成果听证、鉴定会，将"针刀疗法"正式命名为"针刀医学"，与会专家一致认为针刀医学作为一门新兴学科已基本成熟，建议列入大学的正规教育。

2004年3月，由北京中医药大学朱汉章教授组织全国37所医学院校的专家、教授编写了新世纪全国高等中医药院校创新教材《针刀医学》上、下册，由中国中医药出版社出版发行。由朱汉章教授任总主编，湖北中医药大学吴绪平教授、解放军总医院石现教授任副总主编的新世纪全国高等中医药院校针刀医学系列规划教材（共5本）于2007年8月由中国中医药出版社出版，其中《针刀治疗学》和《针刀医学护理学》由吴绪平教授主编。本套教材的出版问世，标志着"针刀医学"作为一门新兴学科步入了全国高等中医药院校的殿堂。2006年9月湖北中医药大学率先招收了53名针灸推拿学针刀医学方向的五年制大学本科生，开启了针刀医学本科学历教育之先河。迄今已连续招收17届针刀医学方向本科大学生，共计1000余名。2008年开始，湖北中医药大学招收针灸推拿学针刀医学方向硕士研究生，为针刀医学的发展壮大储备了雄厚的人才基础。2005年，以朱汉章教授任课题负责人的"针刀松解法的临床与基础研究"获国家重点基础研究"973计划"资助，正式开始了对针刀医学的实验研究。

2007年~2015年，以湖北中医药大学为主导，以中国针灸学会微创针刀专业委员会为依托，组织全国针刀专家编著了多部针刀医学相关教材及专著，其中具有代表性的著作如下。

①2007年，吴绪平、张天民主编《针刀临床治疗学》，由中国医药科技出版社出版，它是第一部以图文并茂的形式描述每一支针刀治疗全过程的针刀医学专著。②2008年，吴绪平主编新世纪全国高等中医药院校创新教材《针刀医学》，由中国中医药出版社出版，成为高等医药院校非针刀专业学生学习针刀医学的教材。③2009年上半年，《分部疾病针刀治疗丛书》一套9本正式出版。本套专著是首套按照人体

解剖学分部撰写的针刀专著。④ 2009 年下半年，《中国针刀医学大型系列视听教材》一套 20 集正式出版。中国工程院副院长，中国医学科学院、北京协和医学院院长，国务院学位委员会委员刘德培院士为该片题写了片名。该套教材开创了针刀医学可视化教育的先河。⑤ 2010 年，《专科专病针刀治疗与康复丛书》一套 16 本正式出版。本套专著是首套以人体弓弦力学系统和慢性软组织损伤病理构架的网眼理论为基础撰写的针刀专著，完善了针刀诊疗疾病的思路，补充了针刀术后康复的重要意义，针刀术后康复的设计及方法，填补了针刀术后康复的空白，新增了痉挛性脑瘫、脊柱侧弯等临床疑难病症的针刀整体松解术。⑥ 2010 年，新世纪全国高等中医药院校创新教材《针刀医学临床研究》（供针刀、针灸推拿专业研究生使用）正式出版。本教材是第一部针刀医学专业研究生教材。⑦ 2012 年 2 月，由中国针灸学会微创针刀专业委员会制订，吴绪平、张天民主编的《针刀医学临床诊疗与操作规范》出版问世。该书的核心内容在于对每种疾病的诊断要点和针刀治疗操作进行规范。全书以人体弓弦力学系统及慢性软组织损伤病理构架为基础，从点、线、面的立体病理构架分析疾病的发生发展规律，制定临床常见病、多发病的针刀基础术式，如"T"形针刀整体松解术治疗颈椎病，"C"形针刀整体松解术治疗肩周炎，"回"字形针刀整体松解术治疗腰椎间盘突出症，"五指定位法"针刀整体松解术治疗膝骨性关节炎等。对规范针刀治疗部位、针刀疗程都有重要意义。同时，以人体解剖结构的力学改变为依据，阐述了每一支针刀治疗全过程，包括定点、定向、针刀手术入路、针刀刀法，规范每一支针刀的治疗点、治疗范围以及疗程，为针刀临床医生提供了一本科学、规范、权威而且临床实用性强的工具书。⑧组织全国针刀专家撰写全国中医药行业高等教育针刀医学系列"十二五"规划教材。其中张天民主编《针刀医学基础理论》，吴绪平、张东友主编《针刀影像诊断学》，郭长青、叶新苗主编《针刀刀法手法学》，吴绪平主编《针刀治疗学》，郭长青主编《针刀医学护理学》。本套教材于 2012 年 8 月相继由中国中医药出版社出版，为提高针刀医学本科生的教学质量作出了重要贡献。⑨由吴绪平教授主持，湖北中医药大学牵头，组织全国针刀医学专家研制的中国针灸学会标准《针刀基本技术操作规范》，于 2014 年 5 月 31 日由中国针灸学会发布，2014 年 12 月 31 日实施，由中国中医药出版社出版。⑩吴绪平主编全国中医药行业高等教育"十二五"规划教材《针刀医学》，于 2014 年 9 月由中国中医药出版社出版。⑪吴绪平任总主编，组织针刀医学专家编写的《分部疾病针刀临床诊断与治疗》一套 10 本于 2015 年 9 月由中国医药科技出版社出版。

　　2009 年 9 月，在湖北中医药大学召开了中国针灸学会微创针刀专业委员会成立暨第一届学术经验交流会；2010 年 9 月，在河南南阳召开了全国第二届微创针刀学术会议；2011 年 9 月，在成都召开了全国第三届微创针刀学术会议；2012 年 9 月，在湖北武汉召开了全国第四届微创针刀学术会议；2014 年 9 月，在武汉召开了中国针灸学会微创针刀专业委员会第一届委员会换届暨全国第五届微创针刀学术研讨会；2016 年 10 月，在广西桂林召开了全国第六届微创针刀学术研讨会；2018 年 6 月，在广东深圳召开了全国第七届微创针刀学术研讨会；2019 年 7 月，在武汉召开了中国针灸学会微创针刀专业委员会第二届委员会换届大会，选举产生中国针灸学会微创针刀专业委员会第三届委员会，湖北中医药大学吴绪平教授担任主任委员，主持召开了全国第八届微创针刀学术研讨会；2022年8月，在山东济南组织召开了全国第九届微创针刀学术研讨会。这些学术会议的胜利召开，提高了针刀医学学术交流水平，标志着针刀医学进入一个崭新的发展阶段。

吴绪平教授组织全国针刀医学专家编写全国高等中医药院校"十三五"规划教材《针刀医学》，于2016年12月由中国医药科技出版社出版；独著《中国针刀治疗学》，于2017年6月由中国医药科技出版社出版；主持研制的中国针灸学会针灸团体标准项目《循证针灸临床实践指南：针刀疗法》，于2019年11月由中国中医药出版社出版，2019年12月由中国针灸学会发布；组织全国针刀医学专家编写的《针刀医学临床诊疗与操作规范（2021）》由中国医药科技出版社出版。在中国针灸学会的领导下，由吴绪平教授任项目总负责人，组建中国针灸学会针灸病例注册登记研究联合体针刀疗法工作室，首批在全国组建了5个区域性工作室，即深圳工作室、十堰工作室、合肥工作室、黄石工作室和成都工作室，大力开展真实世界大数据、多中心的针刀临床病例注册登记研究工作，为针刀医学走出国门作出了贡献。

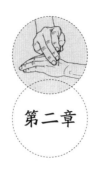

第二章

针刀治疗学基础

第一节 针刀治疗的目的

针刀治疗的目的就是在不切除人体组织、器官的前提下，恢复人体的生理平衡，这种平衡包括软组织（如筋膜、腱膜、肌肉、肌腱、韧带、神经、血管、内脏器官等）的动态平衡和骨关节的力平衡。

所谓平衡，就是在生命活动的制约下，在时间和空间的限制下，在特定的量和度以内活动。所谓动态，就是指人体外在的活动状态和人体组织器官内在活动状态。即人体器官在正常生命活动允许的范围内，在特定时间和空间的量和度以内，自由的活动状态就叫人体的"动态平衡"。人体作为一个生命活体，它的最显著的特性就是人体不像无生命物质那样在受到伤害或侵蚀后不会自我修复、自我调节。而人体的生命特性是在哪里受到伤害或者缺损，就在哪里自我修复、自我调节，直至组织结构的缺损被修复，功能恢复为止，无须外来因素的干预。只有伤害和缺损超过人体的自我修复、自我调节的限度以外，人体才需要借助外来因素的干预，使之达到人体的自我修复和自我调节的范围以内。

在针刀医学理论的指导下，针刀闭合性手术完全可以在不切除组织、器官的前提下治愈疾病。过去在治疗疾病时，只注意将疾病治愈（所谓治愈是指病变已经停止继续伤害人体，致病因素已经排除），而很少注意到疾病被治愈后，对有关脏器的功能有无影响，对人整体的身体状态有无影响，对人的工作能力有无影响。针刀医学提出的治愈的标准是在保证人体组织结构的完整性不受破坏、有关脏器的功能和人的工作能力不受影响的情况下，将致病因素排除，这才叫真正的治愈。

要达到既不切除人体组织器官，又能治愈疾病的目标，除了针刀闭合性手术本身创伤小、手术精确以外，更重要的是针刀医学理论体系的创立。在研究人的生物特性后，针刀医学提出了治疗手段是通过引导和帮助人体强大的自我调节的生理功能来战胜疾病，而不是代替或者影响人体强大的自我调节的生理功能。

一、恢复软组织的动态平衡

针刀医学认为，动态平衡失调是慢性软组织损伤的根本病因。造成动态平衡失调的有四大病理因素，即粘连、瘢痕、挛缩、堵塞。而粘连、瘢痕、挛缩、堵塞本身亦是人体自我调节、自我修复的过程，如果受损组织的面积小，损伤程度轻，人体通过这种修复和自我代偿，可使受损组织得以康复，功能如初，不引起临床表现。但是，如果损伤范围较大，或者损伤程度重，这种修复和调节不能修复自身组织、器官的结构和功能，或者这种修复和调节超过了人体自身调节的限度，都会引起受损组织、器官的功能障碍，从而引发临床表现。比如，由于暴力性损伤、积累性损伤、情绪性损伤、隐蔽性损伤、疲劳性损伤、侵害性损伤、人体自身重力性损伤、手术性损伤、病损性损伤、环境性损伤、功能性损伤等引起了筋膜、腱膜、肌肉、肌腱、韧带、神经、血管、内脏器官的慢性损伤后，人体局部出现炎性渗出，最终通过纤维组织增生去修复受损的软组织，由于纤维组织不是受损组织本身，而是人体在自我修复过程中所动员的应激反应的产物，所以这种组织与受损组织之间就存在差异，它不能与受损组织完全融合在一起，当纤维组织不能填补受损组织的缺损或者大量纤维组织堆积，在局部形成瘢痕、粘连、挛缩和堵塞，就必然引起同种组织内部、不同组织之间或者相邻组织、器官之间的运动轨迹不同步，当这些软组织运动时，就会引起相应的临床表现。所以，要想使动态平衡恢复，首先就要通过针刀闭合性手术去调节或者清除这四大病理因素，使之符合人体自身的调节能力，临床表现就消失了，疾病也就治愈了。

二、恢复骨关节的力平衡

西医学的退行性变理论，就是老化的意思，而人的衰老是不可逆转的自然规律，那么老化也就是不可逆转的，老化不可逆转，退行性变也就不可逆转，因此，骨质增生疾病也不可能得到根本的治疗。事实是不是这样呢？针刀医学给出了答案，人体内力平衡失调是骨质增生的根本原因。力有三要素，即大小、方向、作用点。这三个要素缺一不可，力的表现形式是多样性和复杂的，但在人体内不管多么错综复杂的力均可以概括为三种力的形式，即拉力、压力和张力，同时存在相对应的应力，即拉应力、压应力和张应力。正常情况下，人体内的力学系统是为了支持人体的各种生理功能而存在的。当骨关节和附于其上的软组织（如肌肉、肌腱、韧带、滑囊等）损伤后，受损软组织的粘连、瘢痕、挛缩、堵塞可以引起其起止点的力平衡失调，产生高应力，牵拉相应的骨关节，使骨关节产生微小移位，或者骨质增生，所以骨质增生是人体自我调节功能的对抗性调节的结果，在某种意义上，有保护性作用。既然如此，以往那些切骨刺的做法显然是不能解决问题的。另外，药物消除骨刺也是不可能的，因为，骨刺的本质就是骨，倘若能清除骨刺，不同样也把骨给消除了吗？所以，治疗骨质增生症的关键在于调整力平衡，当异常力和高应力被去除，正常的力平衡恢复后，骨质增生便可以自行消退。

骨关节力平衡失调的原因是软组织的动态平衡失调。以颈椎病的发病机制来解释两种平衡失调之间的关系。首先是动态平衡失调，在颈椎病的病理机制中，首先是从椎周软组织急慢性损伤点开始的，其病理过程都是在软组织急慢性损伤后，人体通过无菌性炎症的形式进行自我修复、自我代偿，最终引起病变软组织本身、病变软组织与邻近软组织之间、相关软组织与其所附着的颈椎骨质之间形成广泛的粘连、瘢痕、挛缩和堵塞这四大病理机制，如果在人体调节范围以内，没有引起动态平衡失调，就不会出现临床表现。反之，四大病理因素直接刺激、卡压穿行其间的血管、神经，就会引发神经、血管受压的临床表现。若动态平衡失调得不到纠正，病情就会继续发展，引起颈椎骨关节的力平衡失调：在动态平衡失调的基础上，软组织在颈椎附着部的粘连、瘢痕引起颈椎骨关节应力失衡和应力集中，人体为了抵抗这种异常的拉力、压力、张力，一方面，在应力点集中的部位（如钩椎关节和椎体前后缘），产生局部硬化、钙化，最终形成骨质增生；另一方面，引起颈椎在水平面、矢状面、冠状面发生单一或者复合位移，当骨质增生或者颈椎移位刺激、压迫颈部神经、血管、脊髓时，就会引发神经、血管和脊髓受压的临床表现。

人体的自我调节能力在颈椎病发生发展过程中的作用：由于颈部的软组织损伤部位不同，每个个体对刺激、损伤的反应程度不同，对刺激、损伤的代偿能力不同，对损伤的自我修复程度不同，颈椎病的临床表现形式也各有差异，病情的轻重程度也不一致。也就是说，没有临床表现，不等于没有软组织损伤的病理表现，如粘连、瘢痕、挛缩和堵塞，只是这种损伤在人体的代偿范围以内，还没有引起颈部的动态平衡失调和力平衡失调，故没有临床表现，这时不需要治疗；只有当损伤超过了自我代偿的范围，造成了平衡失调，才需要外力干预，才需要治疗。换言之，外因（粘连、瘢痕、挛缩及骨质增生等）是颈椎病的基础，内因（人体的自我调节）才是是否引发颈椎病临床表现的决定因素，外因必须通过内因才能起作用。

针刀闭合性手术可以松解、切开附着于病变颈椎骨关节部位的病变软组织，使骨关节的高应力状态得到缓解，再通过针刀术后的手法，使错位的骨关节恢复正常。

综上所述，针刀医学的一切治疗手段都是为了恢复人体的各种平衡。

第二节　针刀治疗的原则

针刀治疗疾病的原则：针刀为主，手法为辅，康复理疗，配合药物。

针刀闭合性手术　剥离病变部位软组织关键点的粘连，切开瘢痕，松解挛缩，疏通堵塞（疏通病变部位微循环），调整电生理线路。

针刀术后手法治疗　松解病变部位残余粘连、瘢痕、挛缩，整复骨关节微小错位，整复、固定骨折、脱位。

康复治疗　改善局部血液循环，促进组织修复，促进病变部位无菌性炎症的吸收，加速病变部位代谢产物分解、吸收。

减轻针刀术后疼痛、水肿，调节全身免疫功能，活血化瘀、理气止痛，预防针眼感染。西药可以使用预防性抗生素、消肿止痛药物，中药可以使用活血化瘀、理气止痛类药物。

护理　患者针刀治疗后，需有周密仔细的护理。

第三节　针刀的作用原理

一、针刀机械原理

针刀以刺入的方式进入人体，在体内进行疏通、切割、剥离等操作。针刀刀刃具有切、割、削和分离作用，而针刀体前部参与了针刀分离的功能。比如，针刀刀法中的提插刀法、铲剥刀法、通透剥离刀法就是利用针刀刀刃的切、割、削的功能，而纵行疏通和横行剥离刀法则是利用了针刀刃和针刀体前部的分离功能。

由于针刀的刀刃宽度只有1mm，故可以将其看作是以针的方式刺入人体。针刀进入人体后，以线性结构在体内进行切割、分离，所以针刀可以在针刀体刚度允许的情况下，沿直线方向对人体组织进行切割、分离。针灸针也是以刺入的方式进入人体，但它是以点的形式在人体内进行工作，其对人体的作用就是围绕这个点对人体进行刺激。手术刀在人体内也是以线性结构进行工作，但由于手术刀切开皮肤的范围大（图2-1），人体不能靠自我修复和自我代偿封闭切口，必须通过缝合才能闭合切口。由此可见，针刀与针灸针及手术刀的工作原理是不同的（表2-1）。

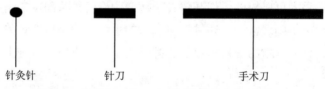

针灸针　　　　　针刀　　　　　　　手术刀

图2-1　针灸针、针刀、手术刀皮肤创伤示意图

表2-1　针灸针、针刀、手术刀的区别与联系

工作原理	针灸针	针刀	手术刀
理论指导	经络理论	针刀医学理论	西医外科学理论
进入人体方式	刺入	刺入	切开
工作形式	点	短线性结构	长线性结构
对人体的作用	刺激	切割、分离	切割、切除
术后缝合	不需要	不需要	需要
术后遗留瘢痕	无	无或很小	有且较大

二、针刀治疗原理

针刀在进入人体时是以针的形式，当它刺入人体而不去发挥它的切开、剥离等刀的作用的时候，它发挥的就是一种针的作用，但是它比普通的针灸针作用更大更强。因为它有一个小小的刀刃，且比普通的针灸针略粗，所以它对人体的刺激效应更大，另外针刀医学认为经络的本质是人体电流的线路，可以通过这个线路将刺激的信息传递到相应的部位，所以针刀治疗的效果往往比针灸针更好。另外，针刀同样也是金属做成，也就是说它是一个导电体，能对生物电流的线路产生调节作用，因此针灸针所能发挥的治疗作用它都能发挥，只是比针灸针的治疗作用更强而已。

针刀在治疗中首先发挥的是刀的治疗作用，这是众所周知的。但是它的特点是不同于普通的手术刀的，它不需要切开皮肤，而是以针的方式进入人体，到达病所后才开始发挥刀的作用进行切开、分离、铲剥、割断等操作。在这个意义上，它和现代的手术刀是两个完全不同的概念，这也是它能够进行闭合性手术的重要原因。由于针刀的刃非常小，仅有 1.0mm，在进行正常的手术操作时，其与手术刀有两点不同：第一，针刀不像普通的手术刀一样进行长距离的切开，而是以"点"的方式刺入病变关键点，之后配合针刀医学的手法，进行钝性分离而达到松解目的；第二，针刀治疗因为是在非直视下进行，对于需要进行切开的组织的部位需要有精确的了解，这完全依靠医生深厚的解剖学知识基础和针刀医学已经研究出来的各种手术入路方法。

针刀医学研究发现，慢性软组织损伤及骨质增生等疾病的发生是由人体弓弦力学系统的力平衡失调引起的，人体失代偿后产生粘连、瘢痕、挛缩和堵塞，形成立体网络状的病理构架。针刀的治疗原理主要是通过在非直视条件下进行的闭合性松解术，切开瘢痕、分离粘连、松解挛缩与疏通堵塞，从而破坏疾病的病理构架，恢复软组织和骨关节的力平衡，使疾病得以治愈。同时针刀还可以发挥刺激穴位、疏通经络、调节人体气血的作用。

第四节　针刀治疗的机制

一、恢复动态平衡

平衡既然是正常生理状态的一大属性，针刀医学的一切治疗手段都是建立在这样的观点上而设计出来的，也就是旨在恢复人体生理状态的平衡。比如，治疗慢性软组织损伤是恢复它的动态平衡；治疗骨质增生是恢复它的力学平衡；治疗一些内科疾病是恢复它的代谢平衡、体液平衡、电生理平衡；治疗外科疾病是恢复它局部组织间功能的平衡，等等。这也是为什么针刀医学治病往往能达到根治效果的原因。

慢性软组织损伤的病理构架呈网状结构，这种网状结构包括相同软组织的起止点及其行经路线之间的粘连、瘢痕，也包括相同位置的不同组织结构之间的粘连、瘢痕。按照慢性软组织损伤病理构架的网眼理论，应用针刀切开这些网状结构结点处的粘连、瘢痕、挛缩和堵塞，就恢复了动态平衡。

二、调节力平衡

骨质增生的原因是软组织在骨关节周围的粘连、瘢痕和挛缩引起骨关节的力平衡失调，人体为了调节这种力平衡，经过硬化、钙化和骨化形成骨质增生。换言之，骨质增生不是骨质本身的问题，而是骨关节周围的软组织的粘连、瘢痕、挛缩的问题。故按照慢性软组织损伤病理构架的网眼理论，应用针刀切开骨关节周围的网状结构结点处的粘连、瘢痕、挛缩和堵塞，配合术后手法调节骨关节的力线，就恢复了骨关节的力平衡。

三、促进能量释放和能量补充

根据针刀医学的有关理论，有些疾病的真正病因就是局部病灶的能量蓄积或能量缺乏所致。比如，有一些组织受到损伤或细菌感染后，引起循环通道的阻塞和代谢物质的积聚，从而造成局部内压增高，因此产生严重的临床症状，这时用针刀刺入病灶轻轻一拨，患者就会感到局部出现严重的酸胀，这是能量推动代谢物质向周围辐射所产生的感觉，这样几分钟以后，病人就感到原来的症状基本消失，这就是针刀治疗能量释放的原理。

另一方面，有些损伤性疾病在修复过程中，或由于神经系统某一部分衰退所致的疾病引起局部微循环障碍，通常表现为局部肌肉萎缩、活动无力或功能障碍，以及疼痛麻木等临床症状，这是由于局部的微循环障碍造成局部能量供应严重不足所致。此时用针刀沿着微循环通路的走向进行疏通剥离，即可使病变部位迅速得到血流的供应，也就是得到了能量和营养的补充，使病灶部位的组织、器官能够很快进行修复，在这些组织、器官基本修复完毕以后，功能也就得到恢复，此时临床症状就可基本解除，这就是针刀治疗能量补充的作用。

四、疏通体液潴留和促进体液回流

人体的体表和体内有许多疾病的实质原因是体液潴留和循环障碍所引起的，用针刀可以迅速而准确地解决这一问题。比如类风湿关节炎关节肿胀疼痛，常用一些止痛药来进行止痛治疗，但等药效一过，疼痛依旧，若采用针刀将关节囊切开，关节囊内的渗出液就会迅速地流出排到关节囊外，症状就会立即缓解。有许多慢性软组织损伤疾病的急性发作期情况也是如此。

另外，有些疾病是由于某种原因引起体液回流障碍所致，比如因劳损所引起的某些腱鞘炎、筋膜炎、关节炎等。由于腱鞘不能正常分泌滑液、筋膜所分泌的体液不能正常排放或关节囊所分泌的关节滑液不能正常供应，引起肌肉和腱鞘之间的相对运动制动、筋膜和相邻肌肉之间的相对运动受到影响、关节的屈伸运动不灵活，产生相应的临床症状。通常用药物或者其他方法试图解除这些症状是非常困难的，如果用针刀对腱鞘、筋膜、关节囊的有关部位进行适当的疏通、剥离，就会使腱鞘、筋膜、关节囊的体液回流得到迅速的恢复，临床症状也会随之消失。

针刀疏通体液潴留和促进体液回流的问题，其实质是使人体内的体液代谢平衡，它与上面所谈的能量释放和能量补充是完全两回事。能量释放和能量补充主要是指人体内血液和其他有机物所携带或释放的能量，而本节所讲之体液潴留和体液回流障碍问题则是指人体内的体液因某种原因而出现潴留和回流不畅，这些体液本身并不具备上面所讲的能量的特性。

五、激发生物能转变成生物电流

当针刀刺入人体内时，会切断一些神经末梢（切断一些末梢神经不会影响人的生理功能，因为这些组织结构非常微小，对人的总体的生命活动是微不足道的）和损伤一些细胞（损伤一些细胞也不会影响人的生理功能，因为损伤细胞的数量是很少的，对人体的总的生命活动也是微不足道的），但是它的刺激对人体的反应是很大的。此时人体的自我保卫功能就会做出反应，大脑的调节指挥系统就会迅速地加强该处的生物电流，以传达大脑指令性的信息，调动人体自我的保护功能来对付这种伤害性的刺激，并使此种刺激尽早结束，而且把修复伤害的有关物质送达此部位，如大量血小板和其他有关的生物化学物质。这一过程的进行，客观地激发了生物能量转变为生物电能，使该部位生命活动功能低下的状态（如新陈代谢缓慢）得到改善，从而使生命活动恢复到平衡状态。

此种方法一般都用于局部生命活动功能低下的部位，针刀可以直接刺入该部位，刀口线沿着肌肉和神经走向（电生理线路的走向一般都和肌肉、神经的走向相同），纵向反复快速疏通拨离 2~3 次即可。

六、改善局部微循环

有些疾病是由于局部的微循环障碍所引起，局部的微循环障碍使得该部位的营养物质和能量得不到供应，用药物来促进微循环恢复一般都比较困难（比如组织结构内部有广泛的粘连、瘢痕、结节、堵塞等因素），而用针刀在局部进行纵向疏通剥离或通透剥离，可以使血流立即得到恢复，使病变组织获得营养物质和能量，此种疾病也就会得到治愈。

第五节 针刀治疗的适应证与禁忌证

一、针刀治疗的适应证

针刀医学的适应证范围比较广泛，经过大量的临床应用，对其疗效卓越、安全可靠的各种疾病进行规范性的研究，形成了针刀医学庞大的治疗体系，涉及内、外、妇、儿科及诸多杂病。现就其比较成熟的适应证，分述如下。

1. 各种慢性软组织损伤性疾病。
2. 骨质增生性疾病与骨关节疾病。
3. 神经卡压综合征。
4. 与脊柱相关的慢性支气管炎、功能性心律失常、慢性胃炎等内科疾病。
5. 与脊柱相关的痛经、月经不调、慢性盆腔炎等妇科疾病。

6. 先天性斜颈、O 型腿、X 型腿等儿科疾病。

7. 鸡眼、胼胝、带状疱疹后遗症等皮肤科疾病。

二、针刀治疗的禁忌证

1. 凝血机制异常者。

2. 施术部位有红肿、灼热、皮肤感染、肌肉坏死，或在深部有脓肿者。

3. 有心、脑、肾脏器衰竭者。

4. 患有糖尿病、皮肤破溃不易愈合者。

5. 高血压病血压不易控制者。

6. 严重代谢性疾病，如肝硬化、活动性结核患者。

7. 施术部位有重要神经、血管，或者重要脏器而施术时无法避开者。

当施术部位的皮肤感染、全身急性感染性疾病得到有效控制，内脏疾病及血压得到有效控制，机体状态得到恢复，可以实施针刀治疗。只要掌握局部立体解剖学知识，选择能避开重要神经、血管的针刀手术入路，也可以实施针刀手术。

第六节　针刀操作注意事项

1. 准确选择适应证，严格掌握禁忌证。要按以上所述适应证、禁忌证，对每一病人、每一疾病的不同情况（个体差异和疾病的不同阶段）精心选择。这是取得较好疗效、避免失误的根本。

2. 要刻苦学习解剖学知识。要深入了解和熟练掌握针刀施术处的解剖特点、动态改变，主要血管、神经的体表投影，体表标志和体内标志。在胸背部、锁骨上需要避免刺入胸膜腔；在颈部、腰部及四肢要注意不要损伤大血管、神经干及内脏器官。

3. 严格无菌操作。针刀是闭合性手术，虽然它的创面很小，然而，一旦感染却也很难处理，一则部位较深，二则可能是关节腔。因此要求所有物品必须达到高压灭菌的要求。消毒要正规、操作要符合无菌规范。

4. 妇女月经期、妊娠期及产后慎用本疗法。针刀治疗的刺激能促使盆腔充血，增加子宫收缩，如果在妇女月经期治疗，可能会导致月经不调，妊娠期可能会导致流产，产后针刀治疗可能会导致恶露不尽，甚至引发盆腔炎。因此，女性月经期间、妊娠期及产后慎用本疗法。

5. 瘢痕体质者慎用本疗法。瘢痕体质的人在人群中比例极小，其表现为伤愈合后，表面瘢痕呈持续性增大，不但影响外观，而且局部疼痛、红痒，瘢痕收缩还可影响功能运动，因此应慎用针刀疗法。

6. 针刀治疗部位有毛发者宜备皮。头发和毛囊是细菌藏身的好地方，针刀治疗时应剃去治疗部位的毛发，以防止感染，也便于针刀术后贴无菌敷料。

7. 患者精神紧张、劳累后或饥饿时不适宜运用本疗法。患者精神紧张、劳累后或饥饿时行针刀治疗会增加晕针刀的概率，暂不适宜运用本疗法。

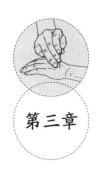

第三章

常用针刀刀法手法

第一节　常用术语及针刀刀具简介

一、术语和定义

| 针刀 | 由针刀柄、针刀体和刀刃三部分组成，能够切割、分离病灶组织，具有疏通经络作用的治疗工具。 | 刀口线 | 针刀的刀刃端呈线形刃口，称刀口线，其方向与针刀柄一致。 | 针刀疗法 | 在针刀医学理论指导下，应用针刀治疗疾病的方法。 | 针刀治疗点 | 病变组织解剖结构的体表投影点。 |

二、常用针刀刀具

（一）Ⅰ型针刀

Ⅰ型针刀（图3-1）根据其尺寸不同分为4种型号，分别记作Ⅰ型1号、Ⅰ型2号、Ⅰ型3号、Ⅰ型4号。

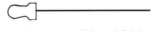

图3-1　Ⅰ型针刀示意图

Ⅰ型1号针刀

全长15cm，针刀柄长2cm，针刀体长12cm，刀刃长1cm。针刀柄为一长方形或扁平葫芦形，针刀体为圆柱形，直径1mm，刀刃为齐平口，末端扁平带刃，刀口线为1mm。同时要使刀口线和刀柄在同一平面内，只有在同一平面内才能在刀刃刺入肌肉后，从刀柄的方向辨别刀口线在体内的方向。

| Ⅰ型2号针刀 | 结构模型和Ⅰ型1号同，只是针刀体长度比Ⅰ型1号短3cm，即针刀体长度为9cm。 | Ⅰ型3号针刀 | 结构模型和Ⅰ型1号同，只是针刀体长度比Ⅰ型1号短5cm，即针刀体长度为7cm。 | Ⅰ型4号针刀 | 结构模型和Ⅰ型1号同，只是针刀体长度比Ⅰ型1号短8cm，即针刀体长度为4cm。 |

Ⅰ型针刀适用于各种软组织损伤和骨关节损伤，接通电生理线路，以及其他杂病的治疗。

（二）Ⅱ型针刀

Ⅱ型针刀（图3-2）全长12.5cm，针刀柄长2.5cm，针刀体长9cm，刀刃长1cm。针刀柄为一梯形葫芦状，针刀体为圆柱形，直径3mm，刀刃为楔形，末端扁平带刃，末端刀口线1mm，刀口线和刀柄在同一平面内，刀口为齐平口。

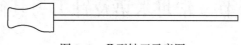

图3-2　Ⅱ型针刀示意图

Ⅱ型针刀适用于深层大范围软组织松解、骨折固定及骨折畸形愈合的折骨术。

（三）注射针刀

注射针刀（图3-3）根据其长短分为两种。

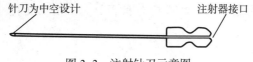

针刀为中空设计　　　　注射器接口

图3-3　注射针刀示意图

| 长型注射针刀 | 全长10cm，针刀柄长2cm，针刀体长7cm，刀刃长1cm。针刀柄为一扁平葫芦形，针刀体为圆柱形，直径2mm，刀刃为楔形，末端扁平带刃，刀口线为1mm，刀口为斜口。同时要使刀口线和刀柄在同一平面内，只有在同一平面内才能在刀刃刺入肌肉后，从刀柄的方向辨别刀口线在体内的方向。针刀柄、体、头均为中空设计，针刀柄端有一注射器接口，可接注射器。 | 短型注射针刀 | 全长7cm，针刀柄长2cm，针刀体长4cm，刀刃长1cm，其他结构与长型注射针刀相同。 |

注射针刀用于针刀松解同时注射麻醉药物、封闭药物及神经营养药物等。

（四）芒针刀

芒针刀（图3-4）根据其尺寸不同分为3种型号，分别记作1号、2号、3号。

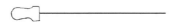

图 3-4 芒针刀示意图

芒针刀 1 号　全长 10cm，针刀柄长 2cm，针刀体长 7cm，刀刃长 1cm。针刀柄为一扁平葫芦形，针刀体为圆柱形，直径 0.5mm，刀刃为楔形，末端扁平带刃，刀口线为 0.4mm，刀口为齐平口。同时要使刀口线和刀柄在同一平面内，只有在同一平面内才能在刀刃刺入肌肉后，从刀柄的方向辨别刀口线在体内的方向。

芒针刀 2 号　结构模型和芒针刀 1 号同，只是针刀体长度比芒针刀 1 号短 3cm，即针刀体长度为 4cm。

芒针刀 3 号　结构模型和芒针刀 1 号同，只是针刀体长度比芒针刀 1 号短 5cm，即针刀体长度为 2cm。

芒针刀适用于眼角膜和其他黏膜表面的治疗，以及因电生理线路紊乱或短路引起的各种疾病的治疗。

第二节　针刀刀法

一、持针刀姿势

术者以食指和拇指捏住针刀柄，中指在针刀体的中上部位托住针体，无名指和小指置于施术部位的皮肤上，作为针刀在刺入时的一个支撑点，以控制针刀刺入的深度。

持针刀姿势正确与否是关系到针刀操作能否准确的重要问题。针刀和针灸针与手术刀都不相同，针刺用的毫针没有方向性的要求，而针刀对方向性的要求非常严格，手术刀在人体内不能够任意地转变方向，针刀在人体内则可以根据治疗要求随时转动方向，而且针刀是一种闭合性的手术器械，对各种疾病的治疗刺入深度都有不同的规定。因此，针刀的持针姿势就要求既能掌握方向，又便于转动方向，更能控制刺入的深度。

常用的持针刀方法为，以术者的食指和拇指捏住针刀柄，因为针刀的刀柄是扁平的，并且和刀刃是在同一个平面内，针刀柄的方向即刀口线的方向，所以可用拇指和食指来控制刀口线的方向。另外，针刀柄是一个比较宽阔的长方形或扁平的葫芦状的模型，方便拇、食指的捏持，便于用力将针刀刺入相应深度。中指托住针刀体，置于针刀体的中上部位，如果把针刀总体作为一个杠杆，中指就是杠杆的支点，便于针刀体根据治疗需要改变进针角度。无名指和小指置于施术部位的皮肤上，作为针刀体在刺入时的一个支撑点，以控制针刺的深度。在针刀刺入皮肤的瞬间，无名指和小指的支撑力和拇、食指的刺入力的方向是相反的，以防止针刀因惯性作用而刺入过深。另一种持针姿势是在刺入较深部位时使用长型号针刀，其基本持针姿势和前者相同，只是要用押手拇、食指捏紧针刀体下部，一方面起扶持作用，另一方面起控制作用，防止在刺手刺入时，由于针刀体过长而发生"弓"形变，引起方向改变（图3-5）。

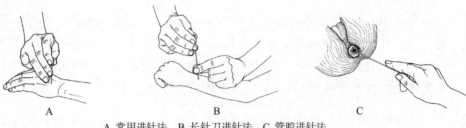

A.常用进针法　B.长针刀进针法　C.管腔进针法

图3-5　持针刀方法

只有按以上的正确持针姿势，才能使针刀操作随心所欲而精确无误。

这里介绍的是常规的持针姿势，在特殊情况下，治疗特定部位时，根据具体情况持针姿势亦应有所变化，另外，在应用特殊针刀时也有变化，如：在开口于体表的管腔内做手术和在体表皮肤上做手术，应用旋转针刀、鸟嘴舌针刀、剪刀刃针刀等，有特殊的持针姿势，如持笔式、持刀式、两手配合式等。

二、进针刀方法（图3-6）

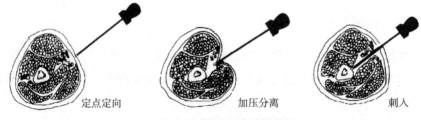

定点定向　　　　　　　加压分离　　　　　　刺入

图3-6　针刀四步进针规程

1.定点　在确定病变部位、准确掌握该处的解剖结构后，在进针刀部位用记号笔做一标记，局部碘伏消毒后再用酒精脱碘，覆盖上无菌小洞巾。

2.定向　将刀刃压在进针刀点上，使刀口线与重要血管、神经及肌腱走行方向平行。

3.加压分离　持针刀手的拇、食指捏住针刀柄，其余3指托住针刀体，稍加压力不使刀刃刺破皮肤，使进针刀点处形成一个线形凹陷，将浅层神经和血管分离在刀刃两侧。

4.刺入　继续加压，快速刺破皮肤，匀速推进，到达病灶部位。

进针刀方法即朱汉章教授提出的针刀四步进针规程，就是针刀在刺入时，必须遵循的四个步骤。一步也不能省略，而且每一步都有丰富的内容。定点就是定进针点，定点的正确与否，直接关系到治疗效果。定点是基于对病因病理的精确诊断，对进针部位立体解剖结构的微观掌握。定向是在精确掌握进针部位解剖结构的前提下，采取何种手术入路能够确保手术安全进行，有效地避开神经、血管和重要脏器，又能确保手术的成功。加压分离，是在浅层部位有效避开神经、血管的一种方法，在这里面还包括许多技巧（将在具体施术的章节中详述）。在前三步的基础上，才能开始第四步的刺入。刺入时，以持针刀手拇、食指捏住针刀柄，其余三指作支撑固定，压在进针点附近的皮肤上，防止刀刃刺入皮肤后，超过深度而损伤深部重要神经、血管和脏器，或者深度超过病灶，损伤健康组织。

三、常用针刀手术入路

针刀的手术入路，是一种闭合性手术入路，要想保证手术的安全有效，没有一套精确科学的手术入路方法是不能达到目的的。闭合性手术入路的难度相对来讲比较大，它是建立在对疾病病变部位的精确定位的基础上的，这种定位不仅要平面定位，而且要立体定位。比如治疗肱桡关节滑囊炎，不仅需明确体表的平面定位（上肢伸直状态在肘横纹偏桡侧的远侧约 1.5cm 处），而且要知道它浅层被桡肱肌近端尺侧所覆盖，在肱二头肌止腱的深面，桡骨粗隆之前面，其内侧中层有桡动、静脉和正中神经，向桡侧远端走行，在肱二头肌止腱的末端尺侧为桡动、静脉所覆盖，桡动、静脉的尺侧就是正中神经，肱二头肌止腱的桡侧缘还有桡动脉返支及桡神经深支和浅支。在这样精确定位的前提下，必须要选择一个安全而科学的手术入路，才能安全、有效地进行手术。当然，这里还有很多技巧问题。然而，技巧必须在精确定位的前提下，才能发挥作用。

闭合性手术入路，有治疗多种疾病的一般手术入路，有用于特殊疾病的特殊手术入路。此处主要介绍常用的一般针刀手术入路。

1. 针刀入皮法 按照针刀四步进针规程，当定好点，将刀口线放好以后（刀口线和施术部位的神经、血管或肌肉纤维的走行方向平行），给刀刃加以适当压力，不使刺破皮肤，使体表形成一线形凹陷，这时刀刃下的神经、血管都被推挤在刀刃两侧，再刺入皮肤进入体内，因肌肉、皮肤具有弹性，其膨隆起来，线形凹陷消失，浅层的神经、血管也随之膨隆在针体两侧，这一方法可有效地避开浅层的神经、血管，将针刀刺入体内。

2. 按骨性标志的手术入路 骨性标志是在人体体表都可以触知的骨性突起，依据这些骨性突起，除了可以给部分病变组织定位外，也是手术入路的重要参考。骨突一般都是肌肉和韧带的起止点，也是慢性软组织损伤的好发部位。在颈椎定位时，常用 C_2 棘突部和 C_7 棘突部作为颈椎序列的定位标志。

3. 按肌性标志的手术入路 肌性标志是在人体体表可以看到和触知的肌肉轮廓和行经路线，是针刀手术体表定位的常用标志之一。

4. 以局部病变点为标志的手术入路 病变局部的条索、硬结、压痛点是针刀手术体表定位的参考标志。

以上简单叙述了 4 种手术入路方法，必须补充说明的一点是，这 4 种方法只是概括性的叙述，在个别疾病的治疗中还有详细说明。但这些是最重要、最基本的手术入路方法。这里的每一种手术入路，有两个角度问题：一是刀口线和神经、血管、肌纤维、肢体纵轴之间的夹角；二是针刀体和施术部位体表或骨平面的夹角。这两个夹角，在具体施术时要弄清。当然，在各论具体疾病的治疗中还会详细叙述。

另外，在施术过程中，刀口线和针刀体变换角度时须辨清方位，否则将导致手术失败。

四、常用针刀刀法

1. 纵行疏通法（图3-7） 针刀体以皮肤为中心，刀刃端在体内沿刀口线方向做纵向的运动。主要以刀刃及接近刀刃的部分刀体为作用部位。其运动距离以厘米为单位，范围根据病情而定，进刀至剥离处组织，实际上已经切开了粘连等病变组织，如果疏通阻力过大，可以沿着肌或腱等病变组织的纤维走行方向切开，则可顺利进行纵行疏通。

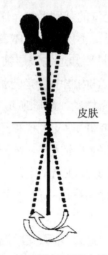

皮肤

图3-7　针刀纵行疏通法示意图

2. 横行剥离法（图3-8） 横行剥离法是在纵行疏通法的基础上进行的，针刀体以皮肤为中心，刀刃端在体内垂直刀口线方向做横向的运动。横行剥离使粘连、瘢痕等病变组织在纵向松解的基础上进一步加大松解度，其运动距离以厘米为单位，范围根据病情而定。

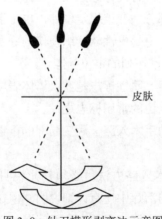

皮肤

图3-8　针刀横形剥离法示意图

纵行疏通法与横行剥离法是针刀手术操作的最基本和最常用的刀法。临床上常将纵行疏通法与横行剥离法相结合使用，简称纵疏横剥法，纵疏横剥 1 次为 1 刀。

3. 提插切割法（图 3-9） 刀刃到达病变部位以后，切割第 1 刀，然后针刀上提 0.5cm，再向下插入 0.5cm，切割第 2 刀，如此提插 3 刀为宜。适用于粘连面大、粘连重的病变。如切开棘间韧带，挛缩的肌腱、韧带、关节囊等。

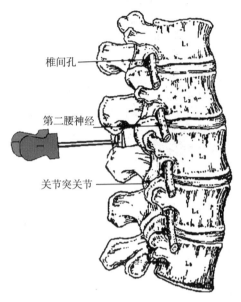

图 3-9　腰椎棘间韧带针刀松解术（侧面观）

4. 骨面铲剥法（图 3-10） 针刀到达骨面，刀刃沿骨面或骨嵴将粘连的组织从骨面上铲开，感觉针刀下有松动感时为度。此法适用于骨质表面或者骨质边缘的软组织（肌肉起止点、韧带及筋膜的骨附着点）病变。如肩周炎喙突点，肱骨外上髁，枕骨上、下项线点等的松解。

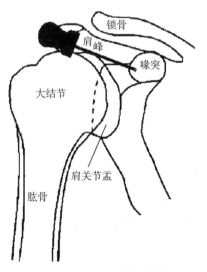

图 3-10　针刀铲剥法示意图

5. 通透剥离法（图 3-11） 针刀刺破囊壁，经过囊内，刺破对侧囊壁。此法适用于腱鞘囊肿、滑囊积液、肩峰下滑囊炎、髌下脂肪垫损伤等疾病。

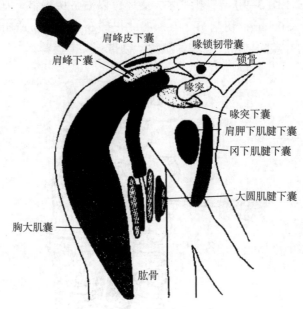

图 3-11 针刀通透剥离法示意图

6. 注射松解剥离法（图 3-12） 应用注射针刀，在针刀刺入过程中，同时注射麻药，此法可将局部麻醉和针刀手术同时进行。适用于第三腰椎横突综合征、臀上皮神经卡压综合征等。

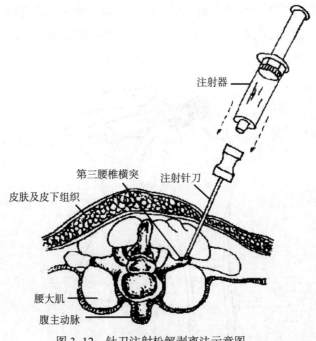

图 3-12 针刀注射松解剥离法示意图

第三节 针刀术后手法

一、针刀术后手法的原理

针刀术后手法是针对针刀术后残余的粘连和瘢痕进行徒手松解的治疗手段。根据网眼理论，针刀松解病变的关键点即软组织的起止点和顽固性压痛点等，针刀手法则是在针刀手术破坏整个病理构架的结点的基础上，进一步分离局部的粘连和瘢痕。

针刀术后手法是建立在西医学的病理学、生理学、解剖学、生物力学基础上的，也针对传统手法的不足之处，进行了比较全面的改造，使之符合现代科学的要求。针刀手法首先从力学的研究开始，然后研究手法技巧，以生理学、病理学和解剖学为根据，达到科学的治病目的，现简要叙述如下。

力由三大要素构成，即作用点、大小、方向。针刀手法对于力的作用点选择是按照力学原理确定的。比如利用杠杆原理，力臂越长，作用力越小，反之，力臂越短，作用力越大。所以在选择力的作用点时，根据人的生理、病理和解剖学特点来确定作用点，同时以治愈疾病为第一前提条件，以医生用力最小，最大限度减少给病人带来的痛苦为第二前提条件，这样大多数均能找到手法的最佳作用点。关于力的大小，是根据生理情况、病理情况和治疗部位的解剖结构来确定的。比如，在治疗腕管综合征时，当针刀将腕横韧带松解后，要想使腕管立即宽松，而不压迫腕管内的神经、血管和肌腱，彻底治愈此病，就必须立即配合手法，使腕关节过度背伸，利用背伸时的张力，和屈肌腱被拉紧时的张力，将腕横韧带迅速拉长，而达到治疗目的（详见第十一章第十节）。这个手法的力度达到使腕关节过度背伸，是根据腕管的解剖结构和腕管的生理功能，即腕管综合征的病因来确定的。而且它的治疗目的是非常明确的，就是在针刀松解之后拉长腕横韧带，这样的手法从作用点到力的大小，都是精确无误的。针刀医学手法在研究力的方向时更是非常精确的，仍以治疗腕管综合征为例，手法操作时除了选择腕关节背屈的方向，选择其他任何方向都不能达到治疗目的，也是不符合生理、病理和解剖学特点的。

力是矢量，世界上没有无方向的力，所以物理学上，同时表示力的大小和方向时，可在符号"F"的上面加上个小箭头，即$\vec{F}$。既然手法是一种力的作用，就不能离开方向来单纯研究手法。

二、针刀术后手法必须达到三个标准

针刀手法学既然是以现代科学为基础的一种新的治疗方法，同时对针刀闭合性手术有极为重要的辅助治疗作用，那么它就应该达到一定的科学水平和科学标准，总的来说应达到三大标准。

（一）稳

所谓稳就是针刀医学手法的每一个操作的设计，都应以安全为第一，决不允许因手法设计的错误，而导致后遗症和并发症（由于不遵照针刀手法规定的操作规程而造成的事故，与手法设计本身无关），从而避免因手法而增加病人的痛苦。比如，钩椎关节旋转移位性颈椎病，通过针刀对有关损伤的软组织进行松解后，必须通过手法来纠正钩椎关节的旋转移位。根据此病的治疗要求和颈部的解剖学、生理学及生物力学特点，针刀医学设计了两点一面颈部旋转复位手法，此手法令病人取仰卧位（此体位使颈部肌肉放松，减少手法操作时的抵抗力），医生一只手的食指钩住患椎棘突，方向和病理性旋转方向相同，同一只手的拇指推住患椎横突的后侧缘，医生的另一只手托住病人面部的一侧（和患椎病理性旋转方向相反），使其头部向该侧旋转，当旋转到最大限度时，医生双手一起用力，食指钩住患椎棘突，拇指推顶患椎横突，另一手压住面部的一侧，向床面方向按压，此时可轻轻地将患椎的移位纠正到正常。此种手法的设计，食指的勾拉、拇指的推顶是根据旋转物体的力偶矩的力学原理，两个点就是两个力偶矩，都作用在一个椎体上（患椎），所以非常省力。另一手按压面部是根据旋转面的力学原理（颈部有矢状面和冠状面），轻微按压（实际是让颈部沿切线旋转）即可达到目的。另外，当手按压使面部向床面转动时，它的最大旋转角度不可能超过人体颈部的最大旋转角度45°（因为有床面的绝对阻碍）。这个手法的设计，可以说达到了目前治疗钩椎关节旋转移位型颈椎病最安全的标准。针刀医学任何手法的设计都是建立在这样安全可靠的基础之上的。

（二）准

所谓准就是针刀手法的每一个操作，都能够作用到病变部位，不管是间接的还是直接的，尽量避免无病组织受到力的刺激，即使为了手法操作的科学性和精确性而通过某些健康组织来传递力的作用，也不会使健康组织受到损害性的刺激。比如肱二头肌挛缩，针刀松解要使肱二头肌恢复原来的长度，必须配合手法。这个手法的操作是医生一只手托住患肢肘关节的背侧，另一只手握住患肢的腕部，肘关节背侧的手向患肢掌侧用力，握住患者腕部的手向背侧用力，同时助手将患肢肩部固定，这样反复让患肢背伸，当患肢伸直后，医生用弹性力使患肢过伸1~2次，手法即告结束。这个操作，虽然通过前臂来传达手法的作用力，但是前臂不会受到任何损伤性的力的刺激，而它真正的作用力全在肱二头肌上。针刀手法对治疗作用的准确性是要求很高的，不允许任何一个手法操作的主要作用力作用到非病变组织上，这就是针刀医学手法三大标准之一"准"的含义。

（三）巧

所谓巧是指针刀手法要达到操作巧妙、用力轻柔的目的。从手法学上来说，巧是贯穿始终的一个主题，没有巧无法达到无损伤、无痛苦而又立竿见影的效果。怎么才能达到巧呢？巧来源于对生理、病理、解剖学的熟悉，和对力学知识、几何知识的灵活运用，否则是巧不起来的。比如，针刀医学治疗冻结肩，在针刀松解后，肩部的疼痛就会基本消失，但肩关节仍然不能立即抬到90°，此时就必须配合手法。令病人取仰卧位，让助手托住患侧上肢外展，此时三角肌处于松弛状态，医生用一只手抓住三角肌，并将三角肌推向背侧，此时三角肌前侧的深面和下层组织的粘连即被分开，同时原来被三角肌前侧覆盖的胸大肌和胸小肌肌腱即暴露在皮下，医生另一只手的拇指侧压在胸大肌和胸小肌肌腱之间，并沿两肌腱之间向上推进，此时两肌腱之间的粘连也就被分开；然后让患者取俯卧位，同法将三角肌推向胸侧，三角肌后侧的深面和下层组织的粘连即被分开，此时冈上肌、冈下肌、小圆肌、大圆肌肌腱即暴露在皮下，医生另一只手用与分离胸大肌和胸小肌肌腱相同的方法，将冈上肌、冈下肌、小圆肌、大圆肌肌腱之间的粘连分开，用这种化整为零的方法很巧妙地将肩部肌群牢固的粘连，即所谓冻结分开了。此时患肢上举大都可以达到90°以上，但是仍然达不到正常的状态，这是因为肩关节囊的挛缩和粘连还没有解开。在上述手法操作结束时，紧接着医生托扶患侧上肢令其上举，当达到一定高度时，患侧上肢就不能继续上举，这是关节囊挛缩和粘连牵制的缘故，医生在患者全力上举患侧上肢而不能继续上举的一刹那间，突然而迅速地将患侧上肢推弹至180°，此时能听到关节囊被松开的噬噬声，待患者反应过来，手法已经完成，整个操作不到1秒。这个手法的妙处就在于利用患者努力上举上肢的意志，肩部的所有肌群都为实现这个意志而各自在做自己应该做的工作，医生的推弹力仅仅是协助一下而已。如果病人知道医生要做这一手法，由于恐惧疼痛而和医生进行对抗，肩部的所有肌群也做和医生意志相反的工作，这样，手法不仅不能达到轻巧地将关节囊松开的目的，相反地将使肩部的软组织受到损伤，就会得到一个费力大、有损伤、无效果的结果。可见，上述手法的轻巧是完全建立在对生理、病理、解剖学、生物力学、几何学的恰当运用之上的。

以上所述就是针刀手法操作必须达到的三大要求，即三大标准，这三大标准同时也反映了针刀手法是建立在现代科学基础之上的。

第四节　针刀术后康复

一、概述

康复一词，是从英文"rehabilitation"翻译而来。原意是"恢复原来的权利、资格、地位、尊严""重新获得能力"等。康复医学是一个由理疗学、物理医学逐渐发展形成的一门新的医学学科，主要涉及到利用物理因子和方法（包括电、光、热、声、机械设备和主动活动）诊断、治疗和预防残疾或疾病，研究使病、伤、残者在体格上、精神上、社会上、职业上得到康复，消除或减轻功能障碍，帮助他们发挥残留功能，恢复其生活能力、工作能力以重新回归社会。它的主要服务对象是慢性病人及伤残者，强调功能上的康复，而且是强调整体功能康复，使患者不但在身体上，而且在心理上和精神上得到康复。它的着眼点不仅在于保存伤残者的生命，而且还要尽量恢复其功能，提高生活质量，使其重返社会，过有意义的生活。

康复医学与临床医学既有区别又有联系，它们的区别在于临床医学是以疾病为主体，以治愈为主，以人的生存为主，医生抢救患者和治疗疾病。康复医学是以病人为主体，以恢复功能为主。病人是主动者，允许了解自己的病情及功能状态，可以提出自己的要求，医生起一个教师及促进者的作用。它们的联系在于临床医学的迅速发展，促进康复医学的发展，并为康复治疗提供良好的基础及可能性。在临床医学迅速发展的过程中，随着慢性病人、残疾人、老年病人的增多，他们躯体的、心理的、社会的康复需求增加，促进了康复医学的发展，为康复医学的发展提供了可能性；康复医疗贯穿临床治疗的整个过程，使临床医学更加完善。首先，利用临床手段矫治和预防残疾，如脊髓灰质炎后遗症矫治术，先天性斜颈矫形术等；其次，把康复护理列为临床常规护理内容之一，以利于患者身心功能障碍的防治；最后，从临床处理早期就引入康复治疗，康复医师及治疗师参与临床治疗计划的制定和实施。

康复治疗主要有两种方法：物理治疗和运动治疗。物理治疗学（理疗学）是研究应用物理因子提高健康水平、预防和治疗疾病、促进病后机体康复及延缓衰老等的专门学科。所应用的物理因子包括人工、自然两类，人工物理因子如光、电、磁、声、温热、寒冷等，自然物理因子如矿泉、气候、日光、空气、海水等。运动疗法是为了缓解症状或改善功能而进行全身或局部的运动以达到治疗目的的方法。运动疗法按运动方式可分为被动运动和主动运动，被动运动是由外力作用于人体某一部分所引起的动作，一般用于维持正常或增大已受限的关节活动范围、防止肌肉萎缩和关节挛缩；主动运动是依靠患者自身的肌力进行运动的方法，单纯的主动运动一般不给予辅助，也不施加阻力，主要用于维持关节的活动范围、进行增强肌力和持久力的训练及增强肌肉之间协调性的训练。按肌肉收缩的方式分为等长运动和等张运动，等长运动时关节不发生活动，肌肉长度不变，等长阻力训练是增加肌力的最迅速的方法；等张运动是运动时肌肉缩短，关节角度发生变化的训练，例如屈肘关节举哑铃的动作，即为等张收缩的运动。

二、针刀术后康复的必要性

针刀医学的治疗原则是以针刀为主，手法为辅，康复理疗，配合药物。在治疗原则中明确提出了康复理疗原则，说明了康复理疗在针刀整体治疗中的重要性和必要性。第一，针刀闭合性手术本身对人体的损伤极为有限，但它毕竟是有创治疗，针刀术后的康复措施可以加快针刀手术创伤的修复和愈合。第二，根据疾病的网眼理论，在对病变关键点的粘连、瘢痕进行针刀松解，针刀术后对残余的病灶部分进行手法松解以后，大量的代谢产物堆积，组织、器官的循环代谢显著减弱，康复措施的应用，可以缩短疾病的过程，加快组织修复，促进局部血液循环，加速代谢产物的排泄。第三，针刀治疗的病人，大部分为慢性病，或者经过多种疗法治疗效果很差甚至无效的病人，其病程长达数年、十几年甚至几十年，病人的身心健康已经受到了严重影响，疾病所引起的连锁反应越发明显，身体素质整体低下，针刀术后部分病人的反应较重，术后恢复能力明显降低，严重地影响了针刀的治疗效果。而康复治疗可以充分调动病人的主观能动性，提高病人的综合代偿能力，减轻针刀术后反应，对病人的术后恢复起着非常重要的作用。

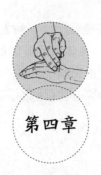

第四章

针刀术前准备及术后处理

第一节　针刀术前准备

一、针刀手术室的设置

针刀是一种闭合性手术，与普通手术一样，必须在无菌手术室进行，国家对手术室有严格的规定。但针刀是一个新生事物，由于投入少、疗效好，所以几乎所有专业的临床医生都有学针刀的，有外科、骨科、内科、儿科、中医科、针灸科、推拿按摩科、神经内科、皮肤科等，还有一些医技人员，如化验科、放射科技师和护士等，甚至基础医学方面如大学基础教研室的同行也学习了针刀。所以，有的医生对针刀手术的无菌观念不强，对针刀手术器械也缺乏严格的消毒，仅在消毒液中做短时间的浸泡，即重复使用。这样难以达到杀灭肝炎、HIV 等病毒的消毒效果，极容易造成伤口感染，甚至使病人染上肝炎和 HIV 等经血液传播的疾病。

有条件的医院应建立针刀专用手术室，一般医院要开展针刀治疗，也必须有单独的针刀手术间。手术室基本条件包括：手术区域应划分为非限制区、半限制区和限制区，区域间标志明确，手术室用房及设施要求必须符合有关规定。为了减少手术室空间存在的飞沫和尘埃所带有的致病菌，应尽可能净化手术室空气。

目前常用的空间消毒法有紫外线照射和化学气体熏蒸两种方法。

（一）紫外线消毒法

多用悬吊紫外线灯管（电压 220V，波长 253.7mn，功率 30W），距离 1m 处，强度大于 $70\mu W/cm^2$，每立方米空间用量大于 115W，照射时间大于 30 分钟。室温宜在 20~35℃，湿度小于 60%。需有消毒效果监测记录。

（二）化学气体熏蒸法

<table>
<tr><td>乳酸熏蒸法</td><td>每100m²空间用乳酸12ml加等量水，放入治疗碗内，加热后所产生的气体能杀灭空气中的细菌。从加热起手术间要封闭4~6小时。</td><td>福尔马林（甲醛）熏蒸法</td><td>用40%甲醛4ml/m³，加水2ml/m³，与高锰酸钾2g/m³混合，通过化学反应产生气体能杀灭空气中的细菌。手术间封闭12~24小时。</td></tr>
</table>

除了定期进行空间消毒外，应尽量限制进入手术室的人员数；手术室的工作人员必须按规定更换着装和戴口罩；病人的衣物不得带入手术室；用湿法清除室内墙地和物品的尘埃等。

此外，要严格执行手术管理制度：①严格手术审批制度，正确掌握手术指征，大型针刀手术由中级以上职称医师决定。②术前完善各项常规检查 如血常规、尿常规、凝血功能检查等，中老年病人应做心电图及肝、肾功能检查等。③手术室常备急救药品如中枢神经兴奋剂、强心剂、升压药、镇静药、止血药、激素类药物、平喘药等。④手术室基本器械配置应包括麻醉机、呼吸机、万能手术床、无影灯、气管插管、人工呼吸设备等。

二、针刀手术的无菌操作

1. 建立针刀治疗室手术环境。室内紫外线空气消毒60分钟；治疗台上的床单要经常换洗、消毒；每日工作结束时，彻底洗刷地面；每周彻底大扫除1次。

2. 手术用品处理。推荐使用一次性针刀，普通针刀、骨科锤、洞巾、外固定器、穿刺针等需高压蒸汽灭菌。

3. 医生、护士术前必须洗手。用普通肥皂先洗1遍，再用洗手刷沾肥皂水交替刷洗双手，特别注意清洗指甲缘、甲沟和指蹼，继以清水冲洗。

4. 术野皮肤充分消毒。选好治疗点，用棉棒蘸紫药水在皮肤上做一记号。然后用2%碘伏棉球在记号上按压一下使记号不致脱落，以记号为中心开始逐渐向周围至少5cm涂擦，不可由周围再返回中心。待碘伏干后用75%乙醇脱碘2次。若用0.75%碘伏消毒皮肤，可不用脱碘。之后，覆盖上无菌小洞巾，使进针点正对洞巾的洞口中央。

5. 术时医生、护士应穿干净的工作服，戴帽子和口罩，医生要戴无菌手套。若做中大型针刀手术，如关节强直的纠正、股骨头缺血性坏死、骨折畸形愈合之折骨术，则要求医生、护士均穿无菌手术衣，戴无菌手套，患者术后常规服用抗生素3日以防止感染。

6. 术中护士递送针刀等手术用具时，均应严格按照无菌操作规程进行。不可在手术人员的背后传递针刀及其他用具。

7. 一支针刀只能在一个治疗点使用，不可用一支针刀在多个治疗点进行治疗。以防不同部位交叉感染。连续给不同病人做针刀治疗时，应更换无菌手套。

8. 参观针刀操作的人员不可太靠近术者或站得太高，也不可随意在室内走动，以减少污染的机会。

9. 术毕，迅速用创可贴覆盖针孔，若同一部位有多个针孔，可用无菌纱布覆盖、包扎。嘱患者 3 日内不可在施术部位擦洗。3 日后，可除去包扎。

三、患者体位的选择

（一）俯卧低头位

适用于头颈部疾病的针刀治疗。患者俯卧在治疗床上，胸部置软枕，头部突出于床沿，尽量收紧下颌，低头（图 4-1）。在该体位下，松解颈项部软组织的粘连、瘢痕、挛缩和堵塞，大多数颈项部疾病的针刀治疗均选用这个体位。

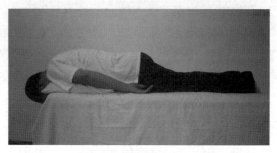

图 4-1　俯卧低头位

（二）仰卧位

患者平卧于治疗床上，项部加软枕，头后仰（图 4-2）。此体位用于针刀松解侧颈部软组织的粘连、瘢痕、挛缩和堵塞。如针刀松解颈椎横突前、后结节部的粘连和瘢痕以及针刀治疗咽喉部疾病。

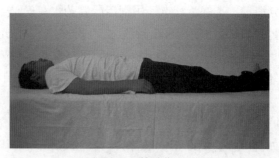

图 4-2　仰卧位

（三）俯卧位

患者俯卧在治疗床上，腹部置软枕（图 4-3）。该体位适用于背腰部及下肢后侧的针刀治疗。

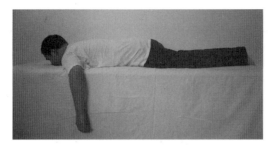

图 4-3　俯卧位

（四）侧卧位

患者侧卧于治疗床上，下肢屈曲 90°（图 4-4）。该体位适用于身体侧面的针刀治疗。

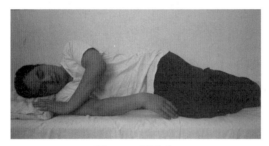

图 4-4　侧卧位

（五）坐位

患者端坐于治疗床前，将患侧上肢屈曲 90° 放于治疗床上，并将前臂下置软枕（图 4-5）。该体位适用于肘部、前臂部及腕手部疾病的针刀治疗。

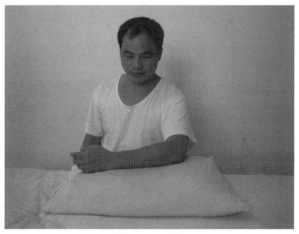

图 4-5　坐位

（六）端坐颈椎牵引位

患者坐在颈椎牵引椅上，在颈椎牵引下进行针刀松解（图4-6）。该体位适用于需要多方位整体针刀松解的严重颈椎病患者。

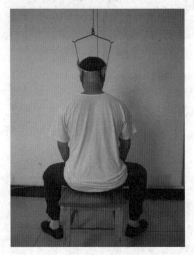

图4-6 端坐颈椎牵引位

（七）俯卧腰椎牵引位

患者俯卧于治疗床上，在腰椎牵引下进行针刀松解（图4-7）。该体位适用于脊柱侧弯及严重的腰椎管狭窄症患者。

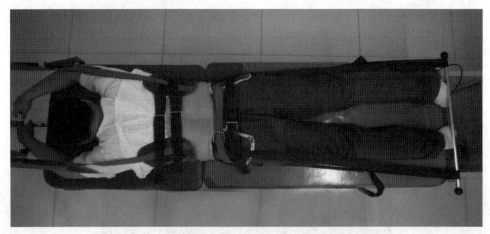

图4-7 俯卧腰椎牵引位

四、针刀手术的麻醉选择

关于针刀闭合性手术前是否需要配合麻醉，一直存在着争论，一些学者认为，若针刀手术前进行局部麻醉，针刀进入体内，刀下就没有"感觉"了，针刀手术就无法进行，而且认为针刀手术时间短，不需要麻醉；另一些学者认为，针刀手术属于闭合性手术，而且需要分次手术，不是一次完成，虽然针刀较细，但刺入皮肤时病人痛感强烈，需要做局部麻醉，方可实施针刀手术。

一般而言，针刀手术应该在麻醉下进行。首先，针刀闭合性手术不是针灸刺激，它是根据人体的局部解剖，对病变部位实施的一种精确松解手术，虽然是以针刺的方式进入体内，但针刀刺入皮肤只是针刀手术入路的第一步，针刀不是去寻找中医针灸的酸、麻、胀感，而是要对具体病变组织进行松解、分离和切割，通过纵行疏通、横行剥离、通透剥离、铲剥等针刀手术方法，达到剥离粘连、切开瘢痕、松解挛缩、疏通堵塞的目的。如果没有麻醉配合，病人难以耐受整个手术过程，而且针刀手术是分次进行的，即使第一次病人能够承受，第二次、第三次也不能承受；并且，随着针刀医学的发展，针刀的适应证在不断扩大，比如，针刀治疗强直性脊柱炎脊－肢畸形、类风湿关节炎、膝关节骨性关节炎关节强直等众多临床疑难病症，如果没有良好的麻醉配合，是不可能完成此类复杂而精确的针刀手术的。

针刀手术的麻醉可选择以下几种方式：

局部浸润麻醉	由针刀手术者完成局部麻醉。选用 1% 利多卡因，一次总量不超过 400mg。适用于单一的、局部的慢性软组织损伤的病人及部分骨质增生的病人，如颈椎病、腰椎间盘突出症、腰椎管狭窄症等。	神经阻滞麻醉	须请麻醉科医生实施麻醉。适用于强直性脊柱炎、类风湿关节炎、骨性关节炎、创伤性关节炎引起的上、下肢关节强直，肢体外伤、手术后瘢痕的松解，股骨头缺血性坏死等。	全身麻醉	须请麻醉科医生实施麻醉。适用于强直性脊柱炎、类风湿关节炎所引起脊－肢联合畸形等。

第二节　针刀术后处理

一、针刀术后常规处理

全身情况的观察	头颈部针刀手术，尤其是颈椎病针刀手术后应绝对卧床1~2小时，防止针眼出血，其间注意观察病人生命体征变化，如出现异常变化，随时通知医生，及时处理。	**预防针眼感染** 针刀术后立即用创可贴覆盖针眼，防止针眼感染，72小时后去除创可贴。 **术后用药** 抗生素常规预防感染3日。

二、针刀术后护理

保持刀口清洁

术后要保持伤口清洁干燥，避免水和汗渍浸湿伤口，观察伤口有无渗血或皮下血肿，如有应加压包扎，创可贴或敷料如有脱落应及时更换，并经常察看贴胶布处有无皮肤过敏现象。肢体手术者应抬高患肢，并观察肢体血运情况。

体位

应视病情而定，颈椎病术后，用适宜的围领固定 7~15 日，去枕平卧，头部保持中立位，避免做前后左右旋转运动；腰椎病术后，卧硬板床 3~6 周，翻身时采用轴心整体翻身法，保持脊柱挺直，不得扭曲，防止脊椎滑脱。对术后需要牵引的患者，要及时给予行之有效的牵引。

做好基础护理

卧床的患者应鼓励其定时深呼吸、咳嗽，并定时为患者按摩骨突受压部位，做好床头交接班，减少并发症的发生。部分患者做完手术后不愿做床上牵引，此时应耐心做好患者的思想工作，向患者讲明，牵引也是治疗的一个重要环节，使其克服急躁情绪，配合治疗。

密切观察病情变化

术后应观察手术治疗效果，打石膏或托板固定者，要观察末梢血运情况。腰椎术后并发腹胀和尿潴留的患者，应随时观察，及时给予对症处理。骨科患者有石膏固定者，按石膏固定护理常规进行护理，并注意观察肢体的温度、颜色、感觉、活动及动脉搏动情况。

第三节　针刀异常情况的处理与预防

一、晕针刀

晕针刀是指在针刀治疗过程中或治疗后半小时左右，患者出现头昏、心慌、恶心、肢冷汗出、意识淡漠等的现象。西医学认为晕针刀多为"晕厥"现象，是由于针刀的强烈刺激使迷走神经兴奋，导致周围血管扩张、心率减慢、血压下降，从而引起脑部短暂的（或一过性）供血不足而出现的缺血反应。

晕针刀本身不会给机体带来器质性损害，如果在晕针刀出现早期（患者反应迟钝、表情呆滞或头晕、恶心、心慌等）及时采取应对措施，一般可避免发生严重晕针刀现象。据统计，在接受针刀治疗的患者中，晕针刀的发生率约为 1%~3%，男女之比约为 1：1.9。

（一）发生原因

体质因素　有些患者属于过敏性体质，血管、神经功能不稳定，多有晕厥史或肌内注射后的类似晕针史，采用针刀治疗时很容易出现晕针刀现象。

在饥饿、过度疲劳、大汗、泄泻、大出血后，患者正气明显不足，此时接受针刀治疗亦容易导致晕针刀。

精神因素　恐惧、精神过于紧张是不可忽视的原因。特别是对针刀不了解、怕针的患者。在针刀治疗过程中出现的正常针感（酸、胀、痛）和发出的响声，如针刀在骨面剥离的"嚓嚓"声，切割硬结的"咯吱、咯吱"声，切割筋膜的"嘣、嘣"声，往往可使患者情绪紧张加剧。

体位因素　正坐位、俯坐位、仰靠坐位、颈椎牵引状态下坐位针刀治疗时，晕针刀发生率较高。卧位治疗时晕针刀发生率低。

刺激部位　在肩背部、四肢末端部位治疗时，针刀剥离刺激量大，针感强，易出现晕针刀。

环境因素　严冬酷暑，天气变化、气压明显降低时，行针刀治疗易致晕针刀。

（二）临床表现

轻度晕针刀　轻微头痛、头晕、上腹及全身不适、胸闷、泛恶、精神倦怠、打呵欠、站起时有些摇晃或有短暂意识丧失。

重度晕针刀　突然昏厥或摔倒，面色苍白，大汗淋漓，四肢厥冷，口唇青紫，双目上视，大小便失禁，脉细微。通过正确处理，患者精神渐渐恢复，可觉周身乏力，甚至有虚脱感，头部不适，反应迟钝，口干，轻微恶心。

（三）处理方法

1. 立即停止治疗，将针刀一并迅速拔出，用无菌敷料或创可贴覆盖针刀施术部位。

2. 让患者平卧，头部放低，松开衣带，注意保暖。

3. 立即给予温开水，静卧休息，在上述处理的基础上，选取水沟、合谷、内关等腧穴进行针刺或指压。

4. 重者应给予吸氧或做人工呼吸、静脉推注 50% 葡萄糖液 10ml 或采取其他急救措施。

（四）预防

1. 对于初次接受针刀治疗和精神紧张者，应先做好解释工作。

2. 患者选择舒适持久的体位，尽量采取卧位。

3. 针刀治疗时，要密切注意患者的整体情况，如有晕针刀征兆，立即停止针刀治疗。

二、断针刀

在针刀手术操作过程中，针刀突然折断没入皮下或深部组织中，是较常见的针刀意外之一。

（一）发生原因

1. 针具质量不好，韧性较差。

2. 针刀反复多次使用，在应力集中处也易发生疲劳性断裂。针刀操作中借用杠杆原理，以中指或环指做支点，手指接触针刀处是针体受剪力最大的部位，也是用力过猛时容易造成弯针的部位，所以是断针刀易发部位，而此处多露在皮肤之外。

3. 长期使用消毒液造成针身有腐蚀锈损，或因长期放置而发生氧化反应，致使针体生锈，或术后不及时清洁刀具，针体上附有血迹而发生锈蚀，操作前又疏于检查。

4. 患者精神过于紧张，肌肉强烈收缩，或针刀松解时针感过于强烈，患者不能耐受而突然大幅度改变体位。

5. 发生滞针刀，针刀插入骨间隙，刺入较硬、较大的变性软组织中，治疗部位肌肉紧张痉挛时，仍强行大幅度摆动针体或猛拔强抽。

（二）临床现象

针刀体折断，残端留在患者体内，或部分针刀体露在皮肤外面，或全部残端陷没在皮肤、肌肉之内。

（三）处理方法

1. 术者应冷静，嘱患者不要恐惧，保持原有体位，防止针刀体残端向肌肉深层陷入。

2. 若皮肤外尚露有针刀体残端，可用镊子钳出。

3. 若残端与皮肤相平或稍低，但仍能看到残端，可用拇、食两指按压针刀旁皮肤，使之下陷，以使残端露出皮肤，再用镊子将针刀钳出。

4. 针刀残端完全没入皮肤下面，若残端下面是坚硬的骨面，可用力下压针刀孔两侧皮肤，借骨面将残端顶出皮肤；若残端下面是软组织，可捏住该部肌肉将残端向上托出；若断端很短，埋入人体深部，在体表无法触及，应采用外科手术方法取出。手术宜就地进行，不宜搬动移位。必要时，可借助 X 线定位。

（四）预防

1. 术前要认真检查针刀有无锈蚀、裂纹，钢性和韧性是否合格，不合格者须剔除。

2. 在做针刀操作时，患者不可随意改变体位。

3. 针刀刺入人体深部或骨关节内时，应避免用力过猛；针刀体在体内弯曲时，不可强行拔出针刀。

4. 医者应常练指力，熟练掌握针刀操作技巧，做到操作手法稳、准、轻、巧。

三、出血

针刀刺入体内寻找病变部位，切割、剥离病变组织，而细小的毛细血管无处不在，出血是不可避免的。但刺破大血管或较大血管引起大出血或造成深部血肿的现象屡见不鲜，不能不引起临床工作者的高度重视。

（一）发生原因

1. 对施术部位血管分布情况了解不够，或对血管分布情况的个体差异估计不足而盲目下刀。

2. 在血管比较丰富的部位施术不按四步进针规程操作，也不问患者感受，强行操作，一味追求快。

3. 血管本身病变，如动脉硬化使血管壁弹性下降，壁内因附着粥样硬化物而致肌层受到破坏，管壁变脆，受到突然的刺激容易破裂。

4. 血液本身病变，如有些患者血小板减少，凝血时间延长，血管破裂后，出血不易停止。凝血功能障碍（如缺少凝血因子）的患者，一旦出血，常规止血方法难以遏制。

5. 某些肌肉丰厚处，深部血管刺破后不易发现，针刀术后又行手法治疗或在针孔处再行拔罐，造成血肿或较大量出血。

（二）临床表现

表浅血管损伤 针刀起出，针孔迅速涌出色泽鲜红的血液，多为刺中浅部较小动脉血管。若是刺中浅部小静脉血管，针孔溢出的血多是紫红色且发黑、发暗。有的血液不流出针孔而瘀积在皮下形成青色瘀斑，或局部肿胀，活动时疼痛。

肌层血管损伤 针刀治疗刺伤四肢深层的血管后多造成血肿。损伤较严重，血管较大者，出血量也会较大，使血肿非常明显，致局部神经、组织受压而引起临床症状，可表现为局部疼痛、麻木，活动受限。

椎管内血管损伤

针刀松解黄韧带时，如果用力过猛或刺入过深可刺破椎管内动脉，易在椎管内形成血肿压迫脊髓。因压迫部位不同而表现出不同的脊髓节段压迫症状。严重者可致截瘫。若颈椎上段损伤，可影响脑干血供，而出现生命危险。

（三）处理方法

表浅血管出血

用消毒干棉球压迫止血。手足、头面、后枕部等小血管丰富处，针刀松解后，无论出血与否，都应常规按压针孔3~5分钟。若少量出血导致皮下青紫瘀斑者，可不必行特殊处理，一般可自行消退。

深部血肿

一般较小的血肿，无需特殊处理，经过1~2周多能自行吸收。若局部肿胀疼痛明显或继续加重，可先做局部冷敷止血或肌注止血敏，48小时后，局部热敷，外擦活血化瘀药物等以加速瘀血的消退和吸收。较大的血肿可在B超定位下穿刺抽除，同时局部用弹力绷带加压包扎。穿刺治疗无效，血肿不消或继续增大时，可切开引流并止血。

有重要脏器的部位出血

椎管内、胸腹腔内出血较多或不易止血者，需立即进行外科手术。

（四）预防

1. 熟练掌握治疗局部精细、立体的解剖知识，清楚周围血管的确切位置及体表投影。

2. 术前应耐心询问患者病情，详细了解病史，做凝血时间检查。

3. 严格按照进针刀方法操作，施术过程中密切观察患者反应。术者认真体会针下感觉，若针下有弹性阻力感，患者诉针下刺痛，应将针刀稍提起，略改变进针方向后再行刺入；若施术部位在骨面，松解时针刀刀刃不能离开骨面，更不可大幅度提插。

四、周围神经损伤

临床上治疗时，针刀多在神经、血管周围进行操作，如对各种神经卡压综合征的治疗。但因在针刀技术培训时，已经特别强调针刀治疗的基础是精细、立体、动态的解剖知识，针刀临床医生对神经的分布、走向等情况一般都掌握较好，所以针刀损伤周围神经的案例并不很多。少数因针刀操作不规范，术后手法过于粗暴而出现神经损伤者，大多数也只是引起强烈的刺激反应，遗留后遗症者极少。

（一）发生原因

1. 解剖知识不全面，立体概念差，没有充分考虑人体生理变异。

2. 麻醉（局部麻醉、神经阻滞麻醉、全身麻醉）后实施针刀手术，特别是在肌肉丰厚处，如在腰、臀部治疗时针刀刺中神经干，患者没有避让反应或避让反应不明显而被忽视。

3.盲目追求快针、强刺激，采用重手法操作而致损伤。

4.针刀术后用手法矫形时过于粗暴，夹板固定太紧、时间太久。

（二）临床表现

在针刀进针、松解过程中，突然有触电感或出现沿外周神经向末梢或逆行向上放射的一种麻木感。若有损伤，多在术后1日左右出现异常反应。轻者可无其他症状，较重者可同时伴有该神经支配区内的麻木、疼痛、温度觉改变或功能障碍。

损伤的神经干不同，其临床表现也各有特点：

正中神经损伤 桡侧3个半手指掌侧及相应指远节背面皮肤感觉障碍；前臂屈肌无力，桡侧三指不能屈曲，拇指对掌功能障碍，日久可出现大鱼际萎缩，握拳无力，拇指与小指不能对捏。

桡神经损伤 第1、2掌骨背侧皮肤感觉减退或消失；桡神经支配区域肌肉无力，伸腕肌、伸指肌麻痹而致腕下垂，日久出现前臂背侧肌肉萎缩；如果桡神经沟以上损伤，则可使肱三头肌麻痹，出现主动伸直肘关节障碍。双手举起，手掌向前，四指并拢伸直，拇指自然伸开，两手掌对比观察可见，患侧拇指处于内收位，不能主动外展和背伸。握拳试验、合掌分掌试验阳性。

尺神经损伤 小指、环指指间关节屈曲，掌指关节伸直，形成"爪状"畸形，拇指不能内收，其余四指不能外展，骨间肌无力，小鱼际萎缩，手部尺侧、尺侧1个半手指感觉障碍。拇指尖和食指尖不能相触成"O"形，握拳试验、夹指试验阳性。

坐骨神经损伤 腘绳肌肌无力而导致主动屈曲膝关节困难，小腿外侧、足部皮肤疼痛或感觉障碍，肌肉麻痹，出现垂足畸形；趾、踝关节屈伸活动障碍。

腓总神经损伤 足不能主动背屈及外翻，自然状态表现为足下垂。行走困难，行走时需高抬脚，落下时足尖下垂先着地，足跟后着地，否则容易跌倒。小腿前外侧、足背部皮肤感觉障碍。

（三）处理方法

1.出现神经刺激损伤现象，应立即停止针刀操作。若患者疼痛、麻木明显，可局部先以麻药、类固醇类、维生素B族等药物配伍行封闭。

2.24小时后，给予热敷、理疗、口服中药，按照神经分布区行针灸治疗。

3.局部轻揉按摩，在医生指导下加强功能锻炼。

（四）预防

1.严格按照四步进针规程操作。病变部位较深者，治疗时宜摸索进针刀，若刺中条索状坚韧组织，患者有触电感沿神经分布路线放射时，应迅速提起针刀，稍移动针刀位置后再进针刀。

2.在神经干或其主要分支循行路线上治疗时，不宜局麻后针刀治疗，也不宜针刀术后向手术部位注射药物，如普鲁卡因、氢化可的松、乙醇等，否则可能导致周围神经损害。

3.术前要检查针刀是否带钩、毛糙、卷刃，如发现有上述情况应立即更换。

4.术后手法治疗一定不要粗暴，特别是在腰麻或全麻下手法矫形，患者没有应有的避让反应等，最易造成损伤。

5.针刀操作时忌大幅度提插。但需要注意的是，刺伤神经出现的反应与刺中经络引起的循经感传现象有着明显的区别，不可混淆。刺伤神经出现的反应是沿神经分布线路放射，有触电感，其传导速度异常迅速，并伴有麻木感。刺中经络或松解神经周围变性软组织时，患者的感觉则是酸胀、沉重感，偶尔也有酥麻感，其传导是沿经络线路，传导速度缓慢，术后有舒适感。

五、针刀引起创伤性气胸

针刀引起创伤性气胸是指针刀刺穿了胸腔且伤及肺组织，气体积聚于胸腔，从而造成气胸，出现呼吸困难等现象。

（一）发生原因

主要是针刀刺入胸部、背部和锁骨附近的穴位过深，针刀刺穿了胸腔且伤及肺组织，气体积聚于胸腔而造成气胸。

（二）临床表现

患者突感胸闷、胸痛、气短、心悸，严重者呼吸困难、发绀、冷汗、烦躁、恐惧，到一定程度会发生血压下降、休克等危急现象。查体：患侧肋间隙变宽，胸廓饱满，叩诊鼓音，听诊肺呼吸音减弱或消失，气管可向健侧移位。如气窜至皮下，患侧胸部、颈部可出现握雪音，X线胸部透视可见肺组织被压缩现象。

（三）处理方法

一旦发生气胸，应立即出针刀，采取半卧位休息，嘱患者心情平静，切勿因恐惧而反转体位。一般漏气量少者，可自然吸收。同时要密切观察，随时对症处理，如给予镇咳消炎药物，以防止因咳嗽扩大创孔，加重漏气和感染。对严重病例如发现呼吸困难、发绀、休克等现象需组织抢救，如胸腔排气、少量慢速输氧、抗休克治疗等。

（四）预防

针刀治疗时，术者必须思想集中，选好适当体位，注意选穴，根据患者体形肥瘦掌握进针深度，施行手法的幅度不宜过大。对于胸部、背部等施术部位，最好平刺或斜刺，且不宜过深，以免造成气胸。

六、针刀引起内脏损伤

针刀引起内脏损伤是指针刀刺入过深，刺及内脏引起内脏损伤，出现各种症状的现象。

（一）发生原因

主要是术者缺乏解剖学知识，对施术部位和其周围脏器的解剖关系不熟悉，加之针刀刺入过深而引起的后果。

（二）临床表现

刺伤肝、脾时，可引起内出血，患者可感到肝区或脾区疼痛，有的可向背部放射；如出血不止，腹腔内聚血过多，会出现腹痛、腹肌紧张，并有压痛及反跳痛等急腹症症状。刺伤心脏时，轻者可出现强烈的刺痛；重者有剧烈的撕裂痛，引起心外射血，立即导致休克、死亡。刺伤肾脏时，可出现腰痛，肾区叩击痛，呈血尿，严重时血压下降、休克。刺伤胆囊、膀胱、胃、肠等空腔脏器时，可引起局部疼痛、腹膜刺激征或急腹症症状。

（三）处理方法

损伤严重或出血明显者，应密切观察，注意病情变化，特别是要定时检测血压。对于休克、腹膜刺激征等，应立即采取相应措施，不失时机地进行抢救。

（四）预防

掌握重要脏器部位的解剖结构，明晰躯干部施术部位的脏器组织。操作时，注意凡有脏器组织、大的血管、较粗的神经处都应改变针刀进针方向，避免深刺。同时注意体位，避免视角产生的谬误。肝、脾、胆囊肿大及心脏扩大的患者，胸、背、胁、腋部位不宜深刺。

下篇 各论

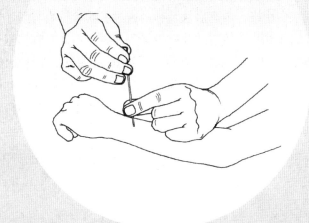

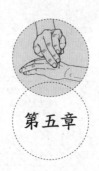

第五章

头颈躯干部软组织损伤

第一节　帽状腱膜挛缩

【概述】

本病是头部浅表软组织慢性损伤后，在组织修复过程中帽状腱膜与周围组织发生瘢痕化挛缩，卡压血管、神经所引起的一组临床症候群。

【针刀应用解剖】

帽状腱膜紧邻头部皮下，由致密的结缔组织与脂肪组织构成，许多结缔组织小梁将脂肪组织分成很多小格，内有血管及神经通过。帽状腱膜与颅骨骨膜之间没有肌间膜相连，只在耳后肌和耳前肌起始处有少量肌间膜，不像四肢和躯干之间的肌间膜那样多。其中的血管、神经具体分为两组（图 5-1）。前组：距正中线 2cm 处有滑车上动、静脉和滑车上神经，距正中线 2.5cm 处有眶上动、静脉和眶上神经；后组：行于枕区的枕动、静脉和枕大神经。帽状腱膜与皮肤紧密相连，共同构成不易分层剥离的"头皮"，因而在维持头部表面正常结构上具有重要作用。

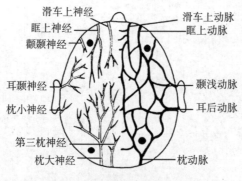

图 5-1　额顶枕区的血管、神经

【病因病理】

头部浅表外伤或皮肤的感染性疾病如疖等均可累及帽状腱膜，造成损伤，组织修复过程中损伤处腱膜与周围组织粘连，进而纤维化形成瘢痕并挛缩，其中的血管、神经就会受到牵拉、压迫，而且挛缩造成局部体液流通不畅、代谢产物堆积、局部张力增加，刺激局部敏感神经末梢，引起神经刺激症状。

【临床表现】

头部不适、紧箍感，通常为顶枕部胀痛、发麻甚至放射至颞部，持续性钝痛，当受寒或挤压病损处时痛感加剧，可为针刺样疼痛。挛缩严重者可压迫枕大神经，引起相应症状。

【诊断要点】

1. 头部区域性胀痛发麻并有紧箍感。
2. 头部浅表有外伤或感染性疾病发作史。
3. 病损处有压痛点，受寒冷刺激或挤压损伤区痛感加剧。
4. 排除其他引起头痛的内外科疾病。

【针刀治疗】

一、治疗原则

依据人体弓弦力学系统解剖结构及疾病病理构架的网眼理论，应用针刀整体松解帽状腱膜的粘连、瘢痕与挛缩，针刀术后采用手法进一步松解残余的粘连、瘢痕，达到治疗目的。

二、操作方法

1. 体位　坐位。

2. 体表定位

（1）用手触压头皮，在额、顶部寻找到4个病灶处的条索、结节状物，即为进针刀点。

（2）后枕部枕外隆凸旁开3cm（图5-2）。

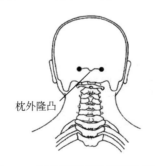

枕外隆凸

图5-2　帽状腱膜挛缩针刀松解体表定位

3. 消毒　在施术部位，用碘伏消毒 2 遍，然后铺无菌洞巾，使治疗点正对洞巾中间。

4. 麻醉　用 1% 利多卡因局部浸润麻醉，每个治疗点注药 1ml。

5. 刀具　Ⅰ型 4 号直形针刀。

6. 针刀操作

（1）第 1 支针刀松解头右侧前顶部帽状腱膜的粘连、瘢痕：针刀体与进针处颅骨骨面垂直，刀口线与帽状腱膜纤维走行方向一致，严格按照四步进针规程进针刀，刺入皮肤到达骨面后，纵疏横剥 3 刀，范围 0.5cm。其他 3 支针刀操作方法参照第 1 支针刀操作方法（图 5-3）。

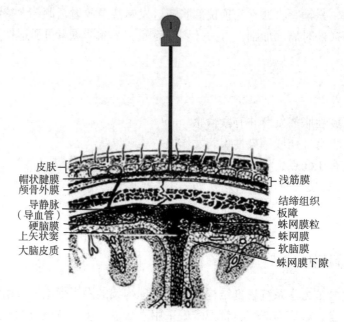

图 5-3　帽状腱膜针刀松解

（2）合并枕大神经卡压时，第 5 支针刀松解右侧枕大神经的卡压：在枕外隆凸右侧平行旁开 2.5~3cm 处进针刀，刀口线与人体纵轴平行，针刀体向脚侧倾斜 90°，严格按照四步进针规程进针刀，针刀经皮肤、皮下组织，直达骨面，先纵疏横剥 3 刀，范围 0.5cm，然后调转刀口线 90°，在枕骨面上铲剥 3 刀，范围 0.5cm。第 6 支针刀松解左侧枕大神经的卡压，针刀松解方法与右侧相同（图 5-4）。

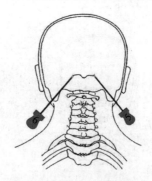

图 5-4　针刀松解枕大神经卡压点

（3）术毕，拔出针刀，局部压迫止血3分钟后，创可贴覆盖针眼。

【针刀术后手法治疗】

拇指在痛点将头皮向周围推拉2次。

第二节　斜方肌损伤

【概述】

斜方肌覆盖了颈肩后部，因颈部活动幅度较大，频率较高，故斜方肌上段损伤较多，临床主要表现为颈肩部疼痛。

【针刀应用解剖】

斜方肌（图5-5）为位于项区与胸背区上部的三角形的扁阔肌，于后正中线两侧左右各一块。斜方肌起自上项线、枕外隆凸、项韧带及全部胸椎的棘突，肌纤维向两侧移行止于锁骨外侧份、肩峰及肩胛冈处。

斜方肌上部肌束收缩时可使肩胛骨外旋；下部肌束收缩时可使肩胛骨下移；整体收缩时可使肩胛骨向脊柱靠拢。当肩胛骨固定时，两侧斜方肌收缩可使头后仰；一侧斜方肌收缩可使颈部屈向同侧。

斜方肌宽大且血供丰富，主要由副神经支配。斜方肌的血液供应主要由颈浅动脉与肩胛背动脉提供，其次来自枕动脉及节段性的肋间后动脉。

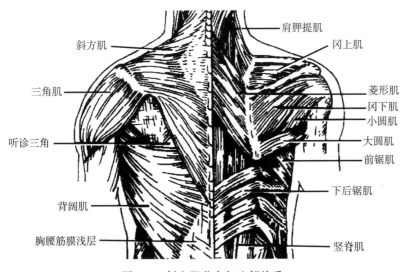

图5-5　斜方肌分布与比邻关系

【病因病理】

1.挥鞭式损伤，如汽车急刹车，乘客的头颈突然前后摆动，以及暴力撞击、摔伤等都可使斜方肌颈段拉伤出现疼痛，日久出现损伤组织变性。

2.长期歪头斜肩扛重物，如搬运工，常超出肌肉承受力，反复提拉重物及长期低头伏案工作者，肌肉附着点或附在肋骨上的肌肉纤维被反复撕伤，出现纤维增生、粘连甚至钙化而引起症状。

【临床表现】

多为缓慢发病，以单侧损伤多见。患侧颈、肩、背部酸痛沉紧，活动颈部时患处有牵拉感。颈项上部酸痛、僵硬，喜向患侧做后仰活动，甚至伴有头痛。按压、捶打患处有舒服感并可缓解症状。重者，低头、旋颈等活动障碍。有些患者只有肩背痛，如背负重物感。

【诊断要点】

1.颈肩背部酸胀不适，沉重感，患者头部略向患侧偏歪。

2.枕外隆凸下稍外部肌肉隆起处压痛，肌纤维变性，弹性减退。颈根部和肩峰之间及肩胛冈上、下缘可触及条索状物，压之酸胀或疼痛，可牵及患肩和患侧头枕部。

3.固定患肩向健侧旋转患者头颈部，可引起疼痛。

4.X线片一般无明显变化，病程长者，枕后肌肉在骨面附着处可有骨赘生成。

【针刀治疗】

一、治疗原则

依据针刀医学关于人体弓弦力学系统的理论和网眼理论，斜方肌损伤部位位于斜方肌枕外隆凸、第7颈椎棘突、第12胸椎棘突处的起点部，斜方肌肩胛冈止点部及肩峰止点部等弓弦结合部，由于斜方肌与背阔肌走行方向不一致，故斜方肌损伤后，斜方肌与背阔肌交界处发生摩擦，导致局部粘连、瘢痕形成。运用针刀对损伤部位进行整体松解，一般1个疗程内即可治愈该病。

二、操作方法

（一）第1次针刀松解斜方肌起点处的粘连、瘢痕

1.体位 俯卧位。

2.体表定位 枕外隆凸、第7颈椎棘突、第12胸椎棘突。

3.消毒 在施术部位，用碘伏消毒2遍，然后铺无菌洞巾，使治疗点正对洞巾中间。

4. 麻醉 用 1% 利多卡因局部浸润麻醉，每个治疗点注药 1ml。

5. 刀具 Ⅰ型 4 号直形针刀。

6. 针刀操作（图 5-6）

（1）第 1 支针刀松解斜方肌枕外隆凸部起点处的粘连、瘢痕：在枕外隆凸上项线上定位，刀口线与人体纵轴平行，针刀体向脚侧倾斜 30°，按四步进针规程进针刀，针刀刺入皮肤，经皮下组织，达枕外隆凸骨面，调转刀口线 90°，向下铲剥 3 刀，范围 0.5cm。

（2）第 2 支针刀松解斜方肌第 7 颈椎起点处的粘连、瘢痕：在第 7 颈椎棘突处定位，刀口线与人体纵轴平行，针刀体与皮肤垂直，按四步进针规程进针刀，针刀刺入皮肤，经皮下组织，达第 7 颈椎棘突顶点骨面，纵疏横剥 3 刀，范围 0.5cm。

（3）第 3 支针刀松解斜方肌第 12 胸椎起点处的粘连、瘢痕：在第 12 胸椎棘突处定位，刀口线与人体纵轴平行，针刀体与皮肤垂直，按四步进针规程进针刀，针刀刺入皮肤，经皮下组织，达第 12 胸椎棘突顶点骨面，纵疏横剥 3 刀，范围 0.5cm。

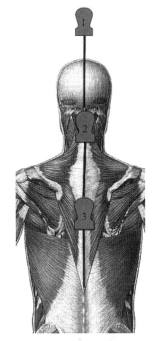

图 5-6 斜方肌起点处的针刀松解

（二） 第 2 次针刀松解斜方肌止点及斜方肌与背阔肌交界处的粘连、瘢痕

1. 体位 俯卧位。

2. 体表定位 肩胛冈，肩峰压痛点，第 6 胸椎旁开 5cm 压痛点。

3. 消毒 在施术部位，用碘伏消毒 2 遍，然后铺无菌洞巾，使治疗点正对洞巾中间。

4. 麻醉 用 1% 利多卡因局部浸润麻醉，每个治疗点注药 1ml。

5. 刀具 Ⅰ型 4 号直形针刀。

6. 针刀操作（图 5-7）

（1）第 1 支针刀松解斜方肌肩胛冈上缘止点的粘连、瘢痕：在肩胛冈上缘定位，刀口线与斜方肌肌纤维方向一致，针刀体与皮肤垂直，按四步进针规程进针刀，针刀刺入皮肤，经皮下组织，达肩胛冈上缘骨面，纵疏横剥 3 刀，范围 0.5cm。

（2）第 2 支针刀松解斜方肌肩胛冈下缘止点的粘连、瘢痕：在肩胛冈下缘定位，刀口线与斜方肌肌纤维方向一致，针刀体与皮肤垂直，按四步进针规程进针刀，针刀刺入皮肤，经皮下组织，达肩胛冈下缘骨面，纵疏横剥 3

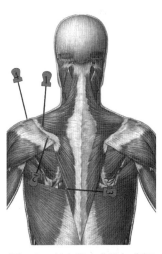

图 5-7 斜方肌止点及与背阔肌交界处的针刀松解

刀，范围 0.5cm。

（3）第 3 支针刀松解斜方肌与背阔肌交界处的粘连、瘢痕：在第 6 胸椎旁开 5cm 处定位，刀口线与斜方肌肌纤维方向一致，针刀体与皮肤垂直，按四步进针规程进针刀，针刀刺入皮肤，经皮下组织，当刀下有韧性感或者酸胀感时，即到达斜方肌与背阔肌交界瘢痕处，纵疏横剥 3 刀，范围 0.5cm。

（4）第 4 支针刀松解斜方肌肩峰止点的粘连、瘢痕：在肩峰处定位，刀口线与斜方肌肌纤维方向一致，针刀体与皮肤垂直，按四步进针规程进针刀，针刀刺入皮肤，经皮下组织，达肩峰骨面，纵疏横剥 3 刀，范围 0.5cm。

（5）术毕，拔出针刀，局部压迫止血 3 分钟后，创可贴覆盖针眼。

【针刀术后手法治疗】

每次针刀术后，患者取正坐位，助手单膝顶在患者背部中间，术者站在患者前面，双手放在肩关节上方，固定肩关节，嘱患者抬头挺胸，当患者挺胸到最大位置时，术者双手突然放开，使斜方肌强力收缩 1 次即可。

第三节　胸锁乳突肌肌腱炎

【概述】

本病常于睡眠后发病，其原因可能是劳损引起肌腱的慢性损伤。白天头部活动频繁，血运良好，代谢较快；睡眠时，因头部停止活动，肌腱的局部血运较差，代谢减慢，加之睡眠姿势不良，可加重胸锁乳突肌的牵拉损伤，如果颈部保暖不好，会使肌腱血供进一步减少，导致肌腱受损部位的坏死细胞、渗出物不能被排出，形成水肿，刺激神经末梢，而引起一系列临床表现。

【针刀应用解剖】

胸锁乳突肌（图 5-8）起自胸骨体及锁骨胸骨端，止于乳突及枕骨上项线。一侧收缩使头转向对侧，两侧收缩使头后仰。它还有提胸廓、协助深吸气的作用。由副神经、颈丛肌支（C_2~C_3）支配。

【病因病理】

突然转头或睡姿不良损伤胸锁乳突肌，造成胸锁乳突肌肌腱积累性损伤。肌腱劳损后，由于受寒或再次过度牵拉，造成局

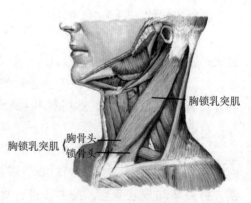

图 5-8　胸锁乳突肌

部代谢障碍而引起水肿，代谢物刺激肌腱可造成肌腱疼痛，肌肉痉挛。

【临床表现】

一般都于睡眠起身后突然发作，患者颈部旋转活动受限，僵硬，勉强转颈会引起患侧颈部痉挛性疼痛。

【诊断要点】

1. 无明显外伤史，但有经常转颈、突然过度转头、睡眠姿势不良和颈部扭转斜置等劳损史。
2. 转颈受限，颈部僵硬。
3. 被动转颈或后伸颈部可引起胸锁乳突肌肌腱疼痛和胸锁乳突肌痉挛。
4. 胸锁乳突肌附着处有明显压痛。

【针刀治疗】

一、治疗原则

依据针刀医学关于人体弓弦力学系统的理论及疾病病理构架的网眼理论，胸锁乳突肌受到异常应力刺激造成损伤后，人体在代偿过程中，在肌肉起止点及肌肉行经途中形成粘连、瘢痕和挛缩，造成颈部的力学平衡失调，而产生上述临床表现。胸锁乳突肌损伤的部位在胸骨体、锁骨胸骨端、乳突及枕骨上项线肌肉的起止点以及肌腹部。用针刀将其关键点的粘连松解，切开瘢痕，恢复颈部的力学平衡，此病就可得到治愈。

二、操作方法

1. **体位**　卧位，头偏向对侧。
2. **体表定位**　胸锁乳突肌起止点，肌腹部压痛点。
3. **消毒**　在施术部位，用碘伏消毒2遍，然后铺无菌洞巾，使治疗点正对洞巾中间。
4. **麻醉**　用1%利多卡因局部浸润麻醉，每个治疗点注药1ml。
5. **刀具**　Ⅰ型4号直形针刀。
6. **针刀操作**（图5-9）
（1）第1支针刀松解胸锁乳突肌胸骨头起点：触压到肌肉起点的压痛点，刀口线与胸锁乳突肌肌纤维方向一致，针刀体与皮肤成60°角刺入，达胸骨肌

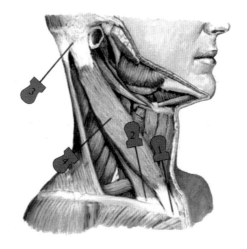

图5-9　胸锁乳突肌肌腱炎针刀松解

肉起点处，调转刀口线90°，与胸锁乳突肌肌纤维方向垂直，在骨面上向内铲剥3刀，范围不超过0.5cm。

（2）第2支针刀松解胸锁乳突肌锁骨部起点：触压到肌肉锁骨头起点的压痛点，刀口线与胸锁乳突肌肌纤维方向一致，针刀体与皮肤成90°角刺入，达胸锁乳突肌锁骨起点处，调转刀口线90°，与胸锁乳突肌肌纤维方向垂直，在骨面上向内铲剥3刀，范围不超过0.5cm。

（3）第3支针刀松解胸锁乳突肌止点：针刀体与枕骨面成90°角刺入达乳突骨面后，调转刀口线90°，在乳突骨面上向乳突尖方向铲剥3刀，范围不超过0.5cm。

（4）第4支针刀松解肌腹部压痛点：在胸锁乳突肌肌腹部，刀口线与胸锁乳突肌肌纤维方向一致，针刀体与皮肤成90°角刺入，有一落空感，再刺入肌肉内，纵疏横剥3刀，范围不超过0.5cm。

（5）术毕，拔出针刀，局部压迫止血3分钟后，创可贴覆盖针眼。

如果两侧胸锁乳突肌损伤同时出现症状，患者能够承受手术，可以在一侧手术完成后，将头转向对侧，再做另一侧手术。

三、注意事项

1. 胸锁乳突肌胸骨头及锁骨部起点处松解时，针刀松解在骨面上进行，针刀不可偏离骨面，严格限制松解范围，否则可能引起创伤性气胸。

2. 肌腹部松解时，针刀在肌腹内部寻找病变点，不可穿过肌肉，否则易引起出血。

【针刀术后手法治疗】

针刀术毕，医生一手前臂尺侧压住患侧下颌，另一手掌托住对侧枕部，将颈部转向对侧，用力牵拉下弹压数次，颈托固定7天。

【现代研究】

采用针刀治疗胸锁乳突肌肌腱炎。针刀组：用针刀在患侧乳突和上项线下缘之间以及胸骨体同侧及锁骨胸骨端进行治疗，针刀刀口线方向和胸锁乳突肌走行方向平行，针刀体和施术处骨面约成90°角刺入达骨面，先纵行剥离2~3次，再横行剥离2次出针。分别在第1、第5、第10天治疗，3次为1个疗程。针刺组参照《针灸治疗学》第5版教材，取患侧扶突、气舍、合谷、悬钟等穴，针用泻法，每次留针30分钟，配合TDP局部照射，每日针刺1次，10次为1个疗程。10天后统计疗效。结果：针刀组40例中，治愈34例，有效率85.00%；针刺组40例中，治愈25例，有效率62.50%。针刀治疗胸锁乳突肌肌腱炎有良好效果，治愈率优于针刺组。〔滕春光. 针刀治疗胸锁乳突肌肌腱炎疗效观察［C］. 全国针刀医学学术交流大会论文集，2005：195-196.〕

第四节　头夹肌劳损

【概述】

头夹肌第 7 颈椎处和枕骨上项线处极易受损。经常挑担者易患头夹肌劳损。挑担时，头夹肌处于紧张状态，肌肉附着处易受损。第 7 颈椎的附着点处损伤后，因机化、增生形成瘢痕，产生第 7 颈椎处的圆形隆起，俗称"扁担疙瘩"。

【病因病理】

头夹肌的表层有斜方肌、背阔肌，深层有竖脊肌，它是使头部后仰的主要肌肉之一。头颈部的活动以第 1 胸椎为支点，而第 1 胸椎本身活动幅度较小。头颈部在频繁大幅度地活动时，第 7 颈椎棘突成为应力的中心。因此，头夹肌第 7 颈椎的附着处极易受损。

头夹肌的附着处损伤后，头颈部其他肌肉活动可影响头夹肌的修复。即使肌腱处在制动状态，肌腹仍会在其他肌肉的活动下不停地运动。因此，头夹肌损伤后，其修复和损伤同时进行，因而损伤点的瘢痕组织越来越厚。

【临床表现】

患侧枕骨缘的上项线或第 7 颈椎棘突处疼痛，转头或仰头受限，颈项部有僵硬感。热敷可使颈项松弛，但附着处疼痛始终存在。气候变化时，不适感加重。

【诊断要点】

1.有外伤史或劳损史。

2.在第 7 颈椎棘突处，或枕骨上项线单侧或双侧有压痛。

3.用手掌压住颈后部，将颈部下压使患者低头，再令其努力抬头伸颈，可使疼痛加剧。

【针刀治疗】

一、治疗原则

依据针刀医学关于人体弓弦力学系统的理论及疾病病理构架的网眼理论，头夹肌在下位颈椎和枕骨上项线损伤后，产生粘连、瘢痕和挛缩，造成枕项部的力学平衡失调，而出现上述临床表现。运用针刀将头夹肌起止点的粘连松解，切开瘢痕，使枕项部的力学平衡得到恢复。

二、操作方法

1. 体位 俯卧低头位。

2. 体表定位 肌肉起点：$C_3 \sim T_3$ 棘突顶点；肌肉止点：上项线外侧端及乳突后缘压痛点。

3. 消毒 在施术部位，用碘伏消毒 2 遍，然后铺无菌洞巾，使治疗点正对洞巾中间。

4. 麻醉 用 1% 利多卡因局部浸润麻醉，每个治疗点注药 1ml。

5. 刀具 Ⅰ型 4 号直形针刀。

6. 针刀操作（图 5-10）

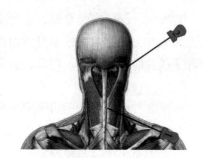

图 5-10 头夹肌起点与止点的针刀松解

（1）第 1 支针刀松解头夹肌起点：触压到肌肉起点的压痛点，刀口线与人体纵轴平行，针刀体与皮肤成 90°角刺入，达肌肉起点的颈椎棘突顶点及两侧，不可超过棘突根部，以免损伤神经或脊髓。紧贴棘突顶点及两侧纵疏横剥 3 刀，范围不超过 0.5cm。

（2）第 2 支针刀松解头夹肌止点：如疼痛、压痛点在肌肉止点，在患侧压痛点处进针刀，针刀体与枕骨面成 90°角刺入，进针刀时应注意避开神经和血管，达骨面后，纵疏横剥 3 刀，范围不超过 0.5cm。

（3）对于病情较重，松解头夹肌起止点后症状仍然存在的患者，需要行头夹肌行经路线中的针刀松解（图 5-11）：一般松解 2 刀，刀口线与肌纤维方向一致，针刀体与皮肤成 90°角刺入，达肌肉时，有韧性感，纵疏横剥 3 刀，范围不超过 0.5cm。

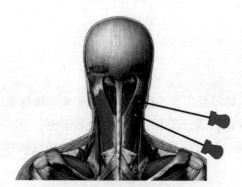

图 5-11 头夹肌行经路线中的针刀松解

（4）术毕，拔出针刀，局部压迫止血3分钟后，创可贴覆盖针眼。

【针刀术后手法治疗】

针刀术毕，医生一手前臂尺侧压住患侧下颌，另一手掌托住对侧枕部，将颈部转向对侧，用力牵拉下弹压2次，颈托固定7天。

【现代研究】

采用针刀治疗头夹肌损伤。患者取俯卧位或骑椅坐位，常规消毒皮肤，铺洞巾，戴手套。①疼痛及压痛点在枕骨上项线单侧或双侧，针刀体与骨面成90°角，直达骨面，先纵行剥离，后横行剥离3~4次，必要时可以与肌纤维垂直做"十"字切割2~3刀即可，出针后用纱布或创可贴固定。②疼痛及压痛点在第7颈椎棘突，可在棘突顶及上、下、左、右分别定点，严格无菌操作，针刀快速刺入皮肤，刀口线与肌纤维走行方向一致，深度达病灶即可（不必非到骨面，不要损伤项韧带），纵行切割2~3刀，然后取大号拔罐器拔罐，可见罐内呈气雾状，个别患者在针眼处有气泡出现，拔罐5~10分钟，使之出血5~10ml，起罐后，清理患处，创可贴固定。治疗每周1次，5次为1个疗程。结果：68例患者，治愈62例，好转6例，治愈率91%，无效率9%，总有效率100%。〔王学义，刘仲学.针刀治疗头夹肌劳损的体会［J］.科技创新导报，2014（31）：215.〕

第五节　肩胛提肌损伤

【概述】

本病大多由突然性动作造成损伤，如上肢突然过度后伸，使肩胛骨上提和向内上方旋转，肩胛提肌突然强烈收缩，由于肩胛骨周围软组织的影响，肩胛骨与肩胛提肌不能同步运动，而造成肩胛骨脊柱缘的内上角，即肩胛提肌附着处的损伤。肩胛提肌起点的损伤是在上4个颈椎横突处，且损伤处瘢痕变性较明显。

【针刀应用解剖】

肩胛提肌起自上4个颈椎横突的后结节，止于肩胛骨脊柱缘内侧角的上部，作用是上提肩胛骨并使肩胛骨转向内上方（图5-12、图5-13）。

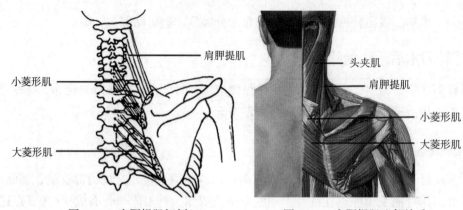

肩胛提肌

小菱形肌

大菱形肌

头夹肌

肩胛提肌

小菱形肌

大菱形肌

图 5-12　肩胛提肌解剖　　　　　　图 5-13　肩胛提肌比邻关系

【病因病理】

在特殊情况下，为了使肩胛骨迅速上提和向内上旋转，肩胛提肌突然收缩，而参与肩胛骨运动的诸多肌肉不能协同收缩或舒张，常可导致肩胛提肌损伤。该肌的损伤多数是在肌腱部位，即该肌的起点与止点处，影响患者工作和休息。急性发作时，肩胛骨内侧缘上部有疼痛感。抑或在颈部上段出现疼痛、拒按。经休息或自我制动后缓解，以后出现慢性症状。

【临床表现】

该病多累及单侧，双侧受累较少见。转为慢性后，迁延难愈。患侧上肢后伸受限，患侧肩胛骨脊柱缘内侧上端和颈上段疼痛，不敢舒展躯干上段。睡眠时健侧向下，翻身困难，白天常有患侧抬肩畸形。

【诊断要点】

1. 有突发性损伤史。

2. 在肩胛骨脊柱缘上端有 1~2 个压痛点。

3. 在上 4 个颈椎横突处有压痛点。

4. 上肢后伸，并将肩胛骨上提或内旋时，可引起疼痛加剧，或不能完成此动作。

【针刀治疗】

一、治疗原则

依据针刀医学关于人体弓弦力学系统的理论，肩胛提肌损伤后引起粘连、瘢痕和挛缩，造成颈背部的力学平衡失调，而产生上述临床表现。针刀整体松解治疗，就是通过对患侧肩胛提肌起止点以及附近肌肉粘连的松解，使颈背部的力学平衡得到恢复，从而治愈该病。

二、操作方法

（一）第 1 次针刀松解肩胛提肌起止点的粘连、瘢痕

1. 体位 俯卧低头位。

2. 体表定位 肩胛提肌起止点。

3. 消毒 在施术部位，用碘伏消毒 2 遍，然后铺无菌洞巾，使治疗点正对洞巾中间。

4. 麻醉 用 1% 利多卡因局部浸润麻醉，每个治疗点注药 1ml。

5. 刀具 Ⅰ型 4 号直形针刀。

6. 针刀操作（图 5-14）

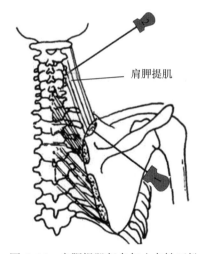

肩胛提肌

图 5-14 肩胛提肌起点与止点针刀松解

（1）第 1 支针刀松解肩胛提肌止点：在肩胛骨内上角的边缘，刀口线方向和肩胛提肌肌纤维方向平行，针刀体和背部皮肤成 90°角，按照四步进针规程进针刀，针刀经皮肤、皮下组织达肩胛骨内上角边缘骨面，调转刀口线 90°，向肩胛骨内上角边缘骨面铲剥 3 刀，范围 0.5cm。

（2）第 2 支针刀松解肩胛提肌起点：在肩胛提肌的起点处，于颈椎横突部进针刀，刀口线方向和颈椎纵轴平行，针刀体和颈部皮肤成 90°角，按照四步进针规程进针刀，针刀经皮肤、皮下组织、筋膜达横突尖部时，先做纵行疏通，再做横行剥离（刀刃始终在横突尖部骨面上活动），范围 0.5cm。

（3）术毕，拔出针刀，局部压迫止血 3 分钟后，创可贴覆盖针眼。

7. 注意事项 在做肩胛提肌针刀松解时应注意以下事项。

（1）止点松解：对肥胖患者，确定肩胛骨内上角困难时，可让患者上下活动肩关节，医生用拇指先摸到肩胛冈，然后向上寻找到肩胛骨的内上角。如不能确定解剖位置，不能盲目做针刀松解，否则可能会造成创伤性气胸等严重后果。针刀操作时，铲

剥应在骨面上进行，不能脱离骨面。

（2）起点松解：必须熟悉颈部的精细解剖和立体解剖，掌握局部神经、血管的走向，否则可能会造成椎动脉损伤或者神经根损伤等严重并发症。

（二）第2次针刀松解肩胛提肌肌腹部、大菱形肌与小菱形肌止点的粘连、瘢痕

1. 体位 俯卧低头位。

2. 体表定位 肩胛提肌肌腹部、大菱形肌与小菱形肌止点。

3. 消毒 在施术部位，用碘伏消毒2遍，然后铺无菌洞巾，使治疗点正对洞巾中间。

4. 麻醉 用1%利多卡因局部浸润麻醉，每个治疗点注药1ml。

5. 刀具 Ⅰ型4号直形针刀。

6. 针刀操作（图5-15）

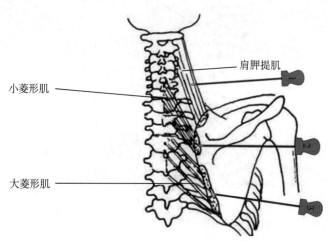

图5-15 针刀松解肩胛提肌肌腹部及大菱形肌、小菱形肌止点

（1）第1支针刀松解肩胛提肌肌腹部的粘连、瘢痕：在肩胛提肌走行路线上寻找压痛点，刀口线和肩胛提肌肌纤维走行方向平行，针刀体和背部皮肤成90°角刺入，按照四步进针规程进针刀，针刀经皮肤、皮下组织，达肩胛提肌肌腹，纵疏横剥3刀，范围0.5cm。

（2）第2支针刀松解小菱形肌止点粘连、瘢痕：在肩胛提肌止点内下方，摸准肩胛骨脊柱缘，寻找压痛点定位。刀口线和小菱形肌肌纤维走行方向平行，针刀体和背部皮肤成90°角刺入，按照四步进针规程进针刀，针刀经皮肤、皮下组织，达肩胛骨内侧骨面，然后小心向内寻找肩胛骨内侧缘，当刀下有落空感时，即到小菱形肌止点骨面，调转刀口线90°，向内铲剥3刀，范围0.5cm。

（3）第3支针刀松解大菱形肌止点粘连、瘢痕：在小菱形肌止点内下方，摸准肩胛骨脊柱缘，寻找压痛点定位。刀口线和大菱形肌肌纤维走行方向平行，针刀体和背部皮肤成90°角刺入，按照四步进针规程进针刀，针刀经皮肤、皮下组织，达肩胛骨内侧骨面，然后针刀小心向内寻找肩胛骨内侧缘，当刀下有落空感时，即到大菱形肌止点骨面，调转刀口线 90°，向内铲剥 3 刀，范围 0.5cm。

（4）术毕，拔出针刀，局部压迫止血 3 分钟后，创可贴覆盖针眼。

【针刀术后手法治疗】

采用阻抗耸肩手法。患者取坐位，医生站在患者后面，双前臂压住患者的肩部，嘱患者向上耸肩，当患者耸肩到最大位置时，在不通知患者的情况下，医生突然放开双前臂，使肩胛提肌全力收缩，以拉开残余粘连，1 次即可。

【现代研究】

1. 采用针刀松解配合手法治疗肩胛提肌损伤　针刀治疗：患者取俯卧低头位，用记号笔定位，常规消毒、铺巾，用 1% 利多卡因局部麻醉。肩胛提肌起点处松解时，取双侧 C_1~C_4 横突后结节，刀口线与颈椎纵轴平行，垂直于皮肤进针刀，针刀经皮肤、皮下组织、筋膜直达横突尖部，纵疏横剥 3 刀；肩胛提肌止点处松解时，取双侧肩胛骨内上角，刀口线与肩胛提肌肌纤维平行，垂直于皮肤进针刀，针刀经皮肤、皮下组织、筋膜直达肩胛内侧角，调转刀口线 90°，向肩胛骨内侧骨面铲剥 3 刀；肩胛提肌行经路线松解时，沿肩胛提肌走行路线寻找 2~3 个压痛点，刀口线与肩胛提肌肌纤维平行，垂直于皮肤进针刀，针刀经皮肤、皮下组织到达肩胛提肌肌腹部，纵疏横剥 3 刀；菱形肌止点处松解时，在肩胛骨脊柱缘定 3~4 个点，刀口线与脊柱纵轴平行，垂直于皮肤进针刀，针刀经皮肤、皮下组织、筋膜直达肩胛骨脊柱缘，调转刀口线 90°，向内沿肩胛骨骨面铲剥 3 刀。术毕，压迫止血 3 分钟，创可贴覆盖针眼。手法治疗：针刀术后采用阻抗耸肩手法。患者取坐位，医者站于患者身后，前臂压住患者肩部，嘱患者耸肩，患者耸肩至最大位置时，突然放开双前臂，以松解残余粘连，重复 2~3 次即可。结果：30 例患者，治愈 25 例，好转 4 例，无效 1 例，治愈率 83.7%。〔陈红，朱红坤，瞿群威，等. 针刀松解配合手法治疗肩胛提肌损伤 30 例〔J〕. 湖北中医杂志，2015，37（5）：57.〕

2. 采用小针刀配合整脊手法治疗肩胛提肌损伤　小针刀疗法：C_1~C_4 横突后结节处有压痛点及肩胛骨内上角、肩胛骨脊柱缘最上端有压痛点的患者分别取卧位及坐位；常规消毒、铺巾，用 2% 利多卡因局部麻醉。C_1~C_4 横突后结节处有压痛点者，针刀刀口平行于身体纵轴，针刀体以垂直于横突后结节的方向刺入皮肤，按顺序分别行纵向疏通及横向剥离，整个操作过程局限于横突后结节骨面。肩胛骨内上角有压痛点者，刀口与肩胛提肌肌纤维平行，针刀体与皮肤垂直进针，刀刃到达第 2 肋骨骨面后行纵向疏通及横向剥离，有硬结者可纵向切割后出针。肩胛骨脊柱缘最上端有压痛点者，刀口与肌纤维平行，针刀体垂直于骨面，将斜刃针刀探至肩胛骨脊柱缘最上端，刀刃于骨内缘骨面上划割数刀后出针。每周 1 次，共 1~2 周。整脊手法：患者取仰卧位，头超出床边，术者右手扶患者头部，左手扶下颌处，行 1 分钟左右的牵引对抗操作。将患者头前倾 10°~20° 后，突然加大拉力，用右手拇指对肩胛提肌损伤部位的压痛点进行推顶，扶正患者头部，重复上述牵引动作约 3 分钟后，对患者的压痛点进行按揉推拿约 4 分钟。每日 1 次，治疗时间以患者耐受程度为准，共治疗 2~4 周。结果：33 例患者，治愈 9 例，有效 11 例，好转 11 例，无效 2 例。〔吴树旭，郭俊彪．小针刀配合整脊手法治疗肩胛提肌损伤的效果分析 [J]．广西医学，2016，38（11）：1618-1619.〕

第六节　菱形肌损伤

【概述】

本病以青壮年多见，是一种常见病、多发病。病变部位多位于肌肉的起点与止点以及肌肉的行经路线上。过去多被统称为背痛，病程长，严重影响患者的生活质量。

【针刀应用解剖】

大菱形肌、小菱形肌（图 5-16）位于背上部斜方肌的深面，肩胛提肌的下方。

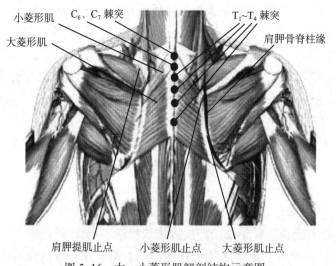

图 5-16　大、小菱形肌解剖结构示意图

小菱形肌呈窄带状，起自下位两个颈椎的棘突，附着于肩胛骨脊柱缘的上部，在大菱形肌上方，与大菱形肌之间隔以薄蜂窝组织层。

大菱形肌薄而扁阔，呈菱形，起自上位 4 个胸椎的棘突，向外下，几乎附着于整个肩胛骨脊柱缘。神经支配为肩胛背神经。大、小菱形肌与肩胛提肌止点范围较广泛，有些肌纤维或纤维束可折叠或伸展至肩胛骨靠近内侧缘的背面和肋骨面。

大菱形肌、小菱形肌可内收及内旋肩胛骨，并上提肩胛骨，使之接近中线。

【病因病理】

本病大多由上肢猛力掷物、摔倒，或上肢向后下方猛然用力等引起急性损伤，未经治疗或治疗失当，日久导致此病。

菱形肌与肋骨相邻，急性损伤出血，日久形成粘连、瘢痕，若伤处恰在肋骨上，便和肋骨粘连，影响菱形肌的伸缩运动而发病。当上肢勉强活动时，牵拉到粘连处，就会引起新的损伤，而出现急性症状。

【临床表现】

本病在菱形肌急性损伤症状缓解很长一段时间后才发病。急性发作时，在上背脊柱和肩胛骨缘之间有一突出的痛点，有时局部肿胀，患者感到上背沉重，如负重物，严重者不能入睡，翻身困难。走路时患侧肩部下降，不敢持物和自由活动，以免加剧疼痛。

【诊断要点】

1. 患者多有菱形肌损伤史。
2. 将患侧上肢被动向前上方上举，引起疼痛加剧。
3. 痛点和压痛点在第 5 胸椎和肩胛骨下端的连线以上，大多数靠近肩胛骨的内侧缘。

【针刀治疗】

一、治疗原则

针刀整体松解菱形肌起止点的粘连、瘢痕及附近软组织的粘连、瘢痕，即可治愈该病。

二、操作方法

（一）第 1 次针刀松解大菱形肌、小菱形肌起止点的粘连、瘢痕

1. 体位　俯卧位。

2. 体表定位　大菱形肌、小菱形肌起止点的压痛点。

3. 消毒　在施术部位，用碘伏消毒 2 遍，然后铺无菌洞巾，使治疗点正对洞巾中间。

4. 麻醉　用 1% 利多卡因局部浸润麻醉，每个治疗点注药 1ml。

5. 刀具　Ⅰ型 4 号直形针刀。

6. 针刀操作（图 5-17）

（1）第 1 支针刀松解小菱形肌起点的粘连、瘢痕：摸准小菱形肌起点处的颈椎棘突，在棘突顶部定位，刀口线与脊柱纵轴方向一致，针刀体与皮肤成 90°角，按四步进针规程进针刀，针刀经皮肤、皮下组织、筋膜达颈椎棘突顶点骨面，纵疏横剥 3 刀，范围 0.5cm，然后分别沿棘突两侧向棘突根部提插切割 3 刀，范围不超过 0.5cm。

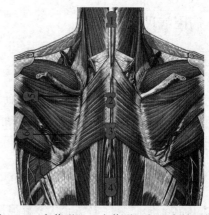

图 5-17　大菱形肌、小菱形肌起止点针刀松解

（2）第 2 支针刀松解大菱形肌起点上部的粘连、瘢痕：摸准大菱形肌起点上部的胸椎棘突，在棘突顶部定位，刀口线与脊柱纵轴方向一致，针刀体与皮肤成 90°角，按四步进针规程进针刀，针刀经皮肤、皮下组织、筋膜达胸椎棘突顶点骨面，纵疏横剥 3 刀，范围 0.5cm，然后分别沿胸椎棘突两侧向棘突根部提插切割 3 刀，范围不超过 0.5cm。

（3）第 3 支针刀松解大菱形肌起点中部的粘连、瘢痕：摸准大菱形肌起点中部的胸椎棘突，在棘突顶部定位，刀口线与脊柱纵轴方向一致，针刀体与皮肤成 90°角，按四步进针规程进针刀，针刀经皮肤、皮下组织、筋膜达胸椎棘突顶点骨面，纵疏横剥 3 刀，范围 0.5cm，然后分别沿胸椎棘突两侧向棘突根部提插切割 3 刀，范围不超过 0.5cm。

（4）第 4 支针刀松解大菱形肌起点下部的粘连、瘢痕：摸准大菱形肌起点下部的胸椎棘突，在棘突顶部定位，刀口线与脊柱纵轴方向一致，针刀体与皮肤成 90°角，按四步进针规程进针刀，针刀经皮肤、皮下组织、筋膜达胸椎棘突顶点骨面，纵疏横剥 3 刀，范围 0.5cm，然后分别沿胸椎棘突两侧向棘突根部提插切割 3 刀，范围不超过 0.5cm。

（5）第 5 支针刀松解小菱形肌止点的粘连、瘢痕：在肩胛骨内上角，肩胛提肌止点内下方，摸准肩胛骨脊柱缘，寻找压痛点定位。刀口线和小菱形肌肌纤维方向平行，针刀体和背部皮肤成 90°角刺入，按四步进针规程进针刀，针刀经皮肤、皮下组织达肩胛骨内侧骨面，然后小心向内寻找肩胛骨内侧缘，当刀下有落空感时，即到达小菱形肌止点骨面，调转刀口线 90°，向内铲剥 3 刀，范围 0.5cm。

（6）第 6 支针刀松解大菱形肌止点的粘连、瘢痕：在小菱形肌止点下方，摸准肩胛骨脊柱缘，寻找压痛点定位。刀口线和大菱形肌肌纤维方向平行，针刀体和背部皮肤成 90°角刺入，按四步进针规程进针刀，针刀经皮肤、皮下组织达肩胛骨内侧骨面，然后小心向内寻找肩胛骨内侧缘，当刀下有落空感时，即到达大菱形肌止点骨面，调转刀口线 90°，向内铲剥 3 刀，范围 0.5cm。

（7）术毕，拔出针刀，局部压迫止血 3 分钟后，创可贴覆盖针眼。

7. 注意事项

做肌肉起止点松解时，必须先确定骨性标志，尤其是肩胛骨脊柱缘的确定非常重要，方法是让患者上下活动肩胛骨，医生用拇指触摸到肩胛骨脊柱缘。切不可盲目做针刀松解，否则，可能因为解剖位置不清，造成创伤性气胸等严重后果。针刀操作时，铲剥一定要在骨面上进行，不能脱离骨面。

（二）第2次针刀松解大菱形肌、小菱形肌肌腹部的粘连、瘢痕

1.体位 俯卧位。

2.体表定位 大菱形肌、小菱形肌肌腹部压痛点。

3.消毒 在施术部位，用碘伏消毒2遍，然后铺无菌洞巾，使治疗点正对洞巾中间。

4.麻醉 用1%利多卡因局部浸润麻醉，每个治疗点注药1ml。

5.刀具 Ⅰ型4号直形针刀。

6.针刀操作（图5-18）

（1）第1支针刀松解左侧小菱形肌肌腹部：根据压痛点定位或寻找痛性结节处定位。刀口线和小菱形肌肌纤维方向平行，针刀体和背部皮肤成90°角刺入，按四步进针规程进针刀，针刀经皮肤、皮下组织、筋膜，患者有酸、麻、胀感，或者针刀刺到硬结时，即到达小菱形肌病变部位，纵疏横剥3刀，范围不超过0.5cm。

（2）第2支针刀松解左侧大菱形肌肌腹部：根据压痛点定位或寻找痛性结节处

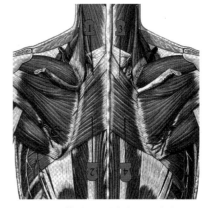

图5-18　大、小菱形肌肌腹部粘连、瘢痕针刀松解

定位。刀口线和大菱形肌肌纤维方向平行，针刀体和背部皮肤成90°角刺入，按四步进针规程进针刀，针刀经皮肤、皮下组织、筋膜，患者有酸、麻、胀感，或者针刀刺到硬结时，即到达大菱形肌病变部位，纵疏横剥3刀，范围不超过0.5cm。

（3）第3、4支针刀松解右侧大菱形肌、小菱形肌肌腹部的粘连、瘢痕：针刀操作方法与左侧松解方法相同。

（4）术毕，拔出针刀，局部压迫止血3分钟后，创可贴覆盖针眼。

7.注意事项 做肌腹部松解时，针刀在肌腹内操作，对损伤严重，或者菱形肌发达的患者，针刀可以缓解菱形肌与肋骨骨面的粘连，但针刀只能在肋骨面上操作，切不可深入肋间，否则可能会引起创伤性气胸等严重并发症。

（三）第3次针刀松解肩胛提肌止点的粘连、瘢痕

对病情严重，针刀松解大菱形肌、小菱形肌起止点及肌腹部后仍不能恢复的患者，应松解双侧肩胛提肌止点的粘连、瘢痕。

1.体位 俯卧位。

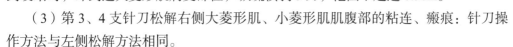

第五章　头颈躯干部软组织损伤

2. 体表定位 肩胛骨内上角压痛点。

3. 消毒 在施术部位，用碘伏消毒2遍，然后铺无菌洞巾，使治疗点正对洞巾中间。

4. 麻醉 用1%利多卡因局部浸润麻醉，每个治疗点注药1ml。

5. 刀具 Ⅰ型4号直形针刀。

6. 针刀操作（图5-19）

（1）第1支针刀松解左侧肩胛提肌止点的粘连、瘢痕：在肩胛骨内上角的边缘，刀口线方向和肩胛提肌肌纤维方向平行，针刀体和背部皮肤成90°角，按四步进针规程进针刀，针刀经皮肤、皮下组织，达肩胛骨内上角边缘骨面，调转刀口线90°，向肩胛骨内上角边缘方向铲剥3刀，范围0.5cm。

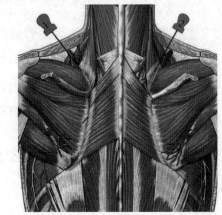

图5-19 肩胛提肌止点处粘连、瘢痕针刀松解

（2）第2支针刀松解右侧肩胛提肌止点的粘连、瘢痕：针刀松解方法与左侧相同。

（3）术毕，拔出针刀，局部压迫止血3分钟后，创可贴覆盖针眼。

7. 注意事项 做起止点松解时，必须先确定骨性标志，尤其是肩胛骨脊柱缘的确定非常重要，方法是让患者上下活动肩胛骨，医生用拇指触摸到肩胛骨脊柱缘。切不可盲目做针刀松解，否则，可能因为解剖位置不清，造成创伤性气胸等严重后果。针刀操作时，铲剥一定要在骨面上进行，不能脱离骨面。

【针刀术后手法治疗】

采用阻抗扩胸手法，患者取坐位，双肩关节外展90°，做好扩胸姿势，医生站在患者后面，双手推住患者的双肘关节后方，嘱患者扩胸，当扩胸到最大位置时，医生突然放开双手，使菱形肌全力收缩，以松解残余粘连。

【现代研究】

1. 采用微创针刀松解术治疗菱形肌、上后锯肌损伤 患者取俯卧位，根据查体结果，选取阳性反应点，做标记，碘伏消毒后，用0.5%利多卡因、复方倍他米松注射液0.5~1mg局麻。操作方法如下：①肩胛骨内侧缘的肋骨最高点取1~3个点，局麻药注射至肋骨面，但不可深入肋间，用直径0.8mm的4号针刀迅速刺入皮下，到达肋骨面后，将针刀分别调至有滞涩感时，切割2~3下，切割幅度为1~2mm。② C_6~T_4 椎旁阳性反应点取1~3个点，用直径0.5mm的4号针刀刺入皮下，刀刃方向与脊柱纵轴平行，垂直进针，约进针0.5~1cm到筋节点，行纵行疏通、横行分离，针刀下松动后出针。③肩胛骨内侧缘取1~2个点，用直径0.5mm的4号针刀，刀刃方向与脊柱纵轴平行，垂直进针到肩胛骨内侧缘筋结点，切割2~3下，切割幅度为1~2mm。每周1次，平均治疗1~3次。结果：38例患者，治愈24例，显效8例，有效5例，无效1例，总有效37例（97.37%）。〔张铁英. 微创针刀松解术治疗菱形肌上后锯肌

损伤疗效观察［J］. 中国中医急症，2015，24（3）：463-480.〕

2. 采用针刀治疗菱形肌损伤　患者取俯卧位，在背部寻找确切的压痛点，大多数压痛点位于肋骨上，用记号笔做标记。用碘伏常规消毒皮肤，左手拇指切按标记点，右手持平刃针刀自标记点进针。刀口线与肌纤维平行，针刀体与肋骨垂直，直达肋骨面，确定为肋骨面后，在肋骨面上对局部粘连组织行疏通剥离，对明显硬结行通透剥离，一般 2~3 刀即可。大多数患者针后明显感到轻松。若 7~10 日后疼痛仍不能明显缓解，可行第 2 次针刀治疗。注意针刀刺入的角度，与肋骨垂直进针，有时针刀一次不能探及肋骨，可在浅位试探，直至探及肋骨方可切割剥离，不可深刺，亦不可滑入肋间隙，以防刺破胸膜，形成气胸。每次治疗 2~4 个点，根据患者反应及病情确定治疗次数，每周 1 次，一般不超过 3 次。结果：第 2 日：60 例患者，治愈 2 例，显效 55 例，无效 3 例，有效率 95.00%；3 个月随访，2 例患者丢失：58 例患者，治愈 8 例，显效 48 例，无效 2 例，有效率 96.55%。〔朱俊琛，王超，马幸福，等. 菱形肌损伤的针刀松解与梅花针叩刺疗法的临床疗效观察［J］. 中国中医骨伤杂志，2016，24（12）：15-18.〕

第七节　棘上韧带损伤

【概述】

脊柱的弯曲活动，常使棘上韧带劳损或损伤，腰段的棘上韧带最易受损。突然外伤也常使棘上韧带损伤。

【针刀应用解剖】

棘上韧带（图 5-20）为一狭长韧带，起于第 7 颈椎棘突，向下沿棘突尖部止于骶中嵴，此韧带作用是限制脊柱过度前屈，此韧带附着于除上 6 个颈椎以外的所有椎体的棘突。

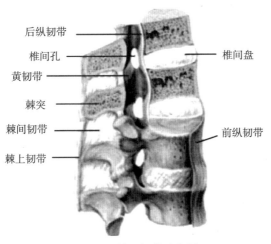

后纵韧带
椎间孔
黄韧带
棘突
棘间韧带
棘上韧带
椎间盘
前纵韧带

图 5-20　棘上韧带示意图

【病因病理】

脊柱在过度前屈时棘上韧带负荷增加。如果把脊柱前屈时的人体看作是一个弯曲的物体，那么，棘上韧带处在弯曲物体的凸面，腹部处在弯曲物体的凹面，这样，根据力学原理，凸面所受到的拉应力最大，凹面受到的压应力最大。所以，棘上韧带在脊柱过度前曲时最易牵拉损伤。如果脊柱处于屈曲位时突然受到外力的打击，棘上韧带就会受损，脊柱受到暴力扭曲也易损伤棘上韧带。其损伤点大多在棘突顶部的上下缘。损伤时间较长，棘上韧带棘突顶部上、下缘瘢痕挛缩，引发顽固性疼痛。

【临床表现】

1. 有损伤史。
2. 拾物试验阳性。
3. 在腰椎棘突上有痛点和压痛点，且都在棘突顶部的上、下缘，其痛点浅在皮下。

【诊断要点】

1. 腰背部有损伤史和劳损史。
2. 腰棘突疼痛，弯腰加重。
3. 病变棘突可触及硬结，局部钝厚和压痛。
4. 拾物试验阳性。
5. X 线检查无异常。

【针刀治疗】

一、治疗原则

依据针刀医学关于人体弓弦力学系统的理论及疾病病理构架的网眼理论，棘上韧带损伤后，出现粘连、瘢痕和挛缩，造成腰部的力学平衡失调，棘上韧带损伤的部位主要是棘突的上、下缘，沿棘突的矢状面用针刀将粘连松解，切开瘢痕，使腰部的力学平衡得到恢复。

二、操作方法

1. 体位 让患者俯卧于治疗床上，肌肉放松。

2. 体表定位 棘突顶点。

3. 消毒 在施术部位，用碘伏消毒 2 遍，然后铺无菌洞巾，使治疗点正对洞巾中间。

4. 麻醉 用 1% 利多卡因局部浸润麻醉，每个治疗点注药 1ml。

5. 刀具 Ⅰ型 4 号直形针刀。

6. 针刀操作（图 5-21） 刀口线和脊柱纵轴平行，针刀体和背部成 90°角，进针达棘突顶部骨面。如痛点在进针点棘突上缘，使针刀体向脚侧倾斜 45°，纵疏横剥 3 刀；如痛点在进针点棘突下缘，使针刀体向头侧倾斜 45°，纵疏横剥 3 刀。术毕，拔出针刀，局部压迫止血 3 分钟后，创可贴覆盖针眼。

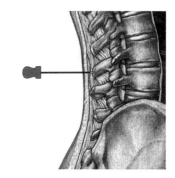

图 5-21 棘上韧带针刀松解

【针刀术后手法治疗】

针刀术后，嘱患者过度屈曲腰部 2 次即可。

【现代研究】

采用针刀治疗棘上韧带慢性损伤。针刀选用北京华夏针刀医疗器械厂生产的 HZ 系列针刀，规格 1.0mm×80mm。治疗方法：患者取俯卧位，治疗颈段时胸部垫枕，医者先用右手拇指指尖按压最痛点，在棘突及棘突上、下两端或棘间触诊找到体表压痛点后，选定病变棘上韧带所在棘突，用记号笔标记；用新洁尔灭常规消毒 3 遍，以标记为中心螺旋向外，直径约为 15cm；戴无菌手套，铺无菌洞巾，用 2% 利多卡因 1ml 局部皮下浸润麻醉；待麻醉起效后将针刀快速刺入皮肤，依次缓慢经过皮下、筋膜、棘上韧带，如触到硬结则在硬结处行纵行剥离，病人常常在此时觉针下有酸胀感，然后针刀继续深入至棘突骨膜，刺入棘突骨松质，行多点点刺，注意刀刃始终与脊柱平行，将针提至皮下，在皮下筋膜层行平刺疏通，一般行上下疏通即可；完成松解以后，用无菌干棉球压住针孔 5 分钟，以防针孔出血，使用无菌纱布覆盖，并覆盖美敷保护针孔，嘱患者 24 小时内减少活动量，针孔禁止外露。一般治疗 1 次，疗效不佳可再治疗 1 次。结果：64 例患者，痊愈 55 例，显效 5 例，好转 2 例，无效 2 例，有效率 96.9%，痊愈率 85.9%。〔张开勇，陈东煜，詹红生，等. 针刀治疗棘上韧带慢性损伤的临床观察〔J〕. 中国中医骨伤科杂志，2015，23（1）：20-25.〕

第八节　棘间韧带损伤

【概述】

棘间韧带对脊柱扭转起保护作用。棘间韧带损伤的机会少于棘上韧带，在脊柱发生突然过度扭转时容易损伤。在临床上易和棘上韧带损伤相混淆。

【针刀应用解剖】

棘间韧带（图 5-20）位于相邻两个椎骨的棘突之间，棘上韧带的深部，前方与黄韧带延续，向后与棘上韧带相移行。除腰骶部的棘间韧带较发达外，其他部位均较

67

薄弱。

【病因病理】

棘间韧带因脊柱突然过度扭转牵拉而损伤，伤后棘间隐痛不适，脊柱扭转和弯曲时疼痛加剧，导致活动受限。此韧带扭伤后，多数患者因延误治疗而转为慢性损伤，棘间韧带瘢痕挛缩，症状日趋突出，疼痛逐渐加重。棘间韧带挛缩可使上、下棘突因牵拉而靠近，形成吻性棘突，并使上、下椎体力学状态发生一系列变化，产生复杂的临床症状。

【临床表现】

脊柱棘突间有深在性胀痛，患者不敢做脊柱旋转动作，卧床时多取脊柱伸直位侧卧。行走时，脊柱呈僵硬态。

【诊断要点】

1. 有脊柱扭转性外伤史。
2. 棘突间有深在性胀痛，但压痛不明显。
3. 脊柱微屈，被动扭转脊柱，引起疼痛加剧。

【针刀治疗】

一、治疗原则

依据针刀医学关于人体弓弦力学系统的理论及疾病病理构架的网眼理论，棘间韧带损伤后，引起粘连、瘢痕和挛缩，造成腰部的力学平衡失调，用针刀将粘连松解，切开瘢痕，使腰部的力学平衡得到恢复。

二、操作方法

1. **体位**　让患者俯卧于治疗床上，肌肉放松。
2. **体表定位**　棘突。
3. **消毒**　在施术部位，用碘伏消毒 2 遍，然后铺无菌洞巾，使治疗点正对洞巾中间。
4. **麻醉**　用 1% 利多卡因局部浸润麻醉，每个治疗点注药 1ml。
5. **刀具**　Ⅰ型 4 号直形针刀。
6. **针刀操作**（**图 5-22**）在患者自诉疼痛的棘突间隙进针刀。刀口线和脊柱纵轴平行，针刀体与进针刀平面垂直刺入 1cm 左右，当刀下有坚韧感，患者诉有酸胀感时，即到达病变部位，先纵疏横剥 3 刀，再

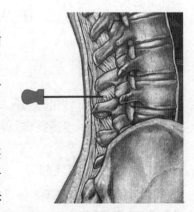

图 5-22　棘间韧带针刀松解

将针刀体倾斜，与脊柱纵轴成90°角，在上一椎骨棘突的下缘和下一椎骨棘突的上缘，沿棘突矢状面纵疏横剥3刀，出针刀。术毕，拔出针刀，局部压迫止血3分钟后，创可贴覆盖针眼。

【针刀术后手法治疗】

采用手法按揉松解。

【现代研究】

采用针刀配合火罐疗法治疗 L_5~S_1 棘间韧带损伤。患者取俯卧位，腹部垫一皮枕头，取局部痛点（L_5~S_1 椎体棘突之间）并标记。术区皮肤消毒，铺无菌洞巾，压痛点处采用1%利多卡因进行局部浸润麻醉。按照针刀定点、定向、加压分离、刺入四步操作规程进行，刀口线和脊柱纵轴走向平行，针刀体垂直刺入至棘间韧带痛点，深度1~1.5cm，当刀下感到坚韧，患者诉有酸感时，即为病变部位，先纵行剥离1~2下，再将针刀体倾斜和脊柱纵轴成30°角，在上一椎骨棘突的下缘和下一椎骨棘突的上缘，沿棘突矢状面纵行剥离，各2~3下，如有硬结，则需切割通透剥离。出针后，以针刀刺入口为中心拔罐。选用大号玻璃罐，采用闪火法拔罐，留置5~10分钟，出血量控制在5~10ml。完毕后局部皮肤常规消毒。如果效果不明显，可再次行针刀松解，2~3次为1个疗程，一般1个疗程即可见明显效果。最后一次治疗1周后观察记录治疗效果。结果：32例患者，治愈20例，好转11例，无效1例，有效率96.8%，治愈率62.5%。〔李忠超，魏凌波，连茂杰，等. 针刀配合火罐疗法治疗腰5-骶1棘间韧带损伤临床观察［J］. 世界临床医学，2016，10（2）：31.〕

第九节 下后锯肌损伤

【概述】

下后锯肌损伤常见于剧烈运动，突然转身、弯腰，或遇到其他不协调的活动，使呼吸节律突然被打乱所致。损伤后出现肋部疼痛，呼吸受限，俗称"岔气"。对新鲜损伤，手法治疗效果满意，陈旧性损伤用针刀治疗效果较好。

【针刀应用解剖】

下后锯肌处在腰部的上段和下4个肋骨的外侧面，起自下2个胸椎及上2个腰椎棘突，止于下4个肋骨外侧面。此肌的作用是下降肋骨，帮助呼气，受肋间神经支配。

下4肋和脊柱的夹角，称脊肋角，正常时约为70°。下后锯肌与脊柱下段和肋骨的夹角分别约为120°和90°，所以，下后锯肌沿肌肉的纵轴收缩可使肋骨下降。肋骨下降，胸廓收缩，胸腔变小，故呼气。正常情况下，下后锯肌随着呼吸有规则地不停收缩和舒张。

【病因病理】

由于人体各种活动和突然动作，正常的呼吸节律被破坏，又由于下后锯肌分成4条肌束带终止于4条肋骨，也就容易导致在突然接到改变伸缩信号时，4条肌束带不能同步进行伸缩。很可能在某一个时间的"横切面"上，4条肌束带的伸缩机制有1条或2条与其余3条或2条正好是相反的，如果这1条或2条肌束带是处在收缩状态，而其他3条或2条肌束带是处于舒张状态，这1条或2条肌束带就容易产生牵拉性损伤；如果这1条或2条肌束带处在舒张状态，其他3条或2条肌束带就会屈曲或卷折，或轻度移位。

【临床表现】

急性损伤时，肋部疼痛剧烈者不敢深呼吸，强迫性气短，上半身向患侧侧弯、后伸。卧床时不敢翻身，慢性期患侧肋外侧部疼痛。第1种是肌腱撕裂型，其疼痛点多在下后锯肌止点，下4条肋骨的外侧部，慢性期疼痛时发时止，不敢做肺活量大的工作和运动。第2种是屈曲卷折移位型，慢性期痛点多在下后锯肌中段4条肌束带上，如起初未得到正确治疗，症状多较严重，正常呼吸活动均受到影响，只是时重时轻，严重时呼吸均感困难，出现强迫性气短，痛点处常可触及索状肿物。

【诊断要点】

1. 有突发性肋外侧疼痛的病史。
2. 在下2个胸椎、上2个腰椎至下4条肋骨的外侧面区域内有疼痛和明显压痛。
3. 呼气时疼痛明显加重。

【针刀治疗】

一、治疗原则

依据针刀医学关于人体弓弦力学系统的理论及疾病病理构架的网眼理论，下后锯肌损伤引起粘连、瘢痕和挛缩，造成下胸上腰部的力学平衡失调，而产生上述临床表现。在慢性期急性发作时，病变组织有水肿、渗出，刺激神经末梢使症状加剧。用针刀将其肌肉起止点的粘连、瘢痕松解，使下胸上腰部的力学平衡得到恢复。

二、操作方法

1. 体位　健侧卧位。

2. 体表定位　下2个胸椎和上2个腰椎棘突压痛点，下4条肋骨外侧压痛点。

3. 消毒　在施术部位，用碘伏消毒2遍，然后铺无菌洞巾，使治疗点正对洞巾中间。

4. 麻醉 用 1% 利多卡因局部浸润麻醉，每个治疗点注药 1ml。

5. 刀具 Ⅰ型 4 号直形针刀。

6. 针刀操作（图 5-23）

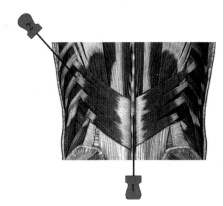

图 5-23 下后锯肌针刀松解

（1）第 1 支针刀松解下后锯肌起点：在下 2 个胸椎和上 2 个腰椎棘突压痛点处定位，刀口线与人体纵轴平行，针刀体与皮肤成 90°角，针刀经皮肤、皮下组织，直达棘突顶点，纵疏横剥 3 刀，范围 0.5cm，然后在棘突两侧贴骨面采用上下提插切法切割 3 刀，深度 0.5cm，以松解两侧下后锯肌起点。其他起点的松解方法与此相同。

（2）第 2 支针刀松解下后锯肌肋骨止点：在下 4 条肋骨外侧压痛点处定位，刀口线与人体纵轴平行，针刀体与皮肤成 90°角，针刀经皮肤、皮下组织，直达肋骨，调转刀口线 45°，使之与肋骨走行方向一致，在肋骨骨面上向左、右、前、后方向铲剥 3 刀，范围 0.5cm。其他肋骨止点的松解方法与此相同。

（3）术毕，拔出针刀，局部压迫止血 3 分钟后，创可贴覆盖针眼。

【针刀术后手法治疗】

患者正坐，若患侧在右，医生以右前臂自前向后插于患侧腋下，以右前臂向上提拉（即拔伸）肩部，将移位的关节和痉挛的肌肉理顺。随后嘱患者用力吸气，医生以左手掌根叩击右胸背侧患处 1 次。再令患者做深呼吸，疼痛即消失。

第十节　腹外斜肌损伤

【概述】

腹外斜肌的损伤部位多在止点髂嵴前部，在人体屈曲并回旋脊柱时，由于突然或过度的回旋动作引起损伤。损伤在起点而引起疼痛，多诊断为肋痛，在止点，多笼统诊断为腰肌劳损。

在临床上分为急、慢性损伤两种，针刀治疗适宜于腹外斜肌慢性损伤。

【针刀应用解剖】

腹外斜肌起始自下 8 肋外侧，止于髂嵴前部。另外，借腱膜止于白线，并形成腹股沟韧带。作用是前屈、侧屈并回旋脊柱。

【病因病理】

腹外斜肌损伤的患者，在临床上并不少见，大多被诊为肋痛和腰肌劳损。腹外斜肌的作用是稳定人体躯干和使人体躯干做回旋动作。所以，该肌劳损和受伤的机会较多。该肌损伤的发生大都是因人体躯干处于前屈位做回旋动作时，应力集中点都在其肋部的起点和髂骨嵴前部边缘处的止点所致。急性损伤有明显疼痛或肿胀。但通过人体自身制动休息和简单治疗都可缓解，而逐渐变为慢性。由于起止点损伤处发生内出血机化、结疤、肌肉挛缩，而导致特有的临床症状。

【临床表现】

起点损伤者多诉肋痛，止点损伤者多诉腰肌疼痛，腰部活动不便。单侧腹外斜肌损伤者多是侧屈稍后伸姿势；双侧损伤，患者肋骨多下降，腰部呈稍前凸位姿势。

【诊断要点】

1. 在腰部屈曲位，有脊柱旋转性损伤史。
2. 下 8 肋腹外斜肌起点处有疼痛、压痛，或在髂嵴前部止点处有疼痛、压痛。
3. 侧屈位，嘱患者做脊柱旋转运动，疼痛加重。

【针刀治疗】

一、治疗原则

依据针刀医学关于人体弓弦力学系统的理论及疾病病理构架的网眼理论，腹外斜肌损伤后，引起粘连、瘢痕和挛缩，造成髂嵴的力学平衡失调，而产生上述临床表现。用针刀将腹外斜肌髂嵴前部的粘连松解，切开瘢痕，使腰腹部的力学平衡得到恢复。

二、操作方法

1. 体位　腹外斜肌起点损伤，取健侧侧卧位；腹外斜肌止点损伤，取仰卧位。

2. 体表定位　肋骨外侧压痛点，髂嵴前、中部压痛点。

3. 消毒　在施术部位，用碘伏消毒 2 遍，然后铺无菌洞巾，使治疗点正对洞巾中间。

4. 麻醉　用 1% 利多卡因局部浸润麻醉，每个治疗点注药 1ml。

5. 刀具 Ⅰ型4号直形针刀。

6. 针刀操作

（1）松解腹外斜肌起点损伤（图5-24）：在压痛点附近的肋骨面上进针刀，刀口线和腹外斜肌肌纤维走向平行，针刀体与皮肤成90°角，经皮肤、皮下组织，达肋骨面，纵疏横剥3刀。

（2）松解腹外斜肌止点损伤（图5-25）

1）第1支针刀松解腹外斜肌髂嵴中份止点：在髂嵴中份压痛点处定位，刀口线与腹外斜肌走行一致，针刀经皮肤、皮下组织，直达髂嵴骨面，在骨面上左右前后铲剥3刀，范围0.5cm。然后贴骨面向髂嵴内缘进针刀0.5cm，调转刀口线90°，在骨面上左右前后铲剥3刀，范围0.5cm，以松解相邻腹内斜肌的粘连。

2）第2支针刀松解腹外斜肌髂嵴前份止点：在髂嵴前份压痛点处定位，刀口线与腹外斜肌走行一致，针刀经皮肤、皮下组织，直达髂嵴前部骨面，在骨面上左右前后铲剥3刀，范围0.5cm。

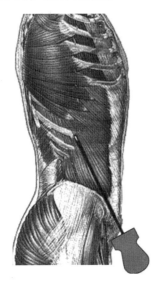 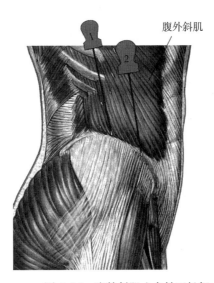

腹外斜肌

图5-24 腹外斜肌起点针刀松解　　　图5-25 腹外斜肌止点针刀松解

（3）术毕，拔出针刀，局部压迫止血3分钟后，创可贴覆盖针眼。

三、注意事项

1. 起点松解时，针刀一定在肋骨面上操作，如果进肋间隙，可引起胸腹腔重要器官的损伤。

2. 止点松解时，由于腹外斜肌和腹内斜肌止点很近，腹外斜肌损伤时，常引起附近的腹内斜肌止点也出现损伤，故针刀在髂嵴上操作，松开腹外斜肌粘连以后，针刀贴骨面向髂嵴内缘进针刀0.5cm，调转刀口线90°，在骨面上左右前后铲剥3刀，范围0.5cm，以松解相邻腹内斜肌的粘连。

【针刀术后手法治疗】

嘱患者垂直站立，两腿分开，弯腰并向健侧旋转 2 次。

第十一节 髂腰韧带损伤

【概述】

髂腰韧带因其肥厚而坚韧，即使受到强大的暴力损伤也不会完全断裂，只会发生局部损伤。它是稳定第 4、5 腰椎强有力的结构，也通过它使髂骨和第 4、5 腰椎的连结更为稳固。因第 4、5 腰椎为人体躯干应力的集中点，腰部伸、屈和侧弯时，髂腰韧带都要受到相应的应力影响，因此损伤的机会较多。

因髂腰韧带在第 4、5 腰椎横突和髂嵴内侧之间，有骨性组织覆盖，病变后，疼痛部位较深，且触压不到，给诊断和治疗都带来一定的困难。所以患此病后，得到治愈者不多，大多数年久不愈，或通过自我代偿修复自愈。

【针刀应用解剖】

髂腰韧带（图 5-26）为一肥厚而坚韧的三角形韧带，起于第 4、5 腰椎横突，呈放射状止于髂嵴的内唇后半，在竖脊肌的深面。髂腰韧带覆盖于腰方肌内侧筋膜的增厚部，它的内侧与横突间韧带和骶髂后短韧带相互移行，髂腰韧带可以抵抗身体重量。因为第 5 腰椎在髂嵴的平面以下，此韧带可以限制第 5 腰椎的旋转和在骶骨上朝前滑动。

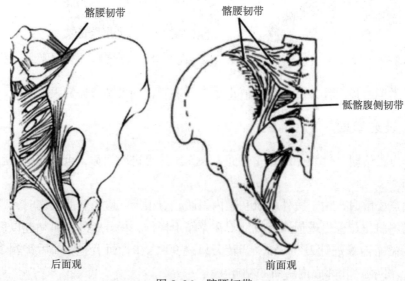

后面观　　　　　　　　　　　前面观

图 5-26 髂腰韧带

【病因病理】

髂腰韧带的损伤，主要由腰部过度屈曲和过度扭转或侧弯引起。急性损伤较多见，伴有疼痛发作。单侧多见，双侧较少见，发生明显疼痛多为一侧，两侧较少。后可变为慢性钝痛，劳作后发作，休息后好转。慢性劳损多见于长期从事过度弯腰工作者，多为两侧同时发病，一侧较少。

慢性期的主要病理变化是髂腰韧带平衡第4、5腰椎的作用丧失，腰部呈僵硬状态。

【临床表现】

第5腰椎两侧或一侧深在性疼痛，患者只能指出疼痛部位，而指不出明显的痛点。腰部屈伸、侧屈、旋转活动受限。搬重物时容易引起剧痛。

【诊断要点】

1. 有腰部的外伤史或劳损史。
2. 在第4腰椎和第5腰椎外侧缘和髂骨内嵴之间的髂腰角处有深在性压痛。
3. 令患者正坐，向患侧背后转身，引起髂腰韧带处疼痛加剧。
4. 排除其他疾病。

【针刀治疗】

一、治疗原则

依据针刀医学关于人体弓弦力学系统的理论及疾病病理构架的网眼理论，髂腰韧带损伤后，引起粘连、瘢痕和挛缩，造成髂腰部的力学平衡失调，而产生上述临床表现。在慢性期急性发作时，病变组织有水肿、渗出，刺激神经末梢使症状加剧。髂腰韧带损伤的部位主要是其起点和止点，用针刀将其粘连松解，切开瘢痕，使髂腰部的力学平衡得到恢复。

二、操作方法

1. 体位　俯卧位。

2. 体表定位　L_4、L_5横突，髂嵴后份。

3. 消毒　在施术部位，用碘伏消毒2遍，然后铺无菌洞巾，使治疗点正对洞巾中间。

4. 麻醉　用1%利多卡因局部浸润麻醉，每个治疗点注药1ml。

5. 刀具　Ⅰ型4号直形针刀。

6. 针刀操作（图5-27）

（1）第1支针刀松解髂腰韧带起点：以L_4横

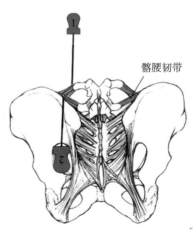

髂腰韧带

图5-27　髂腰韧带针刀松解

突为例。摸准 L_4 棘突顶点，在 L_4 棘突中点旁开 3cm 处定位。刀口线与脊柱纵轴平行，针刀经皮肤、皮下组织，直达横突骨面，将针刀体向外移动，当有落空感时，即到达 L_4 横突尖，在此用提插刀法切割横突尖的粘连、瘢痕 3 刀，深度 0.5cm，以松解髂腰韧带起点、竖脊肌、腰方肌及胸腰筋膜。

（2）第 2 支针刀松解髂腰韧带止点：在髂后上棘处定位，刀口线与脊柱纵轴平行，针刀经皮肤、皮下组织，直达髂后上棘骨面，针刀贴髂骨骨板进针 2cm，后用提插刀法切割髂腰韧带的粘连、瘢痕 3 刀，深度 0.5cm。

（3）术毕，拔出针刀，局部压迫止血 3 分钟后，创可贴覆盖针眼。

【针刀术后手法治疗】

用拇指按压第 5 腰椎患侧，嘱患者向对侧过度弯腰 3 次即可。

【现代研究】

1. 采用小针刀治疗髂腰韧带损伤　患者取俯卧位，放松腰部肌肉，于 L_4 横突与髂嵴之间找准压痛点并标记。局部皮肤常规消毒，铺无菌洞巾。术者持小针刀于定点处棘突中点旁开 3cm 定位，刀口线与脊柱纵轴平行，针刀体和腰部平面垂直，针刀进入皮肤、皮下组织，直达横突骨面，针刀体向外移动，当有落空感时即达横突尖，此时用提插刀法切割横突尖粘连、瘢痕 3 刀，深度约 0.5cm，以松解髂腰韧带起点、竖脊肌、腰方肌及胸腰筋膜。再松解髂腰韧带止点，在髂后上棘处定位，刀口线与脊柱纵轴平行，针刀达髂后上棘骨面后，贴髂骨骨板进针 2cm，用提插刀法切割髂腰韧带粘连、瘢痕 3 刀，深度约 0.5cm，以松解髂腰韧带。术毕，拔出针刀，局部压迫止血 3 分钟，盖上无菌纱布。嘱患者仰卧，术者将患者双下肢膝关节和髋关节尽力向腹部及对侧屈曲 5~8 次，使尚未分离松解的粘连进一步分离，放松痉挛紧张的软组织，5 日进行 1 次，一般进行 3 次即可。结果：120 例全部显效，其中恢复正常 101 例，疼痛明显减轻、劳动后仍感酸胀不适 19 例，有效率为 100%，1 年后回访复发 1 例。〔闫振界，王换新，闫启明. 小针刀治疗髂腰韧带损伤 120 例［J］. 中国中西医结合急救杂志，2017，24（1）：31.〕

2. 采用针刀配合拔火罐治疗髂腰韧带损伤　患者取俯卧位，选取阿是穴，即患侧 L_4、L_5 横突压痛处及髂嵴内后缘压痛处。常规消毒皮肤，于上述穴位处分别注射 0.75% 利多卡因 3ml 局部浸润麻醉。然后分别于注射处进针刀，针刀刺至筋膜并行网眼状切开减压。最后以针眼为中心拔火罐，留罐 10 分钟。术后消毒针眼，用无菌贴贴敷 3 日；佩戴腰围 4 周。每周治疗 1 次，2 次为 1 个疗程，共治疗 1 个疗程。结果：42 例患者，治愈 32 例，显效 7 例，好转 3 例。患者均获得随访，随访时间 1~12 个月，中位数 5 个月。均无针眼感染等并发症发生。〔孙勇，唐开军. 针刀配合拔火罐治疗髂腰韧带损伤［J］. 中医正骨，2012，24（10）：42–43.〕

第十二节　竖脊肌下段损伤

【概述】

本病以积累性劳损和突然的暴力引起的牵拉伤这两种情况多见。竖脊肌下段处于人体腰骶部位，是脊柱做伸屈、侧弯活动最频繁的部位，也是做这些运动时应力最集中的部位。临床表现为腰骶部疼痛，弯腰困难，不能久坐和久立，不能持续做脊柱微屈体位的工作。

【针刀应用解剖】

背部深层肌也称背部固有肌，是从骨盆延伸到颅的一群肌肉，包括头、颈的伸肌和旋肌（头夹肌和颈夹肌），短节段肌（棘间肌和横突间肌）以及脊柱的伸肌和旋肌（竖脊肌、横突棘肌，后者又分为半棘肌、回旋肌和多裂肌），它们共同控制脊柱的运动。

一、竖脊肌

位于脊柱两侧的沟内，其延长部达胸、颈平面。在胸腰段，表面有胸腰筋膜及下方的下后锯肌覆盖，而在上胸段有菱形肌和夹肌覆盖。竖脊肌在脊柱两侧不同平面形成大小不等的肌群和肌腱群。在骶骨，竖脊肌细小呈"U"型，起点处的腱性成分多，且强韧，在腰部，该肌增厚形成一大的肌肉隆起。其外侧靠近腰背外侧沟。在肋角处横越肋骨上行至胸背部，先向外上，后垂直，最后向内上走行，直至被肩胛骨覆盖。

竖脊肌起于骶骨背面，骶正中嵴，向上附着于腰椎，第11、12胸椎棘突及棘上韧带，肌肉外侧部起于髂嵴背内侧和骶外侧嵴，在此与骶结节韧带和骶髂后韧带融合。肌纤维在上腰部分为3个纵柱，即外侧的髂肋肌，中间的最长肌和内侧的棘肌。髂肋肌的功能是伸直脊柱及使脊柱侧屈，胸最长肌和颈最长肌可使脊柱向后及侧方弯曲，头最长肌可仰头，并使面部转向同侧。棘肌的功能是伸脊柱。髂肋肌和最长肌由下位颈神经、胸神经和腰神经的后支支配，棘肌由下位颈神经和胸神经的后支支配。每一纵柱又分为3个部分（表5-1）。

表5-1　竖脊肌纵柱

髂肋肌	最长肌	棘肌
腰髂肋肌	胸最长肌	胸棘肌
胸髂肋肌	颈最长肌	颈棘肌
颈髂肋肌	头最长肌	头棘肌

1.腰髂肋肌起于竖脊肌的起点，止于下6位肋角缘。

2.胸髂肋肌起于下6位肋角的上内缘，腰髂肋肌止点的内侧，上行止于上6位肋角上内缘及第7颈椎横突后结节。

3.颈髂肋肌起于第3~6肋角后缘，在胸髂肋肌止点的内侧，上行止于C_4~C_6横突后结节。

4.胸最长肌是髂肋肌的最大的延伸部分，在腰部，它与腰髂肋肌融合，有部分肌纤维止于腰椎整个横突和副突的后面及胸腰筋膜的中层；在胸部，该肌借圆形肌腱和肌束分别止于全部胸椎的横突尖和下10位肋骨的肋角和肋结节之间。

5.颈最长肌位于胸最长肌的内侧，以长而薄的肌腱起于上5位胸椎横突，并以腱的形式止于C_2~C_6横突后结节。

6.头最长肌位于颈最长肌和头半棘肌之间，以腱的形式起于上5位胸椎横突及下4位颈椎关节突，在胸锁乳突肌和头夹肌的深面止于乳突的后缘。在该肌的中上份常有一横行的腱划。

7.胸棘肌是竖脊肌的内侧部分，位于胸最长肌内侧并与其融合，以3~4条肌腱起于T_{11}~L_2的棘突，然后汇合成一束肌，向上以分开的腱止于上部胸椎的棘突，并与位于其前方的胸半棘肌紧密相连。

8.颈棘肌可以缺如，如果存在，起于项韧带的下份和C_7及T_1~T_2棘突，向上止于枢椎棘突，也有止于C_3~C_4棘突。

9.头棘肌多与头半棘肌融合。

二、横突棘肌

脊柱的短节段肌，均起于横突，斜向内上止于上一个或者几个节段的棘突，由胸半棘肌、颈半棘肌、头半棘肌、多裂肌、胸回旋肌、颈回旋肌、腰回旋肌7块肌肉组成。3块半棘肌的功能：颈半棘肌和胸半棘肌双侧收缩伸脊柱的颈胸部，单侧收缩使其向对侧旋转；头半棘肌双侧收缩仰头，单侧收缩使面部转向对侧。由颈神经和胸神经后支支配。多裂肌和回旋肌的运动方式尚不清楚。其支配神经来源于脊神经的后支。

竖脊肌下段损伤最常见的部位是腰椎横突、骶骨甲背面及髂骨后部（图5-28）。

【病因病理】

竖脊肌下段处在人体腰骶部位，是脊柱做屈伸、侧弯活动最频繁的部位，也是做这些运动时应力最集中的地方。损伤有积累性劳损和突然的暴力引起的牵拉伤两种情况，前者是持续过度牵拉而造成的缓慢的损伤，或肌纤维、肌腱受到附近骨

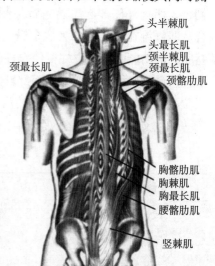

图5-28　竖脊肌结构

突的摩擦而缓慢地损伤。另外，突然的暴力使腰部过度前屈，或人体欲努力将脊柱从屈曲位变为伸直位，而又受到暴力的阻止，肌肉强烈收缩，造成竖脊肌的肌纤维和肌腱突然断裂而损伤。这些急慢性损伤，都需要自我修复。在修复过程中，肌肉本身瘢痕和周围组织、器官（筋膜、骨突、韧带等）粘连，造成局部血运和体液代谢障碍，周围组织的动态平衡被破坏。在这种情况下，腰部的屈伸和侧屈活动受到限制，勉强活动可导致进一步损伤，所以在临床上出现反复发作，并有逐渐加剧的趋势。

【临床表现】

腰骶部疼痛，弯腰困难，不能久坐和久立，不能持续做脊柱微屈体位的工作。患者喜欢用手或桌子的一角顶压腰骶部的疼痛部位。严重者上下床均感困难，生活不能自理。

【诊断要点】

1.腰骶部有劳损史或暴力损伤史。

2.骶骨或髂骨背部竖脊肌附着点处疼痛，且有压痛点。

3.腰椎横突尖部或棘突下缘有疼痛和压痛。

4.拾物试验阳性。

5.让患者主动弯腰会使上述一些痛点疼痛明显加剧。

【针刀治疗】

一、治疗原则

针刀整体松解竖脊肌起点的粘连、瘢痕、挛缩和堵塞，从而使腰骶部的力学平衡得到恢复。

二、操作方法

1.体位　让患者俯卧于治疗床上，肌肉放松。

2.体表定位　竖脊肌起点、骶髂部压痛点。

3.消毒　在施术部位，用碘伏消毒2遍，然后铺无菌洞巾，使治疗点正对洞巾中间。

4.麻醉　用1%利多卡因局部浸润麻醉，每个治疗点注药1ml。

5.刀具　Ⅰ型4号直形针刀。

6.针刀操作（图5-29）

（1）第1支针刀松解竖脊肌骶骨第3棘突结节：刀口线与脊柱纵轴平行，针刀经皮肤、皮下组织，直达骶正中嵴骨面，在骨面上纵疏横剥3刀，范围

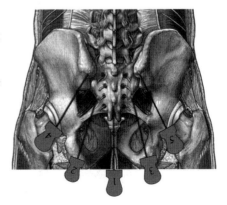

图5-29　竖脊肌起点针刀松解

不超过 0.5cm。然后，贴骨面向两侧分别用提插刀法切割 3 刀，深度不超过 0.5cm。

（2）第 2 支针刀松解竖脊肌骶骨背面左侧起点：在第 1 支针刀左侧旁开 3cm 处定位，从骶骨背面进针刀，刀口线与脊柱纵轴平行，针刀经皮肤、皮下组织，直达骶骨骨面，在骨面上纵疏横剥 3 刀，范围不超过 0.5cm。

（3）第 3 支针刀松解竖脊肌骶骨背面右侧起点：在第 1 支针刀右侧旁开 3cm 处定位，针刀操作方法参照第 2 支针刀。

（4）第 4 支针刀松解竖脊肌髂嵴背左内侧和左骶外侧嵴起点（骶髂部压痛点）：在第 1 支针刀松解竖脊肌骶正中嵴起点的基础上，从骶正中嵴左侧旁开 4cm，在此定位，从骶骨背面进针刀，刀口线与脊柱纵轴平行，针刀经皮肤、皮下组织，直达骶骨骨面，在骨面上纵疏横剥 3 刀，范围不超过 0.5cm。

（5）第 5 支针刀松解竖脊肌髂嵴背右内侧和右骶外侧嵴起点（骶髂部压痛点）：在第 1 支针刀松解竖脊肌骶正中嵴起点的基础上，从骶正中嵴右侧旁开 4cm，在此定位，从骶骨背面进针刀，刀口线与脊柱纵轴平行，针刀经皮肤、皮下组织，直达骶骨骨面，在骨面上纵疏横剥 3 刀，范围不超过 0.5cm。

（6）术毕，拔出针刀，局部压迫止血 3 分钟后，创可贴覆盖针眼。

【针刀术后手法治疗】

针刀术后，嘱患者过度屈曲腰部 2 次。

【现代研究】

采用针刀配合手法治疗骶棘肌下段损伤。针刀治疗方法：患者取俯卧位，腹部和脚踝下垫枕。治疗点位于腰部激痛点处，$L_1 \sim L_5$ 关节突和棘突的疼痛点。刀口方向与腰骶棘肌肌纤维方向一致。纵行针切、横行针切；伴有局部抽搐反应为针切在激痛点结节，疗效较好。针毕，沿腰骶棘肌肌纤维方向弹拨。手法治疗：患者取俯卧位，先在患者腰骶段两侧用㨰法、一指禅推法、拇指腹揉法放松腰骶部肌肉 10~15 分钟，然后在痉挛的肌肉或条索状结节处做弹拨手法 20~30 次。再行腰椎内侧推式矫正手法（以 $L_3 \sim L_4$ 的腰椎关节，且患侧在右为例），步骤：①患者取左侧卧位，面向医师，右腿弯曲，将右脚放在左膝上。②医师站在床旁，面向患者，右手触摸 $L_3 \sim L_4$ 的棘间韧带，左手抬起患者的右腿向头部的方向弯曲。当紧张的肌肉到达右手的手指时，将患者的腿放到床外，表明由下向上已锁定 $L_3 \sim L_4$ 椎体。③换左手触摸 $L_2 \sim L_3$ 的棘间韧带，医师的右手握患者的左臂上拉，使其产生旋转，至感到有紧张的肌肉到达左手的手指时停止旋转，表明由上向下已锁定 $L_3 \sim L_4$ 椎体。④医师的左手豆状骨压在 L_4 椎体的横突上，右手稍微向后推患者的右上肩，到达极限即固定其位置不动。⑤嘱患者做 3 次深呼吸后，医师以左手（前臂与床平行，与椎体垂直）突然发力，听到"咔嚓"声，表明矫正成功。结果：134 例患者，痊愈 98 例，有效 29 例，无效 7 例，总有效率 94.7%。〔张洪安，王明杰，周学龙，等. 针刀配合手法治疗骶棘肌下段损伤 134 例临床报告［J］. 大众科技，2014，16（177）：99-100.〕

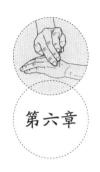

第六章

上肢部软组织损伤

第一节　冈上肌损伤

【概述】

冈上肌位于肩关节囊中，是肩部应力集中的交叉点，故此肌常发生损伤。摔跤、抬重物，或其他体力劳动均可成为病因。损伤的部位大多在此肌起点，也有肌腹部损伤。若损伤位于该肌在肱骨大结节的止点处，三角肌深面，常被误诊为肩周炎；若损伤在肌腹，常被笼统诊断为肩痛；若损伤在冈上窝起点，常被诊为背痛。

【针刀应用解剖】

冈上肌起自冈上窝内 2/3 及冈上筋膜，止于肱骨大结节上面，是肩袖的组成部分（图 6-1）。冈上肌受肩胛上神经支配。肩胛上神经来自臂丛颈 5、6 神经的锁骨上支。冈上肌的作用是使上臂外展。

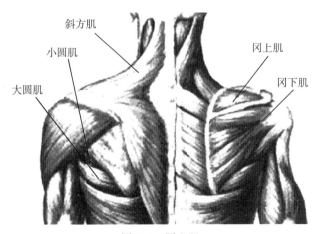

图 6-1　冈上肌

【病因病理】

冈上肌损伤大多由上肢突然猛力外展造成。严重者可造成冈上肌断裂。损伤之后，日久会导致损伤处出现瘢痕、粘连。上肢的外展，使瘢痕处受到牵拉，而引起急性发作。

【临床表现】

外伤后，冈上肌发生肌腱撕裂，有剧烈疼痛，肩关节外展受限（仅能达到70°）。急慢性均有此临床表现。慢性期，有持续性疼痛，受凉加重，甚至影响睡眠。

【诊断要点】

1. 患者有明确的冈上肌外伤史或间接造成冈上肌受损的病史。
2. 在冈上肌肌腱或肌腹处有明显的压痛点。
3. 患者自主外展患侧上肢，引起压痛点处的疼痛加剧。

【针刀治疗】

一、治疗原则

依据针刀医学关于人体弓弦力学系统的理论及疾病病理构架的网眼理论，运用针刀将其在骨面附着点处的粘连松解，切开瘢痕，使冈上肌的力学平衡得到恢复。

二、操作方法

1.体位 端坐位。

2.体表定位 冈上肌起点与止点。

3.消毒 在施术部位，用碘伏消毒2遍，然后铺无菌洞巾，使治疗点正对洞巾中间。

4.麻醉 用1%利多卡因局部浸润麻醉，每个治疗点注药1ml。

5.刀具 Ⅰ型4号直形针刀。

6.针刀操作（图6-2）

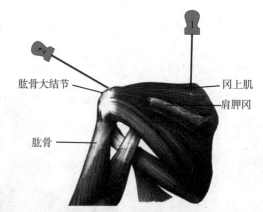

图 6-2　冈上肌损伤针刀松解

（1）第1支针刀松解冈上肌起点：在冈上肌起点处定位，刀口线与冈上肌纤维走行一致，针刀体与皮肤成90°角，按四步进针规程进针刀，经皮肤、皮下组织，达冈上窝骨面，纵疏横剥3刀。

（2）第2支针刀松解冈上肌止点：在肱骨大结节冈上肌止点处定位，刀口线与冈上肌肌纤维方向一致，针刀体与皮肤成90°角，按四步进针规程进针刀，直达骨面，纵疏横剥3刀。

（3）术毕，拔出针刀，局部压迫止血3分钟后，创可贴覆盖针眼。

【针刀术后手法治疗】

1. 针刀术后，患者取正坐位，在肩关节下垂并稍内收的姿势下，稍外展肩关节，医生一手托患侧肘上部，一手在冈上肌处用大拇指按压2次，并过度内收患侧上肢1次，以牵拉冈上肌。

2. 患者取正坐位，医生立于患者患侧与患者并排，面朝前。医生以左手前臂自后侧插于患者腋下，右手持患者手腕，两手做对抗牵引。牵引时，将前臂向前旋转，徐徐下落。医生两膝分开屈曲，将患侧腕部夹于两膝之间。同时，医生用插于腋下的左前臂将患者上臂向外侧牵拉，使肱骨大结节突出。用右手拇指掌面压于肱骨大结节前下方，用力向后上部按揉、弹拨冈上肌肌腱。与此同时，两腿松开夹住的手腕，医生两手握住患者手腕向上拔伸，分别向前、后活动其肩关节3次。

【现代研究】

1. 采用小针刀联合舒筋活血中药复方治疗冈上肌肌腱炎　小针刀疗法：患侧上肢外展90°，选好进针刀点。若病变在冈上肌止点肱骨大结节压痛点处，将刀口线与冈上肌肌肉纤维走向平行刺入，针刀体需垂直于骨面，刀刃至骨面后，先纵行剥离，再横行剥离；若病变在冈上窝，患者取坐位，稍弯腰，靠于椅背上，双上肢自然下垂放于大腿上，针刀体和肩胛骨呈90°，保持刀口与冈上肌纤维走向一致刺入，直达骨面，先纵行剥离，后横行剥离。若痛点面积较大，刀锋可提至皮下，针刀体和背部平面呈45°，沿与肌纤维垂直方向移动0.5cm，再刺至骨面，先纵行后横行剥离，出针，覆盖无菌纱布48小时，压迫止血。1次/周，2次为1个疗程。在上述基础上外加中药复方舒筋活血汤联合治疗，方药组成：当归15g，红花、青皮、枳壳、防风各10g，牛膝、续断、杜仲、五加皮各12g，羌活、独活、荆芥各9g。水煎温服，每日1剂，水2.5碗，煎8分，渣2碗，煎6分，2次/日，早晚饭前30分钟，14日为1个疗程。结果：治疗35例，治愈21例，好转11例，未愈3例，总有效32例（91.42%）。〔黄庆生，谢强，林伟栋，等. 小针刀联合舒筋活血中药复方治疗冈上肌肌腱炎的临床疗效研究［J］. 按摩与康复医学，2021，12（13）：11-13.〕

2. 采用针刀松解术治疗冈上肌损伤　患者取端坐位，在冈上肌起点与止点定点，在施术部位用活力碘消毒2遍，然后铺无菌洞巾，使治疗点正对洞巾中间。用1%利多卡因局部浸润麻醉，每个治疗点注药1ml。使用Ⅰ型4号直形针刀。第1支针刀松解冈上肌起点：在冈上肌起点处定位，刀口线与冈上肌肌纤维走行方向一致，针刀体与皮肤成90°角，按四步进针规程进针刀，经皮肤、皮下组织，达冈上窝骨面，纵疏横剥3刀。第2支针刀松解冈上肌止点：在肱骨大结节冈上肌止点处定位，刀口线与冈上肌肌纤维走行方向一致，针刀体与皮肤成90°角，按四步进针规程进针刀，直达骨面，纵疏横剥3刀。术毕，拔出针刀，局部压迫止血3分钟后，创可贴覆盖针眼。结果：共治疗30例患者，其中治愈24例，有效5例，无效1例，治愈率80.00%。

〔陈双平，景绘涛. 针刀松解术治疗冈上肌损伤 30 例临床观〔C〕//. 中国针灸学会微创针刀专业委员会第二届委员会换届大会暨第八届全国微创针刀临床学术研讨会论文集，2019：117-119.〕

第二节　冈下肌损伤

【概述】

冈下肌损伤在临床较为常见，且损伤多位于该肌起点。慢性期疼痛非常剧烈，患者常诉肩胛冈下有钻心样疼痛。

【针刀应用解剖】

冈下肌起自冈下窝内 2/3 及冈下筋膜，止于肱骨大结节后面，是肩袖的组成部分。冈下肌受肩胛上神经支配。肩胛上神经来自臂丛颈 5、6 神经的锁骨上支。冈下肌的作用是使上臂外旋。

【病因病理】

冈下肌大多由于上肢突然过度外展或内旋而遭受损伤。起始部的损伤多于止端的损伤。起始部损伤初期，在冈下窝处多有电击样疼痛，常累及肩峰的前方。止点损伤，在肱骨大结节后面有明显的疼痛。腱下滑液囊，大多数也是损伤引起，可以一并治疗。

冈下肌起始部损伤，慢性期疼痛较剧烈，其原因为：第一，肩胛上神经止于冈下窝，冈下肌起始部神经末梢较多，且敏感；第二，冈下肌在起始部损伤多较重。随着时间的延长，瘢痕、粘连较重，挤压神经末梢也较严重。

【临床表现】

损伤初期，在冈下窝及肱骨大结节处多有明显胀痛，若在冈下肌起始部损伤，冈下窝处常发作钻心样疼痛。上肢活动受限，若被动活动患侧上肢，有时会引起冈下肌痉挛性疼痛。

【诊断要点】

1. 患者有明确的冈下肌外伤史或间接引起冈下肌损伤的病史。
2. 在冈下窝和肱骨大结节处疼痛且有压痛。
3. 让患者上肢自主内收外旋，引起疼痛加剧，或根本不能完成此动作。

【针刀治疗】

一、治疗原则

冈下肌损伤的部位主要是冈下窝，以及该肌在肱骨大结节处的止点。用针刀将其附着处的粘连松解，切开瘢痕，使冈下肌的力学平衡得到恢复。

二、操作方法

1. 体位 端坐位。

2. 体表定位 冈下肌起点与止点。

3. 消毒 在施术部位，用碘伏消毒2遍，然后铺无菌洞巾，使治疗点正对洞巾中间。

4. 麻醉 用1%利多卡因局部浸润麻醉，每个治疗点注药1ml。

5. 刀具 Ⅰ型4号直形针刀。

6. 针刀操作（图6-3）

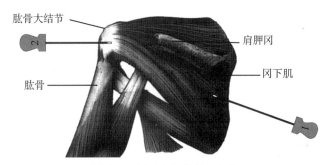

图6-3 冈下肌损伤针刀松解

（1）第1支针刀松解冈下肌起点：刀口线和冈下肌肌纤维方向一致，针刀体和肩胛骨平面成90°角，按四步进针规程进针刀，达骨面后，纵疏横剥3刀，范围0.5cm。

（2）第2支针刀松解冈下肌止点：刀口线与冈下肌肌纤维方向一致，针刀体与皮肤成90°角，按四步进针规程进针刀，直达肱骨大结节后面骨面，纵疏横剥3刀，范围0.5cm。

（3）术毕，拔出针刀，局部压迫止血3分钟后，创可贴覆盖针眼。

【针刀术后手法治疗】

应用阻抗抬肩手法。患者取端坐位，医生用手掌压住患侧肘关节，嘱患者用力抬肩，当抬到最大位置时，医生突然放开按压的手掌，使冈下肌最大限度地收缩，1次即可。

【现代研究】

采用小针刀松解术配合手法治疗冈下肌损伤。患者取健侧卧位，术者用拇指按压找准患者冈下肌明显压痛点，用龙胆紫做标记，常规消毒铺巾。压痛点位于冈下窝、肱骨大结节的冈下肌止点，在冈下窝取 2~3 个进针刀点、在肩部后上方取 2 个进针刀点，刀口线与冈下肌肌纤维平行，针刀体垂直于皮肤刺入，深度直达骨面，先纵行疏通，后横行剥离，待刀口下无阻力感后出针。每隔 7 日治疗 1 次，3 次为 1 个疗程。手法治疗：以右侧冈下肌损伤为例，行小针刀松解术后，患者改为端坐位，术者立于患者右侧。术者右手握住患者右手腕向健侧偏下方用力牵拉，左手用力按压患侧冈下肌，如此操作 2~3 次。每隔 7 日治疗 1 次，3 次为 1 个疗程。随访时间 8~17 个月，63 例患者，治愈 59 例、好转 4 例。〔许振南，吉云萍. 小针刀松解术配合手法治疗冈下肌损伤 [J]. 中医正骨，2014，26（7）：32-33.〕

第三节　肱二头肌短头肌腱炎

【概述】

肱二头肌是上肢屈肌，由于上肢频繁的屈伸、后旋，易发生劳损。如果病变局限于肱二头肌短头，压痛点只局限在喙突一处，即为肱二头肌短头肌腱炎。

【针刀应用解剖】

肱二头肌呈梭形，起端有两个头，长头以长腱起自肩胛骨盂上结节，通过肩关节囊，经结节间沟下降；肱二头肌短头起自肩胛骨喙突尖部，喙肱肌外上方，在肱骨下 1/3 处与肱二头肌长头肌腹融合，并以一腱止于桡骨粗隆。肱二头肌的主要功能是屈肘，当前臂处于旋前位时，能使其旋后。此外，还能协助屈上臂。

喙突部的解剖结构：肩胛骨喙突顶点范围只有 0.8cm^2 左右，却有 5 个解剖结构，喙突外 1/3 为肱二头肌短头起点，中 1/3 为喙肱肌起点，内 1/3 为胸小肌起点，外上缘为喙肩韧带，内上缘为喙锁韧带（即锥状韧带和斜方韧带）。

【病因病理】

肱二头肌短头和喙肱肌起始腱相邻并列，而肱二头肌短头和喙肱肌的作用和活动方向是不同的。喙肱肌可内收前臂，屈臂向前，而肱二头肌可屈肘，使前臂旋后。所以两块肌肉的肌腱经常交错摩擦而损伤。如遇突然的屈肘、后旋前臂的动作，也容易损伤肱二头肌短头肌腱。另外，若喙突滑液囊和喙肱肌滑液囊有病变而闭锁，使喙肱肌和肱二头肌短头失去润滑，肱二头肌短头就会因严重磨损而发病。肱二头肌短头损伤或劳损后，局部出现瘢痕、粘连，使局部血运和体液新陈代谢产生障碍，而引起肌腱部位的变性。

【临床表现】

患者多表现为肩部喙突处疼痛，也可蔓延到全肩部，肩关节外展、后伸活动时疼痛加剧，内收、内旋位时疼痛可以缓解。随着疼痛的发展，肩关节逐渐僵硬，活动功能障碍，肩臂上举、外展、后伸及旋后摸背功能受限。

【诊断要点】

1. 肩部有急慢性损伤史。
2. 在喙突处有明显疼痛和压痛。
3. 上肢后伸、摸背和上举受限。
4. 注意和肩周炎及肩部其他软组织损伤疾患相鉴别。
5. X线检查排除肩部其他病变。

【针刀治疗】

一、治疗原则

依据针刀医学关于人体弓弦力学系统的理论及疾病病理构架的网眼理论，肱二头肌短头肌腱起点损伤后导致起点处发生粘连、瘢痕和挛缩，同时造成喙突部位相邻组织如喙肱肌、胸小肌的粘连、瘢痕，引起肩关节的力学平衡失调，产生上述临床表现。在慢性期急性发作时，有水肿、渗出刺激神经末梢，使上述临床表现加剧。肱二头肌短头肌腱损伤的主要部位是该肌腱的喙突外 1/3 处。用针刀将其附着点处的粘连松解，切开瘢痕，使局部的力学平衡得到恢复，该病即可得到治愈。

二、操作方法

1. 体位　端坐位。
2. 体表定位　肱二头肌短头起点的压痛点，即喙突点。
3. 消毒　在施术部位，用碘伏消毒 2 遍，然后铺无菌洞巾，使治疗点正对洞巾中间。
4. 麻醉　用 1% 利多卡因局部浸润麻醉，每个治疗点注药 1ml。
5. 刀具　Ⅰ型 4 号直形针刀。
6. 针刀操作（图 6-4）　针刀松解肱二头肌短头的起点，即喙突顶点的外 1/3 处。指压喙突压痛点，针刀体与皮肤垂直，刀口线与肱骨长轴方向一致，按四步进针规程进针刀，直达喙突顶点外 1/3 骨面，纵疏横剥 2 刀，范围不超过 0.5cm，然后针刀再向内下方向提插 3 刀，以松解肱二头肌短头与喙肱肌之间的粘连、瘢痕。术毕，拔出针刀，局部压迫止血 3 分钟后，创可贴覆盖针眼。

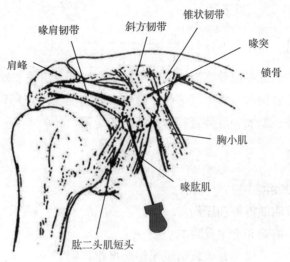

喙肩韧带　斜方韧带　锥状韧带
肩峰　　　　　　　　　　　　喙突
　　　　　　　　　　　　　　锁骨
　　　　　　　　　　　　胸小肌
　　　　　　　　　　　喙肱肌
肱二头肌短头

图 6-4　肱二头肌短头起点针刀松解

【针刀术后手法治疗】

针刀术后，将肘关节屈曲，肩关节外展、后伸、略外旋，在肱二头肌短头肌腱拉紧的情况下，用另一手拇指在喙突部用弹拨理筋法操作。接着在局部按压5分钟，再摇动肩关节。治疗后，应鼓励患者做肩关节功能锻炼。

【现代研究】

1. 采用小针刀治疗肱二头肌短头肌腱炎　患者取仰卧位，患肩外旋并稍外展，在患肩喙突外下方约1.5cm处，摸到肱二头肌短头肌腱并有明显压痛，做好标记。用碘伏常规消毒术野，铺巾，戴无菌手套。用1%利多卡因3~5ml行局部浸润麻醉，深度达骨膜。在标记处插入小针刀，刀口线与肱骨长轴平行，在按压于局部的左手拇指帮助下，做与肱骨长轴平行的摆动深入，松解肱二头肌短头肌腱与附近组织的粘连，直达肱骨。然后做横向撬拨手法，将该肌腱与肱骨间粘连松解。拔去小针刀，术者左手拇指按压局部，并做肱二肌短头肌腱的内外弹拨，同时术者右手握患者腕部做肩内外旋转活动，进一步松解粘连。术后用创可贴粘贴于针眼处，用手按压2~3分钟，直至无渗血，1周内避免患肩用力活动。结果：36例患者中，痊愈28例（77.78%），显效5例（13.89%），好转3例（8.33%），总有效率100.00%。〔吴振义. 小针刀治疗肱二头肌短头肌腱炎［J］. 针灸临床志，2005（6）：34.〕

2. 采用小针刀治疗肱二头肌短头肌腱炎　所用器械包括三棱刀和平口刀。三棱刀用直径2.0mm骨圆针自行磨制，刺开皮肤用。平口刀用直径1.2mm骨圆针自行磨制，刀端厚1.0mm，钝而有棱角，行深部剥离和松解粘连用。操作方法：患者取仰卧位，患肩外旋并稍外展，在患肩喙突外下方约1.5cm处，摸到肱二头肌短头肌腱并有明显压痛，做好标记。用碘伏、酒精行皮肤常规消毒，铺巾，戴无菌手套。用1%普鲁卡因（过敏者改用1%利多卡因）3~5ml行局部浸润麻醉，深度须达肱骨骨膜。在标记处先用三棱刀刺开皮肤，然后用平口刀经皮孔插入，刀口线与肱骨长轴平行，在按压于局部的左手拇指帮助下，做与肱骨长轴平行的摆动深入，松解肱二头肌短头肌腱与附近组织的粘连，直达肱骨。然后行横向撬拨手法，将该肌腱与肱骨间的粘连松解。拔去平口刀，术者左手拇指按压局部，并做肱二头肌短头肌腱的内外弹拨手法，同时术者右手握患者腕部做肩内外旋转活动，进一步松解粘连。术后给予确炎舒松-A 10~20mg局部注射，外用创可贴胶布十字交叉粘贴，局部按压1~2分钟，直至无渗血。1周内患肩避免用力活动。结果：治疗72例，痊愈48例，占66.70%；显效13例，占18.00%；有效9例，占12.50%；无效2例，占2.80%。总有效率为97.20%。〔乐北治，章建华. 小针刀治疗肱二头肌短头肌腱炎72例疗效观察［J］. 中医正骨，2000（2）：22.〕

第四节　肱二头肌长头腱鞘炎

【概述】

肱二头肌长头在肱骨结节间沟处由于肩部外伤或者长期反复活动，使该处的肌腱与腱鞘摩擦增加，造成腱鞘粘连、瘢痕和挛缩，腱鞘管壁增厚，腱鞘间隙变窄，从而导致肌腱在腱鞘内的活动受限而出现临床症状。又称为肱二头肌长头肌腱炎。

【针刀应用解剖】

肱二头肌长头起于肩关节盂上粗隆，肌腱通过关节囊内，关节囊滑膜在肌腱的表面包绕，形成结节间沟滑液鞘，经结节间沟穿出后，滑膜附着于囊外。在肱骨结节间沟部，由肱二头肌长头滑液鞘、肱横韧带和肱骨结节间沟共同形成一个骨纤维管道。由于肱横韧带损伤，粘连、瘢痕形成后，可引起肱二头肌长头在骨纤维管道内通过困难，导致肩关节功能障碍。

【病因病理】

在上肢活动时，肱二头肌长头除了在腱鞘内做上下滑动外，还做外展、内收的横向运动。而由于腱鞘被固定在肱骨结节间沟内，两侧有肱骨结节的骨性突起阻止，使肱二头肌长头保持在结节间沟内活动，但也因此常受到横向应力的损伤和摩擦力的损伤。

肱二头肌长头腱鞘炎的实质是一种慢性损伤性疾病。只有在上肢做频繁活动引起急性发作时，才引起炎性反应。

由于慢性损伤，腱鞘壁增厚、瘢痕及肌腱本身的劳损变性，使腱鞘相对变窄，致使肌腱在结节间沟骨纤维管道内活动受限而发病。

【临床表现】

患病初期患肢活动时，在肩前内下方，约肩峰下 3cm 处，相当于肱骨结节间沟处疼痛不适。随病程的延长，症状逐渐加剧，疼痛明显，上肢活动受限，患肢携物、外展、内旋时，症状加剧，有时局部尚有轻度肿胀。

【诊断要点】

1. 有劳损史或外伤史。
2. 在肩前偏内下方约 3cm 处有疼痛或压痛。
3. 自主屈曲肘关节后，外旋、内旋上臂引起疼痛加剧。
4. X 线检查排除肩部其他疾病。

【针刀治疗】

一、治疗原则

依据针刀医学关于人体弓弦力学系统的理论及疾病病理构架的网眼理论，肱二头肌长头狭长的腱在上肢活动时，在骨纤维管道内上下滑动，当异常应力引起肱二头肌的运动状态改变，就可以引起肌腱在腱鞘内活动受限，产生临床表现。用针刀松解部分肱横韧带处的粘连，切开瘢痕，使肱二头肌长头的力学平衡得到恢复，此病即可得到治愈。

二、操作方法

1.体位 端坐位。

2.体表定位 肩关节肱骨结节间沟处的压痛点。

3.消毒 在施术部位，用碘伏消毒 2 遍，然后铺无菌洞巾，使治疗点正对洞巾中间。

4.麻醉 用 1% 利多卡因局部浸润麻醉，每个治疗点注药 1ml。

5.刀具 Ⅰ型 4 号直形针刀。

6.针刀操作（图 6-5） 针刀松解肱横韧带处的粘连和瘢痕。以结节间沟的压痛点为进针刀点，刀口线和肱二头肌长头方向平行，针刀体与皮肤垂直，按四步进针规程进针刀，达结节间沟骨面，沿结节间沟前、后壁向后、向前分别铲剥 3 刀，以切开部分肱横韧带的粘连和瘢痕。术毕，拔出针刀，局部压迫止血 3 分钟后，创可贴覆盖针眼。

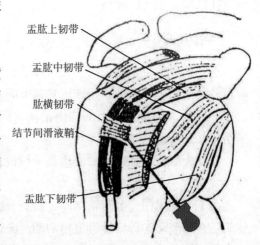

盂肱上韧带
盂肱中韧带
肱横韧带
结节间滑液鞘
盂肱下韧带

图 6-5 肱横韧带针刀松解

【针刀术后手法治疗】

针刀术后，用推、按、擦法作用于肩前部肱二头肌长头肌腱处，或于局部轻轻弹拨。令患者屈曲肘关节，医生握住患肢腕上部做对抗牵拉，将患肢拉至伸直位。

【现代研究】

1. 采用针刀治疗肱二头肌长头腱鞘炎　患者仰卧，肩关节外展 15°~30°，置于身侧。针刀操作：取肩外侧入路，刀口线与肱二头肌长头腱平行，针刀体与该处平面垂直。刺入结节间沟后先行纵行点切法，再将针刀体向肩峰一侧倾斜 45° 左右，向内下方推切 3~4 次。如有韧性结节，可深达骨面，先纵行剥离，再横行推拔。所有患者均不用局麻，单纯用针刀治疗。一般治疗 1 次，必要时 1 周后再治疗 1 次。结果：40 例患者中，显效 23 例，有效 14 例，无效 3 例，总有效率 92.5%。〔俞茂华，汪芳俊，叶扬，等. 针刀治疗肱二头肌长头肌腱炎的临床观察［J］. 浙江中医杂志，2014，19（11）：836–837.〕

2. 采用针刀治疗肱二头肌长头腱鞘炎　患者取坐位，肩关节外展，肘关节屈曲旋后，按压结节间沟痛点，用 1% 利多卡因局麻，4 号针刀在阻滞点进入，刀口线与肌腱走向平行，提插纵行切割腱鞘，当穿过腱鞘时有落空感，肩关节旋内、旋外活动，感觉肌腱阻挡感消失或明显减弱再横行挑拨推动肌腱，手下有松动感后出刀，压迫止血。前臂胸前悬吊制动 24 小时。共治 60 例，术后 1 周，优 56 例（93.3%），良 3 例（5%），无效 1 例（1.7%）。1 年后随访的优良率与 1 周时随访优良率无显著差异。〔孙洪望，孙伟. 针刀治疗肱二头肌长头腱鞘炎 60 例临床观察［J］. 颈腰痛杂志，2009，30（1）：88.〕

第五节　三角肌下滑囊炎

【概述】

外伤和劳损均可导致三角肌下滑囊炎，因该滑膜囊位于三角肌深面，痛点较深，患者主诉含糊，触诊不清楚，所以有时也被误诊为肩峰下滑囊炎。三角肌下囊分泌的滑液主要是供给位于三角肌下面、冈上肌表面的冈上肌筋膜及冈下肌和小圆肌表面的冈下肌筋膜和小圆肌筋膜，使三角肌与上述这些肌肉的肌腱不会因摩擦而受损。一旦三角肌下囊因外伤或劳损而发生病变，这些肌肉和筋膜都将失去润滑，肩部就会出现严重不适感。

【针刀应用解剖】

三角肌下囊（图 6-6）是位于三角肌和肩关节之间的一个滑膜囊，有时此囊与肩峰下囊相通。

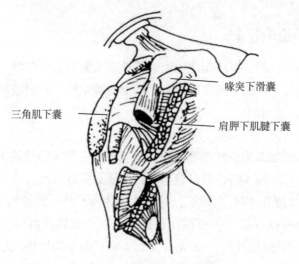

图 6-6　肩关节周围滑囊

喙突下滑囊

三角肌下囊

肩胛下肌腱下囊

【病因病理】

三角肌下囊因受损（外伤和劳损），囊壁的膜性通道被自我修复的瘢痕组织堵塞，囊内的滑液不能排出，使滑囊膨胀，造成酸、胀、痛等感觉。由于失去了滑液的供应，冈上肌、冈下肌、小圆肌筋膜得不到润滑，导致肩部肌肉欠灵活，而有不适感。

【临床表现】

患者主诉肩部酸痛不适，上肢上举、外展困难。慢性期，患者活动上肢时，肩部有摩擦音和弹响声。

【诊断要点】

1. 有外伤史和劳损史。
2. 在肩关节下缘有摩擦音或弹响声。
3. 肩关节下缘三角肌中上部有轻度隆起，皮肤发亮。
4. 让患侧上肢主动外展上举，可使患者肩部疼痛加重而拒绝做此动作。

【针刀治疗】

一、治疗原则

依据针刀医学关于人体弓弦力学系统的理论及疾病病理构架的网眼理论，三角肌下囊属于人体弓弦力学系统的辅助结构，滑囊损伤后，形成瘢痕堵塞滑囊，造成关节囊代谢障碍而产生上述临床表现。用针刀将滑囊切开，排出囊内液体，即可疏通堵塞，治愈该病。

二、操作方法

1. 体位 端坐位。

2. 体表定位 肩关节外侧明显隆起处、三角肌腹部的压痛点。

3. 消毒 在施术部位，用碘伏消毒 2 遍，然后铺无菌洞巾，使治疗点正对洞巾中间。

4. 麻醉 用 1% 利多卡因局部浸润麻醉，每个治疗点注药 1ml。

5. 刀具 Ⅰ 型 4 号直形针刀。

6. 针刀操作（图 6-7） 在定位处进针刀，针刀体与皮肤成 90°角，刀口线和三角肌纤维走向一致，按四步进针规程进针刀，当穿过三角肌时，有较明显的落空感，即到达三角肌下囊，在此纵疏横剥 3 刀，范围 0.5cm。术毕，拔出针刀，局部压迫止血 3 分钟后，创可贴覆盖针眼。

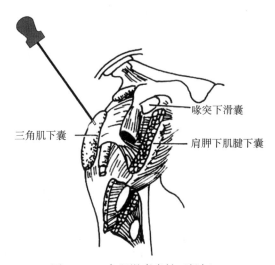

图 6-7 三角肌滑囊炎针刀松解

三、注意事项

针刀在滑囊处剥离，不能到达骨面，否则影响疗效。

【针刀术后手法治疗】

用手指垂直下压滑囊，使囊内的滑液向四周扩散。

【现代研究】

运用小针刀治疗三角肌下囊炎。患者自然端坐，双手置于大腿上，分别于肩关节三角肌隆起处和肩胛冈区寻找治疗点，通常这两个区域内的疼痛点即为治疗点，一般可能有 2~3 处，但治疗时选取其中疼痛最为敏感的 2 点为宜。治疗时用龙胆紫做好标记，碘伏常规消毒，戴一次性无菌帽及口罩、无菌手套，铺无菌洞巾。对三角肌区域的痛点，要顺着肌纤维走向平行直刺，深度约 2cm，切不可深刺至骨面；对肩胛冈区域的痛点，宜顺着肌纤维走向平行直刺，纵行切开。出针后覆盖无菌小纱布块，再用手指指腹下压滑囊，以挤压囊内滑液，使病灶隆起处平复或稍凹陷，然后用创口贴贴住针孔。每周 1 次，一般 1~2 次即愈。治疗结果：46 例中，治愈 39 例，好转 6 例，未愈 1 例，总有效率 97.83%。〔陈红兵. 小针刀治疗三角肌滑囊炎 46 例〔J〕. 中国中医急症，2006，15（1）：45.〕

第六节　肱骨外上髁炎

【概述】

本病的主要原因是伸肌总腱起始部（即肱骨外上髁部）的损伤或撕裂所产生的无菌性炎症。也有学者认为，该病是肱骨外上髁部伸肌总腱起始处的慢性肌筋膜炎，还有学者通过开放性手术观察到穿出伸肌总腱处的血管、神经束受到卡压是本病的病因。

【针刀应用解剖】

肱骨外上髁形态扁平，位于肱骨下端的外侧、肱骨小头的外上方，与内上髁不在一条水平线上，而略高于内上髁。外上髁未包于关节囊内，其前外侧有一浅压迹，为前臂伸肌总腱的起始部。其前方上部为桡侧腕长伸肌腱的起始部，下部为桡侧腕短伸肌腱与指伸肌、小指伸肌腱的起始部；在其后面，由上向下依次为桡侧腕短伸肌、指伸肌、小指伸肌及旋后肌腱的起始部，其最内侧为肘肌的起点。肱骨外上髁的下部还有桡侧副韧带的起始部，并与桡侧腕短伸肌起始腱的纤维交织在一起。

肱骨外上髁的血供较恒定，其来源有二：一支为肱骨滋养动脉的降支；另一支为肱深动脉所发出的分支。

肱骨外上髁处的神经支配，主要有桡神经的前臂背侧皮神经及由桡神经分出的肘肌支分支（图 6-8）。

【病因病理】

该病好发于经常做前臂旋转、伸屈肘关节运动的劳动者或运动员，大多由积累性损伤引起。伸腕肌、伸指总肌、旋后肌附着点处肌腱内部轻度撕裂和局部轻微出血、机化，在自我修复过程中产生的粘连、瘢痕，挤压该处的神经、血管束，引起疼痛。

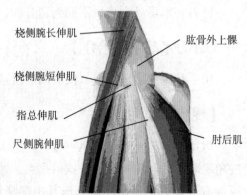

桡侧腕长伸肌　　　　肱骨外上髁
桡侧腕短伸肌
指总伸肌
尺侧腕伸肌　　　　肘后肌

图 6-8　肱骨外上髁结构图

【临床表现】

一般起病缓慢，因急性损伤而发病者较为少见。发病后疼痛涉及肩前部和前臂，局部有时会出现轻度的肿胀，活动前臂后疼痛加重，不能做握拳、旋转前臂动作，握物无力，严重者握在手中的东西会自行掉落。

【诊断要点】

1. 一般无明显外伤史，但常见于有经常使用前臂活动的劳损史者。
2. 肘关节旋转活动受限，肱骨外上髁处压痛明显。
3. 旋臂屈腕试验阳性。

【针刀治疗】

一、治疗原则

依据针刀医学关于人体弓弦力学系统的理论及疾病病理构架的网眼理论，肱骨外上髁处附着的肌腱损伤后引起代偿性的自我修复和自我调节，形成局部的粘连、瘢痕和挛缩，造成局部的力学平衡失调，产生上述临床表现。在慢性期急性发作时，有水肿、渗出刺激神经末梢，而使临床表现加剧。用针刀将损伤的肌腱粘连松解，切开瘢痕，使局部的力学平衡得到恢复，此病即可得到治愈。

二、操作方法

1. 体位 坐位，将肘关节屈曲 90°平放于治疗桌面上。

2. 体表定位 肱骨外上髁顶点为第 1 点，于肱骨外上髁远端 2cm，做伸指伸腕动作，找到桡侧腕长伸肌、桡侧腕短伸肌肌间隙定第 2 点，桡侧腕短伸肌与指总伸肌肌间隙定第 3 点。

3. 消毒 在施术部位，用碘伏消毒 2 遍，然后铺无菌洞巾，使治疗点正对洞巾中间。

4. 麻醉 用 1% 利多卡因局部浸润麻醉，每个治疗点注药 1ml。

5. 刀具 Ⅰ型 4 号直形针刀。

6. 针刀操作（图 6-9）

（1）第 1 支针刀松解伸指伸腕肌总起点的粘连、瘢痕：在肱骨外上髁压痛明显处定点，刀口线和前臂纵轴方向一致，针刀体与皮肤垂直，严格按照四步进针规程进针刀，

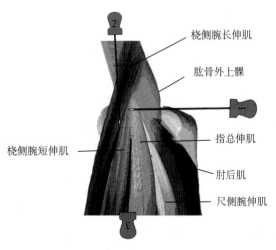

桡侧腕长伸肌
肱骨外上髁
指总伸肌
肘后肌
尺侧腕伸肌
桡侧腕短伸肌

图 6-9 肱骨外上髁炎针刀松解

针刀经皮肤、皮下组织，至肱骨外上髁顶点，先纵疏横剥 3 刀，然后向前沿肱骨外上髁前面的骨面紧贴骨面铲剥 3 刀，范围 0.5cm。

（2）第 2 支针刀松解桡侧腕长伸肌与桡侧腕短伸肌之间的粘连、瘢痕：在第 2 定点处进针刀，刀口线和前臂纵轴方向一致，针刀体与皮肤垂直，严格按照四步进针规程进针刀，针刀经皮肤、皮下组织，达桡侧腕长伸肌与桡侧腕短伸肌肌间隙，纵疏横剥 3 刀，范围 0.5cm。

（3）第 3 支针刀松解桡侧腕短伸肌与指总伸肌之间的粘连、瘢痕：在第 3 定点处进针刀，刀口线和前臂纵轴方向一致，针刀体与皮肤垂直，严格按照四步进针规程进针刀，针刀经皮肤、皮下组织，达桡侧腕短伸肌与指总伸肌肌间隙，纵疏横剥 3 刀，范围 0.5cm。

（4）术毕，拔出针刀，局部压迫止血 3 分钟后，创可贴覆盖针眼。

三、注意事项

肱骨外上髁炎一般经 3 次针刀治疗可痊愈，若 3 次针刀治疗后无明显疗效，应考虑是否合并颈椎病，再仔细询问病史，检查患侧上肢有无感觉过敏或感觉迟钝，如有颈椎病相关其他表现，应按颈椎病进行针刀治疗。

【针刀术后手法治疗】

患者取端坐位，医生坐于患者患侧，右手持患侧腕部使患者前臂处于旋后位，左手用屈曲的拇指端压于肱骨外上前方，其余 4 指放于肘关节内侧，医生以右手逐渐屈曲患者肘关节至最大限度，左手拇指用力按压患者肱骨外上前方，然后再伸直肘关节，同时医生左手拇指推至患肢桡骨头前面，沿桡骨头前外缘向后弹拨腕伸肌起点，术后患者有桡侧 3 指麻木感及疼痛感减轻的现象。弹拨方法很多，亦可将患肢前臂旋后、曲肘，安置桌上，肘下垫以软物。医生以双手食指和中指将肱桡肌与伸腕肌向外扳，然后嘱患者将患侧前臂旋前，用拇指向外方推邻近桡侧腕长伸肌和桡侧腕短伸肌，反复数次。

【现代研究】

1. 采用针刀松解术配合康复训练治疗肱骨外上髁炎 针刀松解术：患者取仰卧位，在伸指伸腕肌总腱起点，桡侧腕长伸肌、桡侧腕短伸肌之间，桡侧腕短伸肌与指总伸肌之间各定 1 点，患侧常规消毒铺巾后，采用 1% 利多卡因局部麻醉。医生严格无菌操作，取汉章Ⅰ型 4 号直形针刀，垂直皮肤进针刀，经过皮肤、浅筋膜及深筋膜直达肱骨外上髁骨面，纵疏横剥 2 刀，然后沿骨面进行铲剥，直至刀下有松动感为宜。局部按压止血，创可贴覆盖针眼。针刀术后，医生逐渐屈曲患者肘关节至最大限度，另一手拇指用力按压肱骨外上前方，同时弹拨腕伸肌起点，重复数次。康复训练分为离心运动练习和桡侧腕短伸肌的静力牵拉练习。①离心运动练习：练习时，患者取仰卧位，肘关节伸直放置于床面上，前臂旋前使手掌向下并悬垂在床沿边。首先，手腕尽量背伸至最大程度，然后手腕逐渐放松，以健侧手帮助患侧手回到背伸位置。

在练习中，患者可能出现中度疼痛，但不影响练习。若疼痛严重且影响关节功能，则应停止练习。②桡侧腕短伸肌的静力牵拉练习：练习时，患者取仰卧位，肘关节完全伸直，在健侧手的辅助下使前臂尽力旋前，手腕尽量屈曲并尺偏。根据患者的疼痛感受决定其肘部活动幅度，保持此位置后放松，间歇后重复此动作。患者在医生的指导下练习，2种运动每日各练习数次。针刀治疗每周1次，如1次未愈者，1周后进行第2次治疗，但最多不超过2次，2周后进行疗效评定。结果：35例患者，痊愈18例（51.4%），显效7例（20.0%），改善7例（20.0%），无效3例（8.57%），总有效率91.4%。〔曹文吉，杨新国. 针刀松解术配合康复训练治疗肱骨外上髁炎的临床观察［J］. 湖北中医药大学学报，2016，18（2）：88-90.〕

2. 采用小针刀治疗肱骨外上髁炎　患者取坐位，患肢屈肘90°放于治疗床上，以肱骨外上髁最痛点作为针刀进针点。消毒后进针，刀口线与腕背伸肌肌纤维方向一致，针刀体垂直于皮肤，刺达骨面，纵行疏通剥离。有软组织变性纤维化硬结者，可稍提针刀，依损伤范围大小散切几刀，将腱膜和深筋膜切开。每周1次，共2次。结果：32例患者，优20例，良6例，可4例，差2例，总有效率93.8%。〔刘忠毅. 小针刀治疗肱骨外上髁炎疗效观察［J］. 实用中医药杂志，2016，32（7）：706-707.〕

第七节　肱骨内上髁炎

【概述】

肱骨内上髁炎常由损伤或劳损引起，表现为肱骨内上髁处及周围软组织疼痛。传统观念认为本病多见于学生，又称学生肘。

【针刀应用解剖】

肱骨的下端较宽扁，呈三角形，并微向前卷曲，与肱骨骨干的长轴形成一50°~80°的前倾角。肱骨的两端变宽而向两侧隆起的部分，称为肱骨内、外上髁。肱骨内上髁较大，突出显著，故易于皮下触及，但低于肱骨外上髁平面。与肱骨外上髁相同，肱骨内上髁亦位于关节囊外。

肱骨内上髁（图6-10）前下的结构较粗糙，由上向下依次为旋前圆肌、桡侧腕屈肌、掌长肌及指浅屈肌的附着点。其后面最内侧的上方有尺侧腕屈肌附着，下方有尺侧副韧带附着。肱骨内上髁的后外侧部分较光滑，有一纵行的浅沟，称为尺神经沟，有同名神经走行于其内，该沟与肱骨内上髁、尺侧腕屈肌、尺侧副韧带等构成一管状结构，称为肘管，内有尺神经、尺侧返动脉等通过。尺神经于肘管的上方发出肘关节支，该神经在肘管处或在出肘管后发出肌支。

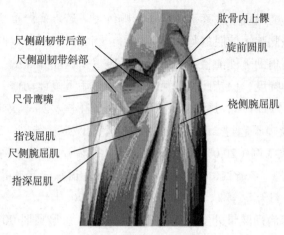

尺侧副韧带后部
尺侧副韧带斜部
尺骨鹰嘴
指浅屈肌
尺侧腕屈肌
指深屈肌

肱骨内上髁
旋前圆肌
桡侧腕屈肌

图 6-10　肱骨内上髁结构

肱骨内上髁的血供主要来自尺侧上、下副动脉及尺侧返动脉、骨间返动脉所发出的滋养动脉的降支，其经肱骨内上髁的内侧与后侧进入内上髁部。

肱骨内上髁的神经支配主要来自肌皮神经所发出的骨膜支。

【病因病理】

急性牵拉和积累性损伤引起肱骨内上髁处的屈肌总腱和旋前圆肌腱起点部位部分断裂、出血或渗出。长期伏案工作使肱骨内上髁受压，引起缺血，在修复过程中形成粘连、瘢痕，肌腱挛缩，引起顽固性疼痛。瘢痕、粘连也可挤压尺神经皮支，引起神经性疼痛。

【临床表现】

患者肘内侧疼痛，病情时轻时重。急性发作时，患肢肘关节屈曲和前臂旋前时疼痛加重，使肘关节活动受限，严重影响日常生活。

【诊断要点】

1. 多见于青壮年，有肘部急性损伤或肘部慢性劳损史。
2. 肱骨内上髁处有疼痛及压痛，有时可在肱骨内上髁处触及黄豆大小的硬性结节。
3. 肘关节屈曲和前臂用力旋前时，疼痛加剧。

【针刀治疗】

一、治疗原则

依据针刀医学关于人体弓弦力学系统的理论及疾病病理构架的网眼理论，肱骨内上髁处附着的肌腱损伤后，引起粘连、瘢痕和挛缩，造成肘内侧端的力学平衡失调，产生上述临床表现。用针刀将肱骨内上髁附着点处的粘连松解，切开瘢痕，使肘内侧端的力学平衡得到恢复，此病即可得到治愈。

二、操作方法

1.体位 仰卧位，肩关节外展90°，肘关节屈曲90°置于治疗床上。

2.体表定位 肱骨内上髁压痛明显处。

3.消毒 在施术部位，用碘伏消毒2遍，然后铺无菌洞巾，使治疗点正对洞巾中间。

4.麻醉 用1%利多卡因局部浸润麻醉，每个治疗点注药1ml。

5.刀具 Ⅰ型4号直形针刀。

6.针刀操作（图6-11） 常规消毒铺巾，在肱骨内上髁部位找到压痛最明显处，刀口线和前臂纵轴方向一致，针刀体与皮肤呈90°，按照四步进针规程进针刀，经皮肤、皮下组织，达肱骨内上髁顶点，先纵疏横剥3刀，然后调转刀口线，紧贴骨面铲剥3刀，范围0.5cm。术毕，拔出针刀，局部压迫止血3分钟后，创可贴覆盖针眼。

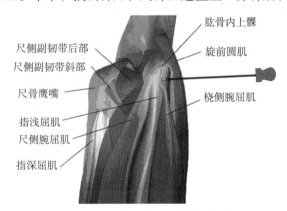

图6-11 肱骨内上髁炎针刀松解

三、注意事项

治疗过程中注意勿伤及尺神经，如在施术过程中，患者前臂尺侧或者小指麻木，说明针刀碰到了尺神经，应将针刀退至皮下，稍调整角度后再进针刀（图6-12）。

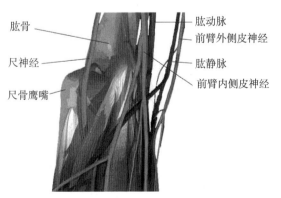

图6-12 肱骨内上髁周围的重要神经与血管结构

【针刀术后手法治疗】

针刀术后行旋臂过伸理筋法治疗。患者取坐位，术者立于患侧，用一手托握患侧肘部，另一手握患侧腕部，先将肘关节屈曲、前臂外旋，嘱患者充分伸腕，再用力托肘，将肘关节过伸；随后，在肘过伸位用中指和无名指推理、按压屈指肌腱数遍，以达舒筋活络之功效。

【现代研究】

采用杨氏 3A+ 疗法"肘五针"埋线针刀治疗肱骨内上髁炎。主穴：杨氏 3A+"肘五针"内上髁点周围阳性点；配穴：外上髁点、旋前圆肌点、鹰嘴点、肘管点。操作：患者取坐位，患肢伸直外旋，伸平约 180°，掌面向上置于桌上，术者正对坐于患者的肘部前方，戴检查手套，用无菌定点笔定点，术区消毒后换戴无菌手术手套并铺无菌洞巾；选用 3.4cm 长 7 # 埋线针刀，取出针芯，术者押手再次定点并按压固定皮肤，刺手呈"OK"持针法，刀口线与前臂纵轴平行，针刀体与肱骨内上髁皮面垂直快速刺入，直达肱骨内上髁骨面。此处软组织较薄，轻轻松开针刀柄，任刀锋"浮"起，然后做纵横切摆；如针刀下有骨样物，则使针刀体与身体水平面呈 45°左右将骨嵴样物铲平即可。此后，亦可在骨膜外，将针刀体向一侧倾斜，几乎与皮面平行，向皮下刺入约 10mm，在骨膜外行摆动，360°~720°，以求较彻底地松解肱骨内上髁处软组织。针刀下有松动感后，缓慢出针并按压针孔，针孔处覆盖创可贴。配穴操作方法同上。15 日 1 次，3 次为 1 个疗程。共治 30 例，痊愈 10 例（33.33%），有效 18 例（60.00%），无效 2 例（6.67%），总有效率 93.33%；1 个月后随访复发率 16.67%.〔李登科，杨才德. 杨氏 3A+ 疗法"肘五针"埋线针刀治疗肱骨内上髁炎临床观察［J］. 中国中医药现代远程教育，2017，15（14）：113-115.〕

第八节 尺骨鹰嘴滑囊炎

【概述】

尺骨鹰嘴滑囊炎，又称肘后滑囊炎，本病多发于矿工，故又称"矿工肘"。患肢功能严重受限，尤其做伸屈活动时，肘后疼痛尤甚，用常规手法、药物治疗很难奏效。过去多用手术治疗，局部麻醉下行手术切除，多会影响患者肘关节的伸屈运动。

【针刀应用解剖】

尺骨鹰嘴滑囊由 3 个滑膜囊组成：鹰嘴皮下囊，在尺骨鹰嘴和皮肤之间，最为表浅；鹰嘴腱内囊，在肱三头肌腱内；肱三头肌腱下囊，在肱三头肌和尺骨鹰嘴之间，鹰嘴腱内囊的深部。

【病因病理】

在正常情况下，鹰嘴皮下囊、鹰嘴腱内囊和肱三头肌腱下囊可分泌滑液，润滑肱三头肌及有关筋膜。肘关节背面局部撞击可使滑囊发生急性损伤，滑液渗出增多，局部肿胀、疼痛。待自我修复后，滑囊由于瘢痕闭锁不能正常分泌滑液，而引起尺骨鹰嘴滑囊肿痛和肘关节制动。肘部长期触地磨损可引起积累性损伤，而使尺骨鹰嘴滑囊壁增厚、纤维化，局部轻度肿胀，皮下可有摩擦感，或能触及块状韧性结节。

【临床表现】

患侧肘关节背面胀痛，局部肿胀。肘关节呈半曲状态，伸肘时疼痛加剧。

【诊断要点】

1. 有外伤史或劳损史。
2. 肘关节背面疼痛，伸屈受限。
3. 可在肘关节背面扪及囊样肿物，质软，有轻度移动感、波动感，压痛轻微。
4. 注意与肱三头肌肌腱炎和尺骨鹰嘴骨折相鉴别。肱三头肌肌腱炎疼痛部位在肘关节背面，但无膨胀、波动感，无囊样肿物，肱三头肌对抗阻力时疼痛加剧。尺骨鹰嘴骨折有明显外伤史，疼痛剧烈，压痛明显，可触及骨擦音，结合 B 超检查对该病的诊断有很大帮助。

【针刀治疗】

一、治疗原则

依据针刀医学关于人体弓弦力学系统的理论及疾病病理构架的网眼理论，尺骨鹰嘴滑囊属于弓弦力学系统的辅助结构，滑囊损伤后，滑液囊由于瘢痕而闭锁，产生上述临床表现。肱三头肌及有关筋膜失去滑液的润滑而表现为肿痛，用针刀将囊壁粘连松解，使肘关节背面的力学平衡得到恢复，此病即可得到治愈。

二、操作方法

1.体位 坐位，患肢屈曲 45°。
2.体表定位 尺骨鹰嘴压痛明显处。
3.消毒 在施术部位，用碘伏消毒 2 遍，然后铺无菌洞巾，使治疗点正对洞巾中间。
4.麻醉 用 1% 利多卡因局部浸润麻醉，每个治疗点注药 1ml。
5.刀具 Ⅰ型 4 号直形针刀。

6. 针刀操作（图 6-13）

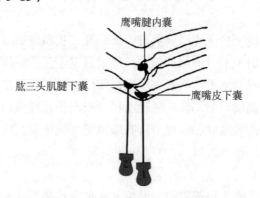

鹰嘴腱内囊

肱三头肌腱下囊

鹰嘴皮下囊

图 6-13　尺骨鹰嘴滑囊炎针刀松解

（1）第 1 支针刀松解鹰嘴皮下囊痛点：如痛点在肘关节背面皮下稍偏远侧，为鹰嘴皮下囊，以痛点为进针点，针刀体与尺骨背面进针点的骨平面垂直，刀口线与肱三头肌走向平行，按照四步进针规程进针刀，经皮肤、皮下组织，达骨平面，切勿刺入肘关节囊，以免损伤尺神经，纵行切开 3 刀，再横行剥离后出针，覆盖好无菌纱布块后，以拇指腹按压进针点片刻，并将患肢过伸、过屈 2 次即可。

（2）第 2 支针刀松解肱三头肌腱下囊或者鹰嘴腱内囊痛点：如痛点在鹰嘴尖部的关节间隙处，即为鹰嘴腱内囊或肱三头肌腱下囊，较浅的为前者，较深的为后者。在痛点处进针，针刀体与进针处皮肤平面约成 90° 角，略向近侧倾斜，刀口线和肱三头肌走向平行，按照四步进针规程进针刀，经皮肤、皮下组织，达鹰嘴尖部骨平面，痛点较浅者不要达骨面，切勿刺入肘关节囊，以免损伤尺神经，做切开剥离 3 刀后出针，覆盖好无菌纱布块，以拇指腹按压进针点片刻，并将患肢过伸、过屈 2 次即可。

【针刀术后手法治疗】

术后用力垂直下压滑囊，以排出囊内液体。

【现代研究】

采用杨氏 3A+ 疗法"肘五针"埋线针刀治疗尺骨鹰嘴滑囊炎。"肘五针"的定点：①外上髁点。②内上髁点。③旋前圆肌点。④鹰嘴点。⑤肘管点。线体及针刀的选择：①针具采用兰州大学第一医院杨才德教授发明的 3.4cm 长 7# 埋线针刀；②线体选用 2cm 长 4~0 的 PGA 线体，将对折后的线体一半穿入埋线针刀内，一半留于埋线针刀外。后取出针芯，将一段约 2cm 的 PGA 线放入穿刺针的前端，线体在针孔内外的长度基本保持一致，使 PGA 线体呈"V"字型，在刺入穴位时，线在针尖处被压而形成对折，在确保针孔外的线体进入皮肤并获得针感后，旋转并将穿刺针退出，再埋入线体，针孔处覆盖创可贴。操作方法：患者取俯卧、头前屈位，术者坐于患者的肘前方，并佩戴检查手套，用定点笔定点，术区消毒。术者换戴无菌手术手套并铺无菌洞巾。术者左手拇指再次定点并按压、固定皮肤，右手拇、食二指持穿有PGA线体的杨氏埋线针刀，右手中指及无名指指端支于操作点旁，并将埋线针刀的孔斜面及外露线体朝向左手拇指。刀口线平行于身体纵轴，针刀体与皮面切线位垂直，快速刺入皮肤，直达鹰嘴骨面，提起刀锋，约为刺入深度的一半时（即浅筋膜之浅面），切开浅、深筋膜及由该处经过的肌组织，并呈线状切开2~4刀，然后纵行疏通，横行剥离，待刀下有松动感后，缓慢出针并按压针孔，观察不出血后用无菌贴贴敷。2次为1个疗程，每15天1次。第2次埋线针刀将直接松解。治疗1个疗程后评价疗效。结果：治疗110例，痊愈72例，显效28例，有效6例，无效4例，总有效率96.00%。〔肖菊层，杨才德. 杨氏3A+疗法"肘五针"埋线针刀治疗尺骨鹰嘴滑囊炎疗效观察［J］. 中国中医药现代远程教育，2017，15（21）：100-102.〕

第九节　桡骨茎突狭窄性腱鞘炎

【概述】

本病是指发生于桡骨茎突骨－纤维管道的损伤性炎症，以该部位疼痛为主要表现，疼痛可放射到手指和前臂，多发生于新产妇及照顾婴幼儿的中老年妇女。

【针刀应用解剖】

桡骨下端外侧面粗糙，向远侧延伸为茎突，茎突基底稍上方有肱桡肌附着，茎突末端有桡侧副韧带附着。在桡骨茎突的外侧，有1条浅沟，拇长展肌腱及拇短伸肌腱共同经此沟外面的骨纤维性腱管到达拇指，腕背韧带附着于桡骨下端的外侧缘及桡骨茎突（图6-14）。

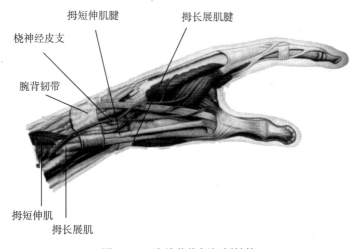

拇短伸肌腱　拇长展肌腱
桡神经皮支
腕背韧带
拇短伸肌
拇长展肌

图6-14　腕关节桡侧解剖结构

【病因病理】

在腕部桡骨远端茎突处有一腱鞘，鞘内有拇长展肌腱和拇短伸肌腱通过，进入拇指背侧。正常情况下，两肌腱只能紧密地通过这一坚韧的腱鞘。由于腱沟表浅而狭窄，底面凹凸不平，沟面又覆盖着伸肌支持带，加上长时间外展拇指时，肌腱在狭窄的腱鞘内不断地运动、摩擦，造成积累性劳损，使腱鞘组织纤维轻度撕裂、破裂，轻度出血、水肿，在水肿吸收和修复过程中，腱鞘内壁瘢痕不断增厚而狭窄，使两肌腱受挤压和粘连。由于腱鞘内层不断形成瘢痕，在一定条件下，鞘内肌腱发生粘连，肌肉又受挤压，在拇指做勉强外展、内收活动时，造成肌腱和鞘内壁的撕裂，使拇长展肌和拇短伸肌腱痉挛、疼痛，局部肿胀。

【临床表现】

一般发病缓慢，桡骨茎突周围疼痛，疼痛可放射到手指和前臂。常可见腕部有肿胀或肿块，拇指和腕部活动受限。

【诊断要点】

1. 桡骨茎突处压痛明显。
2. 握拳尺偏试验阳性。让患侧拇指内收屈曲放于掌心，握拳，再使腕部向尺侧倾斜，可引起桡骨茎突处剧烈疼痛。

【针刀治疗】

一、治疗原则

依据针刀医学关于人体弓弦力学系统的理论及疾病病理构架的网眼理论，桡骨茎突部腱鞘损伤后，引起粘连和挛缩，造成腱鞘内外的力学平衡失调，而产生上述临床表现。在慢性期急性发作时，有水肿、渗出刺激神经末梢，使临床表现加剧。用针刀切开部分腱鞘，使桡骨茎突部的力学平衡得到恢复，此病即可得到治愈。

二、操作方法

1.体位 坐位，患者握拳将患侧腕部放于治疗桌面上。
2.体表定位 在桡骨茎突压痛明显处定位。
3.消毒 在施术部位，用碘伏消毒 2 遍，然后铺无菌洞巾，使治疗点正对洞巾中间。
4.麻醉 用 1% 利多卡因局部浸润麻醉，每个治疗点注药 1ml。
5.刀具 Ⅰ型 4 号直形针刀。
6.针刀操作（图 6-15） 常规消毒后，针刀刀口线和桡动脉平行，针刀体与皮肤垂直刺入，感觉刀下有韧性感，用提插刀法在纤维鞘管上切 3 刀，然后针刀达骨面，在腱鞘内纵疏横剥3刀。术毕，拔出针刀，局部压迫止血3分钟后，创可贴覆盖针眼。

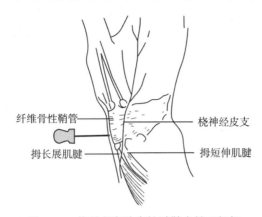

图6-15　桡骨茎突狭窄性腱鞘炎针刀松解

三、注意事项

1. 找准解剖位置，勿伤及桡动脉。

2. 如肿胀、粘连严重，应注意勿损伤桡神经皮支，方法是进针刀速度不可过快，只要按四步进针规程操作，在进针过程中，完全可以避开桡神经皮支。

3. 针刀治疗1次后，未治愈者，5天后再做1次，一般不超过3次即可痊愈。

【针刀术后手法治疗】

先用拇指重点揉按桡骨茎突部及其上下方，达到舒筋活血的目的。然后一手握住患侧腕部，另一手食指及中指夹持拇指，其余手指紧握患者其他四指进行对抗牵引，并使患者腕部向尺侧和掌侧屈曲，同时，缓缓旋转推按桡骨茎突，重复操作4次。

【现代研究】

1. 运用针刀松解术治疗桡骨茎突狭窄性腱鞘炎　患者取坐位，握拳将患侧腕部置于治疗台上，用龙胆紫在桡骨茎突压痛明显处定位，作为针刀松解术进针点。常规活力碘消毒，铺无菌洞巾，1%利多卡因局部麻醉。术者戴无菌手套，刀口线和桡动脉平行，针刀体与皮肤垂直刺入，感觉针刀下有韧性感，用提插刀法在纤维管鞘上切3刀，然后针刀到达骨面，在腱鞘内纵疏横剥3刀，出针刀后，创可贴覆盖针眼。针刀后进行手法治疗，医者用拇指按揉桡骨茎突部及其上下方，然后一手握住患侧腕部，另一手食指及中指夹持患者拇指，其余手指紧握患者其他四指进行对抗牵引，并使患者腕部向尺侧和掌侧屈曲，同时缓缓旋转推按桡骨茎突，重复操作3~4次。术后嘱患者口服抗生素，早晚各1次，连服3天。结果：35例患者中，治愈29例，显效2例，有效3例，无效1例，总有效率97.1%。〔刘瀛，吴绪平. 针刀松解术治疗桡骨茎突狭窄性腱鞘炎临床观察［J］. 湖北中医杂志，2012，34（6）：60-61.〕

2. 采用V型小针刀配合封闭治疗桡骨茎突狭窄性腱鞘炎　嘱患者握拳尺偏，腕关节下方垫一软枕，手腕正立放于治疗桌上，以患肢桡骨茎突为进针点做标记，碘伏术区常规消毒，铺巾。1% 利多卡因 2ml 行术区皮肤局部浸润麻醉。麻醉生效后，手术者持 V 型小针刀于进针点和皮肤成 30°角刺入皮下，直达拇长展肌和拇短伸肌位于桡骨茎突的腱鞘，注意不要深至骨面。嘱患者背伸拇指，针尾无摆动情况，若出现针尾摆动情况，提示针刀刺入肌腱，此时需稍稍退针，直至针尾摆动消失。沿肌腱走行方向由近向远端行纵向切割，切割时触及腱鞘撕裂感，此操作中一般向前切割 0.5cm即可，患者拇指背伸自如即可。封闭治疗药物采用 1% 利多卡因 1ml 和曲安奈德注射液 20mg 制成的混悬液，退针后以无菌纱布压迫伤口 5 分钟后用创可贴包扎穿刺点。术后随访 3~6 个月。结果：50 例患者中，治愈 42 例，好转 6 例，无效 2 例，总有效率 96%。〔王颖，张守平，孙莉莉，等．V 型小针刀配合封闭治疗桡骨茎突狭窄性腱鞘炎 100 例疗效对比观察［J］．中国实用医药，2014，9（2）：38-39.〕

第十节　屈指肌腱鞘炎

【概述】

由于手指伸屈频繁，屈指肌腱和腱鞘因摩擦劳损而发病，尤其以拇指和食指腱鞘炎最为常见。另外由于手指掌侧指横纹处无皮下组织，皮肤直接与腱鞘相连。外伤直接可达腱鞘处造成腱鞘炎。因此，屈指肌腱鞘炎大多发生在手指掌侧指横纹处。

【针刀应用解剖】

屈指肌腱鞘包绕指浅屈肌腱和指深屈肌腱，此腱鞘由外层腱纤维鞘及内层滑液鞘组成。腱纤维鞘是由掌侧深筋膜增厚所形成的管道，附着于指骨关节囊的两侧，对肌腱起着固定和润滑的作用。肌腱滑液鞘是包绕肌腱的双层套管状的滑液鞘，分脏层和壁层。脏层包绕肌腱，壁层紧贴腱纤维鞘的内侧面。滑液鞘起着保护和润滑肌腱、避免摩擦的作用。

【病因病理】

屈指肌腱鞘炎由摩擦劳损引起。损伤后，腱鞘修复瘢痕，滑液分泌减少，使摩擦损伤加剧。

【临床表现】

患指伸屈受限，多在指掌侧指横纹处疼痛，或有肿胀，严重者不能执筷和扣纽扣，若病程迁延日久，患者多诉指关节处有弹响声。在压痛点处多可触及条索状、块状硬结。

【诊断要点】

1. 手指损伤或劳损史。
2. 手指掌面指横纹处疼痛、压痛，夜间较甚。
3. 手指伸屈功能障碍。

【针刀治疗】

一、治疗原则

依据针刀医学关于人体弓弦力学系统的理论及疾病病理构架的网眼理论，屈指肌腱鞘损伤后，引起粘连、瘢痕和挛缩，造成局部力学平衡失调，产生上述临床表现。该病的病理构架是一个半环状腱鞘卡压屈指肌腱，用针刀切开腱鞘纤维环，手指部的力学平衡即可得到恢复。

二、操作方法

1. 体位 坐位，拇指外展，掌心向上平放于治疗台上。

2. 体表定位 在拇指及2~5指掌指关节掌侧触到串珠状硬结处定位，作为针刀闭合性手术进针点。

3. 消毒 在施术部位，用碘伏消毒2遍，然后铺无菌洞巾，使治疗点正对洞巾中间。

4. 麻醉 用1%利多卡因局部浸润麻醉，每个治疗点注药1ml。

5. 刀具 Ⅰ型4号斜刃针刀。

6. 针刀操作（图6-16、图6-17）

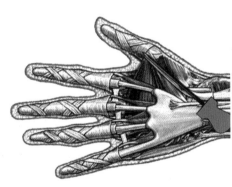
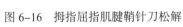
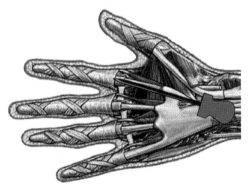

图6-16　拇指屈指肌腱鞘针刀松解　　　图6-17　食指、环指屈指肌腱鞘针刀松解

（1）第1支针刀松解拇指屈指肌腱鞘：摸清楚增厚串珠状腱鞘，从"串珠"的近端进针，斜面刀刃向上，刀口线与拇指屈指肌腱走行方向一致，针刀体与皮肤成90°角刺入。通过皮肤达皮下组织即有一落空感，此时，将针刀体向拇指近端倾斜，使针刀体与拇指皮肤面成0°角，刀下寻找环形卡压腱鞘近侧后，将针刀推入腱鞘，边推

边切，直到有落空感为止。

（2）第2支针刀分别松解食指、环指的屈指肌腱鞘：摸清楚增厚串珠状腱鞘，从"串珠"的近端进针，斜面刀刃向上，刀口线与食指屈指肌腱、环指屈指肌腱走行方向一致，针刀体与皮肤成90°角刺入。通过皮肤达皮下组织即有一落空感，此时，将针刀体向手指近端倾斜，使针刀体与手指皮肤面成0°角，刀下寻找环形卡压腱鞘近侧后，将针刀推入腱鞘，边推边切，直到有落空感为止。

（3）术毕，拔出针刀，局部压迫止血3分钟后，创可贴覆盖针眼。

三、注意事项

1. 针刀松解拇指的纤维鞘时，由于拇指处于外展位，故拇指肌腱的走行方向与其他4指肌腱的走行方向是不一致的。所以，针刀体要与拇指的肌腱走行一致，而不能与其他4指的肌腱走行方向一致。反之，在做其他4指的纤维鞘切开时，针刀体要与其肌腱走行方向一致，而不能与拇指肌腱的走行方向一致，否则容易切断肌腱，导致针刀治疗失败，引起医疗事故的发生（图6-18）。

2. 针刀不穿过肌腱到骨面进行切割，因为环形卡压纤维鞘较厚，如想通过在骨面上的纵疏横剥将卡压环铲开，针刀必然要经过肌腱到骨面，纵疏横剥对肌腱的损伤就会明显加大，造成术后反应加重，功能恢复的时间明显延长。

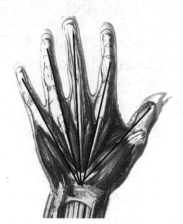

图6-18　各屈指肌腱走行方向

【针刀术后手法治疗】

针刀术后，嘱患者过度掌屈、背屈手指3下。

【现代研究】

1. 采用特种针刀治疗屈指肌腱鞘炎　以拇指屈指肌腱鞘炎为例加以介绍。患者患肢掌心向上放置于治疗台上，拇指尽量伸直，在拇指掌指关节掌面压痛结节处远端用记号笔定位。常规活力碘消毒，铺无菌洞巾，1%利多卡因局部麻醉，术者戴无菌手套，先用斜刃针刀，刀刃向上，刀口线与拇指长轴一致，针刀体与皮肤垂直，严格按照四步进针规程从定位处进针刀。针刀通过皮肤达皮下组织即有一落空感，然后将针刀体向拇指远端倾斜，直到与拇指皮肤面成0°角，刀下寻找环形卡压腱鞘远端后，将针刀推入腱鞘，边推边切，直到有落空感为止，将狭窄的腱鞘切开，以松解腱鞘与肌腱的粘连。然后拔出斜刃针刀，使用特种弧形针刀。刀口线与拇指屈指肌腱走行方向一致，针刀体与皮肤垂直，严格按照四步进针规程进针刀，针刀经拇指屈指肌腱旁边达指骨骨面后铲剥2~3刀，以松解腱鞘与骨面的粘连。出刀后患者主动活动拇指，感觉不到弹响感，拇指伸指功能恢复正常，为手术成功标准。术毕嘱患者伤口保持清洁干燥，超短波理疗 1 周，每日 1 次。3 日后每日行患指屈伸功能锻炼 2 次，每次 10 遍。14 日后复诊。结果：39 例患者，治愈 37 例，好转 1 例，无效 1 例，治愈率 94.87%。〔万碧江，张天民，吴绪平，等．特种针刀治疗屈指肌腱鞘炎临床疗效观察［C］．中国湖北十堰：全国第三届针刀治疗膝关节病学术研讨会论文汇编，2013：154-157.〕

2. 采用小针刀治疗屈指肌腱狭窄性腱鞘炎　①体位与定点：仰卧位，手掌平放于治疗台上。检查屈指肌腱鞘起始点，拇指为掌指关节横纹正中近缘，2~4 指为掌指关节掌侧横纹中点近端 1~1.5cm 处，2、4 指略靠掌正中，触及压痛、硬结及条索样肿胀时，嘱患者屈伸有滑动的轨迹，在其正中用记号笔标定。②操作：术野常规消毒，铺无菌洞巾。患指伸展并固定，局麻后使用小针刀刺入腱鞘，并嘱患者屈伸患指，以进针点皮肤为支点，顺腱鞘方向，与患指呈相反方向反复滑动刀刃，对刃下挛缩腱鞘、滑车进行切割松解，至患指屈伸滑利、无障碍、无异响止。压迫针眼两端鞘管，至无血液、鞘液流出后敷料包扎，制动、术区忌水 3 日。共治 30 例，治愈 28 例，好转 1 例，无效 1 例，有效率 96.7%。〔唐流刚．小针刀治疗屈指肌腱狭窄性腱鞘炎的疗效观察［J］．成都中医药大学学报，2016，39（4）：26-28.〕

第十一节　腕背侧腱鞘囊肿

【概述】

本病是指关节囊或腱鞘附近某些组织的黏液变性所形成的囊肿，有单房性和多房性之分。囊肿壁的外壁由纤维组织构成，内壁与关节滑膜相似，囊内充满无色透明胶样黏液，与滑囊不同。囊腔可与关节腔或腱鞘相通，但也有与关节腔及腱鞘不相通而成闭锁患者。

【针刀应用解剖】

手背的皮肤较薄，有毛和皮脂腺，富有弹性。伸指肌腱和浅静脉在皮下均可见。手背的浅筋膜较为丰富，浅静脉在皮下吻合形成手背静脉网，收集手指及手背浅、深部的静脉血液。皮神经有桡神经浅支和尺神经手背支，其分别分布于手背桡侧半和尺侧半的皮肤。手背深筋膜可分为浅、深两层，浅层是腕背侧韧带的延续，其与伸指肌腱相结合，构成了手背腱膜。手背浅筋膜、手背腱膜和手背深筋膜深层三者间构成两个筋膜间隙，即腱膜下间隙和手背皮下间隙。

【病因病理】

腱鞘囊肿与关节腔或腱鞘滑膜腔密切相关，可因外伤后局部形成淤积而造成。多数学者认为它是关节囊或腱鞘中多余的结缔组织发生黏液样变性所致。

【临床表现】

囊肿生长缓慢，患者自觉局部酸痛或疼痛，发生于皮下，呈圆形或椭圆形，大小不一，发生于腕部背侧的一般在 2~3cm。手握物或按压时疼痛。

【诊断要点】

1. 多见于青年和中年，女性多于男性。

2. 囊肿突起于皮面，质软而伴有张力感，呈圆形或椭圆形，大小不一，手握物或按压时疼痛。

【针刀治疗】

一、治疗原则

依据针刀医学关于人体弓弦力学系统的理论及疾病病理构架的网眼理论，腕背侧腱鞘损伤后，引起粘连和挛缩，造成鞘内外的力学平衡失调，而产生上述临床表现。针刀切开部分腱鞘，并挤压囊肿，使囊肿内容物进入组织间隙，人体将其吸收，此病即可得到治愈。

二、操作方法

1. 体位 坐位，患肢屈腕位。

2. 体表定位 用定点笔在手指肿块突出处定位，作为针刀闭合性手术进针点。

3. 消毒 在施术部位，用碘伏消毒 2 遍，然后铺无菌洞巾，使治疗点正对洞巾中间。

4. 麻醉 用 1% 利多卡因局部浸润麻醉，每个治疗点注药 1ml。

5. 刀具 Ⅰ型 4 号直形针刀。

6. 针刀操作（图 6-19、图 6-20） 于定位点进针，刀口线与伸指伸腕肌腱走行方向一致，针刀体与皮肤成 90°角刺入。通过皮肤达皮下组织，刺破囊壁，即有一落空感，此时，缓慢进针刀，感觉刀下有轻微阻塞感时，即到了腱鞘囊肿的基底部，也就是囊肿的生发组织层，纵疏横剥 3 刀，范围 0.5cm，以破坏囊肿的生发细胞层，然后稍提针刀，按

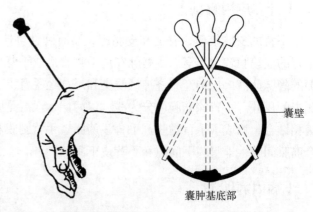

囊壁

囊肿基底部

图 6-19 腕背侧腱鞘囊肿针刀进针点

图 6-20 腱鞘囊肿针刀松解示意图

"十"字形，分别穿破囊壁四周后出针刀。术毕，拔出针刀，局部压迫止血3分钟后，创可贴覆盖针眼。

【针刀术后手法治疗】

针刀术后于屈腕位，医生用拇指强力按压囊肿2次，用纱布团压在囊肿表面，加压包扎5天后再松开。

【现代研究】

1. 采用小针刀治疗腕背侧腱鞘囊肿 患者取坐位，患肢外展，伸腕，用划线笔在腕关节背侧囊肿突出部位准确定位，常规消毒铺巾，用0.5%~1.0%利多卡因行局部浸润麻醉。于囊肿中央点进针刀，刀口线与背伸肌腱走行方向一致，针刀体与皮肤垂直刺入，刀刃刺穿皮肤、皮下组织到达囊肿壁，当刺破囊肿壁时有一明显落空感。继续缓慢推进针刀，当感觉刀刃遇到阻力时，即到达了囊肿的基底部，也就是囊肿的生发组织层。此时用针刀的刀刃在基底部囊肿壁上向左右斜方向行2~3次切割，也可纵疏横剥2~3刀，以达到划破基底部囊肿壁的目的，切割范围一般不超过0.5cm，以免损伤腱鞘及邻近组织。接着稍回提针刀，按"十"字形方向分别刺破囊肿壁四周后退出针刀，针刀口用消毒棉球消毒压迫。此时术者继用拇指指腹稍用力推挤囊肿，以将囊腔内的胶状黏液挤到囊肿周围的疏松组织间隙中。待囊腔内黏液排挤干净后，再配合揉法将囊肿内壁的类似于关节滑膜的内膜层损伤到水破坏状态，以局部皮肤微微发红为准。针刀口再次消毒，用无菌敷料在局部加压包扎3天后再移除。术后口服广谱抗生素3天以预防局部感染。结果：治疗63例，一次性治愈48例，二次治愈8例，好转5例，无效2例，治愈率为88.90%（56/63）。〔贾丁山. 腕背侧腱鞘囊肿的小针刀治疗体会［J］. 中国临床研究，2013，26（9）：972-973.〕

2. 采用针刀配合加压放液疗法治疗腕背侧腱鞘囊肿 针刀治疗操作前期准备充分后，选取囊肿远端基底部进行定点进针刀，刀口线与皮肤平行，穿破囊壁后有明显的突破感。由于囊肿内呈多房性，故需在囊内进行多方向的扇形切割、疏通。进刀深度不可超过囊肿直径，以免穿透对侧囊壁；角度不可过于倾斜向下，以免损伤舟月关节，使关节失稳；确保在囊内进行疏通，避免损伤神经、血管及伸肌腱。疏通完成后即可出刀。在上述基础上配合放液治疗，即出刀后用消毒干棉球将囊肿按压至骨面或以拇、食指对称用力进行挤压放液，此为加压放液疗法。可从刀口挤出胶冻状物，如"果冻样"，以至不能挤出为度，更能达到减张减压的效果，此时会发现囊肿明显变小、变软，后以创可贴贴敷创口，再以活血止痛膏加压覆盖，至此结束治疗。结果：治疗30例，一次治疗后痊愈21例，好转7例，余2例二次治疗后好转，总有效率100.00%。〔王文路，王为民. 针刀配合加压放液疗法治疗腕背侧腱鞘囊肿疗效观察［J］. 亚太传统医药，2017，13（3）：141-142.〕

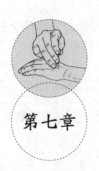

第七章

下肢部软组织损伤

第一节　弹响髋

【概述】

弹响髋是指髋关节在做屈曲、内收或内旋等动作时，紧张的筋膜束在大粗隆的隆凸上滑动，在髋的外侧可听到甚至可触到弹响。临床上以后者多见，故在习惯上一般将关节外原因引起者称为弹响髋或阔筋膜紧张症。本病的发病率很高，好发于青壮年，尤其是女性，常为双侧性，多由慢性劳损引起髂胫束的后缘或臀大肌肌腱的前缘增厚等病理改变所致。

【针刀应用解剖】

位于大腿深部的深筋膜——阔筋膜，为全身最强厚的筋膜。其上缘附着于腹股沟韧带以及髂嵴的外唇，并向下与臀筋膜相延续。阔筋膜于大腿的外侧增厚而移行为纵行纤维，形成髂胫束。

髂胫束起自髂嵴外唇处，向下移行止于胫骨外侧髁处。位于大腿外侧的阔筋膜分为两层，其内包裹有阔筋膜张肌。阔筋膜张肌止于髂胫束的前缘，而臀大肌则止于髂胫束的后缘，髂胫束前部的纤维系由阔筋膜张肌的腱膜移行而成，其后部纤维为臀大肌肌腱的延续部分。因此，髂胫束系阔筋膜张肌与臀大肌肌腱相结合而形成的腱膜性结构，股骨大转子位于其深部。

阔筋膜张肌的作用主要是紧张阔筋膜，使髋关节屈曲；而臀大肌的作用，就是使髋关节后伸并外旋。

【病因病理】

本病的发生可分为关节外和关节内原因。

关节外原因主要与臀大肌及髂胫束的病变有关。臀大肌的抵止部分覆盖在股骨大转子上面；髂胫束是由大腿的阔筋膜与阔筋膜张肌深浅 2 层筋膜以及臀大肌筋膜交织组成，向下穿过股骨大转子后方与大腿外侧肌间隔紧密连接，再向下止于胫骨外髁。由于慢性损伤引起臀大肌或髂胫束出现炎症，继而纤维化、增厚变形，在髋关节活动时与大转子相互接触、摩擦而发出弹响。另外，有的女性因骨盆大，两大转子间距离较宽，股骨后中线倾斜度加大，两侧大转子突出显著，使大转子与髂胫束摩擦诱发弹响。此外，大转子骨疣生长亦可导致弹响。

关节内原因如大转子滑囊炎可使囊壁增厚，引起纤维粘连；或髋关节囊和周围韧带等组织的钙化。瘢痕挛缩、组织粘连等使得活动时彼此之间相互摩擦而发出弹响音。另外，凡是引起股骨头和髋臼接触不良的因素，如臼缘的破损、髋臼的变形、臼窝内的游离体、股骨头的变形等，都可导致活动时不合槽而产生弹响音。

【临床表现】

本病临床一般无特殊症状，只是活动时髋部有弹响。有时伴轻度酸胀感，患者常常感到精神紧张。弹响的产生可呈随意性或习惯性，后者常出现疼痛。患者主动屈曲、内收或内旋髋关节时，可以触到大转子部有肥厚腱性组织的弹跳感。绝大多数患者没有自觉症状，少数患者在发出声响时有轻微钝痛。部分合并大粗隆滑囊炎患者，局部可有压痛。

【诊断要点】

1. 成年人一般有慢性劳损史，儿童弹响髋多因先天缺陷所致。
2. 髋关节在屈曲、内收、内旋等时，出现弹跳动作，并有响声。
3. 股骨大粗隆处可触及或见到一粗而紧的纤维带。
4. 患者一般无疼痛或轻度疼痛，但无剧痛。
5. X 线检查一般无异常，少数有骨关节病变。
6. 注意与先天性髋关节脱位及其他骨关节疾病相鉴别。

【针刀治疗】

一、治疗原则

依据针刀医学关于人体弓弦力学系统的理论及疾病病理构架的网眼理论，该病是由髋部软组织的慢性劳损引起髂胫束的后缘或臀大肌肌腱的前缘增厚、挛缩，从而引发上述临床表现，应用改造型弹响髋专用针刀，切断增厚、挛缩的部分肌腱及纤维结缔组织，从而恢复髋关节的力学平衡。

二、操作方法

（一）第1次针刀松解臀大肌与髂胫束之间的粘连和瘢痕

1.体位 健侧卧位，患侧在上。

2.体表定位 股骨大转子。

3.消毒 在施术部位，用碘伏消毒2遍，然后铺无菌洞巾，使治疗点正对洞巾中间。

4.麻醉 硬膜外麻醉。

5.刀具 改造型弹响髋专用针刀。

6.针刀操作（图7-1）

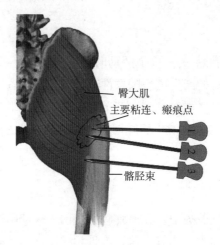

图 7-1 臀大肌与髂胫束之间粘连和瘢痕针刀松解

（1）第1支针刀松解臀大肌与髂胫束的结合部前部的瘢痕挛缩点：将髋关节置于最大内收位，在股骨大粗隆上后方找到圆形的粘连、挛缩点的前部。刀口线与髂胫束走行方向一致，针刀经皮肤、皮下组织，刀下有坚韧感时，即到达臀大肌与髂胫束结合部前部的挛缩点，此时，调转刀口线90°，向后采用提插刀法切割粘连、挛缩，直到刀下有松动感。一般切割范围为3cm，这是病变最关键的粘连、瘢痕点之一，必须在第1次手术时完全松解。

（2）第2支针刀松解臀大肌与髂胫束的结合部后部的瘢痕挛缩点：将髋关节置于最大内收位，在股骨大粗隆上后方找到圆形的粘连、挛缩点的后部。刀口线与髂胫束走行方向一致，针刀经皮肤、皮下组织，刀下有坚韧感时，即到达臀大肌与髂胫束结合部后部的挛缩点，此时，调转刀口线90°，向前提采用插刀法切割粘连、挛缩，直到刀下有松动感。一般切割范围为3cm，这是病变最关键的粘连、瘢痕点之一，必须在第1次手术时完全松解。

（3）第3支针刀松解臀大肌止点的挛缩点：在股骨的臀肌粗隆部定位。刀口线与髂胫束走行方向一致，针刀经皮肤、皮下组织、髂胫束，到达股骨骨面，纵疏横剥3

刀，范围为 2cm。

（4）术毕，拔出针刀，局部压迫止血 3 分钟后，创可贴覆盖针眼。

（二）第 2 次针刀松解髂胫束的粘连和瘢痕

1.体位 健侧卧位，患侧在上。

2.体表定位 髂胫束行经路线。

3.消毒 在施术部位，用碘伏消毒 2 遍，然后铺无菌洞巾，使治疗点正对洞巾中间。

4.麻醉 用 1% 利多卡因局部浸润麻醉，每个治疗点注药 1ml。

5.刀具 3 号直形针刀。

6.针刀操作（图 7-2）

（1）第 1 支针刀松解髂胫束在股骨大转子部的粘连、瘢痕：在股骨大转子尖部定位。刀口线与髂胫束走行方向一致，针刀体与皮肤垂直，针刀经皮肤、皮下组织，当刀下有韧性感时，即到达髂胫束，再向内刺入 1cm，纵疏横剥 3 刀，范围为 0.5cm。

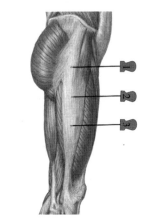

图 7-2　针刀松解髂胫束的粘连和瘢痕

（2）第 2 支针刀松解髂胫束中上段的粘连、瘢痕：在大腿外侧中上段定位。刀口线与髂胫束走行方向一致，针刀体与皮肤垂直，针刀经皮肤、皮下组织，当刀下有韧性感时，即到达髂胫束，再向内刺入 1cm，纵疏横剥 3 刀，范围为 0.5cm。

（3）第 3 支针刀松解髂胫束中段的粘连、瘢痕：在大腿外侧中段定位。刀口线与髂胫束走行方向一致，针刀体与皮肤垂直，针刀经皮肤、皮下组织，当刀下有韧性感时，即到达髂胫束，再向内刺入 1cm，纵疏横剥 3 刀，范围为 0.5cm。

（4）术毕，拔出针刀，局部压迫止血 3 分钟后，创可贴覆盖针眼。

三、注意事项

1.第 1 次针刀治疗时针刀松解必须到位，判断是否彻底松解臀大肌延续为髂胫束时的挛缩点的标志是针刀松解后髋关节的内收和屈髋功能几乎恢复正常，弹响声消失。未达到功能角度，则需在硬膜外麻醉下继续松解，否则，第 2 次及以后的针刀松解都在局部麻醉下进行，很难达到预期松解效果。

2.熟悉局部解剖，准确掌握髂胫束、臀大肌的起止点及行经路线是手术成功的基础。

【针刀术后手法治疗】

针刀治疗后，手法拔伸牵引髋关节并旋转髋关节数次，当髋关节在最大内收内旋位时，术者再向相同方向弹压2次。在病床上进行间断下肢牵引1周，牵引重量30kg，以进一步拉开残余的粘连和瘢痕。

【现代研究】

采用小针刀结合中药熏洗治疗外侧型弹响髋。患者取侧卧位，常规消毒铺巾，患肢行屈髋外旋伸直动作，在髋部触及到弹响部位进行标记，如症状重，条索状物增厚明显，进行分段标记，通常取3~5处。操作：用1%利多卡因注射液行局部浸润麻醉，进针不宜过深，针刀顺臀大肌肌肉走行方向纵行剥离，瘢痕组织横行切断，每处2~3刀即可，出针刀后创口贴外贴，按压10分钟即可，1周内忌剧烈运动。病史长，症状严重者可行2~3次针刀治疗，每次间隔2周。针刀治疗2天后在熏洗床用舒筋活络方熏洗患处，同时患者主动行屈髋外展外旋锻炼，2次/天，40分钟/次，疗程8周。结果：30例患者中，治愈20例、显效9例、无效1例，总有效率96.60%。〔史国号，张晓峰，陈颖璞，等. 小针刀结合中药熏洗治疗外侧型弹响髋30例 [J]. 中国中医骨伤科杂志，2020，28（7）：57–58.〕

第二节　臀中肌损伤

【概述】

本病有急、慢性两种。急性损伤者，局部肿痛显著，无复杂的临床症状，极少数病例因损伤较重，内出血过多，影响附近的神经和血管，出现臀部麻木、发凉等症状。慢性者，肿胀不显著，但出现的症状较为复杂，除局部疼痛麻木外，还常常引起坐骨神经疼痛，行走受限。

【针刀应用解剖】

臀部的中层肌肉由上往下分别为：臀中肌、梨状肌、闭孔内肌、股方肌。臀中肌起于髂骨翼外侧、臀下线或臀后线之间，止于股骨大粗隆尖部的外侧面，作用是外展大腿，并协助前屈内旋，后伸外旋。臀中肌本身受臀上皮神经支配。梨状肌与臀中肌相邻，起于坐骨大切迹及骶骨的前面，止于股骨大粗隆的上缘（即尖部），其止点和臀中肌紧密相邻。梨状肌由坐骨大孔穿出后，将坐骨大孔分为梨状肌上、下孔，此二孔是盆内神经、血管通往臀部及下肢必经之门户。所以，臀中肌病变后必然要波及梨状肌及与它相关联的神经、血管。

【临床表现】

臀中肌损伤可根据损伤所波及的范围和病理变化分为 2 型，即单纯型和臀梨综合型。

1. 单纯型 臀中肌本身受损，并未波及其他软组织，臀中肌有 1~2 个单纯的压痛点，多不引起牵涉痛。患者疼痛较局限，下肢有轻微的疼痛和麻木感。

2. 臀梨综合型 臀中肌本身有痛点，压痛波及梨状肌，做梨状肌牵拉试验，引起臀中肌疼痛加重，梨状肌上有压痛点，但都较轻微，且疼痛范围不清楚，或有下肢疼痛。

【诊断要点】

1. 有损伤史。

2. 臀中肌附着区有疼痛和压痛，梨状肌无压痛，患侧下肢或有轻微痛麻感觉；让患侧下肢主动做外展运动，引起痛点处疼痛加剧，为臀中肌损伤单纯型。

3. 臀中肌附着区有疼痛、压痛，位置偏于下侧且梨状肌表面投影区也有疼痛和压痛（臀裂上端和患侧髂后上棘连线中点与同侧股骨大粗隆连线，即梨状肌的表面投影），痛点和臀中肌上的痛点相邻，且两痛点模糊不清，很难分别，连成一片，做梨状肌牵拉试验引起疼痛加剧，下肢麻木感不明显，为臀中肌损伤的臀梨综合型。

【针刀治疗】

一、治疗原则

依据针刀医学关于人体弓弦力学系统的理论及疾病病理构架的网眼理论，臀中肌损伤后，引起臀中肌起止点的粘连、瘢痕和挛缩，造成臀部的力学平衡失调，而产生上述临床表现。用针刀将其粘连松解，切开瘢痕，使臀中肌的力学平衡得到恢复。

二、操作方法

1. 体位 侧卧位，患侧在上。

2. 体表定位 臀中肌起止点。

3. 消毒 在施术部位，用碘伏消毒 2 遍，然后铺无菌洞巾，使治疗点正对洞巾中间。

4. 麻醉 用 1% 利多卡因局部浸润麻醉，每个治疗点注药 1ml。

5. 刀具 3 号直形针刀。

6. 针刀操作（图 7-3）

（1）第 1 支针刀松解臀中肌止点：在股骨大粗隆尖部臀中肌止点处定位，刀口线与髂胫束走行方向一致，针刀体与皮肤垂直，针刀经皮肤、皮下组织、髂胫束，到达股骨大粗隆尖部骨

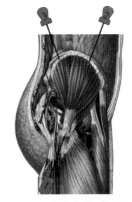

图 7-3 臀中肌针刀松解

面，调转刀口线 90°，在骨面上铲剥 3 刀，范围为 0.5cm。

（2）第 2 支针刀松解臀中肌前中部起点：在髂嵴中点处定位，刀口线与臀中肌走行方向一致，针刀体与皮肤垂直，针刀经皮肤、皮下组织，到达髂嵴骨面，调转刀口线 90°，在髂骨外板的骨面上向下外铲剥 3 刀，范围为 0.5cm。

（3）第 3 支针刀松解臀中肌后中部起点：在髂嵴中后 1/3 处定位，针刀操作与第 2 支针刀操作相同。

（4）如合并梨状肌损伤，其针刀松解参照梨状肌综合征的针刀操作。

（5）术毕，拔出针刀，局部压迫止血 3 分钟后，创可贴覆盖针眼。

三、注意事项

1. 由于臀中肌起点广阔，故做起点松解时，可在臀中肌的髂嵴中点起点和髂嵴中后 1/3 分别用两支针刀松解。

2. 臀中肌损伤针刀术后血肿的防治。臀上动脉为髂内动脉第一大分支，发出后贴盆腔走行，经梨状肌上缘出坐骨大孔，进入臀部后分深浅两支，深支在臀中肌深面走行，分布于臀中肌和臀小肌，浅支经梨状肌和臀中肌间穿出后分为数支，呈扇形分布于臀大肌上半部。臀上动脉出坐骨大孔处的体表投影在髂后上棘与大粗隆连线的中上 1/3 交界处。臀下动脉为髂内动脉另一大分支，经梨状肌下缘出坐骨大孔，供养臀大肌下半部。臀上动脉与臀下动脉有丰富的吻合。另外，髂内动脉的各分支在盆腔内与盆腔外相互间均有丰富的吻合。

一般情况下，通过对臀中肌起止点的针刀松解，完全可以使肌肉的粘连和瘢痕的关键点得以松解，加上术后的手法，可将肌肉中间病变的粘连点拉开。如对局部解剖结构不熟悉，常引起臀上动脉的损伤，出现针刀术后臀部的血肿。故尽量不要用针刀在臀中肌肌腹部松解，如果臀中肌肌腹部压痛明显，确有病变点存在，应避开臀上动脉的走行路线。

【针刀术后手法治疗】

针刀术后，患者取仰卧位，患侧下肢屈髋屈膝，医生将手压在膝关节髌骨下缘，向对侧膝关节猛压一下即可。

【现代研究】

1. 采用针刀松解结合手法治疗慢性臀中肌损伤　针刀松解治疗：患者取俯卧位，医者先在患侧臀中肌附着区用拇指按压，寻找敏感压痛点或有条索、硬结改变处，以龙胆紫标记定位，作为进针点，一般取 1~2 点即可。继之患处皮肤常规消毒，铺小孔巾，医者戴无菌手套，取汉章 I 型 3 号针刀，在标记处使刀口线与臀中肌走行方向平行进针刀深达骨面（针尖透达病变组织时多有硬韧难以通过之感），稍提针刀 1~2mm，即持针刀施以纵行切割、纵行摆动及横行摆动等手法，此时局部有酸胀或酥麻感，并可牵涉至患侧下肢。然后出针，按压3分钟，以创可贴固定。推拿手法治疗：针刀治疗结束后随即施以推拿手法。先在病变局部用双手拇指垂直于臀中肌及梨状肌走行方向深压弹拨分筋数下，然后再顺肌走行方向疏导理筋数下，最后揉按患臀数下，做梨状肌牵拉试验1~2次即可。以上操作一般为1次，根据需要可行第2次或第3次，每次间隔时间5~7日。对86例患者均进行2~6个月的随访。86例中，痊愈78例，占90.7%；显效7例，占8.1%；无效1例，占1.2%。总有效率为98.8%。痊愈的78例中，除11例接受了2次治疗外，其余67例均是1次治愈。〔杜引平. 针刀松解加外手法治疗慢性臀中肌损伤疗效观察［J］. 湖北中医杂志，2015，37（8）：55-56.〕

2. 采用小针刀松解术配合理疗治疗臀中肌损伤 针刀松解术：患者取俯卧位，术者先在患侧臀中肌附着区用拇指按压，寻找敏感压痛点或有条索、硬结改变处，以龙胆紫标记定位，作为进针点，一般取1~2点即可。患处皮肤用碘伏按外科小手术常规消毒，铺小孔巾，术者戴无菌手套，取汉章Ⅰ型2号针刀在标记处进针，刀口线与臀中肌走行方向平行，针刀深达骨面（针尖透达病变组织时多有坚韧难以通过之感），施以纵行切割、纵行摆动及横行摆动等复合手法，此时局部有酸胀或酥麻感，并可牵涉患侧下肢。然后出针，以无菌敷料覆盖针孔，2日后可去除敷料，1次／周。特定电磁波谱（TDP）治疗仪治疗：小针刀松解术后48小时开始行TDP治疗仪照射，治疗臀中肌部位，2次／日，30分钟／次。结果：每位患者治疗1~3次，平均2次，对48例患者均进行2~12个月的随访，痊愈30例，占62.5%；显效16例，占33.3%；无效2例，占4.2%。总有效率95.8%。〔程新胜，王红军，高宇亮. 小针刀松解术配合理疗治疗臀中肌损伤疗效观察［J］. 中医临床研究，2016，8（1）：51-52.〕

第三节　臀肌挛缩症

【概述】

臀肌挛缩症是我国部分地区尤其是城郊及农村地区儿童的一种常见病及多发病，严重影响了儿童及青少年的生长发育和日常生活，是小儿跛行的原因之一。如未及时治疗可能进一步损害双髋关节功能，出现骨盆倾斜和继发性脊柱侧弯等并发症，影响患儿的正常发育。疾病的特征是由于臀部肌内注射等多种原因引起的臀肌及其筋膜纤维变性、挛缩，造成髋关节功能受限所表现的特有步态、体征的临床症候群。过去对该病的病因、发病机制并不十分清楚，普遍认为该病一经确诊即应采取开放性手术治疗，保守治疗无效。

根据针刀医学关于慢性软组织损伤的理论，各种原因引起的臀部软组织损伤都可以引起臀肌的粘连、瘢痕，针刀通过精确松解病变的关键点，辅以手法，彻底松开病灶，恢复动态平衡，疾病就得到了根本的治疗。

【针刀应用解剖】

1. 髂腰肌 由腰大肌和髂肌组成。腰大肌起于腰椎椎体侧面和横突。髂肌呈扇形，位于腰大肌的外侧，起于髂窝。两肌向下会合，经腹股沟韧带深面止于股骨小转子。作用：使大腿前屈和旋外；下肢固定时，可使躯干和骨盆前屈。

2. 阔筋膜张肌 位于大腿上部前外侧，起自髂前上棘，肌腹在阔筋膜两层之间，自下移行于髂胫束，止于胫骨外侧髁。作用：使阔筋膜紧张，外展大腿。主要位于臀部，故又称臀肌。

3. 臀大肌 位于臀部浅层，大而肥厚，形成特有的臀部隆起，覆盖臀中肌下半部。起自髂骨翼外面和骶骨背面，肌束斜向下，止于髂胫束和股骨的臀肌粗隆。作用：使大腿后伸和外旋；下肢固定时，能伸直躯干，防止躯干前倾，是维持人体直立的主要肌肉之一。臀大肌后侧，从髂后上棘到髂胫束中下 1/3，是臀大肌受力最大的部位，尤其是股骨大粗隆后外侧部，为臀肌挛缩的关键病变点（图 7-4）。

4. 臀中肌 位于臀大肌的深面。

5. 臀小肌 位于臀中肌的深面。臀中、小肌都呈扇形，皆起自髂骨翼外面，肌束向下集中形成短腱，止于股骨大转子。作用：两肌均使大腿外展，前部肌束能使大腿旋内，而后部肌束则使大腿旋外。

6. 梨状肌 起于骨盆内骶骨前面，经坐骨大孔达臀部，止于股骨大转子。作用：外展、外旋大腿。

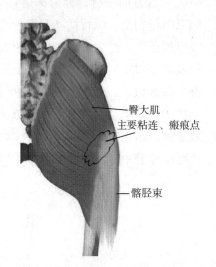

臀大肌
主要粘连、瘢痕点

髂胫束

图 7-4　臀大肌后面观

7. 闭孔内肌 起于闭孔膜内面及其周围骨面，肌束向后集中成为肌腱，由坐骨小孔出骨盆转折向外，此肌腱的上、下各有一块小肌，分别为上孖肌、下孖肌，与闭孔内肌腱一起止于转子窝。作用：使大腿旋外。

8. 股方肌 起于坐骨结节，向外止于转子间嵴。作用：使大腿旋外。

9. 闭孔外肌 起于闭孔膜外面及其周围骨面，经股骨颈的后方，止于转子间窝。作用：使大腿旋外。

其中梨状肌、闭孔内肌、上孖肌、下孖肌和股方肌又称为外旋肌。作用：共同使髋关节外旋。

【病因病理】

各种原因引起的臀部肌肉的慢性损伤，最终导致肌肉的粘连、瘢痕和挛缩，肌肉纤维化。病变范围涉及臀部各肌及筋膜，从单一臀大肌及筋膜至全部臀肌呈板状挛缩。受累肌肉按频率依次为臀大肌、臀中肌、阔筋膜张肌、髂胫束、臀小肌、梨状肌等外旋肌群。病理特点：多数挛缩带位于臀大肌、阔筋膜张肌及二者之间，肌肉纤维化广泛而明显。

【临床表现】

根据患者不同的症状、体征，将臀肌挛缩症分为 3 度：

1. Ⅰ度 同时屈髋、屈膝 90°时，强力内收，双膝可以并拢，但双侧股部无法交叉到对侧（跷"二郎腿"）。尖臀畸形不明显，Ober 征弱阳性。

2. Ⅱ度 生活能自理，行走时可不表现出"八字步"，但上下楼或跑步时"八字步"明显。同时屈膝、屈髋 90°，双膝无法并拢，不会跷"二郎腿"。臀部外上方塌陷，有明显"尖臀"畸形，Ober 征阳性。

3. Ⅲ度 行走时呈明显的"八字步"，跑步困难，难以自己穿上裤袜，下蹲时髋关节被迫强力外展、外旋，呈"蛙式腿"，Ober 征强阳性。髋关节必须在强力极度外展位，才能同时屈膝、屈髋达 90°，臀部萎缩明显，有严重的"尖臀"畸形。骨盆变窄、变长，股骨颈干角增大。

【诊断要点】

1. 根据以上临床表现。

2. 结合体格检查及影像学特征。①"二郎腿试验"阳性。②"划圈试验"阳性及"蛙腿征"阳性。③"弹跳征"阳性。④交腿试验阳性。⑤ Ober 征阳性。⑥ X 线检查：骨盆 X 线片显示骨质无异常改变，两侧病变者可见"双侧假性髋外翻"，股骨颈干角 >130°，股骨小转子明显可见；单侧病变者可引起骨盆倾斜，患侧髋外翻畸形，肢体假性增长，健侧出现髋内收畸形，股骨头假性半脱位。

【针刀治疗】

一、治疗原则

根据针刀医学关于软组织损伤的病理构架的网眼理论，臀肌挛缩症是由于臀部的软组织损伤后引起的肌肉、筋膜、韧带的广泛粘连、瘢痕和挛缩导致动态平衡失调而引发一系列临床表现。针刀闭合性手术在几乎不损伤正常组织的情况下，对粘连、瘢痕和挛缩组织进行整体松解，达到治疗的目的。

二、操作方法

（一）第 1 次针刀松解臀大肌止点及周围的粘连、瘢痕点

1. 体位 健侧卧位。

2. 体表定位 臀大肌与髂胫束在股骨大粗隆上后方圆形挛缩点，臀大肌止点，臀中肌止点，外侧髋关节穿刺点。

3. 消毒 施术部位用碘伏消毒 2 遍，然后铺无菌洞巾，使治疗点正对洞巾中间。

4. 麻醉 硬膜外麻醉。

5. 刀具 Ⅱ型直形和弧形针刀。

6. 针刀操作（图 7-5）

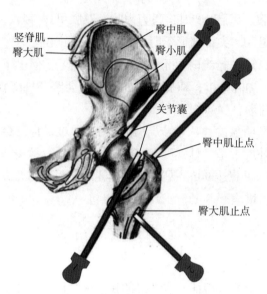

图 7-5　臀肌挛缩症针刀松解（1）

（1）第 1 支针刀松解臀大肌延续为髂胫束时形成的挛缩点：将髋关节置于最大内收位，在股骨大粗隆上后方找到圆形的粘连、挛缩点的后方。刀口线与髂胫束走行方向一致，针刀经皮肤、皮下组织，刀下有坚韧感时，即到达臀大肌圆形挛缩点的后方，此时，调转刀口线 90°，向前采用提插刀法切割粘连、挛缩部，直到刀下有松动感。一般切割范围为 2~5cm，这是病变最关键的粘连、瘢痕点，必须在第 1 次手术时完全松解。

（2）第 2 支针刀松解臀大肌止点的挛缩点：在股骨的臀肌粗隆部定位。刀口线与髂胫束走行方向一致，针刀经皮肤、皮下组织、髂胫束，到达股骨骨面，纵疏横剥 2~3 刀，范围为 1~2cm。

（3）第 3 支针刀松解臀中肌止点的挛缩点：在大粗隆臀中肌止点定位。刀口线与髂胫束走行方向一致，针刀经皮肤、皮下组织、髂胫束，到达股骨大粗隆骨面，调转刀口线 90°，在骨面上铲剥 2~3 刀，范围为 1~2cm。

（4）第 4 支针刀松解髋关节囊的挛缩点：在外侧髋关节穿刺点定位。刀口线与髂胫束走行方向一致，刀体与股骨颈干角方向一致，针刀经皮肤、皮下组织、髂胫束，当有落空感时，即已到髋关节囊，调转刀口线 90°，针刀体向上，方向与纵轴一致，采用提插刀法切割 2~3 刀，范围不超过 1cm。

（5）术毕，拔出针刀，局部压迫止血 3 分钟后，创可贴覆盖针眼。

（二）第2次针刀松解臀大肌、臀中肌起点及周围的粘连、瘢痕点

1.体位 健侧卧位。

2.体表定位 髂嵴与髂骨翼结合部。

3.消毒 施术部位用碘伏消毒2遍，然后铺无菌洞巾，使治疗点正对洞巾中间。

4.麻醉 用1%利多卡因局部浸润麻醉，每个治疗点注药1ml。

5.刀具 Ⅰ型3号直形针刀。

6.针刀操作（图7-6）

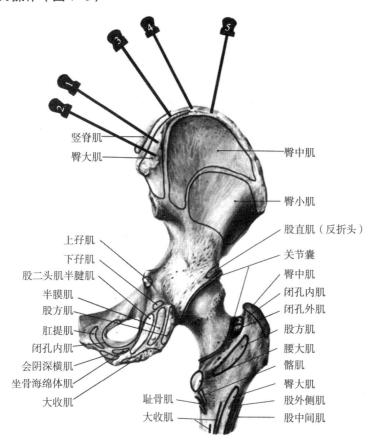

图7-6 臀肌挛缩症针刀松解（2）

（1）第1支针刀松解臀大肌起点后部的挛缩点：在髂骨翼臀后线之后找到臀大肌的起点定位。刀口线与臀大肌肌纤维走行方向一致，针刀经皮肤、皮下组织、到达髂骨翼骨面，向下铲剥2~3刀，范围为1cm。

（2）第2支针刀松解臀大肌起点前部的挛缩点：以第1支针刀前方3cm定点，针刀操作方法同第1支针刀操作方法。

（3）第3支针刀松解臀中肌起点后部的挛缩点：在髂骨翼上髂嵴最高点向后5cm处定位。刀口线与臀中肌肌纤维走行方向一致，针刀经皮肤、皮下组织，到达髂骨翼骨面，调转刀口线90°，向下铲剥2~3刀，范围为1cm。

（4）第4支针刀松解臀中肌起点中部的挛缩点：在髂骨翼上髂嵴最高点向后3cm处定位。刀口线与臀中肌肌纤维走行方向一致，针刀经皮肤、皮下组织，到达髂骨翼骨面，调转刀口线90°，向下铲剥2~3刀，范围为1cm。

（5）第5支针刀松解臀中肌起点前部的挛缩点：在髂骨翼上髂嵴最高点处定位。刀口线与臀中肌肌纤维走行方向一致，针刀经皮肤、皮下组织，到达髂骨翼骨面，调转刀口线90°，向下铲剥2~3刀，范围为1cm。

（6）术毕，拔出针刀，局部压迫止血3分钟后，创可贴覆盖针眼。

三、注意事项

1. 第1次针刀治疗的第1支针刀必须松解到位，判断是否彻底松解臀大肌延续为髂胫束时的挛缩点的标志，是针刀松解后髋关节的内收和屈髋功能几乎恢复正常。若未达到功能角度，则需在硬膜外麻醉下继续松解，否则，第2次及以后的针刀松解都在局部麻醉下进行，很难达到预期松解效果。

2. 在做臀大肌、臀中肌起点松解时，铲剥范围不宜过大，否则可能引起臀部血管的损伤，形成局部血肿。

【针刀术后手法治疗】

针刀术后，立即做被动髋关节内收、屈曲运动，在髋关节内收和屈曲最大位时，向相同方向做1~2次弹压手法。

【现代研究】

采用微创小针刀松解治疗臀肌挛缩症。患者取侧卧位，常规消毒铺巾，行患髋关节内收状态下屈伸活动，当挛缩带滑过大转子时可用手触及紧张的挛缩带。在此部位进行局部麻醉。术者在大转子上方1cm处定位进针点，从后向前横行间断切割挛缩带。同时助手内收髋关节幅度增大，反复屈伸患髋关节，此时可触及新的挛缩带，术者在大转子上方多次松解，微创松解后可行进一步手法牵拉松解，以达到更好的松解效果。松解结束后确认Ober征阴性，术后对切口进行局部加压止血处理12小时。为了实现快速康复及达到最佳的远期治疗效果，所有患者在手术后24小时开始严格的康复锻炼。所有患者进行包括交叉双腿（"跷二郎腿"）、走猫步及并膝下蹲等功能训练。3周后，进行大幅度的髋关节活动及臀肌伸展运动。整个康复计划共持续至少6周。结果：治疗40例，37例优秀（92.50%），2例良好（5.00%），1例不良（2.50%）。〔梁佳林，黎牧帆，柏传毅，等. 微创小针刀松解治疗臀肌挛缩症的临床疗效评估 [J]. 中国矫形外科杂志，2019，27（21）：1965-1969.〕

第四节　膝关节内侧副韧带损伤

【概述】

本病是由于内侧副韧带受撞击、挤压、牵拉或其他各种外伤引起部分韧带撕裂、轻度内出血及肿胀等急性损伤后，没有得到正确及时的治疗，日久而遗留下来以股骨内侧髁至胫骨内侧髁顽固性疼痛为主要表现的疾病。

【针刀应用解剖】

膝关节内侧副韧带，又名胫侧副韧带，呈扁宽的三角形，基底向前，尖端向后，分为前纵部、后上斜部和后下斜部。前纵部起于股骨内上髁，向下斜行，止于胫骨上端内侧缘；后上斜部自前纵部后缘向后下，止于胫骨内侧关节边缘，并附着于内侧半月板的内缘；后下斜部自前纵部后缘斜向后上，止于胫骨髁后缘和内侧半月板的后缘（图7-7、图7-8）。

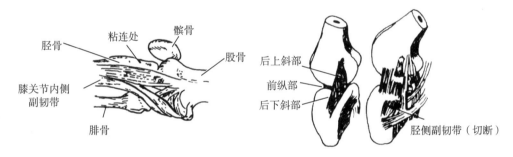

图7-7　膝关节内侧副韧带解剖结构图　　　　图7-8　膝关节内侧的稳定结构图

在膝关节完全伸直时，内侧副韧带最紧张，可阻止膝关节的任何外翻与小腿旋转活动。

【病因病理】

该病多由于膝关节内侧副韧带急性损伤（但没有完全断裂），日久未得到正确治疗而发病。膝关节内侧副韧带损伤后，在修复过程中，引起韧带和股骨内侧髁或胫骨内侧髁处产生粘连、瘢痕，使韧带局部弹性降低，不能自由滑动而影响膝关节的功能。

当勉强走路，或勉强做膝部其他活动时，瘢痕受到牵拉，可引起新的损伤而使症状加重。

【临床表现】

患者膝部内侧疼痛，活动后加重。患腿伸直受限，跛行，严重时不能行走，下蹲困难。在股骨内侧髁或胫骨内侧髁，有时可摸到小的皮下结节。

【诊断要点】

1. 患者有轻重不同的外伤史，常以小腿外翻扭伤多见。
2. 病程较长。
3. 在股骨内侧髁和胫骨内侧髁都可找到明显的压痛点。
4. 患腿伸直受限，跛行，严重时不能行走，下蹲困难。
5. 在股骨内侧髁或胫骨内侧髁，有时可摸到小的皮下结节。
6. 内侧副韧带分离试验阳性。
7. X 线检查可辅助诊断，并排除膝关节其他病变。

【针刀治疗】

一、治疗原则

依据针刀医学关于人体弓弦力学系统的理论及疾病病理构架的网眼理论，膝关节受到异常应力的刺激，引起内侧副韧带起止点及行经路线上形成粘连和瘢痕，用针刀松解韧带起止点及行经途中的粘连、瘢痕，使膝部的力学平衡得到恢复，本病可得到根本性的治疗。

二、操作方法

1. 体位 仰卧位，膝关节屈曲 60°。

2. 体表定位 膝内侧韧带起止点。

3. 消毒 在施术部位，用碘伏消毒 2 遍，然后铺无菌洞巾，使治疗点正对洞巾中间。

4. 麻醉 用 1% 利多卡因局部浸润麻醉，每个治疗点注药 1ml。

5. 刀具 Ⅰ 型 4 号直形针刀。

6. 针刀操作（图 7-9）

（1）第 1 支针刀松解鹅足滑囊：针刀体与皮肤垂直，刀口线与小腿纵轴平行，按四步进针规程进针刀，经皮肤、皮下组织达鹅足囊部骨面，调转刀口线 90°，铲剥 3 刀，范围 0.5cm。

（2）第 2 支针刀松解膝内侧副韧带起点：针刀体与皮肤垂直，刀口线与大腿纵轴平行，按四步进针规程进针刀，经皮肤、皮下

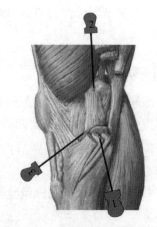

图 7-9　膝关节内侧副韧带损伤针刀松解

组织到达韧带起点骨面，向上、向下各铲剥3刀，范围0.5cm。

（3）第3支针刀松解膝内侧副韧带止点：针刀体与皮肤垂直，刀口线与大腿纵轴平行，按四步进针规程进针刀，经皮肤、皮下组织到达胫骨内侧髁内侧面该韧带止点的骨面上，铲剥3刀，范围0.5cm。

（4）术毕，拔出针刀，局部压迫止血3分钟后，创可贴覆盖针眼。

三、注意事项

膝内侧副韧带损伤时，位于韧带止点附近的鹅足滑囊也有粘连和瘢痕，故需要同时松解鹅足滑囊。

【针刀术后手法治疗】

针刀术后，患者仰卧，患肢伸直并外旋。医生在损伤部位及其上、下方施揉、摩、擦等手法。新鲜损伤肿痛明显者手法宜轻；日后随着肿胀的消退，手法可逐渐加重。

【现代研究】

1. 采用针刀配合臭氧治疗膝关节内侧副韧带损伤　患者仰卧并且将膝关节屈曲60°，在膝内侧副韧带起止点和鹅足滑囊处找到压痛明显点分别做一标记，施术部位局部用安尔碘常规消毒3遍，然后铺无菌洞巾，戴无菌手套，于每个标记点皮下注射0.5%利多卡因各1ml。医者左手拇指、食指固定标记点周围皮肤，右手执刀，用Ⅰ型4号直形针刀分别松解各点，垂直皮肤刺入，直达骨面，然后行纵向疏通、横向剥离，刀下有松动感后拔出针刀。治疗后分别于各点注入浓度为30mg/L的臭氧2ml，外敷无菌输液贴，嘱患者注意休息，保持针孔干燥2~3日。每周治疗1次，3次为1个疗程。结果：57例患者，痊愈15例，显效33例，有效7例，无效2例，总有效率96.49%。〔李多默，向东东，丁宇，等. 针刀配合臭氧治疗膝关节内侧副韧带损伤的疗效观察［J］. 中国中医急症，2014，23（5）：929–930.〕

2. 采用针刀治疗膝关节内侧副韧带损伤　患者取仰卧位，膝关节屈曲90°，患侧足部平放于床上。确定损伤部位，在股骨内上髁、关节间隙及胫骨内侧髁找出明显的压痛点，并用龙胆紫笔进行标记。对压痛点进行常规皮肤消毒后铺洞巾，然后应用2%盐酸利多卡因进行局部麻醉，每个点约2ml，待麻醉满意后用4号针刀，且刀口方向与膝关节内侧副韧带损伤部位方向平行，在压痛点间隙垂直皮肤表面刺入，存在落空感时表明已进入关节腔。剥离周围组织，进行试探性的针刺，若刺中时疼痛剧烈，即表明是病变部位，在此处应用针刀切割松解筋膜，同时将筋结、筋束等一并切开。退出针刀后，立即在局部拔罐3~5分钟，不需立即压迫针眼，以促进局部瘀血被拔出。再次进行局部常规消毒，用无菌敷贴覆盖刀口。尽量保持刀口皮肤干燥清洁，避免接触水。共治44例，痊愈25例，好转12例，有效6例，无效1例，总有效率97.72%。〔侯宇，王吏，孙玲. 针刀治疗膝关节内侧副韧带损伤的临床疗效观察［J］. 中国处方药，2017，15（8）：124–125.〕

第五节　髌韧带损伤

【概述】

本病在临床上较为多见，且多为慢性损伤。急性轻伤者，常被患者忽视而不就诊。因为急性轻伤症状都不严重，重伤者髌韧带也不会离断，只是从胫骨结节处撕脱。这是髌韧带肥厚而坚韧的缘故。

【针刀应用解剖】

髌韧带是股四头肌延续的筋膜，由髌骨上面至髌骨下缘，收缩为髌韧带，止于胫骨粗隆。此韧带肥厚而坚韧，位于膝关节囊的前面，当股四头肌收缩时，髌韧带受到牵拉，使膝关节伸直（图7-10）。

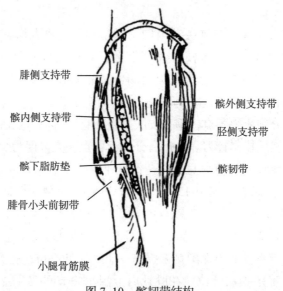

腓侧支持带

髌内侧支持带

髌下脂肪垫

腓骨小头前韧带

小腿骨筋膜

髌外侧支持带

胫侧支持带

髌韧带

图7-10　髌韧带结构

【病因病理】

在以猛力突然伸腿时，股四头肌急剧收缩，致使髌韧带拉伤，或膝关节受到外力发生强制性屈曲，也容易拉伤髌韧带。但髌韧带肥厚而坚韧，一般不易被拉断。髌韧带被拉伤后，该韧带的胫骨粗隆附着点处，有部分纤维撕脱或撕裂，可导致慢性少量的出血，病程日久，机化瘢痕，造成局部血运和代谢受阻，引起慢性顽固性疼痛。

【临床表现】

髌韧带的附着点，即胫骨粗隆处有明显疼痛。膝关节不易伸直，走路跛行。

【诊断要点】

1. 患者有外伤史。
2. 髌韧带附着点，即胫骨粗隆处有疼痛或压痛。
3. 股四头肌收缩时，疼痛加剧。
4. X线检查可辅助诊断，并排除膝关节其他病变。

【针刀治疗】

一、治疗原则

依据针刀医学关于人体弓弦力学系统的理论及疾病病理构架的网眼理论，髌韧带损伤后，韧带起止点及行经路线上形成粘连、瘢痕。用针刀可将其精确松解，恢复膝部软组织的力学平衡，从而治愈疾病。

二、操作方法

1. 体位 仰卧位，膝关节屈曲60°。

2. 体表定位 髌韧带。

3. 消毒 在施术部位，用碘伏消毒2遍，然后铺无菌洞巾，使治疗点正对洞巾中间。

4. 麻醉 用1%利多卡因局部浸润麻醉，每个治疗点注药1ml。

5. 刀具 Ⅰ型4号直形针刀。

6. 针刀操作（图7-11）

（1）第1支针刀：在髌骨下缘髌韧带起点处定位，刀口线与下肢纵轴方向一致，按四步进针规程进针刀，经皮肤、皮下组织，针刀紧贴髌骨下缘骨面，当刀下有韧性感时即到达髌韧带起点，此时调转刀口线90°，铲剥3刀，范围0.5cm。

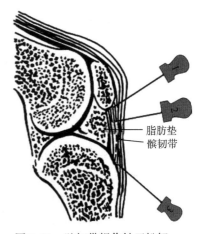

图7-11 髌韧带损伤针刀松解

脂肪垫
髌韧带

（2）第2支针刀：在髌骨下缘和胫骨粗隆之间的压痛点上定位，刀口线与下肢纵轴方向一致，按四步进针规程进针刀，经皮肤、皮下组织，当刀下有韧性感时即到达髌韧带，在此处再进针刀0.5cm，纵疏横剥3刀，范围0.5cm。

（3）第3支针刀：在胫骨粗隆中点定位，刀口线与下肢纵轴方向一致，按四步进针规程进针刀，经皮肤、皮下组织，当刀下有韧性感时即到达髌韧带，穿过髌韧带，达胫骨粗隆骨面，调转刀口线90°，铲剥3刀，范围不超过0.5cm。

（4）术毕，拔出针刀，局部压迫止血3分钟后，创可贴覆盖针眼。

【针刀术后手法治疗】

针刀术后，患者仰卧，术者双手握持小腿上部，嘱患者尽量屈膝，在屈膝至最大限度时，术者向相同方向弹压膝关节 2 次。

【现代研究】

采用小针刀联合体外冲击波治疗髌腱炎。冲击波治疗：选用 LGT-2500 气压弹道式体外冲击波治疗仪进行治疗。患者取坐位或仰卧屈膝加垫，使操作部位与冲击波治疗探头平行，确认并标记冲击波进入点，初始选用低能量进行治疗，并可根据患者病情逐步提高能量水平，每次治疗冲击约 2000 次，平均能量流密度 0.28MJ/mm^2，治疗共进行 4 次，每次间隔 1 周。小针刀治疗：患者取仰卧位，屈膝加垫至 70° 左右，以舒适为度。在操作点对皮肤进行常规消毒，铺上无菌洞巾，选用 4 号针刀进行操作。a. 在髌骨下极的髌韧带附着点两侧，刀口线与髌韧带纤维走向一致，垂直刺入，先施以纵行疏通，再进行横行剥离，然后再将刀锋朝向髌尖下端，穿透髌韧带，手下有感落空后立即停止进针刀，并施以纵行疏通、横行剥离，觉有松动感后出刀。b. 在髌韧带止点胫骨结节处，刀口线与髌韧带平行，垂直刺入，直达骨面，先施以纵行疏通，再进行横行剥离，如有硬结则调整针刀纵行切开，觉手下松动后可出刀。治疗后按压止血，针口用创可贴进行贴敷，嘱患者 3 日内保持创面清洁。每周治疗 1 次，4 次为1 个疗程。结果：30 例中，痊愈 14 例，显效 8 例，有效 4 例，无效 4 例，总有效率86.66%。〔耿家斌，李敏清，彭庆娟. 小针刀联合体外冲击波治疗髌腱炎的临床疗效评价〔J〕. 世界中医药，2017，12（9）：2172-2175.〕

第六节　鹅足滑囊炎

【概述】

缝匠肌、股薄肌及半腱肌经膝关节内侧止于胫骨结节内侧，相当于内侧膝关节间隙下 4cm 后 3cm 处，其外形类似鹅足，因此得名。鹅足的深面与内侧副韧带之间有一恒定的滑膜囊，即鹅足滑囊。

本病是膝关节内侧受到直接打击，或膝关节反复屈伸、扭转造成摩擦劳损，或肌肉的反复牵拉，造成的鹅足滑囊无菌性炎症，称为鹅足滑囊炎。

【针刀应用解剖】

鹅足滑囊位于缝匠肌、股薄肌、半腱肌的联合腱止点与内侧副韧带之间的区域内，该处肌腱排列较为紧密。

【病因病理】

由于长期挤压、摩擦或损伤，致使滑囊壁发生充血、水肿、渗出、增生、肥厚及粘连。由于滑囊液分泌增多，造成滑囊膨大，引起慢性期囊壁水肿、肥厚及纤维化，滑膜增生，呈绒毛状。有的滑囊底或肌腱内有钙质沉着，从而严重影响膝关节的功能。

【临床表现】

本病在临床上表现为膝关节内侧，相当于胫骨结节水平处出现肿胀、疼痛。用力屈膝时，疼痛加重，严重者可出现跛行。被动伸直、外展及外旋膝关节时，局部疼痛加重，有时可有波动感。

【诊断要点】

1.患者膝关节内侧，相当于胫骨结节水平处有肿胀、疼痛。用力屈膝时，疼痛加重。

2.严重者可出现跛行。

3.被动伸直、外展及外旋膝关节时，局部疼痛加重，有时可有波动感。

4.X线检查可辅助诊断，并可排除其他膝关节病变。

【针刀治疗】

一、治疗原则

依据针刀医学关于人体弓弦力学系统的理论及疾病病理构架的网眼理论，鹅足滑囊是弓弦力学系统的辅助结构，其损伤后，在局部形成瘢痕，不能润滑肌肉止点，造成上述临床表现。用针刀松解粘连，切开瘢痕，从而使膝部的力学平衡得到恢复，恢复滑囊的功能。

二、操作方法

1.体位 仰卧位，膝关节屈曲60°。

2.体表定位 胫骨上段内侧部。

3.消毒 在施术部位，用碘伏消毒2遍，然后铺无菌洞巾，使治疗点正对洞巾中间。

4.麻醉 用1%利多卡因局部浸润麻醉，每个治疗点注药1ml。

5.刀具 Ⅰ型4号直形针刀。

6.针刀操作（图7-12） 针刀松解鹅足的挛缩点。在胫骨上段内侧部定位，刀口线与下肢纵轴方

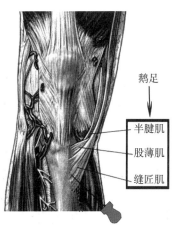

鹅足

半腱肌

股薄肌

缝匠肌

图7-12 鹅足滑囊炎针刀松解

向一致，针刀经皮肤、皮下组织，到达胫骨内侧骨面，先用提插刀法切割 3 刀，然后贴骨面分别向上、中、下行扇形铲剥 3 刀，范围为 0.5cm。术毕，拔出针刀，局部压迫止血 3 分钟后，创可贴覆盖针眼。

【针刀术后手法治疗】

针刀术后，患者仰卧，膝关节取伸直位，一助手按住股骨下端外侧，医生一手握持踝部，一手弹压膝关节外侧 3 次。

【现代研究】

采用针刀疗法联合医用臭氧治疗鹅足滑囊炎。患者取仰卧位，膝关节屈曲（60°）、外旋，在胫骨上段内侧用龙胆紫笔定位痛点。术区皮肤常规消毒，铺无菌洞巾，注射 2% 利多卡因 5ml 与灭菌注射用水 5ml 的混合液，回抽针管内无血时，进行局部浸润麻醉。持老宗医牌 B 型一次性针刀，垂直皮肤快速刺入，刀口线与下肢纵轴方向平行，针刀经皮肤、皮下组织、深筋膜，到达胫骨内侧骨面，先用提插刀法切割 3~4 刀，然后贴近骨面向上、中、下做扇形铲剥 3~4 刀，术中针刀在囊壁处做连续切开，每次切开均寻求突破感，将囊壁切开 1cm 的切口，令囊液排出，出刀后压迫止血，之后进行臭氧注射治疗。采用德国赫尔曼臭氧治疗仪，抽取新制备的臭氧，在针刀口处注射 5ml。术毕消毒后用敷料包扎，保持伤口清洁，术后 3d 内勿沾水，并尽量少走动。5~7 天为 1 个疗程，治疗 2~3 个疗程，3 个疗程治疗无效即止。结果：35 例中，治愈 19 例，好转 15 例，无效 1 例，总有效率 97.10%。〔任树军，姜磊，杨春雨，等. 针刀疗法联合医用臭氧治疗鹅足滑囊炎疗效观察［J］. 现代中西医结合杂志，2019，28（28）：3083-3086.〕

第七节　慢性跟腱炎

【概述】

慢性跟腱炎是一种以跟腱及其周围部位疼痛为主要临床表现的疾病。多因外伤、劳损、感染或跟骨骨刺等刺激所致。

【针刀应用解剖】

跟腱（图 7-13）上端起始于小腿中部，由腓肠肌和比目鱼肌组成，向下止于跟骨结节后面中点。它是人体中最粗、最强大的肌腱，可承受相当大的张力，其上宽下窄，但从跟骨结节上方 4cm 处开始向下又逐渐增宽。跟腱有两个鞘，外鞘由肌腱的深部筋膜组成，内鞘直接贴附于跟腱，其结构很似滑膜，内、外鞘之间可相互滑动、摩擦，长期过度的活动可产生炎症。

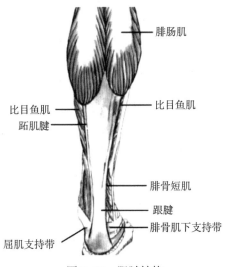

图 7-13　跟腱结构

腓肠肌

比目鱼肌
跖肌腱

比目鱼肌

腓骨短肌

跟腱

腓骨肌下支持带

屈肌支持带

【病因病理】

由于跟腱的慢性劳损如长距离行走、慢跑，跟腱处的外伤以及穿太紧的鞋长期摩擦刺激等引起跟腱及其轴位组织的充血、水肿、炎性渗出，病程迁延日久可致纤维性增生，跟腱轴位组织粘连或增厚。

【临床表现】

主要表现为跟腱处疼痛。当走路或跑跳时跟腱紧张，可使疼痛明显加重。

【诊断要点】

1. 有明显的外伤史或劳损史。
2. 跟腱处疼痛，活动后加重，休息后减轻。
3. 跟腱处有明显的压痛和抗阻力疼痛。

【针刀治疗】

一、治疗原则

慢性跟腱炎是由于跟腱损伤后的修复过程中，在其起止点及周围形成了粘连和瘢痕。运用针刀整体松解，剥离粘连、挛缩及瘢痕组织，以及术后配合手法将残余的粘连、瘢痕拉开，恢复踝足关节的力学平衡而达到治疗目的。

二、操作方法

（一）第 1 次针刀松解跟腱周围的粘连、瘢痕，腓肠肌内外侧头起点的粘连、瘢痕及腓肠肌与比目鱼肌肌腹之间的粘连、瘢痕

1.体位 俯卧位。

2.体表定位 跟腱周围压痛点。

3.消毒 在施术部位，用碘伏消毒 2 遍，然后铺无菌洞巾，使治疗点正对洞巾中间。

4.麻醉 用 1% 利多卡因局部浸润麻醉，每个治疗点注药 1ml。

5.刀具 Ⅰ型 4 号直形针刀。

6.针刀操作（图 7-14）

（1）第 1 支针刀松解跟腱止点中部的粘连、瘢痕：在跟腱止点中部压痛点定位。刀口线与下肢纵轴平行，针刀体与皮肤成 90°角，针刀经皮肤、皮下组织，当刀下有阻力感时，即到达跟腱，继续进针刀 1cm，纵疏横剥 3 刀，范围 0.5cm，以松解跟腱内部的粘连和瘢痕，然后再进针刀达跟骨骨面，调转刀口线 90°，在骨面上向上铲剥 3 刀，范围 0.5cm，以松解跟腱止点的粘连和瘢痕。

（2）第 2 支针刀松解跟腱止点内侧的粘连、瘢痕：在第 1 支针刀内侧 0.5cm 定位。刀口线与下肢纵轴平行，针刀体与皮肤成 90°角，针刀经皮肤、皮下组织，当刀下有阻力感时，即到达跟腱，继续进针刀 1cm，纵疏横剥 3 刀，范围 0.5cm，以松解跟腱内部的粘连和瘢痕，然后再进针刀达跟骨骨面，调转刀口线 90°，在骨面上向上铲剥 3 刀，范围 0.5cm，以松解跟腱止点内侧的粘连和瘢痕。

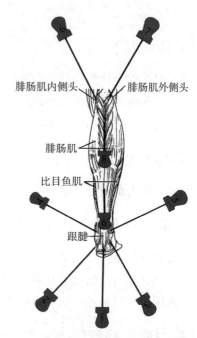

腓肠肌内侧头 腓肠肌外侧头

腓肠肌

比目鱼肌

跟腱

图 7-14　针刀松解跟腱周围、腓肠肌内外侧头起点及腓肠肌与比目鱼肌肌腹之间的粘连、瘢痕

（3）第 3 支针刀松解跟腱止点外侧的粘连、瘢痕：在第 1 支针刀外侧 0.5cm 定位。刀口线与下肢纵轴平行，针刀体与皮肤成 90°角，针刀经皮肤、皮下组织，当刀下有阻力感时即到达跟腱，继续进针刀 1cm，纵疏横剥 3 刀，范围 0.5cm，以松解跟腱内部的粘连和瘢痕，然后再进针刀达跟骨骨面，调转刀口线 90°，在骨面上向上铲剥 3 刀，范围 0.5cm，以松解跟腱止点外侧的粘连、瘢痕。

（4）第4支针刀松解跟腱与内侧软组织之间的粘连、瘢痕：在第2支针刀上面2cm处定位。刀口线与下肢纵轴平行，针刀体与皮肤成90°角，针刀经皮肤、皮下组织，当刀下有阻力感时，即到达跟腱，针刀沿跟腱内缘向外探寻，当刀下有落空感时，即到达跟腱与内侧软组织的粘连、瘢痕处，用提插刀法切割3刀，深度1cm，然后纵疏横剥3刀，范围0.5cm。

（5）第5支针刀松解跟腱与外侧软组织之间的粘连、瘢痕：在第3支针刀上面2cm处定位。刀口线与下肢纵轴平行，针刀体与皮肤成90°角，针刀经皮肤、皮下组织，当刀下有阻力感时即到达跟腱，针刀沿跟腱外缘向内探寻，当刀下有落空感时，即到达跟腱与外侧软组织的粘连、瘢痕处，用提插刀法切割3刀，深度0.5cm，然后纵疏横剥3刀，范围0.5cm。

（6）第6支针刀松解腓肠肌内侧头的粘连、瘢痕：在股骨内侧髁后部压痛点定位。刀口线与下肢纵轴平行，针刀体与皮肤成90°角，针刀经皮肤、皮下组织，直达骨面，纵疏横剥3刀，范围0.5cm，然后调转刀口线90°，在骨面上向下铲剥3刀，范围0.5cm。

（7）第7支针刀松解腓肠肌外侧头的粘连、瘢痕：在股骨外侧髁后部压痛点定位。刀口线与下肢纵轴平行，针刀体与皮肤成90°角，针刀经皮肤、皮下组织，直达骨面，纵疏横剥3刀，范围0.5cm，然后调转刀口线90°，在骨面上向下铲剥3刀，范围0.5cm。

（8）第8支针刀松解小腿中段腓肠肌与比目鱼肌肌腹之间的粘连、瘢痕：在小腿后侧中部寻找压痛点定位。刀口线与下肢纵轴平行，针刀体与皮肤成90°角，针刀经皮肤、皮下组织，当刀下有阻力感时，即到达腓肠肌，继续进针刀，当刀下有突破感时，即到达腓肠肌与比目鱼肌的肌间隙，在此纵疏横剥3刀，范围0.5cm。

（9）第9支针刀松解小腿下段腓肠肌与比目鱼肌肌腹之间的粘连、瘢痕：在小腿后侧下段寻找压痛点定位。刀口线与下肢纵轴平行，针刀体与皮肤成90°角，针刀经皮肤、皮下组织，当刀下有阻力感时，即到达腓肠肌，继续进针刀，当刀下有突破感时，即到达腓肠肌与比目鱼肌的肌间隙，在此纵疏横剥3刀，范围0.5cm。

（10）术毕，拔出针刀，局部压迫止血3分钟后，创可贴覆盖针眼。

（二）第2次针刀松解腓肠肌与比目鱼肌内外侧缘之间的粘连、瘢痕

1.体位 俯卧位。

2.体表定位 小腿后侧下段。

3.消毒 在施术部位，用碘伏消毒2遍，然后铺无菌洞巾，使治疗点正对洞巾中间。

4.麻醉 用1%利多卡因局部浸润麻醉，每个治疗点注药1ml。

5.刀具 Ⅰ型4号直形针刀。

6. 针刀操作（图 7-15）

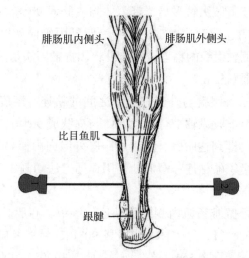

腓肠肌内侧头　　　　腓肠肌外侧头

比目鱼肌

跟腱

图 7-15　针刀松解腓肠肌与比目鱼肌内外侧缘之间的粘连、瘢痕

（1）第 1 支针刀：在跟腱止点上方 5cm，跟腱内侧处定点。刀口线与下肢纵轴平行，针刀体与皮肤成 90°角，针刀经皮肤、皮下组织，当刀下有阻力感时，即到达跟腱，针刀沿跟腱内缘向内下探寻，当刀下有落空感时，即到达跟腱内缘，向内侧转动针刀体，使针刀体与冠状面平行，针刀刃端从内向外，沿跟腱内侧前缘与比目鱼肌的肌间隙进针刀，一边进针刀，一边纵疏横剥，每次纵疏横剥范围为 0.5cm，直至小腿后正中线处。

（2）第 2 支针刀：在跟腱止点上方 5cm，跟腱外侧处定点。刀口线与下肢纵轴平行，针刀体与皮肤成 90°角，针刀经皮肤、皮下组织，当刀下有阻力感时，即到达跟腱，针刀沿跟腱外缘向外下探寻，当刀下有落空感时，即到达跟腱外缘，向外侧转动针刀体，使针刀体与冠状面平行，针刀刃端从外向内，沿跟腱外侧前缘与比目鱼肌的肌间隙进针刀，一边进针刀，一边纵疏横剥，每次纵疏横剥范围为 0.5cm。直至小腿后正中线处，与第 1 支针刀会合。

（3）术毕，拔出针刀，局部压迫止血 3 分钟后，创可贴覆盖针眼。

【针刀术后手法治疗】

针刀术毕，嘱患者仰卧，医生双手握足底前部，嘱患者踝关节尽量背伸，在背伸到最大位置时，术者用力将踝关节背伸 1 次。

【现代研究】

采用小针刀疗法配合射频热凝术治疗顽固性老年性跟腱炎。患者取俯卧位，患足下方放置一海绵支架。常规术区消毒，铺孔巾，用 2% 利多卡因注射液稀释后行局部麻醉。选取汉章牌 3 号针刀垂直进针，刀口线与足纵轴方向一致，与跟腱走行方向平行，对准肿胀最严重或压痛最明显的部位，垂直刺达骨面后稍退针约 0.3~0.5cm，在跟腱腱周和筋膜增厚处将小针刀分别从跟腱外侧、正中、内侧3个方向纵向切割筋膜数次，再横向铲剥1次，出针后压迫止血3分钟。然后采用北京北琪公司生产的R-2000 B温控射频热凝仪进行治疗。选用22G/97mm/0.70mm/5mm（针号/长度/外径/工作端长度）的穿刺针，从跟腱外侧刺入，直达跟骨后缘后退针约0.3cm，打开射频热凝仪，依次选取70℃、80℃、90℃，逐步升温，治疗2个周期，每个周期约60秒，沿跟腱止点向周围各个方向扇形调整射频针深度及倾斜角度，再次治疗2个周期后，拔针，创可贴覆盖针孔。术后48小时保持局部清洁干燥，隔7日复诊，若症状依然存在，再治疗1次，2次治疗无效则放弃治疗。结果：108例患者，治愈98例，显效10例，无效2例，治愈率为90.7%，总有效率为98.1%。〔姚洁，董博，袁普卫，等. 小针刀疗法配合射频热凝术治疗顽固性老年性跟腱炎108例［J］. 中国老年学杂志，2015，35（24）：7219-7220.〕

第八节　跟痛症

【概述】

跟痛症主要是指患者在行走或站立时足底部疼痛。多由慢性损伤引起，常伴有跟骨结节部的前缘骨刺。本病多发生于中老年人。

【针刀应用解剖】

1. 跟骨　近似长方形，后方跟骨体的后面呈卵圆形隆起，分上、中、下3部。上部光滑，中部为跟腱抵止部，跟腱止点上方前后有大、小滑囊，下部移行于跟骨结节，有拇展肌、趾屈肌、小趾展肌及跖腱膜附着，起维持足弓的作用。跟骨结节的下方有滑囊存在。足跟下皮肤较厚，皮下组织由弹力纤维和脂肪组织构成，又称为脂肪纤维垫。

2. 跖腱膜　又称为足底腱膜，由纵行排列的致密结缔组织构成，其间有横向纤维交织，分为内外侧部和中央部。内外侧部分别覆盖足拇趾和小趾的固有肌，中央部最强最厚，起于跟骨结节内侧突，继而呈腱膜状分为5个束支至各趾，在跖骨头的近端，各束浅层支持带与皮肤相连。

3. 足弓　包括内侧纵弓、外侧纵弓和足横弓。内侧纵弓包括跟骨、距骨、足舟骨、楔骨和内侧3块跖骨，内侧纵弓比外侧纵弓高，活动性大，并且更有弹性，其变扁平，逐渐拉紧跟舟足底韧带和足底筋膜。外侧纵弓包括跟骨、骰骨和外侧2块跖骨，骨性结构低于内侧纵弓。足横弓由跖骨头及足外侧缘的软组织组成，横弓不通过其下面的软组织进行力的传递。腓骨长肌腱是维持横弓的重要力量。

【病因病理】

长期站立的工作和负重的搬运工，以及长途行军的军人、来回走动的纺织工等，其跖腱膜长期处于绷紧状态，时久就产生了劳损性病变。病变最容易发生在跖腱膜的跟骨附着区。老年人跖腱膜和其他组织一样趋于老化，弹性较差，因此稍长时间站立和行走就会发生跖腱膜病变而产生足跟痛症状。

此外，由高处坠落时足尖着地支撑，跳跃时足先蹬地，在这一瞬间对跖腱膜的猛烈牵扯或足底受硬而锐利垫衬的挤磕等作用，就发生了跖腱膜创伤性炎症。

【临床表现】

跟部局部疼痛、肿胀、走路时加重。足跟底前内侧压痛，有时可触及骨性隆起，跟骨侧位 X 线片可能有骨刺。

【诊断要点】

足跟底及足心痛，胀裂感，站立、行走时加重，重者几乎不能着地，足跟底明显压痛，跟骨侧位 X 线片显示跟骨结节前缘骨刺。

【针刀治疗】

一、治疗原则

跟痛症是由于跖腱膜的劳损，引起跖腱膜起点的粘连、瘢痕，长期应力集中，导致跟骨结节骨质增生，根据软组织损伤病理构架的网眼理论，慢性软组织损伤是由病变关键点连接成线，由线成网络、成面以此，以此分析跟痛症的病理基础，发现它的病变关键点有两个，即跖腱膜中央部和跖腱膜内侧部，要破坏它的病理构架，就应该松解跖腱膜中央部和内侧部，此为治本之策。

二、操作方法

1. 体位　仰卧位。

2. 体表定位　跟骨结节前下缘和内缘压痛点。

3. 消毒　在施术部位，用碘伏消毒 2 遍，然后铺无菌洞巾，使治疗点正对洞巾中间。

4. 麻醉　用 1% 利多卡因局部浸润麻醉，每个治疗点注药 1ml。

5. 刀具　Ⅰ型 4 号直形针刀。

6. 针刀操作（图 7-16）

（1）第 1 支针刀松解跟骨结节前下缘跖腱膜的中央部：从跟骨结节前下缘进针刀，刀口线与跖腱膜方

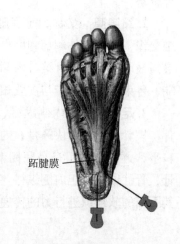

跖腱膜

图 7-16　跖腱膜结构及针刀松解

向一致，针刀体与皮肤成90°角，针刀经皮肤、皮下组织、脂肪垫，到达跟骨结节前下缘骨面，调转刀口线90°，在骨面上向前下铲剥3刀，范围0.5cm。

（2）第2支针刀松解跟骨结节内缘跖腱膜的内侧部：在第1支针刀内侧2cm的压痛点定位。从跟骨结节内缘进针刀，刀口线与跖腱膜方向一致，针刀体与皮肤成90°角，针刀经皮肤、皮下组织、脂肪垫，到达跟骨结节内缘骨面，调转刀口线90°，在骨面上向前下铲剥3刀，范围0.5cm。

（3）术毕，拔出针刀，局部压迫止血3分钟后，创可贴覆盖针眼。

7. 注意事项　针刀治疗跟痛症是对挛缩的跖腱膜进行松解，不是用针刀去刮除、切断骨质增生。骨质增生是人体对力平衡失调自我修复和自我调节的结果，它本身不是引起疼痛的主要原因，跖腱膜的粘连、瘢痕，起点处的应力集中才是引起疼痛的根本原因，故针刀松解跖腱膜的粘连和挛缩后，疼痛即可消失，骨质增生会逐渐变钝，不再影响患者的功能。

【针刀术后手法治疗】

针刀术毕，患者取仰卧位，医生双手握足底前部，嘱患者踝关节尽量背伸，在背伸到最大位置时，术者用力将踝关节背伸1次。

【现代研究】

1. 采用小针刀整体松解术治疗跖腱膜炎跟痛症　患者取俯卧位，患侧踝关节前方垫小枕，足底朝上。皮肤上标记拟松解部位，洛活碘消毒，铺无菌洞巾。于标记处予2%利多卡因局部浸润麻醉。采用汉章Ⅰ型4号针刀，首先松解跟骨结节处跖腱膜中央部。从跟骨结节前下缘进针刀，刀口线与跖腱膜方向一致，针刀体与皮肤成90°角进针刀后，刀柄向前与足底约成60°角，由前向后，针刀经皮肤、皮下组织，到达跟骨结节前下缘骨面，在骨面上向前纵行切割3~4刀，然后调转刀口线90°，垂直足弓长轴，横行切割3~5刀，范围约0.5cm。同法松解跖腱膜内侧部。根据跖腱膜挛缩程度，选择性松解跖腱膜于第1至第5近节趾骨基底部附着处。最后一同拔出针刀，压迫止血2~3分钟，创可贴覆盖针眼。必要时，2周后再行1次针刀治疗。一般治疗为穿宽松软底鞋或垫松软鞋垫，控制体重，行足底筋膜牵拉训练，3个月内避免过度负重及跑跳等剧烈活动。结果：23例患者，治疗后6周，治愈2例，好转21例，无效0例，有效率100%，治愈率8.7%；治疗后3个月，治愈13例，好转9例，无效1例，有效率95.7%，治愈率56.5%。VAS评分：治疗前（4.91±0.73）分，治疗后6周（2.00±0.95）分，治疗后3个月（0.65±1.03）分。〔李永文，王小芃，冯穗，等. 小针刀整体松解术治疗跖腱膜炎跟痛症临床观察［J］. 广西中医药大学学报，2015，18（4）：28-31.〕

2. 采用针刀治疗跟痛症　患者俯卧于床上，足跟朝上，足背下垫软垫以支持固定。在压痛点最明显处做标记，作为进针点。常规外科消毒，用1%利多卡因2ml局部浸润麻醉。选用一次性4号针刀（0.8mm×50mm，北京华夏针刀医疗器械厂），刀口线与足纵轴方向一致，垂直刺入达跟骨骨面，先纵行切割数刀摆动，再掉转刀口线 90°横行切割摆动，觉针刀下有松动感时出针刀，压迫止血，贴创可贴，避免接触污水 3 日。每周 1 次，3 次为 1 个疗程，共 1~2 个疗程。结果：治疗前、后的 VAS 评分分别为（6.39±0.56）分和（1.06±1.27）分，治疗后 4 个月为（1.03±1.26）分，治疗后 VAS 评分均较治疗前明显下降。〔朱镜，陈华，彭雷，等. 针刀治疗跟痛症 35 例疗效观察［J］. 上海医药，2016，37（6）：30-31.〕

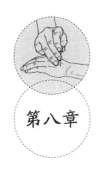

第八章

常见骨关节疾病

第一节　颈椎病

【概述】

颈椎病病因及临床表现各异，疾病缠绵难愈，已成为与现代社会相伴的一种常见病和多发病。不仅长期折磨患者本人，严重影响患者的生活质量，也给整个家庭、社会带来沉重的经济负担，是影响人们健康的常见疑难病症之一。有学者预测，到21世纪中期，颈椎病将取代以体力劳动为主要诱因的腰腿痛而成为整个脊椎病领域在临床与基础研究方向上的主要研究对象。

在病因病理方面，目前主要认为由于颈椎间盘退化引起骨质增生、骨赘形成，黄韧带肥厚以及后纵韧带骨化等因素刺激神经根或者颈脊髓，造成颈、肩、项、背、上肢疼痛，甚至发生脊髓受压的临床征象。颈椎病的诊断目前主要采用的是西医分型，如颈型、椎动脉型、神经根型、脊髓型、交感型及混合型。

【针刀应用解剖】

一、枕骨

枕骨位于顶骨之后，并延伸至颅底。在枕骨的下面中央有一个大孔，称为枕骨大孔，脑和脊髓在此处相续。以枕骨大孔为中心，枕骨可分为四个部分：后为鳞部，前为基底部，两侧为侧部。枕骨与顶骨、颞骨及蝶骨相接。在枕骨大孔两侧有椭圆形隆起的关节面，称为枕骨髁，与寰椎的上关节窝组成寰枕关节。枕骨大孔前方有隆起的咽结节，后方有枕外嵴延伸至枕外隆凸，隆凸向两侧有上项线，其下方有与之平行的下项线。在枕骨骨面上有众多软组织的附着点（图8-1）。

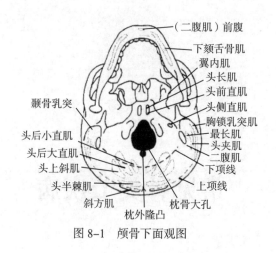

图 8-1 颅骨下面观图

二、颈椎

颈椎共有 7 个，除第 1、2、7 颈椎因结构有所差异，属于特殊颈椎外，余下 4 节称为普通颈椎（图 8-2）。

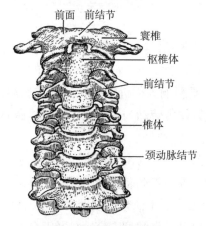

图 8-2 颈椎前面观

（一）普通颈椎

普通颈椎的每节椎骨均由椎体、椎弓和突起等 3 部分所组成（图 8-3、图 8-4）。

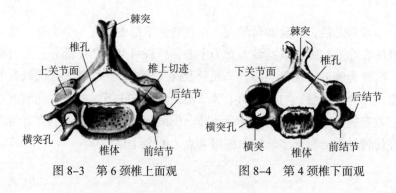

图 8-3 第 6 颈椎上面观   图 8-4 第 4 颈椎下面观

1. 椎体 椎体是支持体重的主要部分，颈椎椎体较胸、腰椎椎体明显为小，其横径大于矢状径，上面较下面略小。一般下位颈椎较上位颈椎大。椎体主要由松质骨构成，表层的密质骨较薄，受伤时可被压扁。

2. 椎弓 椎弓自椎体侧后方发出，呈弓状。由两侧1对椎弓根和1对椎板所组成。椎弓根短而细，与椎体的外后缘成45°相连接，上、下缘各有一较狭窄的凹陷，分别称为颈椎椎骨上切迹和颈椎椎骨下切迹。在相邻两个颈椎上、下切迹之间形成椎间孔，有脊神经和伴行血管通过。

椎弓板是椎弓根向后延伸部分，呈板状，颈椎椎弓板较胸、腰椎椎弓板狭长。其在椎体后缘与两侧椎弓根合拢构成椎管。侧面观呈斜坡状，上缘靠近前方，使椎管与神经根管在入口处的矢状径略小，而下方则较远离椎管，而使椎管与神经根管的矢状径略大。在下缘前面有弓间韧带或称黄韧带附着，并向下延伸，止于下一椎节椎弓板的上缘，于两节椎弓根之间构成椎管后壁，当其肥厚或松弛时，可突向椎管而压迫脊髓。

3. 突起 突起分横突、上关节突、下关节突和棘突。

（1）横突：起自椎体侧后方与椎弓根处，短而宽。中央部有圆形横突孔，有椎动脉与椎静脉通过。横突孔的横径较前后径对椎动脉受压更为重要，因此在减压时，应以扩大横径为主。紧贴横突孔的后方有一自内上向外下走行的斜形深沟，即脊神经沟，有脊神经经此穿出。于脊神经沟的终端分成前、后2个结节，即前结节和后结节。行颈椎侧前方手术时，勿超过前结节，否则易误伤脊神经根和伴行的血管。C_6 前结节较为隆起粗大，又称颈动脉结节，正好位于颈总动脉后方，用于头颈部出血时的压迫止血。

颈椎横突及其后的关节突有许多肌肉附着，自前向后有颈长肌、头长肌、前斜角肌、中斜角肌、后斜角肌、肩胛提肌、颈夹肌、颈髂肋肌、颈最长肌、头最长肌、头半棘肌、颈半棘肌及多裂肌等（图8-5）。

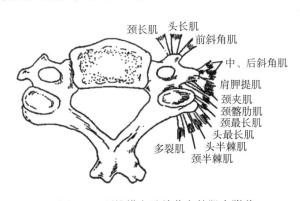

图 8-5　颈椎横突及关节突的肌肉附着

横突对脊柱侧屈及旋转运动起杠杆作用。颈部活动时，特别是椎骨间不稳定时，横突孔内部结构容易受到牵拉和挤压。横突孔周围结构的改变，如钩突增生、孔内骨刺、上关节突增生均可影响横突孔的大小，尤其是钩突增生，更易压迫椎动脉。

（2）棘突：居于椎弓的正中。C_3~C_6 多呈分叉状，突向侧、下、后方，以增加与项韧带和肌肉的附着面积，对颈部的仰伸和旋转运动起杠杆作用。

（3）关节突：分为上关节突和下关节突，左右各一，呈短柱状，起自椎弓根与椎板的交界处。关节面呈卵圆形，表面平滑，与椎体纵轴成45°角，因此易受外力作用而导致脱位。此关节属滑膜囊关节，其表面有软骨面，周围为较松弛的关节囊。在其周围有丰富的肌群附着，以增加其稳定性。其前方直接与脊神经根相贴，因此当该处增生、肿胀或松动时，则易压迫脊神经根。

4. 椎间孔　椎间孔或称椎间管，其内有颈神经根和血管通过，其余空隙为淋巴管和脂肪组织所占据。在枕骨与寰椎之间，寰枕关节后面与寰枕后膜前缘间形成一孔，有第1颈神经和椎动脉穿行。在寰椎与枢椎之间，寰枢关节后面与黄韧带前缘之间也形成一孔，有第2颈神经穿行。$C_3 \sim C_7$椎间孔（图8-6）上、下壁分别为上一椎骨的椎下切迹和下一椎骨的椎上切迹；前壁为椎体后面侧部的下半、椎间盘后外侧面和钩椎关节；后壁为椎间关节囊。椎间孔实际为一向前、下、外方的斜行管，长度为6~8mm，内通椎孔的外侧角。

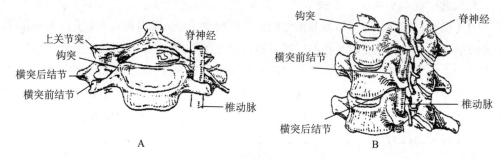

图8-6　椎间管孔
A：上面观；B：侧面观

5. 椎孔　椎孔或称椎管，由椎体与椎弓围成，颈椎的椎孔呈三角形，其内有颈段脊髓通过。相当于颈丛和臂丛发出处，椎孔显得较大。颈椎椎孔矢状径平均为15.47mm±1.11mm，横径为22.58mm±1.22mm，男性大于女性。颈椎椎管矢状径以C_1及C_2最大。一般认为，如颈椎椎管矢状径小于12mm，横径$C_1 \sim C_2$小于16~17mm，$C_3 \sim C_7$小于17~19mm，即可认为颈椎椎管狭窄。

椎管的大小与其内容物是相适应的，椎管各段大小不一，其内容物的体积亦有变化，在矢状径上，有硬膜前组织、硬膜后组织、硬脊膜囊。硬脊膜囊内包含脊髓和各层膜之间的间隙。椎管内容物与椎管在矢状径上的比值越大，缓冲余地越小，越容易受压。正常人颈髓矢状径一般在7.5mm左右，与椎管壁间有一定缓冲间隙。颈段脊柱屈伸时，颈椎椎管的长度发生改变。当颈椎前屈时椎管拉长，硬膜后移，同时脊髓亦拉长变细，横截面积变小；颈椎后伸时，硬膜前移靠近椎间盘，脊髓缩短变粗，横截面积可增加9%~17%，而椎管与硬膜矢状径反而缩小，硬膜囊前后壁紧靠脊髓，缓冲间隙消失，脊髓易于受到挤压，故脊髓型颈椎病后伸时症状会加重。

（二）特殊颈椎

1. 寰椎 即第1颈椎（图8-7），呈不规则环形。它由一对侧块、一对横突和前后两弓组成，上与枕骨相连，下与枢椎构成关节。

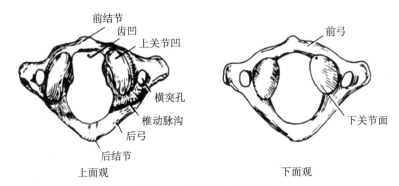

图 8-7　寰椎上、下面观

（1）侧块：位于寰椎的两侧，相当于一般颈椎的椎弓根与上下关节突，为一对肥厚而坚硬的骨块。与枕骨髁构成寰枕关节。

（2）横突：侧块的两端为一三角形的横突，尖端向外，表面粗糙，稍厚，而无分叉，有肌肉与韧带附着，对头颈部的旋转活动起平衡作用。横突孔位于横突基底部偏外，较大，有椎动脉和椎静脉穿行。

（3）前弓：短而稍平，呈板状与侧块前方相连接。前方正中的隆突称为前结节，有颈前肌与前纵韧带附着。后方正中有圆形的齿突关节面，与枢椎的齿突构成寰齿前关节。在前弓的上下两缘分别有寰枕前膜和前纵韧带附着。

（4）后弓：长而曲度较大，呈不规则的圆棍状与侧块后方相连。后面正中部为粗糙的后结节，与普通颈椎的棘突相似，有项韧带和头后小直肌附着，限制头部过度后伸。后弓上方偏前各有一斜形深沟通向横突孔，因有椎动脉出第1颈椎横突孔后沿此沟走行，故名椎动脉沟，此沟尚有枕下神经通过。

2. 枢椎（图8-8） 即第2颈椎，椎体上方有柱状突起，称"齿突"。除齿突外，枢椎外形与普通颈椎相似。

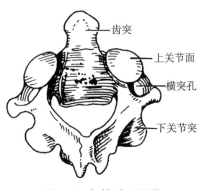

图 8-8　枢椎后上面观

枢椎椎体较普通颈椎为小，于齿突两旁各有一朝上的圆形上关节面，与寰椎的下关节面构成寰枢外侧关节。椎体前方中部两侧微凹，为颈长肌附着部。

椎弓根短而粗，其上方有一浅沟，与寰椎下面之浅沟形成椎间孔。其下方有面向前下方的下关节突，与第3颈椎的上关节突构成关节。在关节的前方为枢椎下切迹与第3颈椎上切迹构成的椎间孔，有第3颈脊神经经此穿出。

横突较短小，前结节缺如，故不分叉，亦无沟槽。横突孔由内下斜向外上方走行。椎弓板呈棱柱状，较厚，其下切迹较深，故椎间孔较大。棘突粗而大，呈分叉状，下方有纵行深沟。

齿突长1.5cm左右，呈乳头状，顶部稍粗而根部较细。其前后分别有椭圆形之前关节面和后关节面。前者与寰椎前弓后面的齿突关节面构成寰齿前关节。后者则与寰椎横韧带构成寰齿后关节。齿突的顶端称为齿突尖，上有齿突韧带，两侧则有翼状韧带附着。因齿突根部较细，在外伤时易骨折而引起危及生命的高位截瘫。

3. 隆椎　即第7颈椎，其大小与外形均介于普通颈椎与胸椎之间（图8-9、图8-10）。但其棘突长而粗大，无分叉。因明显隆起于颈项部皮下，故又名隆椎。在临床上常以此作为辨认椎骨顺序的标志。

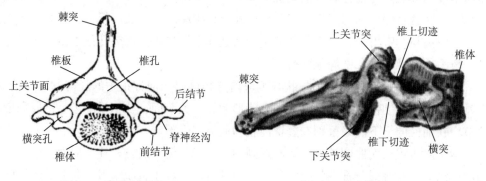

图8-9　隆椎上面观　　　　　　　图8-10　隆椎侧面观

横突较粗大，后结节大而明显，但前结节较小或缺如，如横突过长，且尖端向下，或有肋骨出现（即颈肋），则可引起胸腔出口狭窄症候群。横突孔较小，且畸形较多，其中通常没有椎动脉通过，仅有椎静脉通过。

三、颈项部韧带

1. 项韧带（图8-11、图8-12）　呈三角形，它的基底部向上，附着于枕外隆凸和枕外嵴，尖部向下，同寰椎后结节及 $C_1 \sim C_6$ 棘突的尖部相连，后缘游离而肥厚，有斜方肌附着，它的功能主要是维持头颈部的直立体位，防止头部过度前屈。

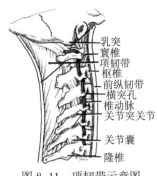

图 8-11　项韧带示意图

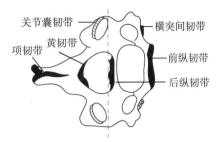

图 8-12　颈椎韧带示意图

2. 黄韧带　又称弓间韧带，是连于相邻两椎弓板之间的阶段性的弹性结缔组织膜，参与围成椎管的后外侧壁。在颈段薄而宽，两侧韧带间在中线处有一窄隙，有小静脉通过。

3. 棘间韧带　是连于相邻棘突之间的韧带，有限制脊柱过屈的作用。

4. 横突间韧带　位于相邻颈椎横突之间，呈扁平膜状束带编织，可使颈椎保持在正常中立位，如该韧带粘连、挛缩，可造成颈椎倾斜或者旋转错位。

5. 关节囊韧带　是指附着于相邻椎体上、下关节突关节囊外面的韧带，对关节突关节囊起保护作用。有学者认为，该韧带有部分是黄韧带，所以韧带略带黄色。

6. 前纵韧带　位于椎体和椎间盘前方，上起自枕骨基底部，下至第 1、2 骶椎，宽而坚韧，与椎体边缘和椎间盘连结紧密，有防止椎间盘向前突出和限制脊柱过度后伸的作用。

7. 后纵韧带　位于椎体和椎间盘后方，上起自枢椎，下至骶骨，窄细而坚韧，尤以腰段为窄，与椎体边缘和椎间盘连结紧密，而与椎体连结疏松。有防止椎间盘向后突出和限制脊柱过度前屈的作用。由于此韧带窄细，椎间盘的后外侧部相对较为薄弱，是椎间盘突出的好发部位。有时后纵韧带可骨化肥厚，向后压迫脊髓。

四、颈部筋膜

颈筋膜可分为颈固有筋膜、脏器筋膜和颈血管鞘 3 部分。颈固有筋膜分为浅、中、深 3 层，包被颈部肌肉，各层之间又形成若干间隙（图 8-13、图 8-14）。

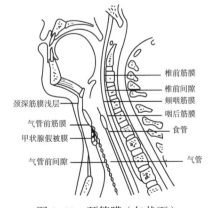

图 8-13　颈筋膜（矢状面）

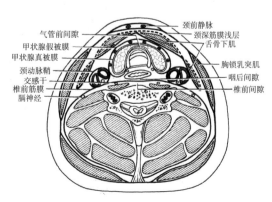

图 8-14　颈筋膜（横断面）

147

第八章　常见骨关节疾病

1. 颈筋膜浅层 比较疏松，位于颈阔肌的表面，后侧从斜方肌浅面的项筋膜移行而来，下缘附着于胸骨柄的前面，上缘附着于下颌底，并在下颌后窝内形成腮腺囊，包被腮腺。浅、深两叶形成一个包被胸锁乳突肌的筋膜鞘，又在下颌下三角内形成一个包被下颌下腺的筋膜囊。在舌骨处，浅层又与舌骨体和舌骨大角的骨膜愈合。

2. 颈筋膜中层 较为薄弱，包被于舌骨下肌群的前面和后面，上缘附着于舌骨体，下缘附着于锁骨及胸骨柄后面的上缘，外侧缘在肩胛舌骨肌的外侧缘翻转于该肌的后面。中层的前面在胸锁乳突肌处与颈筋膜浅层愈合，在胸骨柄上方形成一个筋膜间隙，叫作胸骨上间隙，内填有疏松结缔组织和颈静脉弓。间隙的两侧到胸锁乳突肌为止，间隙上缘距胸骨柄上方仅 3cm，再向上，浅层与中层在前正中线上互相愈合，形成颈白线。

3. 颈筋膜深层 较中层强韧，位于脊柱颈部前侧，贴在颈深肌群的表面，亦称椎前筋膜。上缘附着于颅底中部，两侧缘向后移，上缘向下移行到第 3 胸椎处为止。颈筋膜深层的前方与咽壁筋膜之间，是一个疏松结缔组织间隙，叫作椎前间隙。

4. 颈部脏器筋膜 包被颈部脏器，分壁层及脏层，脏层紧贴于各个脏器表面，壁层包在全部脏器的外围。它的两侧方与颈血管连结，其前侧部又叫气管前筋膜，与脏器之间有疏松结缔组织及脂肪填充，并有静脉通过。颈血管鞘包在颈部大血管、神经索的周围，它与颈固有筋膜的浅、中、深 3 层以及气管前筋膜等都有连结。

五、颈椎间盘

椎间盘又名椎间纤维软骨盘，由纤维软骨组成，并连结于上、下两个椎体之间，颈椎间盘自第 2 颈椎下方至第 1 胸椎上方，共 6 个。椎间盘的生理功能除连接椎体外，还因富有弹性，可减轻和缓冲外力对脊柱与颅脑的震荡，并参与颈椎的活动及增加运动幅度。椎间盘由纤维环和髓核两部分组成（图 8-15）。

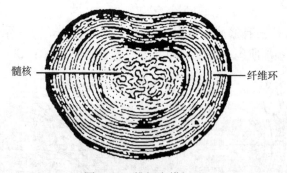

髓核 ——— 纤维环

图 8-15 椎间盘横切面

（一）纤维环

纤维环为周边部的纤维软骨组织，围绕于髓核周围，其前份较厚，后外侧份较薄，质地坚韧而富有弹性，将上、下 2 个椎体紧密连结。在横切面上，呈同心圆形排列，于中部冠状切面亦呈同心圆形的外观，于其切线位观察，则呈正反交错的斜形（约30°）走行。此种结构对增加椎间关节的弹性、扭曲与旋转角度等十分有利。

纤维环有深浅之分，浅部纤维分别与椎体前部的前纵韧带和椎体后方的后纵韧带相连结。深部纤维则依附于软骨板上，甚至部分纤维可穿至椎体内骨质，在中心部则与髓核相融合。纤维环的前部较厚，因此髓核偏后，并易使髓核向后方突出或脱出。

（二）髓核

髓核呈白色胶状，位于纤维环的中央偏后，为富有水分、类似黏蛋白物，内含有软骨细胞与成纤维细胞。幼年时含水量达80%以上，随着年龄增加，含水量递减，至老年时甚至可低于70%。此种水分使髓核可调节椎间盘内压力。椎间盘在颈椎总长度中占20%~24%，但随着年龄增长，水分脱失，其长度所占百分比亦逐渐减少。椎间盘的厚度以 C_6~C_7 为最大，上部颈椎则最小。由于前纵韧带宽大肥厚，且髓核偏居于椎间隙的后方，因此当其出现病变或遭受外力时不易从前方脱出，而易于向狭窄薄弱的后纵韧带处突出或脱出。

椎间盘血供以幼年时最为丰富，其血管细小分支可达深层。但血管随年龄增长而逐渐减少，且血管口径变细，一般在13岁以后已无血管再穿入深层。神经纤维仅分布于纤维环浅层，而其深层及髓核部并无神经纤维进入。

六、颈项部肌肉

颈部固有肌指颈前外侧的颈肌，后部的外来肌为来自背肌向上附于颈部的肌肉，又称项部肌肉。颈部肌肉可运动寰枕关节和颈部脊椎关节。其中，头长肌、头前直肌、头侧直肌使头前俯；斜方肌、胸锁乳突肌、头夹肌、头最长肌、头半棘肌、头上斜肌和头后大、小直肌等使头后仰；同侧颈部屈肌和伸肌的共同动作使头侧倾；同侧头夹肌、头最长肌、头下斜肌和对侧胸锁乳突肌的共同动作运动寰枢关节，使头侧旋（运动寰枕关节）。现将颈项部各肌肉分述如下。

（一）颈肌

颈肌枕下肌群分为颈浅层肌、颈中层肌和颈深层肌等3群（图8-16），其功能为运动头颈、舌骨、喉软骨和胸廓。大部分颈肌起源于颈肌节的轴下部分，故受颈神经前支支配；一小部分起源于鳃弓肌结，受脑神经支配。

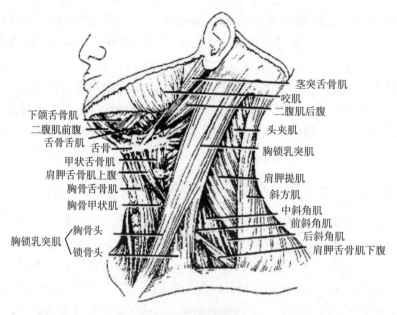

图 8-16　颈肌侧面观

下颌舌骨肌
二腹肌前腹
舌骨舌肌
甲状舌骨肌
肩胛舌骨肌上腹
胸骨舌骨肌
胸骨甲状肌
舌骨
胸锁乳突肌 {胸骨头 锁骨头

茎突舌骨肌
咬肌
二腹肌后腹
头夹肌
胸锁乳突肌
肩胛提肌
斜方肌
中斜角肌
前斜角肌
后斜角肌
肩胛舌骨肌下腹

1. 颈浅层肌　颈浅层肌位于浅层，包括颈阔肌和胸锁乳突肌等。

（1）胸锁乳突肌：参见第五章第三节中胸锁乳突肌肌腱炎的针刀应用解剖。

（2）颈阔肌（图 8-17）：很薄，位于颈前外侧部。其直接位于颈部浅筋膜中，与皮肤密切结合，属于皮肌范畴，呈长方形。其下缘起自胸大肌和三角肌筋膜，肌纤维斜向内上方，越过锁骨和下颌骨至面部，前部肌纤维止于下颌骨的下颌缘和口角，其最前部的肌纤维左、右相互交错，后部肌纤维移行于腮腺咬肌筋膜和降下唇肌及笑肌表面。颈阔肌受面神经颈支支配，在此肌的深面有浅静脉、颈横神经及面神经颈支等。此肌收缩时，牵拉口角向后下方，或张口，或上提颈部皮肤，并于颈部皮肤上形成许多皱纹。

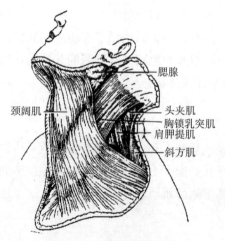

颈阔肌

腮腺
头夹肌
胸锁乳突肌
肩胛提肌
斜方肌

图 8-17　颈阔肌侧面观

2. 颈中层肌　颈中层肌介于下颌骨、舌骨与胸廓三者之间，分为舌骨上肌群和舌骨下肌群。

3. 颈深层肌 颈深层肌分为内侧群和外侧群（图 8-18）。

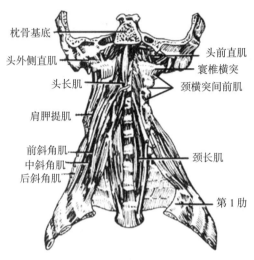

图 8-18 颈深层肌解剖结构图

（1）内侧群：即椎前肌，位于脊柱前面、正中线的两侧，共有 4 块肌肉，即颈长肌、头长肌、头前直肌及头外侧直肌。

（2）外侧群：位于脊柱颈部的两侧，包括前斜角肌、中斜角肌和后斜角肌 3 个斜角肌，是肋间肌在颈区的延续部分，共同形成一个不完整的圆锥面，遮盖着胸廓上口的外半部。前斜角肌位于胸锁乳突肌的深面和颈外侧三角内，起自 $C_3 \sim C_6$ 横突的前结节，肌纤维斜向外下方，止于第 1 肋骨上面的斜角肌结节，由 $C_5 \sim C_7$ 神经的前支支配。中斜角肌位于前斜角肌的后方，起自 $C_2 \sim C_6$ 横突的后结节，肌纤维斜向外下方，止于第 1 肋骨上面、锁骨下动脉沟以后的部分，由 $C_2 \sim C_8$ 神经的前支支配。后斜角肌居中斜角肌的后方，为中斜角肌的一部分，起自 $C_5 \sim C_7$ 横突的后结节，肌纤维斜向外下方，止于第 2 肋的外侧面中部的粗隆，由 C_5、C_6 神经的前支支配。

（二）项部肌肉（图 8-19）

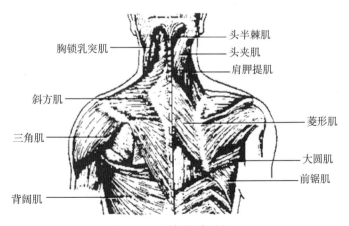

图 8-19 项部的浅层肌

1. 斜方肌　参见第五章第二节中斜方肌损伤的针刀应用解剖。

2. 肩胛提肌　参见第五章第五节中肩胛提肌损伤的针刀应用解剖。

3. 菱形肌　参见第五章第六节中菱形肌损伤的针刀应用解剖。

4. 上后锯肌　位于菱形肌的深面，为很薄的菱形扁肌，以腱膜起自项韧带下部和下 2 个颈椎棘突，以及上 2 个胸椎棘突。肌纤维斜向外下方，止于第 2~5 肋骨肋角的外侧面。在肋角之外，为小菱形肌所覆盖。此肌收缩时，可上提上部肋骨以助吸气。

5. 夹肌　被斜方肌、菱形肌、上后锯肌和胸锁乳突肌掩盖，其形状为一不规则三角形扁肌。依其部位不同，又分为头夹肌与颈夹肌。

（1）头夹肌：参见第五章第四节中头夹肌劳损的针刀应用解剖。

（2）颈夹肌：为头夹肌下方少数肌束，起自 T_3~T_6 棘突，肌纤维斜向外上方，在肩胛提肌的深侧，止于 C_2~C_3 横突后结节。

夹肌单侧收缩时，使头转向同侧，两侧共同收缩时，使头后仰。夹肌受 C_2~C_5 神经后支的外侧支支配。

6. 竖脊肌　参见第五章第十二节中竖脊肌下段损伤的针刀应用解剖。

7. 头半棘肌和颈半棘肌　头半棘肌位于头和颈夹肌的深侧，其起于上位胸椎横突和下位数个颈椎的关节突，向上止于枕骨上、下项线间的骨面。颈半棘肌位于头半棘肌的深侧，起于上位数个胸椎横突尖，跨越 4~6 个椎骨，止于上位数个颈椎棘突尖，大部分肌束止于 C_2 的棘突尖。头半棘肌和颈半棘肌两侧收缩时，使头后伸，单侧收缩时，使头转向对侧。

8. 颈部多裂肌　位于半棘肌的深侧，起于下位 4 个颈椎的关节突，跨越 1~4 个椎骨，每条肌束向内上走行，止于上位数个颈椎棘突的下缘，肌束长短不一，浅层者最长，止于上 3~4 个棘突，中层者止于上 2~3 个棘突，深层者止于上 1 个棘突。

9. 颈回旋肌　位于多裂肌的深面，为节段性小方形肌，起自颈椎横突下后部，止于上一椎骨椎弓板下缘及外侧面，直至棘突根部。

10 棘间肌　起止于上、下相邻棘突的分叉部。其作用为协助伸直脊柱。

上述颈后部肌肉位置较深，作用在于稳定各椎骨节段，以利于颈段脊柱有序而又协调地做链状运动，一侧肌肉收缩使脊柱转向对侧，两侧共同收缩能伸直脊柱。

11. 横突间肌　起止于相邻的横突。此肌在颈部和腰部比较发达，其作用为使脊柱侧屈。

12. 枕下肌　是连接颈椎和枕骨的肌肉，共 4 块（图 8-20），即 2 对直肌和 2 对斜肌，皆位于头半棘肌的深侧，由枕下神经（C_1、C_2）后支支配。头后大、小直肌参与寰枕关节的仰头活动，头上、下斜肌参与寰椎沿枢椎旋转的运动。

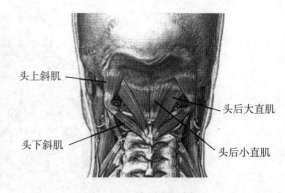

头上斜肌

头后大直肌

头下斜肌

头后小直肌

图 8-20　枕下肌解剖

（1）头后大直肌：呈三角形，以一尖的腱起于枢椎棘突，止于下项线外侧和枕骨。功能：一侧收缩，使头向同侧旋转；两侧同时收缩，使头后仰。

（2）头后小直肌：呈三角形，以腱起于寰椎后结节，止于下项线内侧及下项线与枕骨大孔之间的枕骨，且与硬膜之间有结缔组织相连。功能：仰头。

（3）头下斜肌：呈粗柱状，起于枢椎棘突的外侧和邻近的椎板上部，止于寰椎横突下外侧面。功能：使头向同侧旋转并屈曲。

（4）头上斜肌：呈粗柱状，以腱起于寰椎横突的上面，止于枕骨上、下项线之间。功能：一侧收缩，使头向对侧旋转；两侧同时收缩，使头后仰。

七、颈部关节

关节是弓弦力学系统的基本运动单位，以下介绍颈部的关节。

（一）寰枕关节

寰枕关节系由寰椎的上关节凹与枕骨髁构成，借寰枕前、后膜加强关节的稳定性。其动脉主要来自椎动脉和脑膜后动脉的分支，主要由枕下神经的分支支配。头后大、小直肌参与寰枕关节的仰头活动。寰枕关节囊的后部和外侧较肥厚，内侧薄弱，有时缺如，呈松弛状，可使头部做屈伸和侧屈运动。

（二）寰枢关节

寰枢关节（图8-21）包括3个小关节和2组韧带。3个小关节分别为寰枢外侧关节、寰齿前关节和寰齿后关节，寰齿前关节与寰齿后关节又合称寰枢正中关节。2组韧带分别为寰枢关节间的韧带（寰枢前膜、寰枢后膜、寰椎横韧带）及枢椎与枕骨间的韧带（覆膜、翼状韧带、齿突间韧带）。

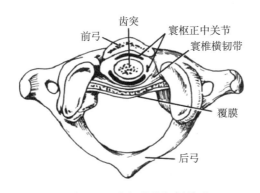

图8-21　寰枢关节解剖关系

（三）钩椎关节

钩椎关节（图8-22）又称Luschka关节。在$C_2 \sim C_6$椎体上面的侧方有嵴样隆起，称为钩突，与上位椎体下面侧方相应斜坡的钝面形成钩椎关节。该关节属于滑膜关节，其表层有软骨覆盖，周围有关节囊包绕，随着年龄的增长而出现退行性改变。钩椎关节参与颈椎的活动，并限制椎体向侧方移动而增加颈椎的稳定性。当发生错位时，可引起血管、神经压迫，产生相应的临床症状。钩椎关节骨质增生是引起颈椎病的主要原因之一。

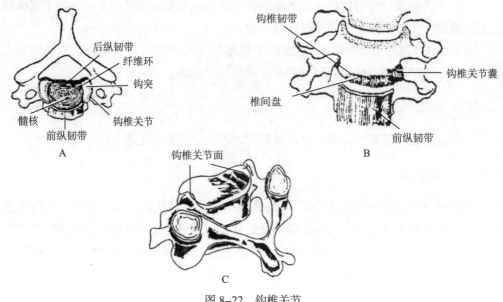

图 8-22　钩椎关节
A：上面观；B：后面观；C：侧面观

（四）关节突关节

颈椎关节突分为上关节突和下关节突，左右各一，呈短柱状。上关节突关节面的方向朝前，下关节突关节面的方向朝后上方，与椎体轴成 45º 角（图 8-23）。

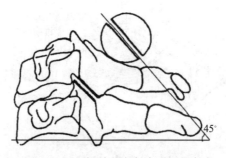

图 8-23　颈椎关节突与水平面的角度

八、颈部神经

颈部神经包括脑神经和颈神经两部分。颈部的脑神经有第 9、10、11、12 对。颈神经共有 8 对，第 1 对在寰椎与枕骨间，第 2~7 对依次在同序椎骨上侧，第 8 对由第 7 颈椎下侧的椎间孔穿出，其后支较前支细。唯第 2 颈神经后支粗大，称为枕大神经，除分布于项肌以外，穿头肌到皮下，上升到头顶。第1颈神经后支称为枕下神经，分布于项部深肌。第3颈神经后支的皮支在项部中线返行。其他各后支均符合一般脊神经后支分布，分内、外侧支。总而言之，内侧支属皮神经，外侧支属肌神经。颈神经前支主要组成两大神经丛，即颈丛和臂丛。

（一）颈丛

颈丛由上4对颈神经前支所构成。每一神经接受来自颈上交感神经节的灰交通支，它们形成一系列不规则的菱形，位于胸锁乳突肌深面、头长肌下和中斜角肌上，其前面覆被以椎前筋膜，诸终支穿过椎前筋膜，分布于肌肉，并和其他神经相交通。

颈丛的分支除浅层的枕小神经、耳大神经、颈前皮神经和锁骨上神经等皮神经外，其肌支有至中斜角肌、肩胛提肌和斜方肌3支。颈丛的主要分支为膈神经，它的主要纤维发自第4颈神经前支，也接受第3和第5颈神经的纤维。此神经下经胸腔布于膈肌，如需做膈神经切断术时，可在锁骨中点上3cm左右处切口，将胸锁乳突肌向前牵开后，于前斜角肌的浅面即可寻得。有时在膈神经的附近，另有副膈神经，20%~30%的人群有这种变异，多发自第5颈神经，然亦有发自锁骨下神经或肩胛上神经者。

除第1颈神经外，其他颈神经的后支均分为内侧支与外侧支。所有颈神经的后支均支配肌肉，只有第2、3、4或第5颈神经后支的内侧支支配皮肤。

第1颈神经的后支称枕下神经，较前支大，于寰椎后弓的椎动脉沟内，椎动脉的下侧，自干分出，向后行，进入枕下三角，于此分支分布于枕下三角周围诸肌（头上斜肌、头后大直肌、头下斜肌）；并发一支横越头后大直肌的后侧，至头后小直肌；还有分支至覆盖着枕下三角的头半棘肌。此外，有分支穿过头下斜肌，或经该肌表面，与第2颈神经后支的内侧支（枕大神经）相连结。枕下神经一般属于运动神经，但有时亦发皮支支配项上部的皮肤，或与枕动脉伴行，分布于颅后下部的皮肤。

第2颈神经的后支为所有颈神经后支中最大者，也比该神经的前支粗大得多，称枕大神经，于寰椎后弓与枢椎椎弓板之间，头下斜肌的下侧穿出，发一细支至头下斜肌，并与第1颈神经后支交通。然后分为较小的外侧支及较大的内侧支。外侧支支配头长肌、夹肌、头半棘肌，并与第3颈神经相应的分支连结。内侧支斜向上升，经头半棘肌之间，在头半棘肌附着于枕骨处，穿过该肌，再穿过斜方肌肌腱及颈部的颈固有筋膜，在上项线下侧，分为几支感觉性终支，与枕动脉伴行，分布于上项线以上，可达颅顶的皮肤。自枕大神经亦分出一或二运动性小支，至头半棘肌。有时发一支至耳郭后面上部的皮肤。当枕大神经绕过头下斜肌时，发一支与第1及第3颈神经后支的内侧支连结。因此，在头半棘肌下侧，形成颈后神经丛。

第3颈神经的后支比该神经的前支小，比第2颈神经的后支小，但大于第4颈神经的后支。绕第3颈椎的关节突向后行，经横突间肌的内侧，然后分为内侧支及外侧支。外侧支为肌支，并与第2颈神经的外侧支相连结。内侧支经过头半棘肌与颈半棘肌之间，再穿夹肌及斜方肌，终末支分布于皮肤。当其在斜方肌深侧时，发一支穿过斜方肌，终于颅后下部近正中线处，枕外隆突附近的皮肤，此支称为第3枕神经。此神经位于枕大神经内侧，与枕大神经之间有交通支相连。

其余5对（第4~8）颈神经的后支绕过各相应的椎间关节后，分为内侧支及外侧支。外侧支均为肌支，支配颈髂肋肌、颈最长肌、头最长肌及头夹肌。第4、5颈神经的内侧支，经颈半棘肌与头半棘肌之间，达椎骨的棘突，穿夹肌及斜方肌，终于皮肤（有时第5颈神经内侧支的末梢支未达皮肤）。第6~8颈神经的内侧支细小，分布于颈半棘肌、头半棘肌、多裂肌及棘间肌。

（二）臂丛神经（图8-24）

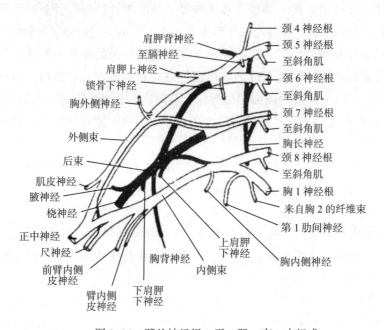

肩胛背神经
至膈神经
肩胛上神经
锁骨下神经
胸外侧神经
外侧束
后束
肌皮神经
腋神经
桡神经
正中神经
尺神经
前臂内侧皮神经
臂内侧皮神经
下肩胛下神经
胸背神经
内侧束
上肩胛下神经
颈4神经根
颈5神经根
至斜角肌
颈6神经根
至斜角肌
颈7神经根
至斜角肌
胸长神经
颈8神经根
至斜角肌
胸1神经根
来自胸2的纤维束
第1肋间神经
胸内侧神经

图8-24　臂丛神经根、干、股、束、支组成

臂丛神经由第5~8颈神经前支及第1胸神经前支组成，偶尔也有第1胸神经和第3胸神经的分支参与。第5~6颈神经组成臂丛神经上干，第7颈神经组成中干，第8颈神经和第1胸神经组成臂丛神经下干，位于第1肋表面。干分为前、后两股，各股位于锁骨平面，每股的平均长度为1cm。臂丛神经上干和中干的两侧支前股组成外侧束，位于锁骨下动脉的外侧；臂丛神经下干的前股组成内侧束，位于锁骨下动脉的内侧。三干的后股共同组成后侧束，位于锁骨下动脉的后侧。束支的长度约为3cm。各束在喙突平面分为上肢的主要神经支，外侧束分为肌皮神经与正中神经外侧根，后束分为桡神经和腋神经，内侧束分为尺神经与正中神经内侧根。正中神经内侧根与外侧根分别行走在腋动脉内、外侧2~3cm后，在腋动脉前下方组成正中神经主干。

由臂丛根发出的支在前、中斜角肌之间穿出，包括至颈长肌和斜角肌之支、肩胛背神经和胸长神经，组成臂丛各神经根发出至颈长肌和斜角肌之支。肩胛背神经循肩胛骨的脊柱缘下行，行于肩胛提肌，大、小菱形肌之深面。胸长神经共有3根，分别起于第 5~7 颈神经，上两根在臂丛深面穿中斜角肌，下根行于中斜角肌之上面，经腋窝达于前锯肌。

由臂丛干发出之背支来自上干，包括肩胛上神经和锁骨下神经。肩胛上神经由上干外侧发出，下行经肩胛上切迹，支配冈上、下肌和肩关节。锁骨下神经甚细，在肩胛舌骨肌后腹的上方，由上干前面发出，经锁骨下动脉第 3 段之前，达于锁骨下肌。

（三）颈部交感神经

颈部的交感神经节通常有 4 对，由这些神经出来的分支，除上述灰交通支（颈部没有白交通支）之外，还有和脑神经的吻合支及其他分支。颈交感干位于颈血管鞘后方、颈椎横突的前方。一般每侧有 3~4 个交感节，分别称为颈上、中、下神经节（图 8-25）。

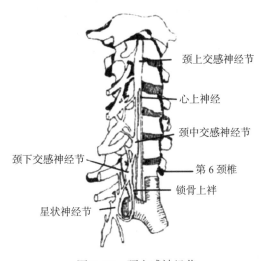

颈上交感神经节

心上神经

颈中交感神经节

颈下交感神经节

第 6 颈椎

锁骨上祥

星状神经节

图 8-25　颈交感神经节

1. 颈上神经节　是交感干上最大的神经节，由第 1~4 干神经节合并而成。此神经节呈梭形，居第 2~4 颈椎横突前方，下端由神经干连于颈中神经节。上端分为两支：①颈内动脉神经：随颈内动脉入颅腔，它的分支互相连结成包绕颈内动脉的颈内动脉神经丛及海绵神经丛，由这些丛发出分丛，随颈内动脉的分支走向周围。②颈内静脉神经：随颈内静脉经颈静脉孔连于舌咽及迷走神经的神经节。

颈上神经节有许多侧支，其中比较大的有：①颈外动脉神经：由节下端发出，分成包绕颈外动脉及其分支的神经丛。②心上神经：循颈动脉鞘下穿到胸腔，左侧的经主动脉弓的左面入心浅丛，右侧的到气管下端前面，连于心深丛，分布于心肌。③咽支：有数支，内进到咽壁，和迷走及咽神经的咽支合成咽丛。

2. 颈中神经节　位置存缺不定，平常位于第 6 颈椎的高度，甲状腺下动脉的附近。

3. 颈下神经节　较恒定在第 7 颈椎横突与第 1 肋骨颈之间、椎动脉后侧。其上由节间支连于颈中神经节，下和第 1 胸神经节非常接近，有时两者合而为一，称星状神经节。颈下神经节发出两支：①心下神经：经锁骨下动脉后侧，与迷走神经的返神经所发出的心支合并下降，加入心深丛。②到锁骨下动脉的分支：在锁骨下动脉上成丛，随该动脉到上肢，并随椎动脉成椎动脉神经丛。此外还有灰交通支连于下位 2 个颈神经。

九、颈部血管

颈部动脉起源于主动脉，在颈部的主干即颈总动脉和锁骨下动脉，右侧发自头臂干，左侧直接发自主动脉弓。颈部静脉与动脉伴行。

（一）颈总动脉及其分支

颈总动脉由胸锁关节后入颈，在胸锁乳突肌前缘向上后行，全程与颈内静脉和迷走神经同居于颈血管鞘内，静脉在动脉之外，迷走神经则介于两者之间，同时居于较后之平面。颈总动脉的后壁与颈交感神经、椎前筋膜、椎前肌和颈椎横突面相邻。右颈总动脉可缺如，如此则右颈内、外动脉直接自头臂干发出。颈总动脉上 2/3 在前方和颈部蜂窝组织相邻，下 1/3 在前方则与气管前筋膜相邻。颈总动脉在肩胛舌骨肌下部因与颈基底的大静脉干有密切关系，故在外科手术中是一个危险部位。

（二）椎动脉

椎动脉起于锁骨下动脉后上部，正对前斜角肌和头长肌之间隙，上行进入第 6 颈椎横突孔，随后入颅和颈内动脉形成脑底动脉环。椎动脉起点甚少变化。据报道，椎动脉的口径几乎 60% 是不对称的。椎动脉有以下分支：肌支分布于深项肌；脊支经椎间孔至脊髓及被膜；脊髓后动脉自颅腔内分出，绕过延髓向后下方，经枕骨大孔入椎管，左右并行地沿脊髓背面下降，末端以多数分支终于马尾；脊髓前动脉于左右椎动脉合并部的附近发出，经枕骨大孔下降入椎管，左右合成一细干，沿脊髓前面的前正中裂下降。椎动脉在颈段走行过程中有 4 个生理性弯曲，其中 1 个在下颈段，3 个在上颈段，当颈部旋转时，一侧椎动脉松弛，一侧曲度增加，血流减少。有研究证实，这是引起椎动脉型颈椎病的原因之一。

【病因病理】

项韧带挛缩大多为长期低头工作者的积累性损伤引起，急性外伤引起的较为少见。头的过度前屈、高角度仰卧或持续低头工作（前屈），造成项韧带受到持续反复的牵拉性损伤，引起前、中斜角肌、肩胛提肌、斜方肌等软组织的联合损伤，损伤软组织之间出现粘连、瘢痕、挛缩、堵塞，导致软组织动态平衡失调，而引起相关肌肉损伤的临床表现。故这一类型的颈椎病主要属于西医学颈椎病分型中的颈型颈椎病。严重的项韧带损伤可以引起韧带中部力平衡失调，出现项韧带硬化、钙化、骨化，项韧带挛缩的常见部位有颈椎的起点、枕外隆凸下缘附着点和项韧带两侧肌肉的附着点。

枕下肌包括头后大、小直肌以及头上、下斜肌，前两者参与在寰枕关节上的仰头活动，后两者参与头在寰椎和枢椎平面上的旋转。

由于在枕下肌的行经途中有椎动脉的第2段末端和第3段通过，所以枕下肌挛缩后，压迫椎动脉，引起椎动脉型颈椎病的临床表现。

寰枢关节移位型颈椎病，是由于枕下肌（头上、下斜肌，头后大、小直肌）损伤以后，形成的四大病理因素压迫和牵拉通过枕下三角内的椎动脉、枕大神经、耳小神经及颈上交感神经节。发病初期，肌肉的粘连、瘢痕可直接挤压神经、血管，此时，影像学表现并无异常，但患者可出现椎动脉型颈椎病和交感神经型颈椎病的临床表现，随着病情发展，损伤的枕下肌可牵拉寰枢椎，使之错位，加重椎动脉的压迫，出现严重的椎动脉型颈椎病的临床表现。此时，颈椎X线张口位片可见寰齿间隙不对称，寰枢关节面不对称，枢椎旋转移位等寰枢椎错位的影像学表现。通过上述分析可以看出，如果完全按照西医学的颈椎病的分型，完全依据影像学表现，即使通过开放性手术摘除了椎间盘，切除了骨质增生，扩大了颈椎椎管，扩大了横突孔，由于软组织的卡压没有解除，所以依然不能完全解除神经根的压迫。虽然第2~6颈椎横突前后结节之间仅有约1cm的距离，但却有十几块肌肉的起点与止点，每块肌肉的起点与止点间的距离只有一到数毫米。这些细小解剖结构在颈椎病发病过程中有重要作用，也是针刀松解的关键病变点。从颈椎前结节到椎板后外侧的肌肉排列顺序是颈长肌、头长肌、前斜角肌、中斜角肌、后斜角肌、肩胛提肌、颈夹肌、髂肋项肌、颈最长肌、头最长肌、头半棘肌、颈半棘肌、多裂肌。

钩椎关节参与颈椎活动并限制椎体向侧方移动，可维持椎体间的稳定性。当第2~6颈椎棘突部、椎板部、横突部的软组织起点与止点损伤，如项韧带，前、中斜角肌，肩胛提肌，及头夹肌等肌肉、韧带损伤后，造成局部的应力集中，导致颈椎在矢状面、冠状面、纵轴、横轴等多方向的移位，压迫重要神经、血管，引发临床症状。

钩椎关节移位可引起骨关节相对位置的变化，而引起神经、血管的卡压。第一，由于软组织的牵拉，颈椎骨关节应力集中，导致应力集中部出现骨质增生，如钩椎关节骨质增生、椎体前后缘的骨质增生等，根据受压的组织结构不同，引起相应的表现；第二，可引起椎间孔的位置变化，导致臂丛神经受压，出现神经根型颈椎病的表现；第三，可引起横突孔的位置变化，导致椎动脉扭曲，出现椎动脉型颈椎病的表现；第四，椎体错位，使椎管容积发生相应变化，引起椎间盘突出，出现脊髓型颈椎病的表现；第五，钩椎关节仰旋或者俯旋移位，牵拉椎体前侧方的交感神经，出现交感神经型颈椎病的表现。

【临床分型与诊断】

一、软组织损伤型

（一）临床表现

1. 症状

（1）早期可有头颈、肩背部疼痛，有的疼痛剧烈，颈项部肌肉可有肿胀和痉挛。

（2）眩晕，多伴有复视、眼震、耳鸣、耳聋、恶心呕吐等症状。

（3）头痛，呈间歇性，每次疼痛可持续数分钟或数小时。疼痛多位于枕部，呈跳痛，可向枕顶部放射。

（4）感觉障碍，可有面部、舌体、四肢或半身麻木，有的伴有针刺感、蚁行感。

2.体征 枕外隆凸、枕骨上项线、颈椎棘突及棘旁有压痛，触诊检查颈项部肌肉痉挛或出现硬结、条索。

3.脑血流图 显示流入时间延长，主峰角增大，形成平顶或三峰波，提示脑血流量减少。

（二）诊断要点

1.颈项部疼痛不适。长期低头工作或高枕睡眠，或有颈部过度前屈、过度扭转的外伤史。

2.轻度眩晕。

3.间歇性头痛。

4.枕外隆凸、上项线及项韧带分布区或附着处有压痛点。

5.脑血流图检查发现基底动脉供血不足。

6.颈椎 X 线片无明显异常。

二、骨关节移位型

（一）临床表现

1.症状及体征

（1）椎动脉受压

1）中重度眩晕：患者只能向一侧转头，向对侧转就易导致发作，再转向对侧则又使症状减轻，总之，头颈部活动和姿势改变诱发或加重眩晕是本病的一个重要特征。严重者可发生晕厥或猝倒。

2）眼部症状：如视力减退、一过性黑矇、暂时性视野缺损、复视、幻视以及失明等。

（2）枕大神经受压：持续性头痛，往往在晨起、头部活动、乘车颠簸时出现或加重。持续数小时甚至数日。疼痛多位于枕部、枕顶部或颞部，呈跳痛（搏动性痛）、灼痛或胀痛，可向耳后、面部、牙部、枕顶部放射。发作时可有恶心、呕吐、出汗、流涎、心慌、憋气以及血压改变等自主神经功能紊乱的症状。

（3）臂丛神经根受压：颈、项、肩、臂疼痛，颈部活动受限，患侧上肢沉重无力，颈项神经窜痛，伴有针刺样或过电样麻痛，握力下降或持物落地。同时可伴有与臂丛神经分布区相一致的感觉、运动及反射障碍，如果以前根受压为主，肌力改变较明显；以后根受压为主，则感觉障碍症状较重。感觉障碍与运动障碍两者往往同时出现，但由于感觉神经纤维的敏感性较高，因而更早地表现出症状。

（4）颈脊髓受压

1）脊髓单侧受压：肌张力增强，肌力减弱，浅反射减弱，腱反射亢进，并出现病理反射；对侧肢体无运动障碍，但浅感觉减退。颈部和患侧肩部疼痛。

2）脊髓双侧受压：主要表现为缓慢进行性双下肢麻木、发冷、疼痛、发抖、无力，行走不稳，步态笨拙，如"踩棉花感"，头重脚轻。症状可逐渐加剧并转为持续性。后期可引起偏瘫、三肢瘫、四肢瘫和交叉瘫等。

（5）软组织损伤的体征：斜方肌、菱形肌、冈上肌、冈下肌、肩胛提肌或大、小圆肌起止点及肌腹部位有压痛点。

3.脑血流图 显示流入时间明显延长，主峰角增大，形成平顶或三峰波，提示脑血流量明显减少。

4.影像学表现

（1）颈椎 X 线正位片显示颈椎生理曲度变直或者反弓，单一或者多个颈椎错位，钩椎关节骨质增生，椎间隙变窄。

（2）MRI 显示颈椎管狭窄或（和）颈椎间盘突出，压迫脊髓。

【针刀治疗】

依据针刀医学关于人体弓弦力学系统的理论及疾病病理构架的网眼理论，颈椎病是由于颈段的弓弦力学系统受损后，颈部的软组织形成粘连、瘢痕和挛缩，病情进一步发展引起颈段骨关节的移位，卡压神经、血管，引发临床表现。应用针刀整体松解颈段软组织的粘连、瘢痕、挛缩，调节颈段的力学平衡，消除软组织对神经、血管的卡压，治愈该病。

一、软组织损伤型

（一）治疗原则

针刀整体松解枕部、项部软组织的粘连、瘢痕，恢复颈段软组织的力学平衡。

（二）操作方法

"T"形针刀整体松解术：

1.术式设计 "T"形针刀整体松解术，这种术式包括了枕部及颈后侧主要软组织损伤的松解，包括项韧带部分起点及止点的松解，同时松解头夹肌起点、斜方肌起点、部分枕下肌起止点、颈夹肌起点以及棘间韧带。各松解点的排列与英文字母"T"相似，故称之为"T"形针刀整体松解术（图 8-26）。

2.体位 俯卧低头位。

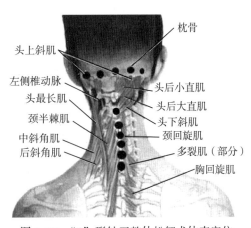

图 8-26 "T"形针刀整体松解术体表定位

3. 体表定位

（1）横线为 5 个点，中点为枕外隆凸，在上项线上距离后正中线向两侧分别旁开 2.5cm 定两点，在上项线上距离后正中线向两侧分别旁开 5cm 定两点。

（2）竖线为 6 个点，分别为 $C_2\sim C_7$ 棘突顶点。

将选定的治疗点用定点笔标明。

4. 消毒
在施术部位，用碘伏消毒 2 遍，然后铺无菌洞巾，使治疗点正对洞巾中间。

5. 麻醉
用 1% 利多卡因局部浸润麻醉，每个治疗点注药 1ml。

6. 刀具
Ⅰ型 4 号直形针刀。

7. 针刀操作（图 8-27、图 8-28）

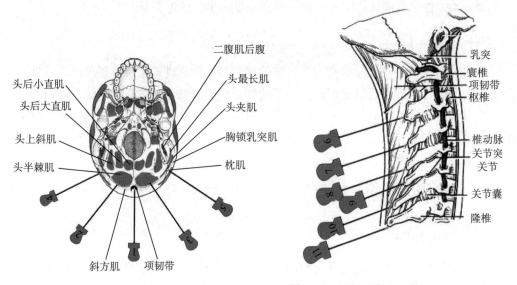

图 8-27 "T"形针刀整体松解术横线的松解　　图 8-28 "T"形针刀整体松解术竖线的松解

（1）第 1 支针刀在枕外隆凸定点。刀口线与人体纵轴方向一致，针刀体向脚侧倾斜 45°，与枕骨垂直，严格按照四步进针规程进针刀。针刀经皮肤、皮下组织、项筋膜达枕骨骨面后，纵疏横剥 3 刀，然后调转刀口线 90°，向下铲剥 3 刀，范围 0.5cm。然后提针刀于皮下组织，向左右成 45° 角贴枕骨向下铲剥 3 刀，范围 0.5cm，以松解斜方肌起点和头半棘肌止点。

（2）第 2、3 支针刀在上项线上枕外隆凸左右各 2.5cm 处定点。以左侧为例加以介绍。刀口线与人体纵轴方向一致，针刀体向脚侧倾斜 45°，与枕骨垂直，严格按照四步进针规程进针刀。针刀经皮肤、皮下组织、项筋膜达枕骨骨面后，纵疏横剥 3 刀，然后调转刀口线 90°，向下铲剥 3 刀，范围 0.5cm。右侧第 3 支针刀操作方法与左侧相同。

（3）第 4、5 支针刀在上项线上枕外隆凸左右各 5cm 处定点。以左侧为例加以介绍。刀口线与人体纵轴方向一致，针刀体向脚侧倾斜 45°，与枕骨垂直，严格按照四步进针规程进针刀。针刀经皮肤、皮下组织、项筋膜达枕骨骨面后，纵疏横剥 3 刀，然后调转刀口线 90°，向下铲剥 3 刀，范围 0.5cm。右侧第 5 支针刀操作方法与左侧相同。

（4）"T"字形竖线，即 $C_2\sim C_7$ 棘突顶点。以第 6 支针刀松解 C_2 棘突顶点为例加以介绍。刀口线与人体纵轴方向一致，针刀体向头侧倾斜 45°，与棘突成 60° 角，严格按照四步进针规程进针刀。针刀经皮肤、皮下组织、项筋膜达 C_2 棘突顶点骨面后，纵疏横剥 3 刀，然后将针刀体逐渐向脚侧倾斜，与 C_2 棘突走行方向一致，调转刀口线 90°，沿棘突上缘向内切 2 刀，范围 0.5cm，以切开棘间韧带。第 7~11 支针刀操作方法与第 6 支针刀相同。

（5）术毕，拔出针刀，局部压迫止血 3 分钟后，创可贴覆盖针眼。

（三）注意事项

初学针刀的医生，不宜做颈椎针刀松解，因为颈部神经、血管多，结构复杂，由于对解剖关系不熟悉，勉强行针刀操作造成严重并发症和后遗症的情况在临床上时有发生。熟悉颈部的局部解剖，牢记神经、血管走行方向，针刀操作均在骨面上进行，针刀治疗的安全性才有保证。

若做项韧带和颈部棘间韧带的松解，针刀进针时，针刀体向头侧倾斜 45°，与枢椎棘突成 60° 角，针刀直达枢椎棘突顶点骨面，对棘突顶点的病变进行松解，要进入棘间，松解棘间韧带，必须退针刀于棘突顶点的上缘，将针刀体逐渐向脚侧倾斜，与颈椎棘突走行方向一致，才能进入棘突间。切棘间韧带的范围限制在 0.5cm 以内，则不会切入椎管，如超过此范围，针刀操作的危险性明显加大。

（四）针刀术后手法治疗

针刀术后，嘱患者取俯卧位，一助手牵拉肩部，医生正对患者头项，右肘关节屈曲并托住患者下颌，左手前臂尺侧压在患者枕骨，随颈部的活动施按揉法。用力不能过大，以免造成新的损伤。最后，提拿两侧肩部，并搓患者肩至前臂，反复 3 次。

二、骨关节移位型

【治疗原则】

针刀整体松解枕部、项部软组织，关节突周围以及颈椎横突处软组织附着处的粘连、瘢痕，通过调节颈段软组织的力学平衡，恢复颈椎骨关节的移位，从而解除颈部神经、血管或脊髓的压迫，达到治疗目的。

【操作方法】

（一）第1次行"T"形针刀整体松解术

针刀操作方法参照软组织损伤型的针刀治疗。

（二）第2次针刀松解两侧肩胛提肌止点及头夹肌起点的粘连和瘢痕

1. 体位 俯卧低头位。

2. 体表定位

（1）肩胛提肌止点——肩胛骨内上角。

（2）头夹肌起点——C_3~T_3棘突最明显压痛点

将选定的治疗点用定点笔标明。

3. 消毒 在施术部位，用碘伏消毒2遍，然后铺无菌洞巾，使治疗点正对洞巾中间。

4. 麻醉 用1%利多卡因局部浸润麻醉，每个治疗点注药1ml。

5. 刀具 Ⅰ型4号直形针刀。

6. 针刀操作（图8-29、图8-30）

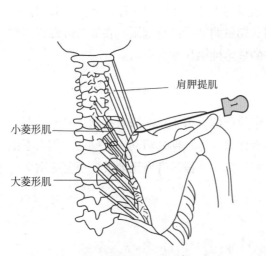

图8-29 肩胛提肌止点针刀松解

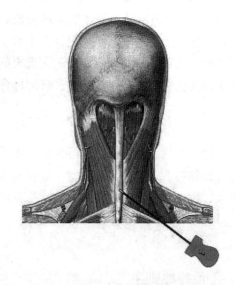

图8-30 头夹肌起点针刀松解

（1）第1支针刀松解右侧肩胛提肌止点：刀口线与脊柱纵轴平行，针刀体和颈部皮肤垂直，严格按照四步进针规程进针刀，针刀经皮肤、皮下组织、筋膜、肌肉达肩胛骨内上角骨面，调转刀口线90°，向肩胛骨内上角边缘铲剥3刀，范围0.5cm。

（2）第2支针刀松解左侧肩胛提肌止点：针刀松解方法与右侧相同。

（3）第3支针刀松解头夹肌起点：在C_3~T_3棘突最明显压痛点作为进针刀点，刀口线与人体纵轴方向一致，针刀体与皮肤垂直，严格按照四步进针规程进针刀，针刀经皮肤、皮下组织、筋膜达棘突顶点，纵疏横剥3刀，范围0.5cm（图8-30）。

7. 注意事项　对肥胖患者，确定肩胛骨内上角困难时，让患者上、下活动肩关节，医生用拇指先摸到肩胛冈，然后向上寻找到肩胛骨的内上角。如不能确定解剖位置，则不能盲目做针刀松解，否则，可能因为解剖位置不清，造成创伤性气胸等严重后果。针刀操作时，铲剥一定要在骨面上进行，不能脱离骨面。

8. 针刀术后手法治疗　嘱患者俯卧，一助手牵拉肩部，医生正对患者头项，右肘关节屈曲并托住患者下颌，左手前臂尺侧压在患者枕骨，随颈部的活动施按揉法。用力不能过大，以免造成新的损伤。最后，提拿两侧肩部，并搓患者肩至前臂3次。

（三）第3次针刀松解病变颈椎及上、下相邻关节突关节囊与关节突韧带

1. 体位　俯卧低头位。

2. 体表定位　根据颈椎X线正侧位片确定病变颈椎，在病变颈椎及上、下颈椎关节突部与横突后结节实施针刀松解。如C_4~C_5钩椎关节移位，针刀松解C_3~C_4、C_4~C_5、C_5~C_6关节突韧带。从颈椎棘突顶点向两侧分别旁开2cm，作为左、右关节突关节囊及韧带体表定位点，共6个治疗点（图8-31）。将选定的治疗点用定点笔标明。

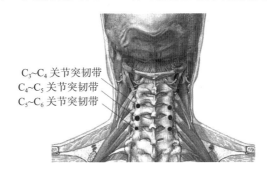

C_3~C_4关节突韧带
C_4~C_5关节突韧带
C_5~C_6关节突韧带

图8-31　关节突韧带体表定位

3. 消毒　在施术部位，用碘伏消毒2遍，然后铺无菌洞巾，使治疗点正对洞巾中间。

4. 麻醉　用1%利多卡因局部浸润麻醉，每个治疗点注药1ml。

5. 刀具　Ⅰ型4号直形针刀。

6. 针刀操作（图8-32）

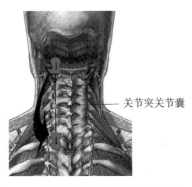

——关节突关节囊

图8-32　关节突关节囊韧带针刀松解

（1）第1支针刀松解病变颈椎左侧上下关节突关节囊韧带：从病变颈椎关节突关节体表定位点进针刀，刀口线与人体纵轴方向一致，针刀体先向头侧倾斜45º，与颈椎棘突成60º角，严格按照四步进针规程进针刀。针刀经皮肤、皮下组织、筋膜、肌肉直达关节突骨面，然后将针刀体逐渐向脚侧倾斜，与颈椎棘突走行方向一致，在骨面上稍移位，寻找到落空感时，即为关节囊韧带，用提插刀法切3刀，范围0.5cm。

（2）其他5支针刀的操作方法与第1支针刀操作方法相同。

（3）术毕，拔出针刀，局部压迫止血3分钟后，创可贴覆盖针眼。

7. 注意事项　与软组织损伤型针刀治疗的注意事项相同。

8. 针刀术后手法治疗　与软组织损伤型针刀术后手法治疗相同。

（四）第4次针刀松解两侧颈椎横突后结节及结节间沟软组织附着处的粘连

1. 体位　仰卧位，行左侧横突松解时，头偏向右侧；行右侧横突松解时，头偏向左侧。

2. 体表定位　颞骨乳突与锁骨连线上。从乳突斜下2cm为寰椎横突，然后每间隔1.5cm为下一位颈椎横突。将选定的治疗点用定点笔标明。

3. 消毒　在施术部位，用碘伏消毒2遍，然后铺无菌洞巾，使治疗点正对洞巾中间。

4. 麻醉　用1%利多卡因局部浸润麻醉，每个治疗点注药1ml。

5. 刀具　Ⅰ型4号直形针刀。

6. 针刀操作（图8-33、图8-34）

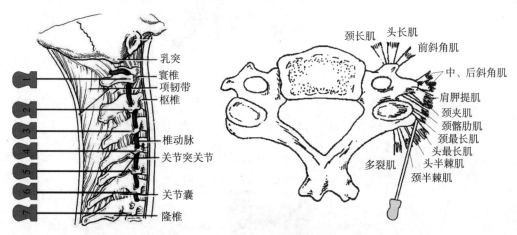

图8-33　横突后结节针刀松解示意图（1）　　　图8-34　横突后结节针刀松解示意图（2）

（1）第1支针刀松解右侧寰椎横突处软组织的粘连、瘢痕：刀口线与人体纵轴方向一致，严格按照四步进针规程，从右侧寰椎横突体表定位处进针刀。针刀经过皮肤、皮下组织、筋膜、肌层达寰椎横突骨面，然后沿骨面调转刀口线90º，分别沿横突上、下缘骨面铲剥3刀，范围0.5cm。

（2）第2支针刀松解右侧枢椎横突处软组织的粘连、瘢痕：刀口线与人体纵轴方向一致，严格按照四步进针规程，从右侧枢椎横突体表定位处进针刀。针刀经过皮肤、皮下组织、筋膜、肌层达枢椎横突结节间沟，贴骨面向前、后铲剥3刀，范围0.5cm。

（3）第3~7支针刀松解右侧第3~7颈椎横突处软组织的粘连、瘢痕：针刀操作方法与第2支针刀相同。

（4）左侧颈椎横突松解方法与右侧相同。

（5）术毕，拔出针刀，局部压迫止血3分钟后，创可贴覆盖针眼。

7. 注意事项 与软组织损伤型针刀治疗的注意事项相同。

8. 针刀术后手法治疗 与软组织损伤型针刀术后手法治疗相同。

【现代研究】

1. 超声引导下针刀治疗神经根型颈椎病 患者取平卧位，颈下垫枕，头略偏向健侧，充分暴露操作部位；由超声科有高级职称的专职医师使用飞利浦便携式超声仪CX50，高频探头（6~12MHz）常规扫描颈部肌肉、神经、血管以及重要器官。以颈椎椎体长轴方向做纵切，找到颈椎横突和椎动脉，顺序定位C_7、C_6、C_5横突结节。根据辅助检查提示的病变侧部位，确定相应节段及进针部位。在该治疗节段原位旋转超声探头90°，使探头长轴与颈椎椎体长轴垂直，用1%利多卡因在进针点行局部浸润麻醉；由疼痛理疗科具有高级职称的高年资医师用4号小针刀采用平面内进针技术，经超声引导使针刀到达横突后结节骨面，小幅度铲切周边肌束3~5下，超声探头实时调整，使针刀避开血管、神经到达椎间孔外口后下壁，神经根外下方，在该靶点沿骨缘切割2~3刀，退出针刀后在神经根周围注入消炎镇痛液1ml，术毕以无菌敷料覆盖。结果：40例患者中，治愈26例，显效8例，有效1例，无效5例，总有效率为87.5%。〔王琳玲，王月爱．超声引导下针刀治疗神经根型颈椎病的疗效观察［J］．中医药导报，2017，23（15）：65-67．〕

2. CT引导下颈椎横突后结节小针刀松解治疗神经根型颈椎病 ①体表定位：使用西门子16排螺旋CT，采用侧面入路进针法。患者侧卧于检查床上，将自制的影像定位针覆盖患侧拟松解横突，定位针的摆放与人体纵轴方向相一致。先扫描颈部定位像以确定定位针的摆放位置是否合适，然后用1.5mm层距进行颈椎横断面扫描，扫描范围包括拟松解横突及其上、下各2个椎体。完成后将阅片窗口调到骨窗，找到拟松解的横突后结节，记录该横断面的位置参数，由横突后结节垂直向上引一直线至颈部侧面的皮肤，找到皮肤表面与直线相交的一根定位针，在电脑上测量定位针与横突后结节的距离。最后按照位置参数将CT扫描部位调整到与拟松解横突相一致的横断面，打开CT上的定位光线，光线与上述定位针的交叉点即为小针刀进针点，用龙胆紫标记。②进针：在标记点常规消毒，铺无菌洞巾，根据患者胖瘦选取华冠牌Ⅰ~Ⅲ型或Ⅰ~Ⅳ型一次性无菌针刀，刀口线与颈部后正中线平行，垂直皮肤进针，逐层分离肌肉，直至触及骨质。如未触及骨质，则继续进针，但针刀进入深度一般不超过定位针至横突后结节距离下0.5cm。③CT验证松解：将针刀留在体内，进行颈椎横断面扫描，完成后在骨窗上查看刀刃到达位置，如刀刃在拟松解的颈椎横突后结节上，则表示进针位置正确。用针刀的刀刃在横突后结节肌肉附着处纵行切开或剥离

2~3下，再横行剥离2~3下，以患者出现酸麻胀感向肩背部或上肢放射为宜。松解治疗完毕后，快速拔出针刀，每个治疗点压迫止血0.5~1分钟，创可贴覆盖。如刀刃不在拟松解的颈椎横突后结节上，则将刀刃退至皮下，根据骨窗上刀刃与拟松解的横突后结节的距离调整进针方向和角度。进针后再次进行颈椎横断面扫描，如刀刃到达拟松解的横突后结节，则按上述方法进行松解。结论：在CT引导下进针，可以使针刀治疗的准确率更高、安全性更好、疗效更确切，且患者的痛苦更小。〔曹晔，王月秋，王静霞，等. CT引导下颈椎横突后结节小针刀松解与盲法进针松解治疗神经根型颈椎病的对照研究［J］. 广州中医药大学学报，2017，34（5）：672-676.〕

第二节　肩周炎

【概述】

　　肩周炎，俗称肩凝症、五十肩、漏肩风。好发于50岁左右的人群，女性多于男性，多见于体力劳动者。肩关节活动时疼痛、功能受限为其主要临床表现。其基本病因是肩关节周围软组织的广泛粘连和瘢痕。

【针刀应用解剖】

一、肩关节前外面（图8-35）

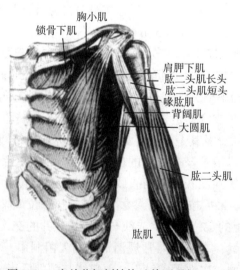

图8-35　肩关节解剖结构（前面观）

　　肩关节前外面主要为肱二头肌。肱二头肌长头起于肩胛骨的盂上结节，通过肩关节囊，经肱骨结节间沟内下降，肱二头肌短头起于肩胛骨喙突，两头在下部合成一个肌腹，共同止于桡骨粗隆。作用：屈肘关节，当前臂处于旋前位时，能使其旋后。

二、肩关节后面（图8-36）

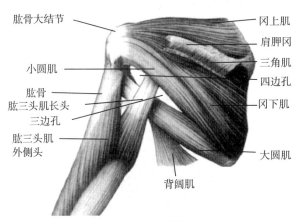

图 8-36　肩关节解剖结构（后面观）

1. 肩胛下肌　肩胛下肌起于肩胛下窝，止于肱骨小结节。作用：使上臂内收和旋内。

2. 冈上肌　冈上肌起于冈上窝，止于肱骨大结节最上面。神经支配：肩胛上神经。作用：外展肩关节。

3. 冈下肌　冈下肌起于冈下窝，止于肱骨大结节中部。神经支配：肩胛上神经。作用：使肩关节外展、外旋。

4. 小圆肌　小圆肌起于冈下窝的下部，止于肱骨大结节最下面。神经支配：腋神经。作用：使上臂后伸。

三、肩关节滑膜囊（图8-37）

冈上肌腱和肩峰之间有肩峰下囊。在关节囊与三角肌之间有三角肌下囊。外层是三角肌，起自锁骨外 1/3 前缘、肩峰尖与其外侧缘及肩胛冈嵴，包绕肩关节的上、前、后和外面，向下收缩变窄成肌腱，止于肱骨三角肌粗隆。

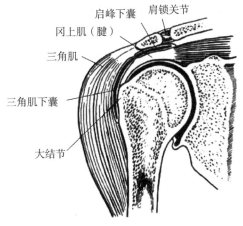

图 8-37　肩峰下囊和三角肌下囊

四、肩袖（图8-38）

冈上肌、冈下肌、小圆肌与肩胛下肌在经过肩关节前方、上方、后方时，与关节囊紧贴，并有许多腱纤维与关节囊相交织形成肩袖。

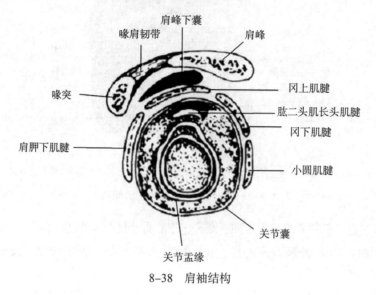

8-38 肩袖结构

五、喙突（图8-39）

喙突上有5个解剖结构，喙突外1/3为肱二头肌短头起点，喙突中1/3为喙肱肌起点，喙突内1/3为胸小肌起点。喙突外上缘为喙肩韧带，喙突内上缘为喙锁韧带（锥状韧带和斜方韧带）。

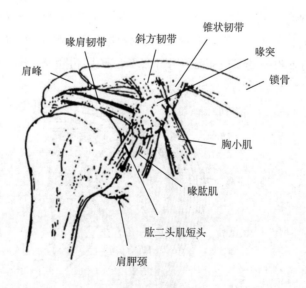

图8-39 喙突

六、结节间沟骨纤维管道（图 8-40）

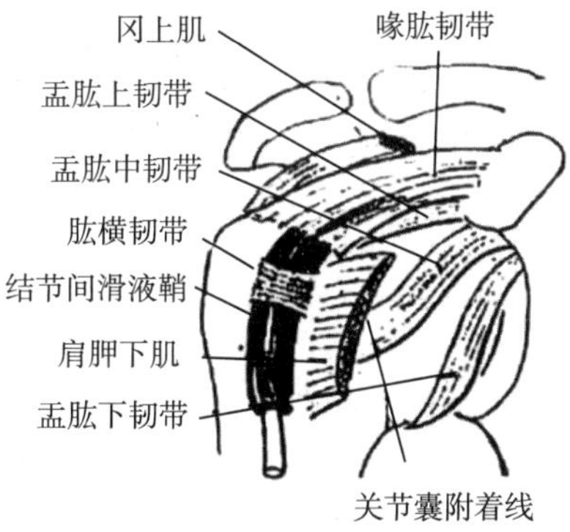
冈上肌
喙肱韧带
盂肱上韧带
盂肱中韧带
肱横韧带
结节间滑液鞘
肩胛下肌
盂肱下韧带
关节囊附着线

图 8-40　结节间沟骨纤维管道结构

肱二头肌长头肌腱通过关节囊内，关节囊滑膜在肌腱的表面包绕，形成结节间滑液鞘，经结节间沟穿出后，滑膜附着于囊外。在肱骨结节间沟部，由肱二头肌长头滑液鞘、肱横韧带和肱骨结节间沟共同形成一个骨纤维管道。由于肱横韧带损伤，粘连、瘢痕形成后，可引起肱二头肌长头在骨纤维管道内通过困难，导致肩关节功能障碍。

【病因病理】

针刀医学认为，肩周炎是一种典型的自我代偿性疾病，局部的一个病变点，如肱二头肌短头起点损伤后，人体为了保护和修复受伤的软组织，必然限制肩关节的功能，使受伤的软组织得到休息和部分修复，但肩关节周围的结构如肱二头肌长头、冈上肌、冈下肌、小圆肌及肩关节周围的滑膜囊就因为人体的这种修复调节，长期在异常的解剖位置进行活动，从而导致肩关节周围的肌肉、韧带、滑膜囊进一步损伤，在其内形成广泛的粘连、瘢痕，最终导致肩关节功能严重障碍，甚至引起关节强直。其发病的关键部位是肱二头肌短头在喙突处的附着点、肩胛下肌在小结节处的止点、肱二头肌长头经过结节间沟处，以及小圆肌的止点，此时就需要针刀治疗加以松解和调节，才能治愈该病。

【临床表现】

1. 症状　患者主诉肩部疼痛，活动时疼痛加剧，严重者肩关节的任何活动都受限制。某些患者的疼痛在夜间会加重，影响睡眠。

2. 体征　肩关节肱二头肌短头在喙突处的附着点、肩胛下肌在小结节处的止点、肱二头肌长头经过结节间沟处，以及小圆肌的止点有明显压痛。

【诊断要点】

1. 患者多为 50 岁左右，以女性多见。

2. 肩部疼痛，一般时间较长，且为渐进性。

3. 多无外伤史（有外伤史者多为肩关节陈旧性损伤）。

4. 肩部活动时，三角肌、冈上肌出现明显的肌肉痉挛，后期肩部外展、后伸功能受限。

5. 肩关节 X 线前后位片骨质无异常。

【针刀治疗】

一、治疗原则

依据针刀医学关于人体弓弦力学系统的理论及疾病病理构架的网眼理论，针刀整体松解肩关节周围关键的粘连、瘢痕组织，恢复肩关节的力学平衡。

二、操作方法

（一）第 1 次 "C" 形针刀整体松解术

1. 术式设计 从肩胛骨喙突中点横行向外经肱骨结节间沟，再向后最终到达腋窝皱折上方 5cm 的连线，恰似一个横行 "C" 形，从前到后，"C" 形线上分布有肱二头肌短头起点——喙突点；肩胛下肌止点——小结节点；肱二头肌长头肌腱结节间沟的骨纤维管道部——肱骨结节间沟点；小圆肌止点——肱骨大结节下面。

2. 体位 端坐位。

3. 体表定位 ①喙突点；②肱骨小结节点；③肱骨结节间沟点；④肱骨大结节后面。将选定的治疗点用定点笔标明（图 8-41）。

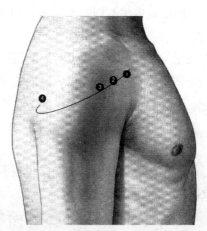

图 8-41 肩关节 "C" 形针刀松解术体表定位

4. 消毒 在施术部位，用碘伏消毒 2 遍，然后铺无菌洞巾，使治疗点正对洞巾中间。

5. 麻醉 用 1% 利多卡因局部浸润麻醉，每个治疗点注药 1ml。

6. 刀具 Ⅰ型 4 号直形针刀。

7. 针刀操作（图 8-42）

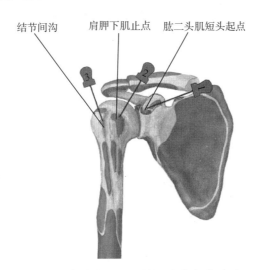

图 8-42 肩关节"C"形针刀松解部位（1）

（1）第 1 支针刀松解肱二头肌短头的起点——喙突顶点的外 1/3 处：针刀体与皮肤垂直，刀口线与肱骨长轴方向一致，按四步进针规程进针刀，直达喙突顶点外 1/3 骨面，纵疏横剥 3 刀，范围 0.5cm。

（2）第 2 支针刀松解肩胛下肌止点——肱骨小结节点：针刀体与皮肤垂直，刀口线与肱骨长轴方向一致，按四步进针规程进针刀，直达肱骨小结节骨面，纵疏横剥 3 刀，范围 0.5cm。

（3）第 3 支针刀松解肱二头肌长头在结节间沟处的粘连：针刀体与皮肤垂直，刀口线与肱骨长轴方向一致，按四步进针规程进针刀，直达肱骨结节间沟前面的骨面，先用提插刀法提插松解 3 刀，切开肱横韧带，然后顺结节间沟前壁，向后做弧形铲剥 3 刀。

（4）第 4 支针刀松解小圆肌止点——肱骨大结节后下方：针刀体与皮肤垂直，刀口线与肱骨长轴方向一致，按四步进针规程进针刀，达肱骨大结节后下方的小圆肌止点，用提插刀法提插松解 3 刀（图 8-43）。

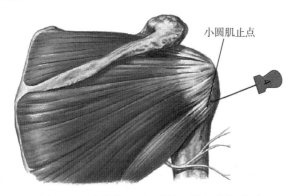

图 8-43 肩关节"C"形针刀松解部位（2）

（5）术毕，拔出针刀，局部压迫止血 3 分钟后，创可贴覆盖针眼。

第八章 常见骨关节疾病

8. 注意事项

（1）喙突处松解：喙突顶点范围只有 0.8cm 左右，但却有 5 个肌肉、韧带的起止点，针刀对肩周炎的喙突松解部位位于喙突的外 1/3 处，以松解肱二头肌短头的起点。如果在中 1/3 或者内 1/3 松解，则难以起效，还可能损伤其他组织。

（2）防止头静脉损伤：头静脉起于手背静脉网的桡侧，沿前臂桡侧上行至肘窝，在肱二头肌外侧沟内继续上行，经过三角肌胸大肌间沟，再穿锁胸筋膜汇入腋静脉或者锁骨下静脉。在做肱骨小结节处肩胛下肌止点松解及肱骨结节间沟处肱二头肌长头起点松解时，表面是头静脉的走行路线。预防头静脉损伤的方法是先摸清楚三角肌胸大肌间沟，旁开 0.5cm，严格按照四步进针规程进针刀，即可避免损伤头静脉。

（二）第 2 次针刀松解三角肌的粘连、瘢痕

对肩关节外展功能明显受限的患者，可松解三角肌的粘连、瘢痕。

1. 体位　端坐位。

2. 体表定位　三角肌前、中、后 3 束肌腹部及三角肌的止点。将选定的治疗点用定点笔标明。

3. 消毒　在施术部位，用碘伏消毒 2 遍，然后铺无菌洞巾，使治疗点正对洞巾中间。

4. 麻醉　用 1% 利多卡因局部浸润麻醉，每个治疗点注药 1ml。

5. 刀具　Ⅰ型 4 号直形针刀。

6. 针刀操作（图 8-44）

（1）第 1 支针刀松解三角肌后束肌腹：针刀体与皮肤垂直，刀口线与肱骨长轴方向一致，

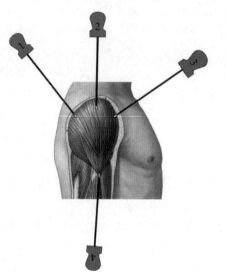

图 8-44　针刀松解三角肌的粘连瘢痕

按四步进针规程进针刀，针刀经皮肤、皮下组织、筋膜达三角肌肌腹的后束，纵疏横剥 3 刀，范围 0.5cm。

（2）第 2 支针刀松解三角肌中束肌腹：针刀体与皮肤垂直，刀口线与肱骨长轴方向一致，按四步进针规程进针刀，针刀经皮肤、皮下组织、筋膜达三角肌肌腹的中束，纵疏横剥 3 刀，范围 0.5cm。

（3）第 3 支针刀松解三角肌前束肌腹：针刀体与皮肤垂直，刀口线与肱骨长轴方向一致，按四步进针规程进针刀，针刀经皮肤、皮下组织、筋膜达三角肌肌腹的前束，纵疏横剥 3 刀，范围 0.5cm。

（4）第 4 支针刀松解三角肌止点：针刀体与皮肤垂直，刀口线与肱骨长轴方向一致，按四步进针规程进针刀，针刀经皮肤、皮下组织、筋膜，直达肱骨面三角肌的止点，纵疏横剥 3 刀，范围 1cm，刀下有紧涩感的，调转刀口线 90°，铲剥 3 刀，范围 0.5cm。

（5）术毕，拔出针刀，局部压迫止血3分钟后，创可贴覆盖针眼。

【针刀术后手法治疗】

针刀术后应配合适当的手法治疗以增加疗效。以下2种手法可供选择：

1. 上举外展手法　在仰卧位进行。患者应充分放松，医生站于患侧，左手按住患肩关节上端，右手托扶患肢肘关节，嘱患者尽量外展、上举患肢，当达到最大限度，不能再上举时，医生右手迅速向上提拉肘关节，可听到患肩关节有"喀叭"的撕裂声，推弹速度必须要快，待患者反应过来时，手法已结束。

2. 后伸内收手法　在坐位进行。医生站在患者背后，单膝顶在患者的脊背中央，双手握住患者的双肘关节，向后牵引到最大位置时，再向肩关节后内方弹压1次。

【现代研究】

1. 采用"C"形针刀松解术治疗肩周炎　用1%利多卡因20ml做颈肌间沟麻醉，5~10分钟后测试肩部、上臂外侧痛觉反应迟钝或消失，即可行针刀治疗。患者取侧卧位，患侧在上，选用汉章Ⅰ型4号针刀分别松解。①喙突顶点的外1/3（肱二头肌短头起点）：针刀体与皮肤垂直，刀口线与肱骨长轴方向一致，按四步进针规程进针刀，直达喙突顶点外1/3骨面，纵疏横剥2刀，范围不超过0.5cm。②肱骨小结节点（肩胛下肌止点）：针刀体与皮肤垂直，刀口线与肱骨长轴方向一致，按四步进针规程进针刀，直达肱骨小结节骨面，纵疏横剥2刀，范围不超过0.5cm。③结节间沟（肱二头肌长头在结节间沟处的粘连）：针刀体与皮肤垂直，刀口线与肱骨长轴方向一致，按四步进针规程进针刀，直达肱骨结节间沟前面的骨面。然后顺结节间沟前壁，向后做弧形铲剥2刀。④肱骨大结节后下方（小圆肌止点）：针刀体与皮肤垂直，刀口线与肱骨长轴方向一致，按四步进针规程进针刀，达肱骨大结节后下方的小圆肌止点，用提插刀法提插松解2刀。出针刀后，创可贴覆盖针眼。针刀术后手法治疗：患者取仰卧位，医生站于患侧，左手按住患肩关节上端，右手托扶患肢肘关节，做肩关节的环转运动。可听到患肩关节有"咔嚓"的撕裂声。以上治疗方法每周1次，如未痊愈，1周后行第2次针刀时，常规麻醉即可。术后48小时后进行相关肩关节功能锻炼。结果：30例患者中，治愈26例，有效3例，无效1例，总有效率96.66%。〔于蕾，吴绪平．"C"形针刀松解术治疗肩周炎临床观察［J］．湖北中医药大学学报，2011，13（1）：57．〕

2. 采用弧刃针刀结合手法治疗中度肩关节周围炎　治疗组采用弧刃针刀结合手法治疗。弧刃针刀治疗：参照弧刃针刀治疗肩周炎步骤，具体分为以下几步：①选择体位：根据肩关节不同疼痛情况选择以下体位：患肩外展、外旋45°，仰卧位；患肩在上侧卧，患侧上肢尽最大限度上举位；患肩在上侧卧，最大限度反手挠背位。②定点：根据选择的体位选取喙突、盂下结节、肱骨小结节嵴处标记，必要时选取胸大肌上臂止点处、小圆肌止点、冈上肌止点、冈下肌止点等进行标记。③消毒、铺巾：肩关节常规消毒、铺巾。④进针：选取0.7mm×38mm规格弧刃针刀，针刀体垂直皮肤，快速刺入，直达皮下。⑤松解：慢慢进行松解，细细体会手下感觉，多可听到

"咔嚓"声响,当有落空感或突破感时停止。⑥出针:快速出针。⑦保护:输液贴覆盖。2周治疗1次,共治疗4周。手法治疗:采取治疗肩周炎的手法,分别在患者仰卧位进行,配合肩关节做被动的外展和旋内、旋外活动;侧卧位配合患肢上举、内收等被动活动;端坐位配合患肩的环转摇动、内收扳动、后伸扳动、后伸旋内扳动以及患肢的抖动等手法。最后采用搓法结束治疗。隔日治疗1次,共治疗4周。对照组采用穴位注射结合手法治疗。穴位注射治疗:取肩部压痛点及局部穴位。用5ml注射器抽取得宝松(复方倍他米松注射液)1ml、2%利多卡因1ml、灭菌注射用水3ml,选择2~3个穴位,常规消毒进针,注入药液0.5~1.5ml,接着将针退至皮下,沿不同方向进行斜刺,有针感后再注入药液0.5~1.5ml。注射完毕后出针,输液贴覆盖针眼。2周治疗1次,共治疗2次。手法治疗:具体操作同治疗组。结果:治疗组在VAS评分、肩关节活动度及日常生活能力评分上均明显优于对照组。〔程少丹,葛程,张洋,等.弧刃针刀结合手法治疗中度肩关节周围炎临床研究[J].现代中西医结合杂志,2018,27(13):1369-1371,1414.〕

第三节　腰椎间盘突出症

【概述】

本病是腰椎间盘因外伤或腰部软组织慢性劳损导致纤维环破裂,髓核从破裂处突出或脱出,压迫脊神经或者马尾神经,而出现的以腰腿放射性疼痛、下肢及会阴区感觉障碍为主要症状的疾病,严重时可引起下肢瘫痪。

【针刀应用解剖】

一、体表标志（图8-45）

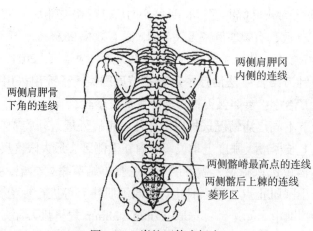

图8-45　脊柱区体表标志

1. 腰椎棘突　在后正中线上，可以摸到腰椎棘突，其棘突呈水平位，第4腰椎棘突平两侧髂嵴最高点。其上有背阔肌、竖脊肌、横突棘肌、棘上韧带、棘间韧带、胸腰筋膜等附着。

2. 骶正中嵴　骶骨背面后正中线上，有一列纵行隆起，即骶正中嵴，由骶椎棘突融合而成。骶正中嵴上有3~4个后结节，以第2、3个最显著，其附着结构同腰椎棘突。

3. 骶中间嵴　在骶正中嵴外侧，有一列不明显的粗线，为关节突愈合的遗迹。有竖脊肌、骶髂后韧带等附着。

4. 骶外侧嵴　为横突愈合的遗迹，在骶中间嵴稍外侧，4个隆起形成一断续的粗线，即骶外侧嵴，其内侧一拇指宽处为骶后孔。其上有胸腰筋膜、骶髂后韧带、骶结节韧带等附着。

5. 骶管裂孔　沿骶正中嵴向下，由第4、5腰椎背面的切迹与尾骨围成的孔称为骶管裂孔，是椎管的下口。

6. 骶角　为骶管裂孔两侧向下的突起，是骶管麻醉进针的标志。

7. 尾骨　由4块退化的尾椎融合而成，位于骶骨的下方、肛门后方，有肛尾韧带附着。

8. 髂嵴　为髂骨翼的上缘，是计数椎骨的标志，两侧髂嵴最高点的连线平对L_4棘突。

9. 髂后上棘　是髂嵴后端的突起，两侧髂后上棘的连线平S_2棘突，其上有骶结节韧带、骶髂后长韧带及多裂肌附着。

10. 第3腰椎横突　较粗大，在腰部易触及。其上有竖脊肌，腹内、外斜肌及腰方肌等附着。

二、腰椎（图8-46、图8-47）

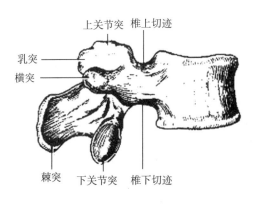

图8-46　腰椎侧面观

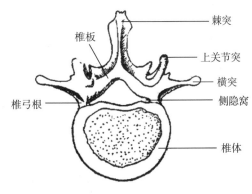

图8-47　腰椎上面观

第八章　常见骨关节疾病

（一）椎体

腰椎椎体因为负重关系，在所有脊椎椎骨中，体积最大，L_1、L_2 椎体的横断面呈肾形，L_3 或 L_4 椎体过渡为椭圆形，L_5 椎体则呈橄榄形。

（二）椎弓板

腰椎椎弓板较厚，并略向后下倾斜，椎孔在下部比上部大；两侧椎弓板会合成椎弓板夹角，夹角变小可影响椎管的狭窄程度。

（三）椎弓根

腰椎的椎弓根伸向后外，外形呈弧形，与椎板、椎体、关节突融合在一起。其厚度自上而下逐渐递增，L_5 约为 L_1、L_2 的 1 倍。其横断面呈卵圆形，上方有一较浅的椎上切迹，自 L_1 向下矢状径减小，构成椎间孔的下壁，下方有一较深的椎下切迹，构成椎间孔的上壁。腰椎 X 线侧位片上，根据椎上切迹矢状径的大小，可大致估计侧隐窝的宽窄。

（四）关节突

位于椎管的后外方，椎间孔后方，上关节突由椎弓根发出，向内与上一节腰椎的下关节突相接，下关节突由椎弓板发出，向外与此椎间关节的方向呈矢状位，以利于腰椎的屈伸动作，但向下逐渐呈斜位，至 L_5 几乎呈冠状位。腰椎关节突间部又称峡部，其前外侧和后内侧皮质骨之间只有少量骨小梁，较坚固。当身体前屈时的力作用于腰骶部的关节突间部时，由于关节突的方向与作用力垂直，相邻 2 个关节被挤压得很紧；如果关节突间部长期承受这种压力，可能发生峡部不连，甚至滑脱，是引起腰痛的原因之一。

（五）横突

横突起源于椎弓根的后部，由椎弓根与椎弓板汇合处向外突出。腰椎横突较薄，呈带状，与腹壁外形相适应。在上关节突的后缘有一卵圆形隆起，称乳突，横突根部的后下侧有一小结节，为副突，乳突与副突之间可形成浅沟、切迹、孔或管。腰神经后内侧支则由此骨孔或管穿行，骨质增生可压迫相应神经。

L_3 横突最长，其次为 L_2 和 L_4 横突，L_5 横突最短，并向后方倾斜。L_3 横突弯度大，活动多，所以受到的杠杆作用最大，受到的拉应力也最大。其上附着的筋膜、韧带、肌肉承受的拉力也较大，损伤机会也相对较多。

腰椎的横突有众多大小不等的肌肉附着，在相邻横突之间有横突间肌，横突尖端与棘突之间有横突棘肌，横突前侧有腰大肌及腰方肌，L_2 横突前尚有膈肌，横突的背侧有竖脊肌，还有腹内、外斜肌和腹横肌，借助胸腰筋膜起于 L_1~L_4 横突。腰神经后支自椎间孔发出后，其外侧支穿横突间韧带骨纤维孔后，沿横突的背面和上面走行，并穿过起于横突的肌肉至其背侧。

（六）棘突

腰椎的棘突由两侧椎板在中线处汇合而成，呈长方形骨板，腰椎的棘突宽并且水平向后。其末端膨大，下方如梨状，为多裂肌肌腱附着处。腰椎的棘突有众多肌肉、韧带附着其上，更增加了脊柱的稳定性。相邻棘突间空隙较大，适于穿刺，L_3~L_5棘突间是腰椎穿刺或麻醉的常用进针部位。

（七）腰椎椎管

椎孔由椎体后方和椎弓围绕而成，各腰椎椎孔连成椎管。L_1、L_2呈卵圆形，L_3呈三角形，L_5呈三叶形，其余可呈橄榄形。

1. 中央椎管 腰椎中央椎管前界为椎体、椎间盘纤维环后面及后纵韧带；后界为椎弓板、棘突基底及黄韧带；两侧为椎弓根；后外侧为关节突。腰椎椎管自L_1~L_2间隙以下包含马尾神经根，其被硬脊膜包围的部分形成硬膜囊，各神经根自硬膜囊发出后在椎管内行经的一段骨性结构称为神经根管，以后各神经根分别自相应椎间孔穿出。

2. 盘黄间隙 即椎间盘与黄韧带之间的间隙。其异常狭窄时可压迫腰神经。

3. 侧隐窝 又称为侧椎管，是神经根通过的管道。其前界为椎体的后缘，后面为上关节突前面与椎弓板和根弓根连结处，外面为椎弓根的内面，内侧入口相当于上关节突前线平面，向下外续于椎间孔。

4. 椎间孔 即腰神经根出椎管处，实际为一管道。其上、下界为椎弓根，前界为椎体和椎间盘的后外侧面；后界为椎间关节的关节囊，部分为黄韧带外侧缘。椎间孔自上而下逐渐变小。

三、骶骨

骶骨（图 8-48）呈扁平的三角形，其底向上，尖向下，向后下方弯曲，由 5 个骶椎愈合而成。两侧与髋骨相关节，可分为骶骨底、侧部、背侧面、骨盆面及尖端。骶骨背侧面向后上方，粗糙而凸隆。在正中线上，有 3~4 个结节连结而成的纵行隆起，称为骶正中嵴，为棘突融合的遗迹。骶正中嵴两侧的骨板略凹陷，由椎弓板相互融合而成。其外侧，有一列不太明显的粗线，称为骶中间嵴，为关节突愈合的遗迹。嵴的下端突出，称为骶角，相当于 S_5 的下关节突，与尾骨角相关节。骶骨背面上、下部，各有一缺损，名腰骶间隙和骶尾间隙，腰骶间隙高 1cm，宽 2cm；骶尾间隙呈"∧"形，居两骶角之间，这个间隙亦叫骶管裂孔或骶管裂隙，为骶管的下口。骶关节嵴的外侧，有 4 个大孔，称为骶后孔，与骶前孔相对，但比后者略小，亦借椎间孔与骶管相通，有骶神经的后支及血管通过，临床上常用来行骶神经的阻滞麻醉。

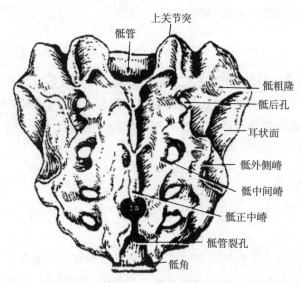

图 8-48　骶骨后面观

四、髂骨

髂骨（图 8-49、图 8-50）是髋骨的组成部分之一，位于髋骨的上部，呈扇形，上部为髂嵴，髂嵴前、后端突出，分别称之为髂前上棘和髂后上棘，均能在体表摸到，是重要的骨性标志。髂骨上有众多与腰段弓弦力学系统相连接的弓弦结合部（软组织的附着点），与腰段弓弦力学系统共同组成脊 – 腰弓弦力学系统。

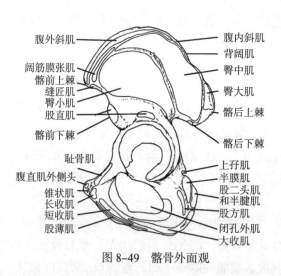

图 8-49　髂骨外面观

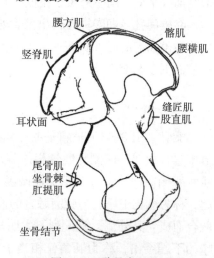

图 8-50　髂骨内面观

五、腰骶尾部的韧带

1. 前纵韧带　在椎体前面，位于椎体和椎间盘前方，上端起于枕骨大孔底部和第1 颈椎前结节，向下经寰椎前结节及各椎体的前面，止于骶椎的上部。前纵韧带与椎间盘及椎体的上、下缘紧密相连，但与椎体之间则连结疏松。前纵韧带有限制脊柱过度后伸的作用，能帮助防止因体重作用而增加腰部弯曲的趋势。前纵韧带还有防止椎间盘向前突出的作用。

2. 后纵韧带 后纵韧带（图 8-51）在椎管内，椎体后方，细长而坚韧，起自 C_2，向下沿各椎体的后面至骶管，与骶尾后深韧带相移行。韧带的宽窄与厚薄各部也不同，颈椎、上部胸椎及椎间盘的部分较宽；而下部胸椎、腰椎的部分则相反。在较宽处，韧带的中部较厚，而向两侧延展部较薄，故椎间盘向两侧突出者较多。

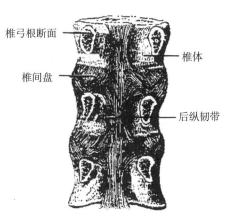

图 8-51　后纵韧带

3. 黄韧带 黄韧带（图 8-52）又名弓间韧带，呈膜状，走行于相邻两椎板之间，主要由黄色弹性纤维构成。在上附着于上一椎弓板下缘的前面，向外至下关节突构成椎间关节囊的一部分，再向外附着于横突的根部，向下附着于下一椎板上缘的后面及上关节突前下缘的关节囊，其正中部有裂隙，有少许脂肪填充，连结椎骨后静脉丛与椎管内静脉丛的小静脉从中通过。在外侧，黄韧带与椎间关节的关节囊相融合，并参与椎间关节囊前部的构成，它的侧缘组成椎间孔的软性后壁。因此，除椎间孔和后方正中线的小裂隙外，黄韧带几乎充满整个椎弓间隙，占据椎管背侧 3/4 的面积。此韧带由上而下增强，胸椎部窄而略厚，以腰椎部最厚，为 2~3cm。黄韧带限制脊柱的过度前屈，同时也有维持身体直立姿势的作用。

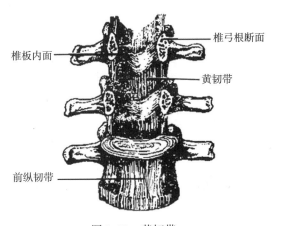

图 8-52　黄韧带

4. 棘上韧带　参见第五章第七节中棘上韧带损伤的针刀应用解剖。

5. 棘间韧带　参见第五章第八节中棘间韧带损伤的针刀应用解剖。

6. 横突间韧带　位于两相邻的横突之间，其颈椎部常缺如，胸椎部呈细索状，腰椎部发育较好。该韧带分内、外两部，在上腰椎横突间隙，外侧部发育不良，仅为薄的筋膜层，在下 2 个腰椎横突间隙，参与构成髂腰韧带，内侧部作腱弓排列，保护脊神经后支和血管，其厚度由上向下逐渐增加，在 L_5 与 S_1 间，横突间韧带即髂腰韧带的腰骶部。

7. 关节囊韧带　起加强关节突关节的作用，主要为胶原纤维，背侧较薄。在下腰部，关节囊下部有坚强纤维性结构至椎弓板，部分为棘间韧带所代替。

8. 髂腰韧带　参见第五章第十一节中髂腰韧带损伤的针刀应用解剖。

9. 腰骶韧带　上部与髂腰韧带相连，起自 L_5 椎体与横突，纤维呈扇形，向下附于髂骨和骶骨的盆面，与骶髂前韧带相混，它的内侧锐缘有第 5 腰神经的前支通过。腰骶连结位于腰骶角的顶点，身体的重量很容易使 L_5 向前滑脱，正常情况下因为关节突关节、椎间盘的存在以及髂腰韧带的维持而得以防止这种倾向。如遇外伤或发生变异，这些支持组织受损，可以引起关节不稳。腰骶连结为人体躯干和下肢的桥梁，负重大，活动多，遭受外伤机会较多，有时可发生关节突骨折或腰部急性损伤。

六、椎间盘

参见本章第一节颈椎病的针刀应用解剖中关于椎间盘的部分。

七、腰骶尾部的筋膜

（一）浅筋膜

腰骶尾部的浅筋膜是皮下筋膜同相邻区浅筋膜层的连续，致密而厚实，通过结缔组织纤维束与深筋膜相连，其结缔组织纤维分隔形成的小房含大量脂肪。浅筋膜层中有皮神经和皮血管，它们都是小支，发自深层的神经和血管。

（二）深筋膜

深筋膜即固有筋膜，骶尾区的深筋膜薄弱，与骶骨背面骨膜相愈合。深筋膜分浅、深 2 层，浅层是一层很薄弱的纤维膜，上续胸廓背面的深筋膜浅层，侧方连腹前外侧壁的深筋膜，向下附着于髂嵴，并和臀筋膜延续，内侧方于人体正中平面附至各腰椎棘突、骶正中棘和连结各棘突游离端的棘上韧带。腰部深筋膜浅层较薄弱，深层较厚，与背部深层筋膜相续，呈腱膜性质，合称胸腰筋膜。

胸腰筋膜在胸背部较为薄弱，覆于竖脊肌表面，向上连接于项筋膜，内侧附于胸椎棘突和棘上韧带，外侧附于肋角和肋间筋膜，向下至腰部增厚，并分为前、中、后 3 层（图 8-53）。

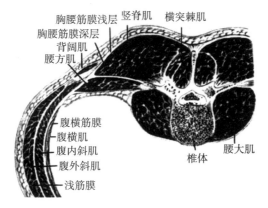

图 8-53 胸腰筋膜

1. 前层 又称腰方肌筋膜，覆盖于腰方肌前面，内侧附于腰椎横突尖，向下附于髂腰韧带和髂嵴后份，上部增厚形成内、外侧弓状韧带。前层在腰方肌外侧缘处同胸腰筋膜中、后层愈合，形成筋膜板，由此向外侧方，是腹横肌的起始腱膜。

2. 中层 位于竖脊肌与腰方肌之间，内侧附于腰椎横突尖和横突间韧带，外侧在腰方肌外侧缘与前层愈合，形成腰方肌鞘，向上附于第 12 肋下缘，向下附于髂嵴，此层上部附于第 12 肋和 L_1 横突之间的部分增厚，形成腰肋韧带（图 8-54）。此韧带的锐利边缘是胸膜下方返折线的标志。

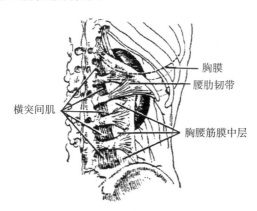

图 8-54 腰肋韧带

3. 后层 在竖脊肌表面，与背阔肌和下后锯肌腱膜愈合，向下附着于髂嵴和骶外侧嵴，内侧附着于腰椎棘突、棘上韧带和骶正中嵴，外侧在竖脊肌外侧缘与中层愈合，形成竖脊肌鞘，后层与中层联合成一筋膜板续向外侧方，至腰方肌外侧缘前层也加入，共同形成腹横肌及腹内斜肌的腱膜性肌肉起始。腹横肌的起始腱膜比腹内斜肌的筋膜起始宽很多。由以上可以看出，胸腰筋膜即间隔各肌的筋膜，也是一些骨骼肌腱膜性肌肉起始的附着部位。胸腰筋膜后层在髂后上棘连线以上与竖脊肌总腱间隔以少量疏松结缔组织及脂肪，形成胸腰筋膜下间隙，腰神经后外侧皮支穿行其中。腰部活动度很大，在剧烈活动中胸腰筋膜可发生扭伤。

八、腰骶尾部的肌肉

分布于腰骶尾部的肌肉主要有背阔肌、下后锯肌、竖脊肌、横突棘肌、腰方肌、腰大肌、腰小肌等。

（一）竖脊肌

参见第五章第十二节中竖脊肌下段损伤的针刀应用解剖。

（二）横突棘肌

横突棘肌由多个斜行的肌束组成，被竖脊肌所覆盖，其肌纤维起自下位椎骨的横突，斜向内上方止于上位椎骨棘突。由浅入深可分为3层，即半棘肌、多裂肌和回旋肌。横突棘肌两侧同时收缩，使脊柱伸直；单侧收缩时，使脊柱转向对侧。

1. 半棘肌　按其止点和分布位置，分为胸半棘肌、颈半棘肌和头半棘肌，胸半棘肌起于下位胸椎横突尖，跨过4~6节脊椎骨，止于上位数个胸椎和下位数个颈椎棘突尖，为椎骨旋转肌，受脊神经（T_1~T_{11}）后支支配。

2. 多裂肌（图8-55）　位于半棘肌的深面，为多束小的肌性腱束，形状类似半棘肌，但较短，分布于S_4~C_2之间。在骶部，起自骶骨后面、髂后上棘及骶髂后韧带；在腰部，起自乳突；在胸部，起自横突；在颈部，起自下位4个颈椎的关节突。跨过1~4个椎骨，止于上位数个棘突的下缘。肌束长短不一，浅层者最长，止于上3~4个棘突，中层者止于上2~3个棘突，深层者止于上1个棘突。多裂肌是脊柱的背伸肌，可以加大腰椎前凸，在颈、胸部，尚可以防止椎骨向前滑脱。多裂肌受脊神经（C_3~S_5）后支支配。

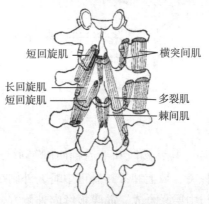

图 8-55　多裂肌及回旋肌

3. 回旋肌（图8-55）　在多裂肌的深面，连结上、下2个椎骨之间或越过1个椎骨，分颈回旋肌、胸回旋肌和腰回旋肌。为节段性小方形肌，起自各椎骨横突上后部，止于上1个椎骨椎弓板下缘及外侧面，直至棘突根部，回旋肌在胸段比较发达，每侧有11个，数目可有变化。回旋肌受脊神经（T_1~T_{11}）后支支配。

（三）腰方肌

腰方肌（图8-56）位于腹腔后壁腰椎的两旁、胸腰筋膜中层，后邻竖脊肌；前方借胸腰筋膜浅层与腹横筋膜相隔，为长方形的扁肌，下端较宽。起自髂嵴后部的内唇、髂腰韧带及下方3~4个腰椎横突。肌纤维斜向内上方止于第12肋内侧半下缘和上方4个腰椎横突及T_{12}椎体。此肌可增强腹后壁，若两侧收缩，则降低第12肋，还有协助伸脊柱腰段的作用，一侧收缩时使脊柱侧屈，两侧收缩时可以稳定躯干。腰方肌受腰丛（T_{12}~L_3）支配。

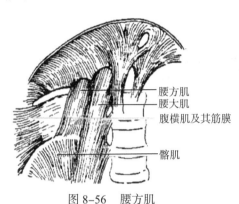

图 8-56　腰方肌

（四）腰大肌

腰大肌（图8-57）位于腰椎侧面，脊柱腰段椎体与横突之间的深沟内，呈纺锤状。起自T_{12}椎体下缘至L_5椎体上缘和椎间盘的侧面，以及全部腰椎横突。肌束向下逐渐集中，联合髂肌的内侧部，形成一个肌腱，穿过腹股沟韧带与髋关节囊之间（肌腔隙），贴于髂耻隆起的前面及髋关节囊的前内侧而下行，止于股骨小转子。此肌收缩时，可屈曲大腿并旋外，当大腿被固定时，则屈脊柱腰段而使躯干前屈。腰大肌受腰丛的肌支（T_{12}、L_1~L_4）支配。

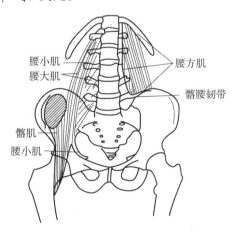

图 8-57　腰大肌

（五）腰小肌

腰小肌肌腹很小，呈菱形，肌腱较长，位于腰大肌的前面，上端起自 T_{12} 椎体及 L_1 椎体的侧面，下端止于髂耻隆起，并以腱移行于髂筋膜和耻骨梳韧带。此肌收缩时，使脊柱腰段屈向同侧（与腰大肌共同作用），并紧张髂筋膜。腰小肌受腰丛的肌支（$L_1 \sim L_2$）支配。

九、腰骶尾部的关节

1. 关节突关节 又称椎间关节，属于滑膜关节，由上、下相邻关节突的关节面构成，从 $C_2 \sim S_1$，每 2 个相邻椎骨间左、右各有 1 个关节突关节。关节突关节构成椎间孔的后界，不同平面腰椎间盘的后面与关节突的关系有差异。直立时，在下腰部，特别是 $L_5 \sim S_1$ 或 $L_4 \sim L_5$，椎间盘的后面与下方椎骨的关节突前面相对，这部分椎间盘正常位于椎间管的下部。

该关节的关节囊滑膜层呈光滑半透明状，贴在纤维层内面，不易分开，滑膜层约 l/3 起自关节软骨边缘，约 2/3 滑膜起点至关节软骨有一定距离，滑膜起点与关节软骨缘间由结缔组织连结，关节腔狭小密闭。滑膜层在相邻关节面之间 2 层突入形成滑膜皱襞，伸至关节腔内，滑膜皱襞根部连滑膜层。

2. 腰骶连结 由 L_5 椎体与骶骨底以及 L_5 两侧下关节突与 S_1 上关节突的关节面构成。具有关节腔和关节囊，关节面上覆盖有透明软骨，关节面的方向较其他腰椎的关节面倾斜，近似额状位，这样就可以防止 L_5 在骶骨上向前滑动，同时在运动上具有较多的灵活性。$L_5 \sim S_1$ 之间的椎间盘较其他腰椎间的椎间盘为厚，前侧较后侧尤厚，以加大腰椎前凸。

腰骶连结周围的韧带大致与其他腰椎间关节相同，前、后纵韧带向下分别止于骶骨的前、后，在椎弓板之间以及棘突之间也有黄韧带、棘间韧带和棘上韧带。此外，尚有髂腰韧带和腰骶韧带，在位置上相当于横突间韧带。

十、腰骶尾部的神经

（一）腰丛

腰丛（图 8-58）由第 1~3 腰神经前支及第 4 腰神经前支的大部组成。第 1 腰神经可能接受第 12 胸神经束的 1 束纤维。腰丛位于腰方肌的内侧缘，腰大肌后侧，腰椎横突前侧。

腰神经前支构成腰丛的方式在不同个体间有差别，一般情况下，第 1 腰神经前支在第 12 胸神经发支加入后，分为上、下 2 支，上支较粗，又分成髂腹股沟神经和髂腹下神经；下支较细，同第 2 腰神经前支的 1 支合并形成生殖股神经。第 2 腰神经前支余部、第 3 腰神经前支全部和第 4 腰神经参与腰丛的构成，均分为腹侧支和背侧支。腹侧支联合成闭孔神经，有时，第 3、4 腰神经前支的腹侧支还另外形成一副闭孔神经。第 2、3 腰神经的背侧支各分一小部和一大部，2 者的大部与第 4 腰神经的背侧支形成股神经，小部则合并成股外侧皮神经。另外，腰丛还发出肌支。

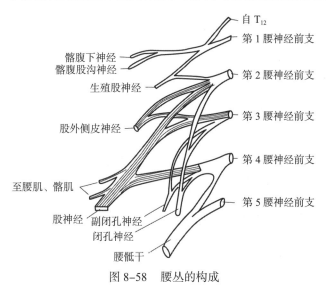

图 8-58　腰丛的构成

1. 髂腹股沟神经　髂腹股沟神经较细小，含有第 1 腰神经的纤维，常有第 12 胸神经的纤维加入。髂腹股沟神经出现于腰大肌的外侧缘，与髂腹下神经前支共干，位于该神经的下侧。沿腰方肌前面，肾的后面，经髂嵴内唇后部的内侧，继沿髂肌前面前进，当其行近髂嵴前部时，则穿腹横肌；又于髂前上棘下侧稍前处，穿腹内斜肌，进入腹股沟管。沿精索的外下侧下降，穿出腹股沟管皮下环至浅筋膜，分布于大腿上部内侧的皮肤。并发支分布于阴茎根部及阴囊部的皮肤，称为阴囊前神经，在女性则分布于阴唇的皮肤，称为阴唇前神经。髂腹股沟神经的分支有肌支和交通支。其中肌支分布于该神经所经过的腹壁肌。髂腹股沟神经经腹内斜肌与腹横肌之间时，常与髂腹下神经的前皮支有交通支。髂腹股沟神经可以与髂腹下神经共干，向前行至腹横肌与腹内斜肌之间，2 条神经才开始分开。有时髂腹股沟神经缺如，则由髂腹下神经或生殖股神经代替。

2. 髂腹下神经　髂腹下神经起于第 1 腰神经，亦有第 12 胸神经的纤维加入。自腰大肌上部外侧缘突出，斜经肾下部的背侧，在腰方肌的腹侧，髂嵴上方，穿过腹横肌后部的腱膜，经腹横肌与腹内斜肌之间，发出分支。其分支有前皮支、外侧皮支及交通支。

（1）前皮支：即腹下支，经腹内斜肌与腹横肌之间，斜向前下方。在髂前上棘内侧约 2cm 处穿出腹内斜肌，在腹外斜肌腱膜的下侧向内下方走行，在腹股沟管皮下环的上侧约 3cm 处穿出腹外斜肌腱膜，支配耻骨区的皮肤。此支经行于腹横肌与腹内斜肌之间时，发肌支至该两肌。

（2）外侧皮支：即髂支，在髂嵴前、中 1/3 交界处的上侧，于第 12 胸神经外侧皮支的后侧，穿腹内斜肌及腹外斜肌，下降于浅筋膜层，分布于臀区后外侧皮肤。

（3）交通支：髂腹下神经常与肋下神经及髂腹股沟神经之间有交通支。

3. 生殖股神经　生殖股神经大部分来自第 2 腰神经，小部分纤维束来自第 1 腰神经。穿腰大肌，沿其前面下降，于髂总动脉外侧、输尿管后侧分为股支及生殖支 2 支，即腰腹股沟神经和精索外神经。

（1）腰腹股沟神经：沿髂外动脉下降，经腹股沟韧带深侧，在股血管鞘内，沿股动脉外侧达股部；至腹股沟韧带稍下侧，穿股鞘前壁及阔筋膜，或自卵圆窝穿出，成为皮神经，分布于股三角部的皮肤。有时在腹股沟下方，发出分支与股外侧皮神经的前支和股神经的皮支交通。

（2）精索外神经：于髂外动脉的外侧下降，发出分支至腰大肌。经腹股沟管腹环，绕腹壁下动脉外侧，入腹股沟管。在男性与精索伴行，支配提睾肌，并分支至阴囊的皮肤；在女性与子宫圆韧带伴行，并分支至大阴唇的皮肤。

4. 股外侧皮神经　股外侧皮神经来自第 2、3 腰神经前支的后股。出现于腰大肌外侧缘，斜向外下方，经髂肌前面，在髂前上棘内侧的近旁，穿经腹股沟韧带深侧至股部；经缝匠肌的前面，或穿过该肌上部，分为前、后 2 支。先在阔筋膜的深面行走，继穿出阔筋膜，至浅筋膜内。

（1）前支：在髂前上棘下侧约 10cm 处，穿出阔筋膜下降，常分为 2 支，分布于大腿前外侧，直达膝关节的皮肤。其终末支可与股神经的股前皮神经及隐神经的髌下支形成髌神经丛。

（2）后支：在前支的稍上方，穿出阔筋膜，又发出分支，分布于大腿外侧部的皮肤。

5. 股神经　股神经为腰丛中最大的一支，由第 2~4 腰神经前支的后股组成。穿腰大肌，在该肌下部外侧缘穿出，在髂筋膜后面，沿髂肌前面下降，经腹股沟韧带深面的肌腔隙至股部，于股三角内，先分为前、后 2 股，再各分为肌支和皮支。其分支如下：

（1）在腹股沟韧带以上所发的肌支，至髂肌，并发细支至股动脉。

（2）股神经前股的终末支常为 2~3 支，有至耻骨肌、缝匠肌的肌支及股前皮神经。股前皮神经可分为股中间皮神经及股内侧皮神经 2 部分。

（3）股神经后股的终末支有 6 个分支，包括隐神经（即股神经中最长的皮神经），其他为支配股四头肌的肌支和膝关节肌支。

6. 闭孔神经　闭孔神经（图 8-59）起于第 2~4 腰神经前支的前股，来自第 3 腰神经的纤维最多、第 2 腰神经的纤维最少。闭孔神经行于腰大肌内侧缘，在髂总动脉后侧、骨盆入口的后部，穿盆筋膜入小骨盆，沿骨盆侧壁，在髂内动脉与输尿管外侧，贴闭孔内肌及其筋膜内侧，经腹膜下组织间，于闭孔血管上侧前进，至闭孔膜的下部，与闭孔血管共同穿闭膜管至股

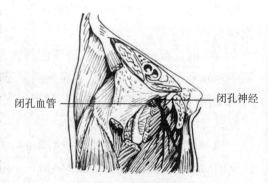

闭孔血管　　　　　　　　　闭孔神经

图 8-59　闭孔神经

部。在闭膜管内，分为前、后2支。

（1）前支：为浅支，于闭孔外肌的前侧下降，行于短收肌及耻骨肌、长收肌之间。在长收肌下缘有分支与隐神经、股内侧皮神经的分支结合，于缝匠肌下侧加入缝匠肌下丛，其行径中发出关节支、肌支、皮支及至股动脉的分支。在近闭孔处发出关节支至髋关节；可发出至股薄肌、长收肌及短收肌的肌支；皮支粗细不定，有时缺如，在股中部经股薄肌与长收肌之间穿至浅层，支配肌内侧下2/3的皮肤；至股动脉的分支分布于股动脉下部。

（2）后支：为深支，穿闭孔外肌的上部，于短收肌及大收肌之间下降，其分支有肌支和关节支。肌支至闭孔外肌、大收肌的斜纤维部及短收肌。至闭孔外肌的肌支，发自闭膜管内。至短收肌的肌支，当闭孔神经前支不发支支配时，则由后支发支支配，或前、后支均有分支至该肌。关节支常发一细长的膝关节支，穿大收肌的下部向后行，或穿收肌腱裂孔向后，至腘窝。在腘动脉的深侧，与之并行下降，穿腘窝底的腘斜韧带入膝关节，分布于膝关节囊、交叉韧带及附近结构。

7. 副闭孔神经　副闭孔神经为一小支，起于第3、4腰神经前支的前股，沿腰大肌内侧缘下降，跨过耻骨上支，在耻骨肌深侧分成3支。一支自耻骨肌的深面进入该肌；一支为关节支，入髋关节；另一支可与闭孔神经的前支连结。有时副闭孔神经为唯一支配耻骨肌的神经。

8. 肌支　至腰小肌的肌支起于第1腰神经；至髂肌的肌支起于第2、3腰神经；至腰大肌的肌支起于第2、3腰神经，有时亦起于第4腰神经；至腰方肌的肌支起于第12胸神经至第4腰神经。

（二）骶丛

骶丛由腰骶干、第1~3骶神经的前支及第4骶神经前支的一部分构成。此丛位于盆腔后壁，梨状肌前面。骶丛略呈三角形，尖向坐骨大孔下部集合，向下移行于坐骨神经。

（三）尾丛

尾丛主要由第5骶神经及尾神经的前支构成，第4骶神经前支以一小支加入其中。第5骶神经前支自骶管裂孔穿出后，在骶角的下侧绕骶骨外侧转向前，穿尾骨肌到达盆面，与第4骶神经前支的降支结合，形成小干，在尾骨肌的盆面下行。尾神经前支经骶管裂孔穿出后，绕尾骨的外侧缘，穿尾骨肌，在该肌盆面与上述第4、5骶神经的分支所合成的干相结合，形成尾丛。并自此丛分出肛尾神经，穿骶结节韧带，分布于尾骨附近的皮肤。

【病因病理】

在退变的基础上，当椎间盘后部压力增加时发生纤维环破裂，髓核向后外侧突出，压迫神经根导致腰腿痛。西医学根据影像学检查，证实了突出的节段，以及突出的范围和大小，但在临床上常见到有的患者在腰椎间盘摘除以后，数月至数年或者更长时间后，患者又出现和以前一样的症状，甚至加重，说明椎间盘突出本身致病的理论不完善，还有其他原因引起了临床表现。

【临床表现】

1. 多发生于 30~50 岁的青壮年，男女无明显区别。患者多有反复腰痛发作史。

2. 腰痛伴坐骨神经痛是本病的主要症状。腰痛常局限于腰骶部附近，程度轻重不一。坐骨神经痛常为单侧。疼痛沿大腿后侧向下放射至小腿外侧、足跟部或足背外侧。行走时间长、久站或咳嗽、喷嚏、排便等腹压增高时均可使症状加重，休息后可缓解。疼痛多为间歇性，少数为持续性。

3. 下肢麻木或皮肤感觉减退，多局限于小腿后外侧、足背、足外侧缘。

4. 多数患者有程度不同的脊柱侧弯，侧弯多突向健侧。

5. 压痛伴放射痛。用拇指深压棘突旁，患部常有压痛，并向患侧下肢放射。

6. 患侧直腿抬高试验阳性。患者仰卧，两下肢放平；先抬高健侧，记录能抬高的最大度数；再抬高患侧，当抬高到产生腰痛和下肢放射痛时，记录其抬高度数，严重者抬腿在 15°~30°。再降低患侧至疼痛消失时，将踝关节背屈，症状立即出现，此为加强试验阳性，可与其他疾病引起的直腿抬高试验阳性相鉴别。

7. 反射和感觉改变。神经根受累后，可发生运动功能和感觉功能障碍。腓肠肌肌张力减低，拇背伸肌力减弱。

L_2~L_3 神经根受累时，膝反射减弱；L_4 神经根受累时，膝、跟腱反射减弱；L_5 和 S_1 神经根受累时，跟腱反射减弱。神经根受累严重或过久，相应腱反射可消失。

8. X 线检查。在 X 线正位片上，腰椎侧弯是重要表现，侧弯多数是由突出的间隙开始向健侧倾斜，患侧间隙较宽。X 线侧位片可见腰椎生理前凸减小或消失，甚至向后凸，椎间盘突出的后方较宽，即所谓"前窄后宽"表现。早期突出的椎间隙多无明显改变，晚期椎间隙可明显变窄，相邻椎体边缘有骨赘生成。

【诊断要点】

1. 下肢放射性疼痛，疼痛位置与相应受累神经支配区域相符。

2. 下肢感觉异常，相应受累神经支配区域皮肤浅感觉减弱。

3. 直腿抬高试验、直腿抬高加强试验、健侧直腿抬高试验或股神经牵拉试验阳性。

4. 腱反射较健侧减弱。

5. 肌力下降。

6. 腰椎 MRI 或 CT 显示椎间盘突出，所压迫神经与症状、体征所示受累神经相符。

前 5 项标准中，符合其中 3 项，结合第 6 项，即可诊断为腰椎间盘突出症（LDH）。〔中华医学会疼痛学分会脊柱源性疼痛学组. 腰椎间盘突出症诊疗中国疼痛专家共识〔J〕. 中国疼痛医学杂志，2020，26（1）：2-6.〕

【针刀治疗】

一、治疗原则

依据针刀医学关于人体弓弦力学系统的理论及疾病病理构架的网眼理论，腰椎间盘突出症的根本病因是腰部的软组织损伤后，引起腰椎错位及椎管容积的改变。椎间盘突出的根本原因是软组织损伤所造成的腰段力学平衡失调，并且突出的椎间盘与神经根及周围软组织产生粘连、瘢痕。故只针对椎间盘本身的治疗，如手术摘除椎间盘、药物融盘、椎间盘切吸等治疗方法，都是治标之法。应用针刀整体松解腰段软组织的粘连、瘢痕、挛缩，恢复腰段弓弦力学系统的力学平衡，同时通过松解神经根与周围软组织的粘连、瘢痕，消除软组织对神经、血管的卡压，且针刀术后辅以手法调节腰椎的微小错位，改善腰椎容积，从而恢复神经根的正常通道。

二、操作方法

（一）第 1 次"回"字形针刀整体松解术

"回"字形针刀整体松解术适用于 $L_3 \sim L_4$、$L_4 \sim L_5$、$L_5 \sim S_1$ 的腰椎间盘突出症、腰椎间盘脱出症、多发性腰椎管狭窄症及腰椎骨性关节炎的治疗。

如为 $L_3 \sim L_4$ 椎间盘突出症，椎管内口松解为 $L_3 \sim L_4$、$L_4 \sim L_5$ 间隙；如为 $L_4 \sim L_5$、$L_5 \sim S_1$ 椎间盘突出症，椎管内口松解为 $L_4 \sim L_5$、$L_5 \sim S_1$ 间隙。

腰部的整体松解包括 $L_3 \sim L_5$ 棘上韧带、棘间韧带；左右 $L_3 \sim L_5$ 横突松解，胸腰筋膜的松解，髂腰韧带的松解，在骶正中嵴上和两侧骶骨后面竖脊肌起点的松解，以及在 $L_4 \sim L_5$、$L_5 \sim S_1$ 棘突间隙两侧经黄韧带松解左右椎管内口。从各个松解点的分布上看，很像"回"字形状。棘上韧带点、棘间韧带点、左右 $L_3 \sim L_5$ 腰椎横突点、骶正中嵴上和两侧骶骨后面竖脊肌起点的连线共同围成"回"字外面的"口"，而两侧椎管内口的 4 个松解点的连线围成"回"字里面的"口"，故将腰部的针刀整体松解术称为"回"字形针刀整体松解术（图 8-60）。这种术式不仅仅是腰椎间盘突出症针刀整体松解的基础术式，也是腰椎管狭窄症针刀整体松解的基础术式，只是在治疗腰椎管狭窄症时，椎管内松解的部位有所不同。下面从每个松解点阐述"回"字形针刀整体松解术的针刀操作方法。

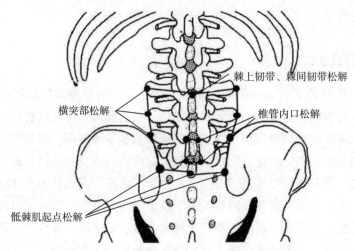

图 8-60 "回"字形针刀整体松解术各松解部位

1. 体位

（1）俯卧位，腹部置棉垫，使腰椎前屈减小。适用于一般患者。

（2）俯卧位，在治疗床上进行骨盆牵引，牵引重量为 50~60kg，目的是使腰椎小关节距离增大，棘突间隙增宽，便于针刀操作。牵引 5 分钟后进行针刀治疗。适用于肥胖患者或者腰椎间隙狭窄的患者。

2. 体表定位 L_3、L_4、L_5 棘突及棘间，L_3、L_4、L_5 横突，骶正中嵴及骶骨后面，L_3~L_4 或 L_4~L_5、L_5~S_1 黄韧带。

3. 消毒 在施术部位，用碘伏消毒 2 遍，然后铺无菌洞巾，使治疗点正对洞巾中间。

4. 麻醉 用 1% 利多卡因局部浸润麻醉，每个治疗点注药 1ml。

5. 刀具 Ⅰ型 3 号、4 号直形针刀。

6. 针刀操作（图 8-61）

（1）L_3、L_4、L_5 棘上韧带及棘间韧带松解

1）第 1 支针刀松解棘上韧带：以松解 L_3 棘上韧带为例加以介绍。从棘突顶点进针刀，刀口线与脊柱纵轴平行，针刀经皮肤、皮下组织，直达棘突骨面，在骨面上纵疏横剥 3 刀，范围 0.5cm。然后，贴骨面向棘突两侧分别用提插刀法切割 3刀，以松解两侧棘肌的粘连、瘢痕，深度 0.5cm。其他棘突松解方法与此相同。

2）第 2 支针刀松解棘间韧带：以松解 L_3~L_4棘间韧带为例。两侧髂嵴连线最高点与后正中线的

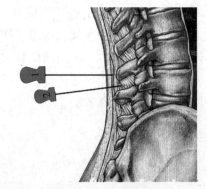

图 8-61 棘上韧带与棘间韧带针刀松解

交点为第 4 腰椎棘突，向上即到 L_3~L_4 棘突间隙，在此定位，从 L_4 棘突上缘进针刀，刀口线与脊柱纵轴平行，针刀经皮肤、皮下组织，直达棘突骨面，调转刀口线 90°，沿 L_4

棘突上缘用提插刀法切割 3 刀，深度不超过 0.5cm。其他棘间韧带松解方法与此相同。

（2）针刀松解横突部的粘连和瘢痕：横突松解包括横突尖部的松解，横突上、下缘的松解以及横突根部的松解。横突尖部主要松解竖脊肌、腰方肌及胸腰筋膜在横突尖部的粘连和瘢痕，横突上下缘主要松解横突间韧带与横突的粘连、瘢痕。

以 L_3 横突为例。针刀操作方法参照第十一章第五节中第三腰椎横突综合征的针刀操作方法。

（3）针刀通过黄韧带松解神经根管内口：黄韧带为连结相邻两椎板间的韧带，左右各一，由黄色弹力纤维组织组成，坚韧而富有弹性，协助围成椎管。黄韧带有限制脊柱过度前屈并维持脊柱于直立姿势的作用。在后正中线上，左右黄韧带之间存在约 1~2mm 的黄韧带间隙（图 8-62），偶尔有薄膜相连，即后正中线上是没有黄韧带的，或者只有很薄的黄韧带。在此处做椎管内松解，要找到突破黄韧带的落空感较困难。所以，做椎管内松解时，一般不在后正中线上定位，而是在后正中线旁开 0.5~1cm 处定位。针刀切破黄韧带时，可感觉到明显的落空感。

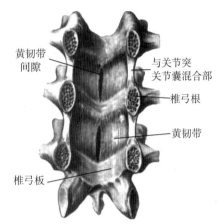

图 8-62　黄韧带间隙

以松解 L_4~L_5 椎管内口为例（图 8-63）。摸准 L_4~L_5 棘突间隙，在间隙中点旁开 1cm 处定位。刀口线与脊柱纵轴平行，针刀体向内，与矢状轴成 20°角。针刀经皮肤、皮下组织、胸腰筋膜浅层、竖脊肌，当针下有韧性感时，即到黄韧带。稍提针刀，寻找到 L_5 椎板上缘，调转刀口线 90°，在 L_5 椎板上缘切开部分黄韧带。当有明显落空感时，即到达椎管内，立刻再调转刀口线与人体纵轴方向一致，贴部分椎弓根骨面缓慢进针刀，在盘黄间隙平面，达神经根管内口。此时，患者有局部胀感，针刀再向内达后纵韧带处，在此用提插刀法切割 3 刀，深度 0.3cm，以松解神经根管内口的粘连、瘢痕。其他椎管内口松解方法与此相同。

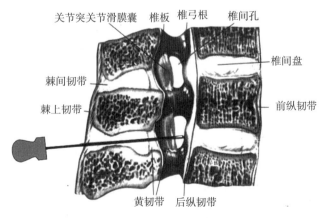

图 8-63　椎管内口松解

（4）髂腰韧带起止点松解：参照第五章第十一节中髂腰韧带损伤的针刀松解方法。

（5）竖脊肌起点松解（图8-64）

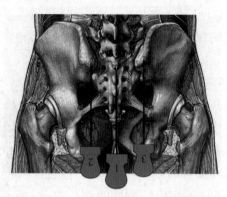

图 8-64　竖脊肌起点针刀松解

1）第1支针刀松解竖脊肌在骶正中嵴的起点：两侧髂嵴连线最高点与后正中线的交点为 L_4 棘突，向下摸清楚 L_5 棘突顶点，顺 L_5 棘突沿脊柱纵轴在后正中线上向下摸到的骨突部即为骶正中嵴，在此定位。从骶正中嵴顶点进针刀，刀口线与脊柱纵轴平行，针刀经皮肤、皮下组织，直达骶正中嵴骨面，在骨面上纵疏横剥3刀，范围0.5cm，然后，贴骨面向骶正中嵴两侧分别用提插刀法切割3刀，深度0.5cm。

2）第2、3支针刀松解竖脊肌在髂后上棘的起点：分别在两侧髂后上棘定位，刀口线与脊柱纵轴平行，针刀经皮肤、皮下组织，直达骨面，在骨面上纵疏横剥3刀，范围0.5cm。

（6）术毕，拔出针刀，局部压迫止血3分钟后，创可贴覆盖针眼。

7. 注意事项

（1）"回"字形针刀整体松解术的第1步是要求定位准确，特别是腰椎棘突的定位十分重要，因为棘突定位直接关系到椎间隙的定位和横突的定位。所以若棘突定位错误，将直接影响疗效。如果摸不清腰椎棘突，可先在C臂肌透下将棘突定位后，再做针刀松解。

（2）横突的定位：棘突中点向水平线方向旁开3cm。针刀体与皮肤垂直进针刀，针刀均落在横突骨面，再向外移动刀刃，即能准确找到横突尖，此法简单实用，定位准确。

（3）椎管内松解：切开部分黄韧带，可以扩大椎管容积，降低椎管内压，并对神经根周围的粘连、瘢痕进行直接松解。但在具体操作时，一定要注意刀口线的方向。第1步，针刀进入皮肤、皮下组织时，刀口线与人体纵轴方向一致，在切开黄韧带时，须调转刀口线90°，否则不能切开黄韧带，切开黄韧带有落空感以后，立刻调转刀口线，使其再次与人体纵轴方向一致，否则可能切断神经根，造成医疗事故。如果此时患者有坐骨神经窜麻痛，为针刀碰到了神经根，应暂时停止进针，数分钟后，再缓慢进针刀，达后纵韧带，由于针刀刃只有1mm，加上神经根是圆形的，由有生命活性的神经细胞组成，当外力刺激它时，只要不是剧烈、急速的刺激，它都会收缩、避让，这是生命活体对刺激的应激反应。所以，刀口线的方向和进针刀的快慢决定了针刀治疗的安全性，按照针刀闭合性手术的操作规程进行椎管内松解是有安全保证的。

（4）为了防止针刀术后经手法复位的腰椎间关节再错位，以及防止针刀不慎刺破硬脊膜，引起低颅压性头痛，"回"字形针刀整体松解术后，要求患者6小时内不能翻身，绝对卧床7日。

（二）第2次针刀松解胸腰筋膜

1.体位 俯卧位。

2.体表定位 胸腰筋膜（图8-65）。

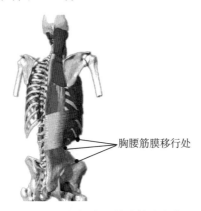

胸腰筋膜移行处

图8-65 针刀松解胸腰筋膜体表定位

3.消毒 在施术部位，用碘伏消毒2遍，然后铺无菌洞巾，使治疗点正对洞巾中间。

4.麻醉 用1%利多卡因局部浸润麻醉，每个治疗点注药1ml。

5.刀具 Ⅰ型4号直形针刀。

6.针刀操作（图8-66）

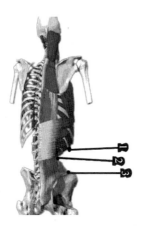

图8-66 针刀松解胸腰筋膜

（1）第1支针刀松解上段胸腰筋膜：在第12肋尖定位，刀口线与人体纵轴方向一致，针刀体与皮肤成90°角。针刀经皮肤、皮下组织，直达第12肋，调转刀口线45°，使之与第12肋走行方向一致，在肋骨骨面上向左、右、前、后方向铲剥3刀，范围0.5cm。然后贴骨面向下到肋骨下缘，用提插刀法切割3刀，范围0.5cm。

（2）第2支针刀松解中段胸腰筋膜：在第3腰椎棘突旁开10cm处定位，刀口线与人体纵轴方向一致，针刀体与皮肤成90°角。针刀经皮肤、皮下组织，达肌层，当有突破感时即到达胸腰筋膜移行处，在此纵疏横剥3刀，范围0.5cm。

（3）第3支针刀松解下段胸腰筋膜：在髂嵴中份压痛点处定位，刀口线与人体纵轴方向一致，针刀体与皮肤成90°角。针刀经皮肤、皮下组织，直达髂嵴，调转刀口线90°，在髂嵴骨面上向内、外、前、后方向铲剥3刀，范围0.5cm。

（4）术毕，拔出针刀，局部压迫止血3分钟后，创可贴覆盖针眼。

（三）第3次针刀松解坐骨神经行经路线

1. 体位　俯卧位。

2. 体表定位　坐骨神经行经路线（图8-67）。

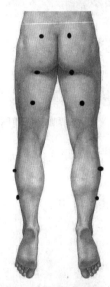

图8-67　针刀松解坐骨神经
行经路线体表定位

3. 消毒　在施术部位，用碘伏消毒2遍，然后铺无菌洞巾，使治疗点正对洞巾中间。

4. 麻醉　用1%利多卡因局部浸润麻醉，每个治疗点注药1ml。

5. 刀具　Ⅰ型3号、4号直形针刀。

6. 针刀操作（图8-68）

（1）第1支针刀松解梨状肌处坐骨神经的粘连、瘢痕、挛缩：在髂后上棘和尾骨尖连线中点与股骨大转子尖连线中内1/3的交点处进针刀，刀口线与人体纵轴方向一致，针刀经皮肤、皮下组织、筋膜、肌肉，达梨状肌下孔处，用提插刀法切割3刀。如患者有下肢窜麻感，说明针刀碰到了坐骨神经，此时应停止针刀操作，退针刀2cm，稍调整针刀方向，再进针刀，即可避开坐骨神经。

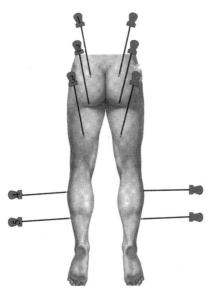

图 8-68　针刀松解坐骨神经行经路线

（2）第2支针刀松解臀横纹处坐骨神经的粘连、瘢痕、挛缩：在股骨大粗隆与坐骨结节连线中点处进针刀，刀口线与人体纵轴方向一致，针刀经皮肤、皮下组织、筋膜、肌肉，达坐骨神经周围，用提插刀法切割3刀。如患者有下肢窜麻感，说明针刀碰到了坐骨神经，此时应停止针刀操作，退针刀2cm，稍调整针刀方向，再进针刀，即可避开坐骨神经。

（3）第3支针刀松解大腿中段坐骨神经的粘连、瘢痕、挛缩：在大腿中段后侧正中线上进针刀，刀口线与人体纵轴方向一致，针刀经皮肤、皮下组织、筋膜、肌肉，达坐骨神经周围，用提插刀法切割3刀。如患者有下肢窜麻感，说明针刀碰到了坐骨神经，此时应停止针刀操作，退针刀2cm，稍调整针刀方向，再进针刀，即可避开坐骨神经。

（4）第4支针刀松解腓总神经行经路线上的粘连、瘢痕、挛缩：在腓骨头下方3cm处进针刀，刀口线与人体纵轴方向一致，针刀经皮肤、皮下组织、筋膜、肌肉，直达腓骨面，纵疏横剥3刀，范围0.5cm。

（5）第5支针刀松解腓总神经行经路线上的粘连、瘢痕、挛缩：在腓骨头下方6cm处进针刀，刀口线与人体纵轴方向一致，针刀经皮肤、皮下组织、筋膜、肌肉，直达腓骨面，纵疏横剥3刀，范围0.5cm。

（6）术毕，拔出针刀，局部压迫止血3分钟后，创可贴覆盖针眼。

7. 注意事项　在松解坐骨神经周围粘连、瘢痕、挛缩时，有时会碰到坐骨神经，此时应停止针刀操作，退针刀2cm后，调整针刀体的方向再进针刀，即可避开坐骨神经。应特别注意的是，针刀的刀口线一定要与人体纵轴方向一致，即使针刀碰到坐骨神经也不会造成该神经的明显损伤，但如果针刀的刀口线方向与人体纵轴垂直，就可能切断坐骨神经，造成不可逆的严重医疗事故。

（四）第4次针刀松解胸腰结合部的粘连、瘢痕

由于胸腰结合部是胸腰椎生理曲线转折点，也是胸腰椎重要的受力点，依据慢性软组织损伤病因病理学理论和软组织损伤病理构架的网眼理论，对此处进行松解。

1. 体位　俯卧位，肩关节及髂嵴部置棉垫，以防止呼吸受限。

2. 体表定位　$T_{11}\sim L_1$ 棘突、棘间、肋横突关节（图 8-69）。

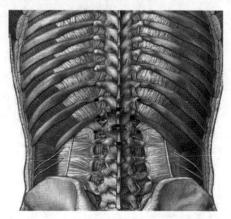

图 8-69　针刀松解胸腰结合部体表定位

3. 消毒　在施术部位，用碘伏消毒 2 遍，然后铺无菌洞巾，使治疗点正对洞巾中间。

4. 麻醉　用 1% 利多卡因局部浸润麻醉，每个治疗点注药 1ml。

5. 刀具　Ⅰ型 4 号直形针刀。

6. 针刀操作（图 8-70）

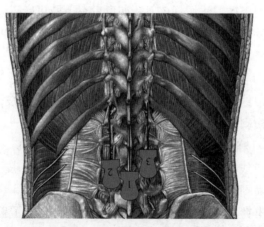

图 8-70　针刀松解胸腰结合部

（1）第1支针刀松解 T_{12}~L_1 棘上韧带、棘间韧带：在 T_{12} 棘突顶点下缘定位，刀口线与人体纵轴方向一致，针刀体先向头侧倾斜45°，与胸椎棘突成60°角，针刀经皮肤、皮下组织，直达棘突骨面，纵疏横剥3刀，范围0.5cm，然后将针刀体逐渐向脚侧倾斜，与胸椎棘突走行方向一致，从 T_{12} 棘突下缘骨面沿 T_{12}~L_1 棘间方向用提插刀法切割棘间韧带3刀，范围0.5cm。

（2）第2支针刀松解 T_{12} 左侧肋横突关节囊韧带：在 T_{12}~L_1 棘间中点旁开3cm处进针刀，刀口线与人体纵轴方向一致，针刀体与皮肤成90°角，针刀经皮肤、皮下组织、胸腰筋膜浅层、竖脊肌达横突骨面，沿横突骨面向外到肋横突关节囊，纵疏横剥3刀，范围0.2cm。

（3）第3支针刀松解 T_{12} 右侧肋横突关节囊韧带：针刀松解方法参照第2支针刀。

（4）T_{11}~T_{12} 棘上韧带、棘间韧带及 T_{11} 肋横突关节囊韧带的松解参照上述针刀松解操作进行。

（5）术毕，拔出针刀，局部压迫止血3分钟后，创可贴覆盖针眼。

（五）第5次针刀松解腰椎关节突关节韧带

1. 体位　让患者俯卧于治疗床上，肌肉放松。

2. 体表定位　L_4~L_5，L_5~S_1 关节突关节（图8-71）。

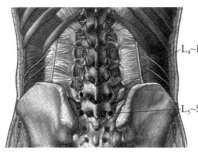

L_4~L_5 关节突关节

L_5~S_1 关节突关节

图8-71　针刀松解腰椎关节突关节韧带体表定位

3. 消毒　在施术部位，用碘伏消毒2遍，然后铺无菌洞巾，使治疗点正对洞巾中间。

4. 麻醉　用1%利多卡因局部浸润麻醉，每个治疗点注药1ml。

5. 刀具　Ⅰ型3号直形针刀。

6. 针刀操作（图8-72）

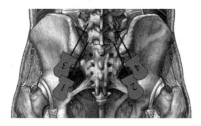

图8-72　针刀松解腰椎关节突关节韧带

（1）第 1 支针刀松解 $L_5 \sim S_1$ 左侧关节突关节韧带的粘连、瘢痕、挛缩：摸准 L_5 棘突顶点处定位，在 L_5 棘突中点向左旁开 2cm 处进针刀，刀口线与脊柱纵轴平行，针刀体与皮肤垂直，针刀经皮肤、皮下组织、胸腰筋膜浅层、竖脊肌，到达骨面，刀刃在骨面上向外移动，可触及一骨突部，此为 L_5 的下关节突，再向外移动，刀下有韧性感时，即达 $L_5 \sim S_1$ 关节突关节韧带，在此用提插刀法切割 3 刀，深度 0.5cm，以松解关节突关节韧带的挛缩、粘连和瘢痕。

（2）第 2 支针刀松解 $L_5 \sim S_1$ 右侧关节突关节韧带粘连、瘢痕、挛缩：针刀操作方法同第 1 支针刀。

（3）第 3 支针刀松解 $L_4 \sim L_5$ 左侧关节突关节韧带粘连、瘢痕、挛缩：摸准 L_5 棘突顶点处定位，在 L_4 棘突中点向左旁开 2cm 处进针刀，刀口线与脊柱纵轴平行，针刀体与皮肤垂直，针刀经皮肤、皮下组织、胸腰筋膜浅层、竖脊肌，到达骨面，刀刃在骨面上向外移动，可触及一骨突部，此为 L_4 的下关节突，再向外移动，刀下有韧性感时，即达关节突关节韧带，在此用提插刀法切割 3 刀，深度 0.5cm，以松解关节突关节韧带的挛缩、粘连和瘢痕。

（4）第 4 支针刀松解 $L_4 \sim L_5$ 右侧关节突关节韧带粘连、瘢痕、挛缩：针刀操作方法同第 3 支针刀。

（5）术毕，拔出针刀，局部压迫止血 3 分钟后，创可贴覆盖针眼。

（六）第 6 次针刀松解顽固性压痛点

轻中型患者经过 5 次针刀松解后，临床表现基本消失，但有些严重的患者在腰部仍有部分痛性结节或者顽固性压痛点，此时，通过临床触诊发现这些压痛点或者痛性结节，进行针刀精准松解。其针刀操作方法与针刀治疗其他部位慢性软组织损伤的操作方法相同。

【针刀术后手法治疗】

针刀术毕，依次做以下 3 种手法：①腰部拔伸牵引法；②腰部斜扳法；③直腿抬高加压法。

【现代研究】

1. 采用针刀治疗腰椎间盘突出症　针刀疗法操作主要包含 L_3 横突尖点松解术和 $L_4 \sim L_5$ 椎间孔外口松解术。每次治疗时，视病况可加选 $L_4 \sim L_5$ 关节突关节点松解术、梨状肌松解术或臀中肌肌筋膜松解术。在针刀操作时，必须注意让针刀不离开骨面，以免损伤神经根或椎间动静脉。每次治疗必选两 L_3 横突和 $L_4 \sim L_5$ 椎间孔外口部位，其他 3 个部位视病情选择治疗。7 次为 1 个疗程，每次间隔 3~5 日。嘱患者治疗期间注意休息，不长时间处于坐位或半卧位，低枕睡眠，不做需弯腰的活动或重活。结果：96 例患者中，显效 84 例，有效 10 例，无效 2 例，总有效率 97.9%。〔路飞，叶新苗. 针刀治疗腰椎间盘突出症 96 例［J］. 长春中医药大学学报，2015，31（2）：383-384.〕

2. 采用超微针刀网点状松解法治疗腰椎间盘突出症　患者取俯卧位，腹部垫枕。

用针刀专用定点笔定位病变节段的棘上韧带、病变节段的椎管外口、L$_3$及L$_5$两侧横突尖部、髂腰韧带两侧起止点和腰部以及坐骨神经行经路线上的顽固性深浅筋膜压痛点，每次取2~3个点。所选治疗点常规消毒后，医者戴无菌口罩、一次性无菌手套，采用0.5mm×（50~70）mm一次性超微汉章针刀，刀口线与人体纵轴方向一致，分别松解棘上韧带、腰椎横突、椎管外口、髂腰韧带两侧起止点、筋膜压痛点。术后在每个针孔上贴上云南白药创可贴，以防伤口感染。最后嘱患者卧床休息半小时以观察病情，无任何异常反应后方能离开。每隔4日治疗1次，3次为1个疗程，共治疗1个疗程。结果：36例患者中，治愈14例，显效12例，有效9例，无效1例，总有效率97.2%。〔张立勇，邵湘宁，叶勇，等. 超微针刀网点状松解法治疗腰椎间盘突出症疗效观察［J］. 上海针灸杂志，2015，34（1）：51–52.〕

3. 采用CT引导下针刀神经根松解联合神经根阻滞治疗腰椎间盘突出症 患者取俯卧位，腹部垫枕，以利于穿刺。在体表大体定位后，以预估的穿刺点为中心，放置金属定位标志于腰背部体表。对穿刺部位进行螺旋CT扫描，观察扫描图像，椎间孔内口针刀穿刺取患侧小关节突内缘至椎间孔的最佳入路途径，椎间孔外口针刀穿刺取患侧小关节突外缘至椎间孔的最佳入路途径，记录穿刺点与扫描床的位置，测量穿刺深度和角度。将CT扫描床送至所记录的位置并打开激光灯，使激光束投射于患者的腰部，利用激光束与体表放置的金属定位标志，通过直尺可以测量穿刺最佳路径的皮肤进针点，用标记笔标示，通过量角器确定穿刺针刀的进针角度，随后取走金属定位标志、直尺与量角器。以穿刺点为中心常规消毒，铺无菌洞巾，然后取针刀于局麻下按预定角度及深度缓慢进针，达预测深度后，再次行CT扫描确定针刀到达椎间孔的内外口，如针刀位置不准确，则调整针刀至正确位置再行针刀治疗。使针刀紧贴关节突骨面分别提插切割数刀，将神经根与椎间孔的软组织粘连剥离，有松动感时，调整针刀至靶神经根鞘膜上，点触刺激约10秒后取出针刀，随后置入20G腰穿针，再行CT扫描，确定针尖位置邻近神经根后停止进针，回抽无脑脊液及血液后，缓慢向神经根周围注入含2%利多卡因2ml、曲安奈德40mg、维生素B$_{12}$0.5mg、生理盐水4ml的混合液，共约6ml。拔针后用无菌纱布按压针刀口数分钟，止血，贴创可贴。术后患者静卧4~6小时，口服抗生素3天以预防感染，可同时配合牵引治疗，嘱患者尽早行腰背肌锻炼。共治86例，治愈率100%。〔肖新华，阮宜骏，叶仁群. CT引导下针刀神经根松解联合神经根阻滞治疗腰椎间盘突出症［J］. 临床放射学杂志，2012，31（6）：876–878.〕

第四节　膝关节骨性关节炎

【概述】

本病是由于膝关节的局部损伤、炎症及慢性劳损引起关节面软骨变性，软骨下骨板反应性损伤，导致膝关节出现一系列症状和体征，称为增生性关节炎。由于上述病理改变的存在，临床上又常把增生性关节炎称为骨性关节炎。

西医学把膝关节骨性关节炎分为继发性和原发性两种。所谓继发性是指该病继发于关节的先天或后天畸形及关节损伤；而原发性则多见于老年人，发病原因多为遗传和体质虚弱等。

【针刀应用解剖】

一、体表标志

（一）髌骨

髌骨是人体最大的籽骨，位于膝关节前方皮下，股四头肌腱扩展部内，其表面界限极为明显，可摸清其下方的髌尖及上方的髌底。当股四头肌松弛时，髌骨可向上、下及左、右做适当的活动，当股四头肌收缩时，髌骨可随之向上、向下移动，且较固定。

（二）股骨内侧髁与外侧髁

股骨的下端膨大，形成内侧髁与外侧髁，两髁几乎全部位于皮下，外侧髁较内侧髁尤为显著，于下关节的内上方和外上方均易触及。在膝关节屈曲时能摸到股骨髁接触髌骨的关节面，该面的外侧缘在皮下有一隆起的骨嵴。

（三）股骨内上髁与外上髁

在股骨内侧髁的内侧面及外侧髁的外侧面均有一粗糙的凸隆，分别称为股骨内上髁和股骨外上髁。股骨内上髁较大，为膝关节胫侧副韧带附着部，内上髁的顶部有一三角形的小结节，为收肌结节，有大收肌腱附着，收肌结节相当于股骨下端骨骺线的平面，用指尖沿股骨的内侧缘向下，首先摸到的骨性隆起即是收肌结节。股骨外上髁较小，有膝关节腓侧副韧带附着。

（四）胫骨内侧髁与外侧髁

胫骨内、外侧髁为胫骨上端内、外两侧的膨大处，位于膝关节内、外侧的下方，并分别与股骨内、外侧髁相对，内侧髁较大，外侧髁较突出，均易在皮下触及。在外侧髁的表面可触及一明显的结节，为髂胫束的主要附着处。

（五）胫骨粗隆

胫骨粗隆位于胫骨上端与胫骨体连接处的前方，为一呈三角形的粗糙的骨性隆起，在膝关节的前下方可清楚地观察到。因为胫骨粗隆是髌韧带的抵止点，顺着髌韧带向下（或顺着胫骨前缘向上）很容易触及该结构。

（六）胫骨前缘和内侧面

从胫骨粗隆向下触摸，可扪及胫骨前缘或前嵴，其上部较锐，至小腿下 1/3 段则变钝。胫骨的内缘不如前缘显著，但仍可触及，特别是下段较为明显。在胫骨前缘与内缘之间，为胫骨内侧面。自缝匠肌及半腱肌止点以下，胫骨的内侧面仅覆盖有皮肤和浅筋膜，故容易触及。

（七）腓骨头

腓骨头为腓骨上端的锥形膨大，又称为腓骨小头，可于胫骨外侧髁后外稍下方触及，与胫骨粗隆处于同一平面上。当膝关节屈曲时，可在膝关节的外侧下方看见腓骨头形成的隆起。腓骨头的顶部呈结节状，称为腓骨头尖，有股二头肌腱及腓侧副韧带附着，腓骨头及股二头肌腱均易触及。

（八）膝关节的力线（图 8-73）

冠状胫股角（膝外翻角）：股骨和胫骨轴线是通过骨干中心所描画的线，正常情况下它们相互成 4°~9°的角，称为冠状胫股角。

下肢力学的轴线是经股骨头中心至踝关节中心的连线。正常时，该线通过膝关节中心。

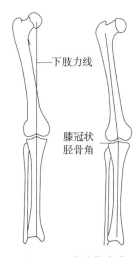

下肢力线

膝冠状胫骨角

图 8-73　膝关节力线

（九）体表投影

1. 腓总神经　位于股二头肌腱的下方，下行至腓骨头，在其下 2.5cm 处，绕小腿前外侧分为浅支及深支。浅支主要为感觉神经，沿小腿外侧向下，绕过足背外侧及前侧；深支为肌支，穿过肌层，于足背第 1、2 趾间穿出至皮下。

2. 腘动脉　平股部的中下 1/3 交点作一环线，此线与股后正中线相交处内侧约

2.5cm 处为起点，该点至腘窝中点的连线，即为腘动脉斜行段的投影，经腘窝中点向下的垂线，即为腘动脉垂直段的投影。

3. 胫前动脉 胫骨粗隆与腓骨头连线的中点，该点与内、外踝经足背连线的中点的连线，为胫前动脉的体表投影。

4. 胫后动脉 腘窝中点下方约 7~8cm 处为起点，内踝后缘与跟腱内缘之间连线的中点与该点的连线，即为胫后动脉的投影。

二、膝部骨骼

（一）股骨

股骨的关节部分包括两个髁。在后侧，它们呈圆形并相互平行；在前面，两个髁向前变平，而且内侧向外倾斜，以致内髁更长。正常时外髁的髌骨面比内髁更为突出，该突出的大小也有所不同。内髁表面呈"V"形切迹，而外髁呈沟形。位于股骨前侧的这些切迹与胫骨互为关节。在膝关节完全伸直时，两半月板前角恰好嵌入这些切迹内。

（二）胫骨

胫骨上面有两个圆形的髁，但是内髁呈椭圆形，而且从一侧到另一侧和前后侧，呈轻度凹陷；外髁较接近圆形，左右凹陷。两个髁被关节软骨覆盖，并进一步延伸向胫骨的内侧后面。

（三）髌骨

根据关节屈曲的程度，髌骨与股骨关节面的上面呈不同程度的接触。其为股四头肌在发育中形成的籽骨。髌骨主要由髌底、髌尖、髌内侧缘及髌外侧缘组成。

1. 髌底 股四头肌腱以 3 个分离层抵于髌底。

2. 髌尖 髌韧带起自髌骨下缘及后面下部，内侧起点比外侧起点低 1cm。

3. 髌内侧缘 内侧髌股韧带（髌内侧支持带深层）起于髌骨内侧缘，向后止于股骨内侧髁，可被动限制髌骨向外侧移位。内侧半月板髌韧带起于内侧半月板前内侧缘，向前止于髌内侧缘下 1/3 部，同时有膝固有筋膜附着于髌骨内侧缘前面。

4. 髌外侧缘 髂胫束及阔筋膜部分纤维止于髌骨外缘前面，外侧髌股韧带（髌外侧支持带深层）自髌骨外缘向后，止于股骨外侧髁；它与外侧半月板髌韧带和髂胫束融合在一起，形成比内侧更为坚强的纤维组织韧带，在体表可扪及。外侧半月板髌韧带起于半月板前外缘，向前止于髌外侧缘下 1/3 部。

髌骨的高度与股骨和胫骨的关系是非常固定的，通过膝关节侧位片观察，在正常情况下，髌骨的高度（从最上缘到下缘的尖端）等于髌韧带的长度。髌骨的稳定性主要靠肌肉、肌腱、韧带、筋膜等动静力装置增强。

从力学角度分析，髌骨加强了股四头肌的功能，同时又是保护膝关节前面的一个重要装置。髌骨由中央嵴分成内侧和外侧两个面。在髌骨内缘有个小关节面，仅在屈曲到最大角度时，才与股骨髁相接触。通过关节面的横嵴，将髌骨再分为上、中、下3个面，只有当膝关节充分伸直时，最下方的关节面才能和股骨相接触；当膝关节屈曲约30°时，才与中面相接触；当膝关节屈曲约90°或以上时，髌骨的上面才与股骨相接触。

三、膝部的韧带

（一）前交叉韧带

前交叉韧带起于股骨外侧髁内面的后部，韧带的平均长度为38mm，平均宽度为11mm（图8-74、图8-75）。以一种半环形片段的形式与髁间切迹相连。韧带附着点前边界平直，后边界为凸形。韧带向前、远侧及向内侧走行，止于胫骨。在它的整个行程中，韧带的纤维轻度向外旋转。在股骨止点下方大约10mm，韧带呈直立状态，韧带的胫骨止点区域宽阔下陷，位于髁间窝胫骨棘的前外侧。韧带的胫骨止点呈斜向，比股骨止点更牢固。它与外侧半月板的前角之间通过小束相连。

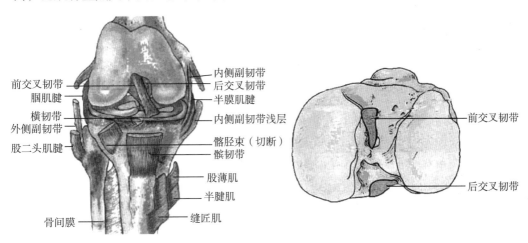

图8-74 前交叉韧带（前面观）　　图8-75 前、后交叉韧带（水平面观）

前交叉韧带可以限制胫骨在皮骨上向前滑动。伸膝时，它与关节囊、两侧副韧带及后交叉韧带一起限制侧方及旋转运动；屈膝时，则与胫侧副韧带、关节囊及后交叉韧带一同限制侧方运动及旋转运动（图8-76）。其与后交叉韧带一同限制过度屈曲，与后交叉韧带、两侧副韧带、关节囊及腘斜韧带共同限制过度伸直。当伸膝达最后阶段时，可限制胫骨旋转。前交叉韧带的最大牵张力约为1725N±270N，这远小于许多剧烈体育活动所产生的应力。

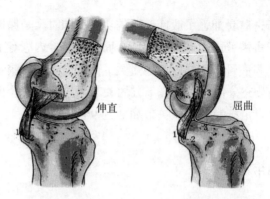

图 8-76　前交叉韧带伸直和屈曲位解剖位置

　　膝关节的稳定性需要一些动态稳定结构的帮助，如肌肉通过膝关节产生稳定力，可辅助稳定膝关节。前交叉韧带分布有大量的本体感受器和游离神经末梢，发挥重要的本体感觉功能。前交叉韧带的运动由胫后神经的分支来支配。

（二）后交叉韧带

　　后交叉韧带起于股骨内侧髁外面偏前无关节面处，平均长度为 38mm，平均宽度为 13mm。与前交叉韧带一样，其起点也呈半环状，水平走向，附着点的上边界平直，下边界呈凸形。其中部最窄，呈扇形向两边延伸，上部比下部稍宽。韧带纤维以内外方向止于胫骨，以前后方向附着于股骨。韧带在胫骨的附着点位于关节内胫骨上关节面后部的凹处。胫骨附着点向远端延伸至相邻胫骨后面达 1cm 处。在紧靠胫骨附着点处，后交叉韧带发出一小束与外侧半月板的后角混合在一起。

　　后交叉韧带能提供限制胫骨相对股骨向后滑移的大部分限制力。当膝关节屈曲时，其可被最大程度地拉紧，当膝关节内旋时则变得更紧张（图 8-77）。后交叉韧带由前部纤维和后部纤维组成，前部纤维组成韧带的主体，在膝关节屈曲时紧张，在膝关节伸直时松弛；后部纤维较薄弱，组成韧带较细部分。后交叉韧带与侧副韧带及腘肌腱共同起到稳定膝关节的作用。一旦断裂，可导致胫骨向后不稳。切断试验表明，单独切断后交叉韧带时，膝关节屈曲时向后移位明显增加。

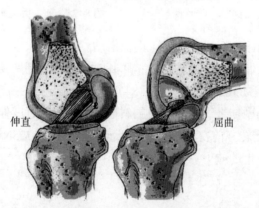

图 8-77　后交叉韧带伸直和屈曲位解剖位置

后交叉韧带损伤比前交叉韧带损伤较少见，损伤多发生于膝关节屈曲位或过屈时前方受击打的情况下。这类损伤很少导致症状性的不稳定，但可能导致慢性疼痛。膝关节内侧间室显著退变的患者，往往会发生慢性后交叉韧带损伤。由于交叉韧带上部附着点的特点，韧带屈曲时可沿纵轴扭转。前交叉韧带与后交叉韧带附着在相对面上，所以会沿相反方向扭转。

（三）胫侧副韧带

参见第七章第四节膝关节内侧副韧带损伤的针刀应用解剖。

（四）腓侧副韧带

腓侧副韧带呈圆条状，长约 5cm。其近端附着于股骨外上髁，位于腘肌沟的近侧，向下后方止于腓骨头尖稍前方处。它将股二头肌腱分为两部分，与外侧半月板之间被关节囊和腘肌腱隔开，该韧带后方的关节囊较肥厚。腓侧副韧带可分为深、浅两部，深部为外短韧带，浅部为腓骨长肌向上的延长部分。腓侧副韧带与外侧半月板被腘肌腱分开。

胫侧副韧带具有保持关节稳定和调节关节活动的功能，其紧张度随关节位置的不同而改变。膝关节完全屈曲时，韧带的前纵部紧张，后上斜部和后下斜部松弛；半屈位时，大部分韧带松弛，膝关节可以进行轻度外翻及旋转活动；完全伸直时，全部韧带紧张，通过神经调节可使膝关节周围肌群发生反射性收缩而加强关节的稳定性。膝关节在全屈或全伸位时相对稳定而不易损伤，而在半屈位时比较松弛，易受损伤。

胫、腓侧副韧带的位置均偏于膝关节的后方。屈膝时侧副韧带松弛，胫骨可有少许旋转活动，不能限制内收、外展或旋转活动；伸膝时侧副韧带紧张，膝关节变得稳定，可防止膝过度伸直。小腿外旋时，腓侧副韧带松弛，有时可扭转、卷曲或突出。

（五）髌韧带

参见第七章第五节髌韧带损伤的针刀应用解剖。

四、膝关节前侧肌肉

（一）股四头肌

股四头肌是膝关节周围最强大的肌肉，其附着在髌骨的近端，为伸膝装置。股四头肌包括股直肌、股外侧肌、股内侧肌及股中间肌四个不同的部分，它们有共同的肌腱止点。

1. 股直肌 股直肌有两个头，直接（或间接）起于髂骨，然后融合形成肌腹，在大腿前部向远端走行，然后逐渐变细，在髌骨上极近端 5~8cm 处形成肌腱。股直肌大约占股四头肌横切面的 15%（图 8-78）。

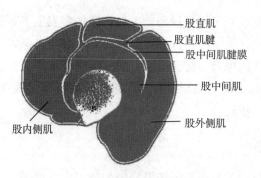

图 8-78 股四头肌横切面

2. 股外侧肌 起点为宽带状，从转子线近端开始，沿粗线向下延伸。股外侧肌远端有一纤维性增宽部分与髌骨外侧支持带相混合。并通过它与胫骨直接相连。

3. 股内侧肌 起于转子线的远端，沿螺旋线走行至粗线内侧唇。该肌肉最远端的纤维起于大收肌肌腱，几乎水平向前走行，加入共同的肌腱，止于髌骨的内侧缘，这部分肌肉为股内斜肌。与股外侧肌一样，股内斜肌也有一个远端纤维性扩大部分，与髌内侧支持带混合。

4. 股中间肌 起于股骨干的前外侧面，在内侧，其部分肌纤维与股内侧肌混合。

这四块肌肉在远端混合在一起形成股四头肌腱，向前延伸至髌骨形成髌韧带（图 8-79）。

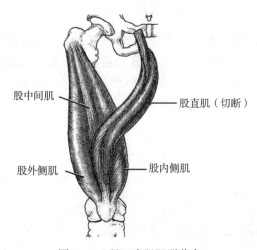

图 8-79 股四头肌肌群分布

股中间肌和股直肌几乎垂直地止于髌骨上缘，而股内侧肌和股外侧肌纤维则斜行止于髌骨。股四头肌腱分为三层结构：浅层由股直肌组成，中间层由股内侧肌和股外侧肌组成，深层由股中间肌组成。

股四头肌腱在远端通过一个扩张部向前连于髌骨。在大部分情况下，只有来自股直肌部分的肌腱纤维与髌骨上的远端相延续。然而在一些情况下，来自股外侧肌的纤维可直接与远端相连。另外，股内侧肌和股外侧肌形成的扩张部通过髌骨支持带与胫骨相连。股四头肌群的最主要功能是伸膝、屈髋，维持人体直立、行走及跪跳等功能活动。

（二）缝匠肌

缝匠肌为全身最长的肌肉，起自髂前上棘，向远端和内侧走行于大腿的前部，形成收肌管的顶部，止于胫骨上端内侧面。在远端，缝匠肌肌腱变得宽大，分散分布的肌腱纤维与膝内侧第一层混合在一起。缝匠肌、股薄肌和半腱肌的肌腱共同组成鹅足。缝匠肌肌腱扩展部较表浅，覆盖股薄肌和半腱肌的止点。

缝匠肌收缩时能屈髋、屈膝，并可使已屈的小腿内旋，对膝关节内侧起稳定作用。缝匠肌由股神经分支支配。

五、膝关节后侧肌肉

（一）股二头肌

股二头肌长头起于坐骨结节，短头起于股骨嵴外侧之下部及外侧髁上线，二者融合在一起，止于腓骨小头及其前部之筋膜，功能为伸髋、屈膝，并使膝微外旋。

（二）半腱肌与半膜肌

半腱肌起于坐骨结节，向远端走行，位于半膜肌表面内侧，半膜肌起于坐骨结节上部和外侧凹陷处，二肌下行，与缝匠肌、股薄肌形成鹅足。半腱肌的止点位于胫骨上股薄肌止点的远端，形成平均宽度约为 20mm 的联合结构。

半腱肌、半膜肌有伸髋、屈膝及内旋膝的作用（图 8-80、图 8-81）。

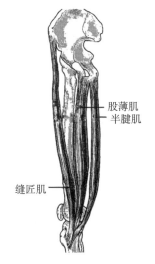

图 8-80　膝关节后侧肌群（1）

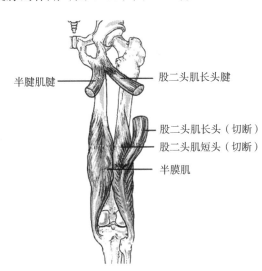

图 8-81　膝关节后侧肌群（2）

（三）腓肠肌

腓肠肌以一个外侧头起于股骨外侧髁，以一个大的内侧头起于股骨的腘面和股骨内侧髁（图 8-82）。外侧头有一大的肌性起点，但内侧头起于内侧髁与内侧副韧带的附着点相邻部分，为腱性结构。在膝关节以下，两头向中线靠拢，再向下与比目鱼肌组成小腿三头肌，在下端形成约 15cm 长的跟腱，止于跟骨结节。

腓肠肌的主要功能为跖屈踝关节和屈膝。

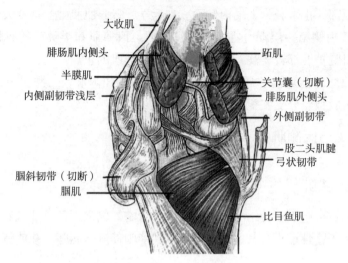

图 8-82　膝关节后侧肌群（3）

（四）跖肌

跖肌有一小的肌腹，起于股骨外上髁线，位于腓肠肌外侧头的深面。它形成一条非常细长的肌腱，向远端走行，位于腓肠肌内侧头的深面。大约 7% 的人跖肌缺如，形成一退化的结构。

六、膝关节内侧肌肉

1. 股薄肌　股薄肌宽而薄，起于耻骨下支，沿大腿内侧向远端走行，止于鹅足。股薄肌能屈膝并使之内旋。

2. 耻骨肌　耻骨肌位于内收肌之上。起自耻骨梳，止于股骨体的耻骨肌线，小转子下方。

3. 长收肌　长收肌起于耻骨体前面，止于股骨嵴内侧唇。

4. 短收肌　短收肌起于耻骨体及其下支的前面，止于股骨嵴的内侧。

5. 大收肌　大收肌分两部分，内侧部及坐骨部。前者起于耻骨下支及坐骨支，后者主要起于坐骨结节，该肌止于股骨嵴全长及股骨内上髁的收肌结节。

内收诸肌的主要功能是使大腿内收。耻骨肌、长收肌、短收肌、大收肌又能屈股并使其外旋。

七、膝关节外侧肌肉

1. 腘肌　腘肌起于股骨外侧髁的前方，向后下越过关节时居关节纤维囊与滑膜之间。腘肌的作用主要是在膝关节屈曲时，与半月板股骨韧带共同控制半月板的活动，并能在膝关节负重位时，通过使股骨外旋，从而使膝关节解锁以允许屈曲，在收缩时拉小腿内旋，防止内收。

2. 阔筋膜张肌 参见第七章第一节弹响髋的针刀应用解剖。

3. 股二头肌长头与半腱肌 股二头肌长头与半腱肌共同起于坐骨结节及骶结节韧带，短头起于股骨嵴下半外唇，在长头深面与之相结合。当膝关节屈曲时，股二头肌腱可在外侧皮下摸到。

八、膝部滑囊（图8-83）

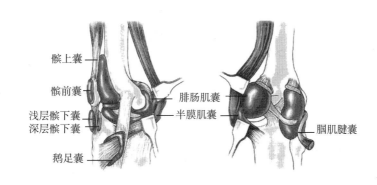

髌上囊
髌前囊
腓肠肌囊
浅层髌下囊
半膜肌囊
深层髌下囊
腘肌腱囊
鹅足囊

图 8-83　膝部滑囊

1. 髌上囊 位于股四头肌腱深面，髌底之上方，为膝部最大的滑膜囊。往往与膝关节腔相通，而被视为膝关节滑膜腔的一部分。该滑囊与股骨之间有一层脂肪，可避免髌上囊与股骨粘连。起于股骨下端之膝肌附于髌上囊。屈膝时髌骨向下移，则髌上囊随之下移；伸膝时膝肌可拉髌上囊向上。膝关节腔的上界大约在髌骨上缘上方 3cm 处，但如果与髌上囊相连，则可高出髌骨上缘达 7~8cm。

2. 腘肌腱囊 腘肌腱囊与膝关节外髁腔相通，位于腘肌腱和外侧半月板、胫骨外侧髁、胫腓近侧关节之间，能减缓腘肌腱和其他坚硬结构间的摩擦及撞击。有时该囊与胫腓近侧关节相通，从而使膝关节腔也与胫腓近侧关节相交通。

3. 腓肠肌囊 腓肠肌囊位于腓肠肌内侧头深面，通常与内侧髁腔相通。该囊还与位于半膜肌深面的一个囊交通，因而它可以使半膜肌囊与膝关节交通。

4. 髌前囊 髌前囊在髌骨前面，位于深层皮下组织内，在髌骨下半及髌韧带上半与皮肤之间，有时其范围可高过髌骨。髌前皮下囊的存在可以允许膝前的皮肤自由活动，该囊可分为两个：浅层位于阔筋膜与股四头肌腱之间，为髌前筋膜下囊；深层在股四头肌腱与髌骨骨膜之间，为髌前腱下囊。受伤后肿起，有时髌前皮下囊可分成两部分，不要误以为骨折。

5. 浅层髌下囊（髌下浅囊） 浅层髌下囊介于皮肤与髌韧带、胫骨结节之间，可与髌前皮下囊相通。其可减少跪位时的摩擦。多次跪位摩擦导致该囊发炎时，称为侍女膝。

6. 深层髌下囊（髌下深囊） 深层髌下囊介于髌韧带深面与胫骨上端前面之间，为固有滑囊。

7. 鹅足囊　参见第七章第六节中鹅足滑囊炎的针刀应用解剖。

8. 半膜肌囊　半膜肌囊位于半膜肌与腓肠肌内侧头浅部之间。

【病因病理】

西医学认为，裸露的软骨下骨板反复受到应力冲击后，可产生反应性骨质增生。针刀医学认为，膝关节骨性关节炎根本的病因主要是继发性的，是由于膝关节周围的软组织损伤后，引起膝关节的力平衡失调而导致疾病的发生。有研究证实，膝关节的骨性关节炎是受外在因素的影响而形成的。一是膝关节周围的软组织损伤引起粘连、牵拉，破坏了膝关节的力平衡，使关节内产生了高应力点；二是由于某种疾病，如类风湿关节炎，破坏了关节周围的软组织，从而使关节内力平衡失调而出现了骨刺。这是针刀医学对这一疾病的新认识。

为了说明膝关节骨性关节炎是由于力平衡失调引起的，首先分析一下膝关节正常的力学表现过程。膝关节是由股骨和胫骨形成的。胫骨关节在矢状面上的活动幅度最大，它在矢状面从完全伸直到完全屈曲的幅度为 $0°\sim140°$。从膝关节完全伸直到 $90°$ 屈曲，胫骨关节在横断面上的活动增加，完全伸直时它在横断面上基本完全没有活动，而屈曲 $90°$ 时，外旋幅度为 $0°\sim45°$，内旋幅度为 $0°\sim30°$。膝关节屈曲 $90°$ 以后，横断面的活动幅度减小，这主要是由软组织的制约作用引起的。在冠状面上也有类似的情况。膝关节完全伸直时，几乎不可能有外展或内收活动，其屈曲到 $30°$ 时，冠状面活动增加，这时被动外展和被动内收的最大值均仅几度。屈曲超过 $30°$ 后，同样是由于软组织的制约作用，冠状面上的活动减少。

当软组织损伤后，就失去对膝关节的控制能力，膝关节就失去稳定，关节面的压力的分布就不平衡。这就是膝关节骨性关节炎形成的根本原因。

【临床表现】

主要症状是关节疼痛，行走不便，关节伸屈受限，下蹲及上下楼困难，或突然活动时有刺痛，并常伴有腿软的现象；膝关节伸直到一定程度时引起疼痛，并且在膝关节的伸屈过程中往往发出捻发音，并可出现关节积液；另外，严重者甚至有肌肉萎缩。

【诊断要点】

1. 患者有明确的膝关节劳损病史。

2. 患膝关节疼痛，行走不便，关节伸屈受限，下蹲及上下楼困难，或突然活动时有刺痛，并常伴有腿软的现象。

3. 患侧膝关节伸直到一定程度时引起疼痛，并且在膝关节的伸屈过程中往往发出捻发音，并可出现关节积液。

4. 严重者甚至有肌肉萎缩。

5. X 线检查。根据 X 线片的表现可以将骨性关节炎分为 4 期。

（1）第 1 期：只有关节边缘骨质增生，关节间隙并不狭窄，说明关节软骨的厚度没有改变。

（2）第 2 期：除有关节边缘骨质增生外，还有关节间隙变窄，说明由于磨损，关节软骨正在逐渐变薄。

（3）第 3 期：除有上述变化外，还有软骨下囊性变，说明软骨下骨板亦因疾病的进展而被累及。软骨下囊性变可有程度上的差别。

（4）第 4 期：关节已经毁坏，出现屈曲挛缩，呈 X 型腿或 O 型腿，并有不同程度的骨缺损。

划分疾病的早、中、晚期，可参照 X 线片上的表现。可以认为第 1 期属于早期病变，第 2 期与第 3 期的早期尚处于病变的中期，而第 3 期的后期与第 4 期处于病变的晚期。

6. 膝关节骨性关节炎在临床上也可分为 4 期。

（1）关节炎的发生前期：关节在活动后稍有不适，活动增加后伴有关节的疼痛及肿胀，X 线及 CT 不能发现明显软骨损害迹象。

（2）关节炎改变的早期：活动增多时有明显的疼痛，休息后减轻，X 线观察，改变较少，只有 CT 可见软骨轻度损害，同位素检查，受损关节可见凝聚现象。

（3）骨性关节炎的进展期：骨软骨进一步损害，造成关节畸形，功能部分丧失，X 线可见关节间隙变窄，关节周围骨发生囊性变，有时有游离体出现。

（4）骨性关节炎的晚期：骨质增生、软骨的剥脱以及导致功能完全丧失，关节畸形明显。X 线显示关节间隙变窄，增生严重，关节变得粗大，甚至造成骨的塌陷。

【针刀治疗】

一、治疗原则

依据针刀医学关于人体弓弦力学系统的理论及疾病病理构架的网眼理论，膝关节骨性关节炎首先是由于膝关节周围软组织起止点及行经路线产生广泛的粘连、瘢痕、挛缩和堵塞，使膝关节内部产生高应力点，导致膝关节受力的力线发生变化，病情进一步发展，在膝关节周围软组织起止点处形成硬化、钙化和骨化，最终形成骨刺，并导致骨节错位及关节间隙变窄。依据上述理论，通过针刀整体松解膝关节周围的肌肉、韧带及关节囊的起止点及滑囊等软组织，针刀术后配合手法，从而调节膝关节内的拉应力、压应力和张应力的平衡，以恢复膝关节正常受力线。

二、操作方法

1. 体位　仰卧位，膝关节屈曲 30°~45°，膝关节后方置垫。

2. 体表定位　膝关节五指体表定位法：医生立于患侧，用同侧手行五指定位，如病变在右膝关节，医生用右手定位，左侧膝关节病变，医生用左手定位。掌心正对髌骨中心，五指尽力张开，手指半屈位，中指正对的是髌韧带中部，食指、环指分别对应内、外膝眼，拇指正对胫侧副韧带起点及股内侧肌下段，小指位于髂胫束行经线上，掌根对应髌上囊。此外，在食指下 4cm 处向内 3cm 即为鹅足囊止点。分别用定点笔在上述 7 点定位（图 8-84）。

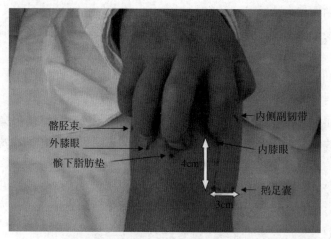

图 8-84　膝关节五指体表定位法

3. 消毒　在施术部位，用碘伏消毒 2 遍，然后铺无菌洞巾，使治疗点正对洞巾中间。

4. 麻醉　用 1% 利多卡因局部浸润麻醉，每个治疗点注药 1ml。

5. 刀具　Ⅰ型 3 号、4 号直形针刀。

6. 针刀操作（图 8-85）

（1）第 1 支针刀松解胫侧副韧带的粘连、瘢痕：刀口线与下肢纵轴方向一致，针刀体与皮肤垂直，严格按四步进针规程进针刀。针刀经皮肤、皮下组织，当刀下有韧性感时，即到达胫侧副韧带，先纵疏横剥 3 刀，然后调转刀口线 90°，提插切割 3 刀。

（2）第 2 支针刀松解髌内侧支持带的粘连、瘢痕：刀口线与下肢纵轴方向一致，针刀体与皮肤垂直，严格按四步进针规程进针刀。针刀经皮肤、皮下组织，当刀下有韧性感时，即到达髌内侧支持带，先纵疏横剥 3 刀，然后调转刀口线 90°，以"十"字提插法切割 3 刀。

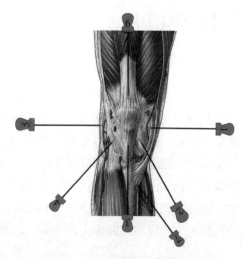

图 8-85　五指定位法针刀整体松解术

（3）第 3 支针刀松解髌韧带的粘连、瘢痕：刀口线与下肢纵轴方向一致，针刀体与皮肤垂直，严格按四步进针规程进针刀。针刀经皮肤、皮下组织，当刀下有韧性感时，即到达髌韧带，进针刀 1cm，纵疏横剥 3 刀。

（4）第 4 支针刀松解髌外侧支持带的粘连、瘢痕：刀口线与下肢纵轴方向一致，针刀体与皮肤垂直，严格按四步进针规程进针刀。针刀经皮肤、皮下组织，当刀下有韧性感时，即到达髌外侧支持带，先纵疏横剥 3 刀，然后调转刀口线 90°，以"十"字法提插切割 3 刀。

（5）第 5 支针刀松解腓侧副韧带及髂胫束的粘连、瘢痕：刀口线与下肢纵轴方向一致，针刀体与皮肤垂直，严格按四步进针规程进针刀。针刀经皮肤、皮下组织，当刀下有韧性感时，即到达腓侧副韧带和髂胫束，纵疏横剥 3 刀。

（6）第 6 支针刀松解股四头肌腱及髌上囊的粘连、瘢痕：刀口线与下肢纵轴方向一致，针刀体与皮肤垂直，严格按四步进针规程进针刀。针刀经皮肤、皮下组织，当刀下有韧性感时，即到达股四头肌腱，先纵疏横剥 3 刀，再调转刀口线 90°，以"十"字法提插切割 3 刀，然后继续进针刀，当刀下有落空感时即已穿过股四头肌腱，纵疏横剥 3 刀，范围 0.5cm。

（7）第 7 支针刀松解鹅足的粘连、瘢痕：刀口线与下肢纵轴方向一致，针刀体与皮肤垂直，严格按四步进针规程进针刀。针刀经皮肤、皮下组织，直达骨面，纵疏横剥 3 刀。对晚期患者，在硬膜外麻醉下进行针刀整体松解。

（8）术毕，拔出针刀，局部压迫止血 3 分钟后，用创可贴覆盖针眼。

三、注意事项

对于有 O 型腿或者 X 型腿的患者，手术复位后，选用两块长条托板，固定于膝关节的内外侧，长度上至臀横纹，下至踝关节上缘。以 3 条纱布绷带固定，其中 2 条固定于托板两端，另外 1 条固定于中间，膝关节下方，胫骨结节下缘。注意在固定时，一定要将患肢的畸形矫正。一般采取在手法矫正后，医生不放下患肢即进行托板固定的办法。托板一般固定 14 日，固定期间，应密切观察下肢血供，防止因为夹板太紧引起下肢缺血坏死。

【针刀术后手法治疗】

让患者仰卧，医生一手握住患侧踝关节上方，另一手托住小腿上部，在牵拉状态下，摇晃、旋转伸屈膝关节，然后用在牵引状态下的推拿手法，将内、外翻和轻度屈曲畸形纠正。此即纠正膝关节内部的力平衡失调。

【现代研究】

1. 运用针刀合并玻璃酸钠注射治疗膝关节骨性关节炎 膝关节腔内注射：选好膝关节穿刺点，局部常规消毒后关节腔注射 2.5ml 玻璃酸钠，有关节积液时，应先酌情穿刺排液，再注入药物，对其他药物有过敏史者慎用。针刀治疗：针刀定点：用龙胆紫在病变同侧的 $L_1 \sim L_5$ 关节突、横突尖部敏感点，同侧臀大肌、臀中肌、臀小肌及阔筋膜张肌在髂翼外附着处敏感压痛点，股内收肌群在耻骨附着处敏感压痛点，髌骨周围敏感压痛点，髌下脂肪垫，膝关节内、外侧副韧带及股四头肌、股二头肌、半腱肌、半膜肌、腓肠肌、髂胫束等，腘部股骨内、外侧髁和胫骨内、外侧髁敏感压痛点定点。消毒后麻醉：所有病例均采用 5ml ： 0.1g 盐酸利多卡因注射液局部麻醉。针刀闭合性松解术：患者仰卧于手术台上或取俯卧位（腰臀部治疗点），麻醉成功后，针刀切口线与进针部位的组织纤维方向平行，垂直于皮肤进入，到达肌筋膜层、肌层后直达骨面，遇到阻力、条索时分别行切、铲、剥至局部无阻力感后出针，压迫止血。治疗结果：32 例患者经过 5 周的治疗，9 例治愈，占 28%；18 例显效，占 56%；4 例好转，占 13%；1 例无效；总有效率为 97%。〔侯玥. 针刀合并玻璃酸钠注射治疗膝骨性关节炎的疗效观察［J］. 中医临床研究，2017，9（1）：114–115.〕

2. 运用玻璃酸钠联合针刀治疗膝关节骨性关节炎 60 例疗效观察 观察组和对照组各 30 例。治疗方法：两组均用玻璃酸钠膝关节腔内注射，每次 2ml，每周 1 次，5 次为 1 个疗程。观察组加用针刀治疗。患者取仰卧位，充分暴露膝关节及髌骨周围，并弯曲膝关节 30°~45°，寻找压痛点做好标识，膝关节后方可铺垫 5~6cm 高薄枕。医师用同侧手采用五指体表定位法，掌心正对髌骨中心，掌根对准髌上囊，手法定位完成后，行膝关节常规消毒，铺无菌洞巾，在标识点位置用 2% 利多卡因局部麻醉，按照针刀"四步法"要求，从标识点垂直刺入病灶到达骨面后，将刀口平行韧带（肌纤维）走向，行"纵疏横剥"，即沿韧带走向纵行剥离 2~3 刀，然后横行剥离 2~3 刀，横向摆动分离。在实行"纵疏横剥"后，行关节腔注射术，选择内膝眼为穿刺点，注意避开髌韧带，使用 7 号针头穿刺，穿刺方向同胫骨平台平行，穿刺角度 45°，直至针头完全刺入，注入玻璃酸钠 2ml，术后常规消毒、包扎。每次选择 4~5 个压痛点，每周 1 次，5 次为 1 个疗程。治疗结果：对照组 30 例，痊愈 4 例，显效 11 例，有效 3 例，无效 12 例，总有效率 60.0%；观察组 30 例，痊愈 13 例，显效 11 例，有效 4 例，无效 2 例，总有效率 93.3%。〔郭志明. 玻璃酸钠联合针刀治疗膝关节骨性关节炎疗效观察［J］. 实用中医药杂志，2017，33（3）：273–274.〕

第五节　髌骨软化症

【概述】

髌骨软化症是医学上的难题，主要原因是对该病的病因缺乏正确的理解。有多种理论解释此病的发生，如内分泌学说、软骨营养障碍学说和软骨溶解学说，但都没有抓住该病的主要病因。

【针刀应用解剖】

见本章第四节膝关节骨性关节炎的针刀应用解剖。

【病因病理】

股四头肌为稳定髌骨的动力成分，其中股内侧肌更为重要。因其附于髌骨上缘和内缘上 2/3，当其收缩时，有向上内牵引髌骨的作用。它可视为髌骨的内收肌，对防止髌骨脱位起重要作用。髌骨面纵嵴与股骨凹形滑车面相对应，可阻止髌骨左右滑动。

膝关节的活动每时每刻都有髌骨参与，而髌骨下面有 7 个小关节面（图 8-86），在下肢伸屈过程中，在不同的角度时，都有一个小关节面和股骨关节面相吻合，如髌骨周围的软组织有一处因损伤而发生挛缩或弛缓，都将影响髌骨关节面和股骨关节面的吻合。髌骨下面的各个小关节面边缘均有突起的骨嵴，当髌股关节出现不吻合时，这些骨嵴就和股骨关节面互相摩擦而损伤关节软骨，使之渐渐变得粗糙。髌骨运行轨道全靠周围软组织的互相协调，软组织出了毛病，髌骨就会偏离原来的运行轨道与股骨关节面摩擦、撞击。关节周围的滑囊必受到继发性损伤，并可累及脂肪垫发生充血和肥厚，影响髌骨关节面和周围软组织的滑液供应，导致疼痛和运动不便。

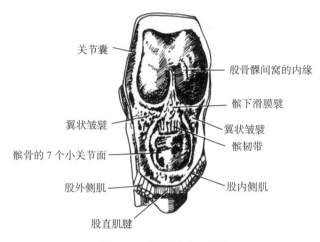

图 8-86　髌股关节示意图

此外，由于髌骨软骨缺乏滑液的供应和微循环障碍而缺乏营养，再加之摩擦撞击的损伤，使髌骨出现损伤和退变。

从以上病因分析可知，髌骨软化症的病因不是髌骨软骨本身的问题，而是它周围的软组织损伤所致。

【临床表现】

患侧膝关节疼痛，上下楼或半蹲位时可加重疼痛。有时可出现"假交锁"征象，轻微活动髌骨时即发出清脆的响声，即可"解锁"，这是由于髌骨软骨面损伤后，与关节面不吻合而引起的。有时患者可出现软腿现象。

【诊断要点】

1. 患者有明确的膝关节外伤史或劳损史。

2. 上下楼或处于半蹲位时，疼痛加重。

3. 患侧髌骨研磨试验阳性。

4. 患侧髌骨下脂肪垫压痛阳性。

5. 有"软腿"或"假交锁"征象出现。

6. X 线检查。X 线片显示患侧髌骨有脱钙和萎缩现象。

【针刀治疗】

一、治疗原则

用针刀将髌骨周围软组织附着点处的粘连、瘢痕进行整体松解，使髌骨及膝关节的力学平衡得到恢复，达到治愈本病的目的。

二、操作方法

1. 体位 仰卧位。

2. 体表定位 髌上囊、髌下脂肪垫，内、外侧髌股韧带。

3. 消毒 在施术部位，用碘伏消毒 2 遍，然后铺无菌洞巾，使治疗点正对洞巾中间。

4. 麻醉 用 1% 利多卡因局部浸润麻醉，每个治疗点注药 1ml。

5. 刀具 Ⅰ型 3 号、4 号直形针刀。

6. 针刀操作（图 8-87、图 8-88、图 8-89）

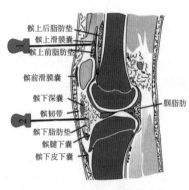
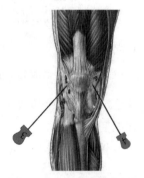
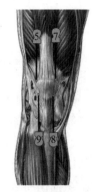

图 8-87　髌上囊、髌下脂肪垫　　　图 8-88　内、外侧髌股韧　　图 8-89　髌股韧带周围
　　　　　针刀松解　　　　　　　　　　带针刀松解　　　　　　针刀松解

（1）第 1 支针刀松解髌上囊：针刀体与皮肤垂直，刀口线与股四头肌方向一致，按四步进针规程进针刀。经皮肤、皮下组织，当穿过股四头肌有落空感时，即到达髌上囊，先纵疏横剥 3 刀，然后将针刀体向大腿方向倾斜 45°，针刀沿股骨凹面，提插 3 刀，以疏通髌上囊与关节囊的粘连点，范围 0.5cm。

（2）第 2 支针刀松解髌下脂肪垫：针刀体与皮肤垂直，刀口线与髌韧带走行方向一致，按四步进针规程进针刀。经皮肤、皮下组织，当穿过髌韧带有明显落空感时，再进针刀 1cm，即到达髌下脂肪垫，纵疏横剥 3 刀，范围 0.5cm。

（3）第 3 支针刀松解外侧髌股韧带：在髌骨中点外缘旁开 2cm 处定位，针刀体与皮肤垂直，刀口线与下肢纵轴平行，按四步进针规程进针刀。经皮肤、皮下组织，针刀下有韧性感时，深入其中，纵疏横剥 3 刀，范围 0.5cm。

（4）第4支针刀松解内侧髌股韧带：在髌骨中点内缘旁开2cm处定位，针刀体与皮肤垂直，刀口线与下肢纵轴平行，按四步进针规程进针刀。经皮肤、皮下组织，针刀下有韧性感时，深入其中，纵疏横剥3刀，范围0.5cm。

（5）第5支针刀松解外侧髌股韧带外上缘：髌股韧带是髌内、外侧支持带的深层，起于髌骨侧缘，止于股骨内、外侧髁。在髌骨外缘上份定位，刀口线与下肢纵轴平行，按四步进针规程进针刀，针刀紧贴髌骨外上缘骨面，铲剥3刀，深度0.5cm。

（6）第6支针刀松解外侧髌股韧带外下缘：在髌骨外缘下份定位，刀口线与下肢纵轴平行，按四步进针规程进针刀，针刀紧贴髌骨外下缘骨面，铲剥3刀，深度0.5cm。

（7）第7支针刀松解内侧髌股韧带内上缘：在髌骨内缘上份定位，刀口线与下肢纵轴平行，按四步进针规程进针刀，针刀紧贴髌骨内上缘骨面，铲剥3刀，深度0.5cm。

（8）第8支针刀松解内侧髌股韧带内下缘：在髌骨内缘下份定位，刀口线与下肢纵轴平行，按四步进针规程进针刀，针刀紧贴髌骨内下缘骨面，铲剥3刀，深度0.5cm。

（9）术毕，拔出针刀，局部压迫止血3分钟后，创可贴覆盖针眼。

【针刀术后手法治疗】

针刀术后立即进行手法治疗，患者仰卧，患肢伸直，医生拇指和其他四指张开，抓握住髌骨，用力上下（沿肢体纵轴）滑动髌骨。这样可使关节囊、支持韧带进一步松解。医生一手拿住患肢踝关节上缘，令患者屈膝屈髋，另一手拇指顶住髌骨上缘，再令患肢伸直，同时拇指用力向下顶推髌骨，用力方向为直下方和斜下方。对膝关节伸屈障碍者，用过伸过屈膝关节的镇定手法，在过伸、过屈位置上各停留30秒。

【现代研究】

以针刀为主治疗髌骨软化症。患者仰卧，用枕头将患膝略微抬起，以舒适自然为佳，术者拇指与食指固定髌骨上缘，寻找压痛点。压痛点多集中于髌骨上、下、左、右或内、外侧副韧带，股四头肌下端，髌下脂肪垫上端，取最明显痛点3~5个，用龙胆紫标出。痛点皮肤常规消毒，铺无菌洞巾，医生戴一次性口罩和无菌手套，选用 I型4号针刀，刀口线与主要韧带、肌纤维、血管、神经平行，快速刺入皮肤，缓慢探索到达软组织结节处，做纵行疏通与横行剥离。然后再分别沿内、外膝眼进针刀，向髌骨后方刺入，并沿髌骨后缓缓进刀，缓慢探索到达髌骨病变部位。病变部位根据患者单足半蹲发生疼痛的角度确定。膝关节屈曲30°~80°发生疼痛，病位在髌骨中部，屈曲80°~100°发生疼痛，病位在髌骨上部，屈曲100°~150°发生疼痛，病位在整个髌骨。在病变的髌骨面做纵行疏通与横行剥离。待术者手下有松动感、患者出现酸胀感即可。出针后创可贴外贴治疗点，注意按压，防止出血。结果：48例患者中，治愈18例（37.5%），好转27例（56.2%），无效3例（6.2%），总有效率为94.7%。针刀松解可以解除拉应力和压应力的不平衡，使膝关节内部的力平衡得到恢复，改善髌周软组织及膝关节内血液循环，使骨内压降低，促进关节软骨新陈代谢，筋脉得以濡养，经络得以疏通，达到肢节活动自如的目的，从根本上治疗本病。〔何悦硕. 针刀为主治疗髌骨软化症 48 例疗效观察［J］. 按摩与康复医学（上旬刊），2011，2（5）：25-26.〕

第六节　踝关节陈旧性损伤

【概述】

踝关节扭伤是指踝关节韧带损伤或断裂的一种病证，可发生于任何年龄，尤以运动员发病较多，急性期足外翻时疼痛明显。如果是韧带撕裂，则可有内、外翻畸形。急性损伤后引起局部出血、水肿，通过人体的自我修复和自我调节，最终形成粘连、瘢痕和挛缩，严重者引起踝关节强直。

【针刀应用解剖】

一、踝足部表面解剖

1. 内踝与外踝　胫骨皮下内侧面相当于小腿平坦的前内侧面，远端与胫骨内踝可见的隆凸相延续。腓骨外踝在踝部的外侧面形成一显著的凸起，它比内踝下行至更远的水平，且位于更靠后的平面。外踝外侧面在上部与腓骨体下部伸长的皮下三角形区相延续。

2. 足背部　在足背部，外踝稍前面可确定跟骨上面前部。当足被动内翻时，胫骨远端前面 3.0cm 处可见并可触摸到距骨头上部和外侧部，当趾背屈时，因伸肌腱而使其不明显。跖骨体背侧面一般或多或少可清楚地扪到，虽然趾伸肌腱使其趋向于不明显。第 5 跖骨粗隆形成明显的突出，沿足部外侧缘的中部可见并可触摸到。

3. 足外侧　跟骨平坦的外面在足跟的外侧面可扪到，并可延伸到外踝下，在该处其被腓骨长肌和腓骨短肌掩盖。当腓骨结节足够大时，在外踝顶端 2.0cm 下可以触摸到。外踝正前面一个可触知的凹陷通向跗骨窦外侧端。

4. 足内侧　在足内侧，内踝垂直向下 2.0cm 可触到跟骨的载距突。在载距突的后下面可触摸到（不是很明显）跟骨内侧面。足内侧最显著的骨性标志是足舟骨，其常常可见并在载距突前 2.5cm 总是可扪到。在足舟骨前，追踪胫骨前肌腱可识别内侧楔骨，因该腱止于此。内侧楔骨和第 1 跖骨间关节的上部和内侧部可触及一狭窄的沟。

5. 足底　当足着地时，它依靠跟骨后部的下面和距骨头，在较少程度上依赖足外侧缘。在跟骨下面的后部可辨别跟骨内、外侧结节，但强厚的纤维脂肪垫覆盖其上，使其模糊不清。距骨头由相似的厚脂肪垫覆盖，该脂肪垫形成足球。这一水平是足的最宽处，表现为前行时跖骨轻微地张开。

二、踝部骨骼

（一）胫骨下端（图8-90）

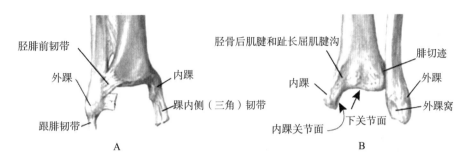

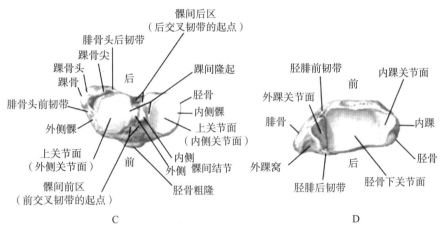

图8-90　胫骨下端
A：前面观；B：后面观；C：下面观；D：相对面

胫骨外观呈三棱柱形，下端逐渐扩大，呈四边形，其终末端称为平台，即胫骨远端关节面，是踝关节的主要负重关节面。内侧面向下延伸，形成一坚强的钝锥状骨突，称为内踝。内踝的关节软骨与胫骨远端关节面的软骨相连。内踝可分为前丘部和后丘部，两者以丘部结节间沟为界，前丘部明显低于后丘部。大隐静脉从其前侧通过，内踝处行针刀治疗时要注意勿刺破大隐静脉。胫骨下端的外侧面有一切迹，称为腓切迹。其下方粗糙的凹陷面为下胫腓韧带附着处。切迹前、后缘隆起，前方隆起称为胫骨前结节，后方隆起称为胫骨后结节。腓切迹的后面粗糙，有浅、深两沟，外侧为浅沟，有拇长屈肌腱通过，内侧沟较深，称为踝沟，有胫骨后肌与趾长屈肌腱通过。胫骨下端关节面自前向后凹成弧形，后缘骨突形成一骨性突起，称为后踝，有些学者称其为"第三踝"。胫骨下端的前缘形成的骨突，有少数学者称其为前踝，是构成踝穴的前侧部分。

（二）腓骨下端

虽然腓骨的重要性不如胫骨，但其下端向下突出的部分，即外踝，是构成踝关节不可缺少的部分，其外形呈锥形，约低于内踝1cm。腓骨下端在临床上是容易发生撕脱性骨折的部位，也对踝关节稳定性的增强起着辅助作用。腓骨下端内侧面的前上部有微凹的关节面，称为踝关节面，与距骨相关节。其关节面多数呈梨形或三角形，少数呈菱形。外踝关节面的后下方为外踝窝，是胫腓后韧带及距腓后韧带的附着部。

（三）距骨（图8-91）

距骨位于胫骨、腓骨下端与跟骨之间的踝穴内，分为距骨头、距骨颈、距骨体3部分。距骨体的上部称为滑车，与胫骨下端构成踝关节，内侧的半月形关节面与内踝相关节，外侧的三角形关节面与外踝构成关节。下方的3个关节面分别与跟骨上相应关节面形成距下关节，前方与舟骨相关节。

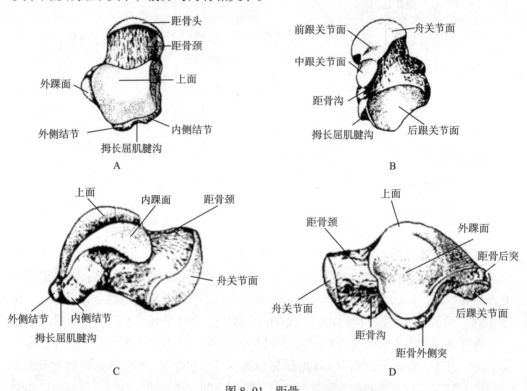

图 8-91　距骨
A：上面观；B：下面观；C：内侧面观；D：外侧面观

三、踝关节韧带

踝关节的韧带非常丰富，主要有以下几组：

（一）前、后侧韧带

即关节囊的前、后部，较薄弱，这样便于踝关节做前后的屈伸运动。

（二）内侧韧带

踝关节内侧主要为内踝韧带，又称三角韧带，位于胫后肌腱的深面，由深、浅两部分组成。三角韧带的浅层纤维呈三角形，近端起于内踝之前丘部，远端止于舟骨、弹簧韧带、载距突的上部，小部分止于距骨；三角韧带的深层主要起于内踝之后丘部及前、后丘部间沟，呈尖朝上、底朝下的扇形分布，止于距骨滑车的内侧缘，由后部的内侧结节至距骨颈，并有少量纤维达舟骨粗隆。三角韧带被胫后肌穿过，并为胫骨后肌及趾长屈肌所加强。该韧带根据附着点的不同共分为4束，分别是胫跟韧带、胫舟韧带、胫距前韧带及胫距后韧带（图8-92）。

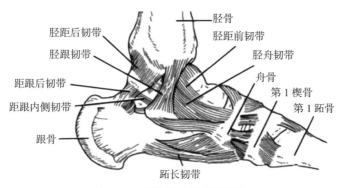

图 8-92 踝关节内侧主要韧带

（三）外侧韧带

踝关节的外侧韧带又称腓侧副韧带，不如内侧的三角韧带坚强，该韧带可分为前、中、后3束，即距腓前韧带、距腓后韧带、跟腓韧带，分别起自外踝的前、后及尖部，止于距骨和跟骨（图8-93）。

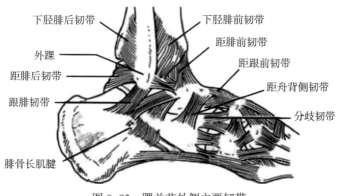

图 8-93 踝关节外侧主要韧带

（四）下胫腓韧带

或称为胫腓联合韧带。下胫腓韧带紧连胫腓骨下端，加深由胫腓骨下端所形成的关节窝，是维持下胫腓关节乃至踝关节稳定的重要韧带。该韧带十分坚强，由以下 4 部分组成，分别是下胫腓前韧带、下胫腓后韧带、骨间韧带和下胫腓横韧带。

四、踝关节关节囊

踝关节的关节囊前侧由胫骨下端前缘至距骨颈，后侧由胫骨下端后缘至距骨后结节。关节囊前后松弛软弱，前侧的韧带只有少量纤维，后侧关节囊韧带最薄弱，仅有少量纤维连接于胫骨后面、下胫腓后韧带及距骨后面。关节囊左右两侧坚实紧张，附于关节软骨的周围，内侧与三角韧带纤维相连，并得到加强，外侧由距腓前韧带、距腓后韧带加固。虽然跟腓韧带位于关节囊之外，如同膝关节的侧副韧带一样，但其可使踝关节囊更加坚强。其后部也有少量纤维，起自内、外踝后缘并向中央集合，再向下止于距骨后突的后内侧结节，充填于胫距后韧带及距腓后韧带的间隙内，在下面与前面附于距骨头之后，使距骨颈位于关节囊内。

五、踝部肌肉

（一）前群

1. 胫骨前肌　起于胫骨上半外侧面，止于内侧楔骨、第 1 趾骨的足底面。

2. 拇长伸肌　起于胫骨前面及骨间膜，止于第 2~5 趾的中、远节趾骨底。

3. 趾长伸肌　起于腓骨下 1/3 前面及骨间膜，止于拇趾远节趾骨底。

4. 第三腓骨肌　起于腓骨内侧面中份、骨间膜，止于第 4、5 趾骨底背面。

（二）外侧群

1. 腓骨长肌　起于腓骨外侧面上 2/3，止于内侧楔骨、第 1 趾骨底。

2. 腓骨短肌　起于腓骨外侧面下 1/3，止于第 5 趾骨粗隆。

（三）后群

1. 拇长屈肌　起于腓骨后面中 1/3，止于第 2~5 趾远节。

2. 趾长屈肌　起于腓骨后面下 2/3，止于拇趾远节趾骨底。

3. 胫骨后肌　起于胫骨、腓骨及骨间膜后面，止于舟骨粗隆及第 1~3 楔骨跖面。

4. 腓肠肌、比目鱼肌、跖肌、腘肌　参见第八章第四节膝关节骨性关节炎的针刀应用解剖。

六、踝部关节

（一）踝关节

踝关节又称距小腿关节，是由以下 6 个关节面组成的，分别是胫骨的下关节面、内踝关节面、腓骨外踝关节面、距骨滑车的上关节面和内、外侧关节面，并且各个关节面均有透明软骨覆盖。踝关节担负着承载人体全身重量的重任，属于屈戍关节，主要功能为背伸和跖屈。位于距骨体上面的关节面从前向后有一定的凹度，而胫骨下端关节面有一个相应的凸度，从而使两者构成了相互吻合的关节。正是这样的凹凸关系保证了踝关节的活动局限于屈伸的范围内。踝关节内踝的位置较外踝高，外踝把距骨体的外侧遮盖，内侧有 1.5cm 以上的区域未被遮盖。距骨体外侧有 2/3 是关节面，内侧只有 1/3 是关节面。经过内、外踝的韧带、肌腱均在其前后通过，这样的解剖特点有利于踝关节的前后运动。使足背伸的小腿前侧肌群有使足跟着地的趋势，两者相互协调，共同维持踝关节的运动平衡。但由于踝关节周围的肌腱中，除跟腱外，其止点均位于中跗关节之前，因此当肌肉收缩时，胫骨下端有前脱位的倾向。尤其是站立时身体的重量使这种倾向更为明显，这正是后踝骨折多于前踝骨折的原因之一。

（二）下胫腓关节

下胫腓关节由胫骨下端的腓切迹与腓骨下端的内侧面组成。腓切迹位于胫骨下端外侧略靠后，切迹面向后成角约 30°。腓切迹的深度与下胫腓关节的稳定性有直接关系，深度越深该关节越稳定。下胫腓关节内部没有关节软骨，两者靠下胫腓韧带连接，该韧带非常有力，又分为 4 个韧带，分别是下胫腓前韧带、骨间韧带、下胫腓后韧带和下胫腓横韧带。下胫腓关节偶尔有一关节腔，其滑膜多为踝关节内滑膜向上的延伸部。

下胫腓关节是一个微动的弹性关节，生理状态时可随踝关节的运动而出现相应运动，运动模式是旋转和平移的复合运动，发生于 X、Y、Z 轴 3 个方向，这使踝关节既保持紧固又有一定的弹性和适应性，从而使踝关节更加稳定。下胫腓关节还具有调节腓骨负重的作用；约 10%~17% 的体重可通过下胫腓关节传至腓骨，并通过腓骨与胫骨的相对运动和位置关系调节腓骨的负荷比例，维持踝关节的力学稳定。

【病因病理】

踝关节扭伤多发生在行走、跑步、跳跃或下楼梯时，踝关节跖屈位，突然向外或向内翻，外侧或内侧副韧带受到强大的张力作用，致使踝关节的稳定性失去平衡与协调，而造成扭伤。其中最多发生在外侧副韧带，尤其是距腓前韧带损伤较多。

踝关节扭伤最重要的康复治疗原则是防止和消除肿胀。在致病因素的反复作用下出现滑膜水肿、充血与渗出增加，进而导致关节面软骨的坏死，甚至软骨下骨质也遭受破坏；与此同时，发生关节囊的粘连与挛缩，最终形成纤维性甚至骨性强直。

【临床表现】

1. 外侧韧带损伤 由足部强力内翻引起。因外踝较内踝长和外侧韧带较薄弱，导致足内翻活动度较大，故临床上外侧韧带损伤较为常见。外侧韧带损伤多为部分撕裂伤，表现为踝外侧疼痛、肿胀、走路跛行；有时可见皮下瘀血；外侧韧带部位有压痛；足内翻时，引起外侧韧带部位疼痛加剧。

2. 内侧韧带损伤 由足部强力外翻引起，较少发生。其临床表现与外侧韧带损伤相似，但位置和方向相反。表现为踝关节内侧及前侧疼痛、肿胀、压痛，足外翻时引起内侧韧带部位疼痛。X线片也可发现有撕脱骨折。

【诊断要点】

1. 多有急性外伤史，踝关节反复扭伤史。
2. 踝关节内外侧疼痛、肿胀、压痛。
3. X线检查排除骨折和脱位。

【针刀治疗】

一、治疗原则

依据针刀医学关于人体弓弦力学系统的理论及疾病病理构架的网眼理论，踝关节陈旧性损伤是由于踝关节软组织受到异常应力刺激后，人体对踝关节损伤的不断修复和调节过程中所形成的粘连和瘢痕，破坏了踝关节的力学平衡，运用针刀整体松解、剥离粘连、瘢痕及挛缩组织，配合手法治疗，恢复关节力平衡。

二、操作方法

（一）第1次针刀松解趾长伸肌腱鞘和拇长伸肌腱鞘的粘连、瘢痕

1. 体位 仰卧位。

2. 体表定位 踝关节前侧。

3. 消毒 在施术部位，用碘伏消毒2遍，然后铺无菌洞巾，使治疗点正对洞巾中间。

4. 麻醉 用1%利多卡因局部浸润麻醉，每个治疗点注药1ml。

5. 刀具 Ⅰ型4号直形针刀。

6. 针刀操作（图8-94）

（1）第1支针刀松解趾长伸肌腱鞘的粘连、瘢痕：在踝关节平面，足背动脉外

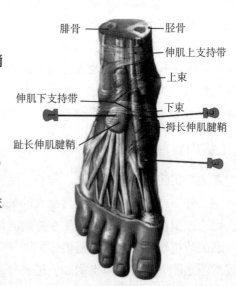

图8-94　针刀松解趾长伸肌腱鞘和拇长伸肌腱鞘的粘连、瘢痕

侧 1cm 处定位。刀口线与 2~5 趾趾长伸肌腱方向一致，针刀体与皮肤成 90°角，按四步进针规程，从定位处刺入，针刀经皮肤，皮下组织，当刀下有阻力感时，即到达趾长伸肌腱鞘的粘连、瘢痕，继续进针刀 1mm，纵疏横剥 3 刀，范围 0.5cm。

（2）第 2 支针刀松解拇长伸肌腱鞘上部的粘连、瘢痕：在踝关节平面，足背动脉内侧 1cm 处定位。刀口线与拇长伸肌腱方向一致，针刀体与皮肤成 90°角，按四步进针规程，从定位处刺入，针刀经皮肤，皮下组织，当刀下有阻力感时，即到拇长伸肌腱鞘上部的粘连、瘢痕，继续进针刀 1mm，纵疏横剥 3 刀，范围 0.5cm。

（3）第 3 支针刀松解拇长伸肌腱鞘下部的粘连、瘢痕：在第 2 支针刀远端 2cm、足背动脉内侧 1cm 处定位。刀口线与拇长伸肌腱方向一致，针刀体与皮肤成 90°角，按四步进针规程，从定位处刺入，针刀经皮肤，皮下组织，当刀下有阻力感时，即到拇长伸肌腱鞘下部的粘连、瘢痕，继续进针刀 1mm，纵疏横剥 3 刀，范围 0.5cm。

（4）术毕，拔出针刀，局部压迫止血 3 分钟后，创可贴覆盖针眼。

7. 注意事项　针刀术前必须先将足背动脉的走行路线标记出来，在动脉的内、外侧各 1cm 进针刀。否则可能损伤足背动脉，造成严重的并发症。

（二）第 2 次针刀松解伸肌下支持带的粘连、瘢痕

1. 体位　仰卧位。

2. 体表定位　踝关节前侧。

3. 消毒　在施术部位，用碘伏消毒 2 遍，然后铺无菌洞巾，使治疗点正对洞巾中间。

4. 麻醉　用 1% 利多卡因局部浸润麻醉，每个治疗点注药 1ml。

5. 刀具　Ⅰ型 4 号直形针刀。

6. 针刀操作（图 8-95）

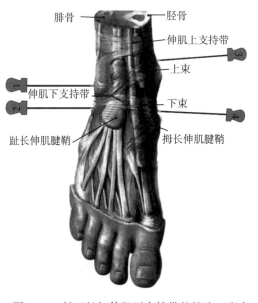

图 8-95　针刀松解伸肌下支持带的粘连、瘢痕

（1）第1支针刀松解伸肌下支持带外侧上部的粘连、瘢痕：在外踝尖处定位，刀口线与小腿纵轴方向一致，针刀体与皮肤成90°角，按四步进针规程，从定位处刺入。针刀经皮肤，皮下组织，当刀下有阻力感时，即到达伸肌下支持带上部的粘连、瘢痕，用提插刀法切割3刀，深度达骨面，然后纵疏横剥3刀，范围0.5cm。

（2）第2支针刀松解伸肌下支持带外侧下部的粘连、瘢痕：在第1支针刀远端1cm处定位，刀口线与小腿纵轴方向一致，针刀体与皮肤成90°角，按四步进针规程，从定位处刺入。针刀经皮肤，皮下组织，当刀下有阻力感时，即到达伸肌下支持带下部的粘连、瘢痕，用提插刀法切割3刀，刀下有落空感时即停止，然后纵疏横剥3刀，范围0.5cm。

（3）第3支针刀松解伸肌下支持带上束的粘连、瘢痕：在内踝尖上2cm处定位。刀口线与小腿纵轴方向一致，针刀体与皮肤成90°角，按四步进针规程，从定位处刺入。针刀经皮肤，皮下组织，当刀下有阻力感时，即到达伸肌下支持带上部的粘连、瘢痕，用提插刀法切割3刀，深度达骨面，然后纵疏横剥3刀，范围0.5cm。

（4）第4支针刀松解伸肌下支持带下束的粘连、瘢痕：在内踝尖下2cm处定位。刀口线与小腿纵轴方向一致，针刀体与皮肤成90°角，按四步进针规程，从定位处刺入，针刀经皮肤，皮下组织，当刀下有阻力感时，即到达伸肌下支持带下部的粘连、瘢痕，用提插刀法切割3刀，刀下有落空感即停止，然后纵疏横剥3刀，范围0.5cm。

（5）术毕，拔出针刀，局部压迫止血3分钟后，创可贴覆盖针眼。

（三）第3次针刀松解踝关节内侧韧带的粘连、瘢痕

1. 体位　仰卧位。

2. 体表定位　踝关节内侧。

3. 消毒　在施术部位，用碘伏消毒2遍，然后铺无菌洞巾，使治疗点正对洞巾中间。

4. 麻醉　用1%利多卡因局部浸润麻醉，每个治疗点注药1ml。

5. 刀具　Ⅰ型4号直形针刀。

6. 针刀操作（图8-96）

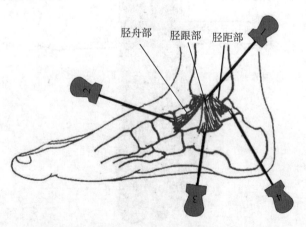

胫舟部　胫跟部　胫距部

图8-96　针刀松解踝关节内侧韧带的粘连、瘢痕

（1）第1支针刀松解三角韧带的起点：从内踝尖部进针刀，刀口线与下肢纵轴平行，针刀体与皮肤成90°角，针刀经皮肤、皮下组织，到达内踝尖骨面，调转刀口线90°，在骨面上向下铲剥3刀，范围0.5cm。然后退刀至皮下，针刀体分别向前、向后至内踝尖前部及后部，再调转刀口线90°，在骨面上向下铲剥3刀，范围0.5cm。

（2）第2支针刀松解三角韧带的胫舟部止点：从内踝尖部前下方2cm处进针刀，刀口线与下肢纵轴平行，针刀体与皮肤成90°角，针刀经皮肤、皮下组织，到达舟骨骨面，调转刀口线90°，在骨面上向下铲剥3刀，范围0.5cm。

（3）第3支针刀松解三角韧带的胫跟部止点：从内踝尖部下方2cm处进针刀，刀口线与下肢纵轴平行，针刀体与皮肤成90°角，针刀经皮肤、皮下组织，到达跟骨骨面，调转刀口线90°，在骨面上向下铲剥3刀，范围0.5cm。

（4）第4支针刀松解三角韧带的胫距部止点：从内踝尖部后下方2cm处进针刀，刀口线与下肢纵轴平行，针刀体与皮肤成90°角，针刀经皮肤，皮下组织，到达距骨骨面，调转刀口线90°，在骨面上向下铲剥3刀，范围0.5cm。

（5）术毕，拔出针刀，局部压迫止血3分钟后，创可贴覆盖针眼。

（四）第4次针刀松解踝关节外侧韧带的粘连、瘢痕

1.体位 仰卧位。

2.体表定位 踝关节外侧。

3.消毒 在施术部位，用碘伏消毒2遍，然后铺无菌洞巾，使治疗点正对洞巾中间。

4.麻醉 用1%利多卡因局部浸润麻醉，每个治疗点注药1ml。

5.刀具 Ⅰ型4号直形针刀。

6.针刀操作（图8-97）

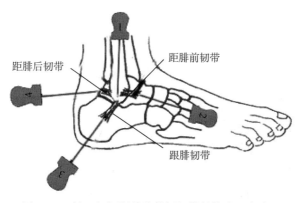

图8-97 针刀松解踝关节外侧韧带的粘连、瘢痕

（1）第1支针刀松解腓侧副韧带的起点：从外踝尖部进针刀，刀口线与下肢纵轴平行，针刀体与皮肤成90°角，针刀经皮肤、皮下组织，到达外踝尖骨面后，调转刀口线90°，在骨面上向下铲剥2刀，范围0.5cm，以松解跟腓韧带的起点。然后退刀至皮下，针刀体分别向前、向后至外踝尖前部及后部，再调转刀口线90°，在骨面上

向下铲剥3刀，范围0.5cm，以松解距腓前韧带和距腓后韧带的起点。

（2）第2支针刀松解距腓前韧带的止点：从外踝尖部前下方2cm处进针刀，刀口线与下肢纵轴平行，针刀体与皮肤成90°角，针刀经皮肤、皮下组织，到达距骨外侧骨面，调转刀口线90°，在骨面上向下铲剥3刀，范围0.5cm。

（3）第3支针刀松解跟腓韧带的止点：从外踝尖部下方2cm处进针刀，刀口线与下肢纵轴平行，针刀体与皮肤成90°角，针刀经皮肤、皮下组织，到达跟骨外侧骨面，调转刀口线90°，在骨面上向下铲剥3刀，范围0.5cm。

（4）第4支针刀松解距腓后韧带的止点：从外踝尖部后下方2cm处进针刀，刀口线与下肢纵轴平行，针刀体与皮肤成90°角，针刀经皮肤、皮下组织，到达跟骨后方骨面，调转刀口线90°，在骨面上向下铲剥3刀，范围0.5cm。

（5）术毕，拔出针刀，局部压迫止血3分钟后，创可贴覆盖针眼。

7. 注意事项　对于踝关节功能严重障碍者，参照第十章第四节踝关节强直的针刀松解方法进行松解。

【针刀术后手法治疗】

在助手的协助下行踝关节的对抗性牵引，使关节充分背屈、跖屈5次后，施关节弹压术以促使关节恢复到正常角度。

【现代研究】

采用针刀整体松解术治疗踝关节陈旧性损伤。根据针刀医学关于疾病病理构架的网眼理论，分3次治疗。患者取仰卧位，踝关节局部严格消毒后，用1%利多卡因局部浸润麻醉，采用Ⅰ型4号直形针刀，按四步进针规程进针刀。第1次针刀松解趾长伸肌腱鞘和拇长伸肌腱鞘的粘连、瘢痕：第1支针刀松解趾长伸肌腱鞘的粘连、瘢痕，在踝关节平面、足背动脉外侧1cm处定位，刀口线与2~5趾趾长伸肌腱方向一致，针刀体与皮肤成90°角，从定位处刺入，针刀经皮肤、皮下组织，当刀下有阻力感时，继续进针刀1cm，纵疏横剥3刀，范围0.5cm。第2支针刀松解拇长伸肌腱鞘上部的粘连、瘢痕，在踝关节平面、足背动脉内侧1cm处定位。第3支针刀松解拇长伸肌腱鞘下部的粘连、瘢痕，在第2支针刀远端2cm、足背动脉内侧1cm处定位。第2、3支针刀操作方法与第1支针刀相同。第2次针刀松解伸肌下支持带的粘连、瘢痕：第1支针刀松解伸肌下支持带外侧上部的粘连、瘢痕，在外踝尖部定位，刀口线与小腿纵轴方向一致，针刀体与皮肤成90°角，从定位处刺入，针刀经皮肤、皮下组织，当刀下有阻力感时，用提插刀法切割3刀，深度达骨面，然后纵疏横剥3刀，范围0.5cm。第2支针刀松解伸肌下支持带外侧下部的粘连、瘢痕，在第1支针刀远端1cm处定位。第3支针刀松解伸肌下支持带上束的粘连、瘢痕，在内踝尖上2cm处定位。第4支针刀松解伸肌下支持带下束的粘连、瘢痕，在内踝尖下2cm处定位。第2~4支针刀操作方法与第1支针刀相同。第3次针刀松解踝关节外侧韧带的粘连、瘢痕：第1支针刀松解腓侧副韧带的起点，从外踝尖部进针刀，刀口线与下肢纵轴平行，针刀体与皮肤成 90°角，针刀经皮肤、皮下组织，到达外踝尖骨面后，调转刀口线 90°，在骨面上向下铲剥 3 刀，范围 0.5cm，然后退针刀至皮下，针刀体分别向前、向后至外踝尖前部及后部，再调转刀口线 90°，在骨面上向下铲剥 3 刀，范围 0.5cm。第 2 支针刀松解距腓前韧带的止点，从外踝尖部前下方 2cm 处进针刀。第 3 支针刀松解跟腓韧带的止点，从外踝尖部下方 2cm 处进针刀。第 4 支针刀松解距腓后韧带的止点，从外踝尖部后下方 2cm 处进针刀。第 2~4 支针刀操作方法与第 1 支针刀相同。每次针刀术毕，拔出针刀，局部压迫止血 3 分钟后用创可贴覆盖。并在助手的协助下行踝关节的对抗性牵引，使关节充分背屈、跖屈 5 次后，施关节弹压术以促使关节恢复到正常角度。每周 1 次，3 次治疗后评定疗效。结果：30 例患者，治愈 24 例，显效 3 例，有效 2 例，无效 1 例，总有效率 96.7%。〔周朝进，吴绪平，张平，等. 针刀整体松解术治疗踝关节陈旧性损伤临床观察［J］. 湖北中医药大学学报，2014，16（6）：90-92.〕

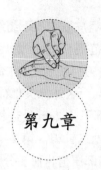

第九章

复杂骨关节疾病

第一节　强直性脊柱炎

【概述】

强直性脊柱炎（ankylosing spondylitis, AS）以往曾被认为是类风湿关节炎的中枢型，因其有不同程度的韧带、肌肉、骨骼的病变，也有自身免疫功能的紊乱，所以又将其归为自身免疫功能障碍性疾病。还有一部分患者有家族史，与遗传有关。直到1966年世界风湿病会议才将该病从类风湿关节炎中分出，作为一个单独的疾病。病变主要累及骶髂关节、脊柱及其附属组织，引起脊柱强直和纤维化，造成脊柱僵硬、驼背，髋关节、膝关节屈曲型强直，并可有不同程度的眼、肺、心血管、肾等多个器官的损害。强直性脊柱炎以青年男性多发，20岁左右是发病的高峰年龄。疾病的表现多种多样，早期往往缺乏特征性临床表现。延误治疗或治疗不当，可造成终身残疾因此，对该病要做到早诊断、早治疗，以最大限度降低致残率，提高患者生活质量。

【针刀应用解剖】

参见第八章第一节颈椎病和第三节腰椎间盘突出症的针刀应用解剖。

【病因病理】

一、病因

强直性脊柱炎的病因目前尚不明确，其与类风湿关节炎之间的关系，是两种疾病或是一种疾病的两种表现，学界意见尚不一致。但主要的观点是认为强直性脊柱炎与类风湿关节炎有根本的区别。关于两者在病因病理方面的区别，详见表9-1。

表 9-1　强直性脊柱炎与类风湿关节炎的区别

区别点	强直性脊柱炎	类风湿关节炎
好发性别	男性	女性
好发部位	富有坚强韧带、肌腱附着的骨突起部分	富有滑膜的关节
病理变化	韧带骨化	滑膜增生
结局	骨性强直	纤维性强直
皮下结节	无	有
类风湿因子	多阴性	多阳性
溶血性链球菌凝集反应	常显阴性	常显阳性

关于强直性脊柱炎的病因及发病机制主要有以下几个学说：

1. 感染学说　过去认为本病直接或间接与细菌、病毒感染有关。不少病例因感冒、扁桃体炎等引起。但从患者齿、鼻旁窦等病灶所分离出来的细菌种类很不一致，患者血液、关节中也从未培养出致病菌株。用大量抗生素消除感染病灶后，对症状和病程发展并无直接影响。也有人提及 A 组溶血性链球菌与本病发生有关，但并未能提出充分有力的证据。

2. 自身免疫学说　起病时关节腔内有感染原侵入，作为抗原刺激骨膜或局部淋巴结中的浆细胞，产生特殊抗体。另一方面，抗原抗体复合物能促进中性粒细胞、巨噬细胞和滑膜细胞的吞噬作用，其吞噬抗原抗体复合物而成为类风湿细胞。为消除这种复合物，类风湿细胞中的溶酶体向细胞内释放出多种酶（如葡萄糖酶、胶原酶、蛋白降解酶），细胞一旦破裂，这些酶外流，导致关节软组织滑膜、关节囊、软骨、软骨下骨质的损坏，从而引起局部病变。

3. 其他　内分泌失调和代谢障碍学说认为本病的性别差异也许与内分泌有关；神经学说认为本病为中毒性神经营养障碍，但不能证实；遗传学说认为强直性脊柱炎较类风湿关节炎更具有明显的遗传特点，国内外有文献报道本病为遗传性疾病，认为亲代有 $HLA-B_{27}$ 抗原时，子代一半人具有 $HLA-B_{27}$ 抗原，所以强直性脊柱炎具有明显的家族性和遗传性；其他因素如寒冷、潮湿、疲劳、营养不良、外伤、精神创伤等，也常常是本病的主要诱发因素。

二、病理

强直性脊柱炎的起始阶段，滑囊与骨的连接处有炎性改变，并伴随有骨侵蚀和骨的形成；其后，关节边缘部分由于滑囊的骨化而"搭桥"；最后，软骨下骨化可形成更严重的关节间强直（图 9-1）。

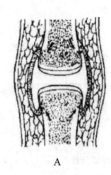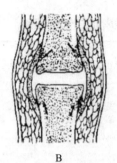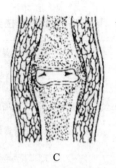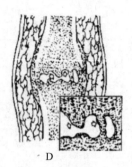

A   B   C   D

图 9-1 强直性脊柱炎滑囊骨化过程示意图

【临床表现】

1. 骨骼表现 强直性脊柱炎主要累及骶髂关节、脊柱和外周关节。

（1）骶髂关节：90% 强直性脊柱炎患者的病变首先累及骶髂关节，双侧对称，出现持续或间歇的腰骶部或臀部疼痛，可向大腿及腹股沟放射。往往伴有晨僵感。症状轻重差异很大，有的患者仅感腰部隐隐不适。体检发现直接按压或伸展骶髂关节时患者疼痛。

（2）脊柱：大多数患者症状隐匿，呈慢性、波动性，病变可停止在骶髂关节，少数患者则进行性发展累及脊柱。一般从腰椎向上至胸椎和颈椎，约 3% 的强直性脊柱炎患者先累及颈椎，再向下发展。也有相当一部分患者首发症状在背部。腰椎受累时患者常主诉下背部疼痛及腰部活动受限。体检可发现患者腰部前屈、后仰、侧弯、转身等动作均受限。腰椎棘突压痛，椎旁肌肉痉挛，晚期可萎缩。脊柱活动度可用改良 Schober 实验测量：患者直立，以两侧髂后上棘连线的中点为起点向上 10cm（也可再向下 5cm）做一标记，测量此两点之间的距离。令患者弯腰（双膝直立），再测此两点间的距离，若增加小于 2.5cm 为异常。胸椎受累表现为背痛、前胸痛、胸廓扩张度受限。此时用软尺测量第 4 肋间隙水平（妇女乳房下缘）深呼气和深吸气时的胸围差，强直性脊柱炎患者常常小于 2.5cm。颈椎受累时出现颈部疼痛，头部固定于前屈位，抬头、侧弯和转动受限。患者直立靠墙，枕骨结节与墙之间的水平距离即枕墙距，正常人为 0，强直性脊柱炎患者常大于 0。晚期整个脊柱完全强直，僵硬如弓，给患者生活和工作带来极大不便。

（3）外周关节：30% 以上的患者有周围关节症状，尤以青少年发病的强直性脊柱炎病例更为常见。其中髋关节受累最常见，患者主诉髋部或大腿内侧疼痛，以致下肢活动受限。近 1/3 的患者可因髋关节严重的侵蚀性病变引起关节强直、功能丧失而致残。膝、踝、足、腕、肩等关节也可受累，出现急性关节炎症状。

2. 颈段病变的局部表现 颈段受累是强直性脊柱炎的晚期表现。颈项部软组织僵硬强直，出现硬结或者条索状物。颈部可以在任何位置出现强直，但以伸直位强直为多见，颈椎活动严重受限。

3. 胸段病变的局部表现 胸背部软组织僵硬强直，出现硬结或者条索状物。胸背部可以在任何位置出现强直，但以驼背为多见，胸椎活动严重受限。

4. 腰段病变的局部表现　腰部软组织僵硬强直，出现硬结或者条索状物。腰部可以在任何位置出现强直，但以伸直位强直为多见，腰椎活动严重受限。

5. 髋部病变的局部表现　髋部软组织僵硬强直，出现硬结或者条索状物。髋部强直以屈曲外展位强直多见，髋关节活动严重受限。

【诊断要点】

根据第九版《内科学》（葛俊波，徐永健，王辰主编，人民卫生出版社，2018年），采用 1984 年修订的强直性脊柱炎纽约标准：

1. 临床标准　①腰痛、晨僵持续至少 3 个月，活动可改善，但休息后不减轻；②腰椎在冠状面和矢状面的活动受限；③胸廓扩展范围小于同年龄、性别的正常人。

2. 放射学标准　双侧骶髂关节炎Ⅱ级以上或单侧骶髂关节炎Ⅲ~Ⅳ级。

若符合放射学标准伴 1 项以上临床标准可确诊强直性脊柱炎。若符合 3 项临床标准或符合放射学标准而无任何临床标准，则可能为强直性脊柱炎。

【针刀治疗】

一、治疗原则

根据网眼理论，引起骨关节力平衡失调的根本原因是软组织损伤后，人体在修复、代偿过程中形成粘连、瘢痕、挛缩。应用针刀对病变部位粘连、挛缩的组织进行整体松解，辅以脊柱牵引、手法整复、中西药物和康复治疗，可重新恢复关节力学平衡。

二、操作方法

（一）单节段脊椎后外侧软组织针刀松解术

1. 体位　俯卧位。

2. 体表定位　棘上韧带，棘间韧带，关节突关节囊韧带，多裂肌，回旋肌，横突间韧带。

3. 消毒　在施术部位，用碘伏消毒 2 遍，然后铺无菌洞巾，使治疗点正对洞巾中间。

4. 麻醉　用 1% 利多卡因局部定点麻醉，每个治疗点注药 1ml。

5. 刀具　Ⅱ型直形针刀，Ⅰ型 3 号、4 号直形针刀。

6. 针刀操作（图 9-2）

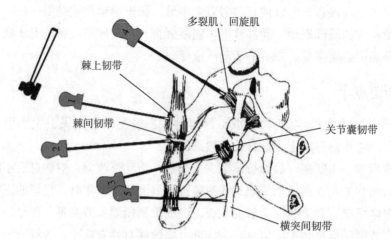

图 9-2 单节段脊椎后外侧软组织针刀松解术

（1）第1支针刀松解棘上韧带：术者刺手持针刀，从棘突顶点进针刀，刀口线与脊柱纵轴平行，针刀经皮肤、皮下组织，直达棘突骨面，在骨面上纵疏横剥 2~3 刀，范围不超过 1cm。对棘上韧带钙化或者骨化者，用骨锤锤击Ⅱ型针刀柄，将针刀刃击入棘上韧带，达棘突顶点，然后纵疏横剥 2~3 刀，直到刀下有松动感为止，以达到切开棘上韧带的目的。

（2）第2支针刀松解棘间韧带：根据 X 线片定位棘突间隙。术者刺手持针刀，从棘突间隙进针刀，刀口线与脊柱纵轴平行，针刀经皮肤、皮下组织，直达棘突骨面，调转刀口线 90°，使用提插刀法切割 2~3 刀，深度不超过 1cm。对棘间韧带钙化或者骨化者，用骨锤锤击Ⅱ型针刀柄，将针刀刃击入棘间韧带 1cm，然后用提插法切割 2~3 刀，直到刀下有松动感为止，以达到切开棘间韧带的目的。

（3）第3支针刀松解关节突关节囊韧带：颈椎病变者采用Ⅰ型针刀，从棘突顶点向左、右分别旁开 1.5cm 进针刀；胸椎病变者用Ⅰ型针刀，从棘突顶点向左、右分别旁开 2cm 进针刀；腰椎病变者用Ⅰ型针刀，从棘突顶点向左、右分别旁开 3cm 进针刀。术者刺手持针刀，刀口线与脊柱纵轴平行，针刀经皮肤、皮下组织，直达两侧关节突关节骨面，用提插刀法切割关节囊韧带 3~4 刀，范围不超过 0.5cm。可切开部分关节囊韧带。

（4）第4支针刀松解多裂肌、回旋肌：从棘突顶点向左、右分别旁开 0.5cm 进针刀，术者刺手持针刀，刀口线与脊柱纵轴平行，针刀经皮肤、皮下组织，沿棘突方向，紧贴骨面分别到两侧的棘突根部后，在骨面上向下铲剥 3~4 刀，直到刀下有松动感，以达到切开部分多裂肌、回旋肌的目的。

（5）第5支针刀松解横突间韧带：颈椎病变者用Ⅰ型针刀，从棘突顶点向左、右分别旁开 2.5cm 进针刀；胸椎病变者用Ⅰ型针刀，从棘突顶点向左、右分别旁开 3cm 进针刀；腰椎病变者用Ⅰ型针刀，从棘突顶点向左、右分别旁开 4cm 进针刀。术者刺手持针刀，刀口线与脊柱纵轴平行，针刀经皮肤、皮下组织，直达两侧横突骨面，刀体向外移动，当有落空感时，即到达横突尖，在此用提插刀法切割横突尖的粘连、瘢痕 2~3 刀，深度不超过 0.5cm，然后调转刀口线，分别在横突的上、下缘，用提插刀法切割 3~4 刀，深度不超过 0.5cm，以达到切断部分横突间韧带的目的。

（6）术毕，拔出针刀，局部压迫止血 3 分钟后，创可贴覆盖针眼。

7. 注意事项

（1）首先定位要准确，其次，切棘间韧带的范围限制在 0.5cm 以内，以防止切入椎管内。如超过此范围，针刀操作的危险性明显加大。

（2）针刀松解应分次进行，每次松解 3~5 个节段。

（二）颈部病变的针刀治疗

1. 颈部第 1 次针刀松解棘上韧带和棘间韧带的粘连及钙化点

（1）体位：俯卧低头位。

（2）体表定位：颈段脊柱棘上韧带和棘间韧带的粘连、瘢痕、挛缩及硬化、钙化点（图 9-3）。

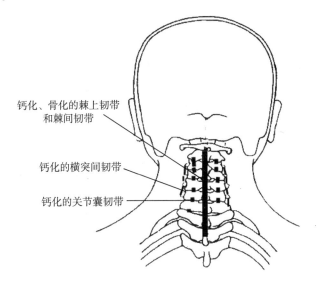

钙化、骨化的棘上韧带
和棘间韧带

钙化的横突间韧带

钙化的关节囊韧带

图 9-3　颈段脊柱棘上韧带和棘间韧带的粘连、瘢痕及钙化点

（3）消毒：在施术部位，用碘伏消毒 2 遍，然后铺无菌洞巾，使治疗点正对洞巾中间。

（4）麻醉：1% 利多卡因局部定点麻醉。

（5）刀具：Ⅰ型各号针刀、Ⅱ型针刀。

（6）针刀操作（图 9-4、图 9-5）

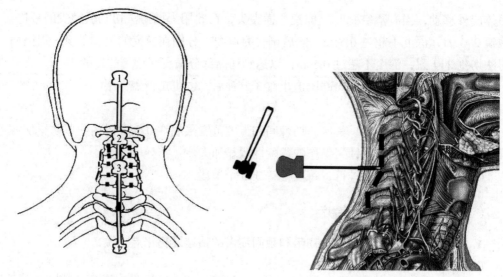

图 9-4　颈段强直性脊柱炎第 1 次针刀松解　　　图 9-5　颈段强直性脊柱炎第 1 次针刀松解
（正面）　　　　　　　　　　　　　　　　　　　（侧面）

1）第 1 支针刀松解 $C_2\sim C_3$ 棘上韧带和棘间韧带的粘连、瘢痕、挛缩及硬化、钙化点：使用 Ⅰ 型 4 号针刀，对棘上韧带骨化的患者，需要使用 Ⅱ 型针刀，否则容易引起针刀体断裂或者损伤重要神经、血管。术者刺手持针刀，刀口线与人体纵轴一致，针刀体向头侧倾斜 45°，与枢椎棘突成 60° 角，针刀直达枢椎棘突顶点下缘骨面，纵疏横剥 2~3 刀，范围不超过 0.5cm。如果棘上韧带已经钙化或者骨化，术者紧握针刀刀柄，调转刀口线 90°，针刀体与 $C_2\sim C_3$ 棘间平行，助手用骨锤敲击针刀柄部，当术者感觉有松动时，即已切断钙化或骨化的棘上韧带，停止敲击。

2）第 2、3、4 支针刀松解 $C_3\sim C_4$、$C_4\sim C_5$、$C_5\sim C_6$ 棘上韧带和棘间韧带的粘连、瘢痕、挛缩及硬化、钙化点　操作方法同第 1 支针刀。

3）术毕，拔出针刀，局部压迫止血 3 分钟后，创可贴覆盖针眼。

（7）注意事项（图 9-6）

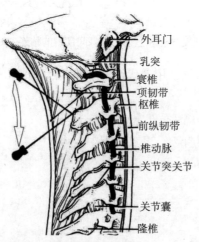

外耳门
乳突
寰椎
项韧带
枢椎
前纵韧带
椎动脉
关节突关节
关节囊
隆椎

图 9-6　针刀体角度变化示意图

1）首先定位要准确，其次，进针刀时，针刀体向头侧倾斜45°，与枢椎棘突成60°角，针刀直达枢椎棘突顶点骨面，对棘突顶点的病变进行松解。松解棘间韧带时，必须退针刀于棘突顶点的上缘，将针刀体逐渐向脚侧倾斜，与颈椎棘突走行方向一致，才能进入棘突间。切棘间韧带的范围限制在0.5cm以内，则不会切入椎管。如超过此范围，针刀操作的危险性明显加大。

2）针刀松解应分次进行，每次松解3~5个节段。

2. 颈部第2次针刀松解关节囊韧带的粘连、瘢痕、挛缩及硬化、钙化点

（1）体位：俯卧低头位。

（2）体表定位：颈段关节囊韧带的粘连、瘢痕、挛缩及硬化、钙化点。

（3）消毒：在施术部位，用碘伏消毒2遍，然后铺无菌洞巾，使治疗点正对洞巾中间。

（4）麻醉：1%利多卡因局部定点麻醉。

（5）刀具：Ⅰ型各号针刀、Ⅱ型针刀。

（6）针刀操作（图9-7）

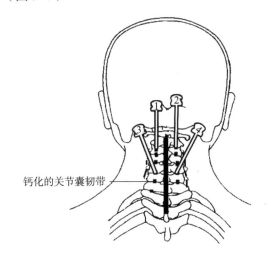

图9-7 颈段强直性脊柱炎第2次针刀松解

1）第1支针刀松解左侧 C_2~C_3 上、下关节突关节囊韧带：使用Ⅰ型4号针刀，对关节囊钙化的患者，需要使用Ⅱ型针刀，否则容易引起针刀体断裂或者损伤重要神经、血管。从关节突韧带体表定位点进针刀，术者刺手持针刀，刀口线与人体纵轴方向一致，针刀体先向头侧倾斜45°，与颈椎棘突成60°角，针刀直达关节突骨面，然后将针刀体逐渐向脚侧倾斜，与颈椎棘突走行方向一致，在骨面上稍移位，有落空感时，即为关节囊韧带，用提插刀法切2刀，范围不超过2mm。如果关节囊韧带已经钙化或者骨化，需在透视引导下行针刀松解，针刀到达硬化的关节囊韧带后，调转刀口线90°，铲剥2~3刀，范围不超过2mm。

2）第2、3、4支针刀分别松解其他节段关节突关节囊韧带的粘连、瘢痕、挛缩，针刀操作方法与第1支针刀相同。

3）术毕，拔出针刀，局部压迫止血3分钟后，创可贴覆盖针眼。

（7）注意事项

1）如果没有把握定位，必须在超声引导下进行针刀操作，否则，容易引起脊髓或者椎动脉损伤等严重并发症。

2）针刀松解应分次进行，每次松解 3~5 个节段。

3. 颈部第 3 次针刀松解横突间韧带的粘连、瘢痕、挛缩点

（1）体位：俯卧低头位。

（2）体表定位：在超声引导下定位颈段横突间韧带的粘连、瘢痕、挛缩及硬化、钙化点。

（3）消毒：在施术部位，用碘伏消毒 2 遍，然后铺无菌洞巾，使治疗点正对洞巾中间。

（4）麻醉：1% 利多卡因局部定点麻醉。

（5）刀具：Ⅰ型 4 号针刀。

（6）针刀操作（图 9-8）

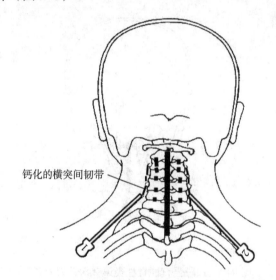

钙化的横突间韧带

图 9-8　颈段强直性脊柱炎第 3 次针刀松解

1）第 1 支针刀松解 C_2~C_3 左侧横突间韧带的粘连：在超声引导下，术者刺手持Ⅰ型 4 号针刀，从后正中线向左旁开 3cm 左右进针刀，刀口线与人体纵轴方向一致，刀体方向与皮肤垂直，根据超声引导，直达相应的横突尖铲剥 2~3 刀，范围 2mm，然后沿横突上下缘贴骨面切割横突间韧带 2~3 刀，切割范围 2mm。

2）第 2 支针刀松解 C_2~C_3 右侧横突间韧带的粘连：从后正中线向右旁开 3cm 左右进针刀，其余操作方法与第 1 支针刀相同。如果有其他节段的横突间韧带的粘连、硬化，可参照此方法进行针刀松解。

3）术毕，拔出针刀，局部压迫止血 3 分钟后，创可贴覆盖针眼。

（7）注意事项

1）如果没有把握定位，必须在超声引导下进行针刀操作，否则，容易引起脊髓或者椎动脉损伤等严重并发症。

2）针刀松解应分次进行，每次松解 3~5 个节段。

4. 针刀术后手法治疗　嘱患者俯卧，一助手牵拉患者肩部，术者正对患者头项，右肘关节屈曲并托住患者下颌，左手前臂尺侧压在患者枕部，随颈部的活动施按揉法。用力不能过大，以免造成新的损伤。最后，提拿两侧肩部，并搓患者肩至前臂，反复几次。

（三）胸背部病变的针刀治疗

胸背部针刀整体松解应分次进行，每次松解 3~5 个节段。

1. 第 1 次针刀松解驼背驼峰处及上、下 2 个节段脊柱软组织的粘连、瘢痕、挛缩和堵塞　针刀操作方法详见单节段脊椎后外侧软组织针刀松解术。

2. 第 2 次针刀由第 1 次针刀已松解的节段向上定 3 个节段进行松解　比如，第 1 次针刀松解 T_5~T_7 节段，第 2 次针刀松解节段为 T_2~T_4。针刀操作方法详见单节段脊椎后外侧软组织针刀松解术。

3. 第 3 次针刀由第 1 次针刀已松解的节段向下定 3 个节段进行松解　比如，第 1 次针刀松解 T_5~T_7 节段，第 3 次针刀松解节段为 T_8~T_{10}。针刀操作方法详见单节段脊椎后外侧软组织针刀松解术。

4. 第 4 次针刀松解胸腰结合部的强直

（1）体位：俯卧位，肩关节及髂嵴部置棉垫，以防止呼吸受限。

（2）体表定位：参照第八章第三节腰椎间盘突出症中第 4 次针刀松解胸腰结合部的体表定位图（图 8-69）。

（3）消毒：在施术部位，用碘伏消毒 2 遍，然后铺无菌洞巾，使治疗点正对洞巾中间。

（4）麻醉：1% 利多卡因局部麻醉。

（5）刀具：使用 Ⅰ 型针刀、Ⅱ 型针刀及特型针刀。

（6）针刀操作

1）第 1 支针刀松解 T_{12}~L_1 棘上韧带、棘间韧带：在 T_{12} 棘突顶点下缘定位，使用 Ⅰ 型 4 号针刀，对棘上韧带骨化的患者，需要使用特型针刀，否则容易引起针刀体断裂或者损伤重要神经、血管。刀口线与人体纵轴方向一致，针刀体先向头侧倾斜 45°，与胸椎棘突成 60° 角，按四步进针规程进针刀，针刀经皮肤、皮下组织达棘突骨面，纵疏横剥 2~3 刀，范围不超过 0.5cm。然后将针刀体逐渐向脚侧倾斜，与胸椎棘突走行方向一致，从 T_{12} 棘突下缘骨面沿 T_{12}~L_1 棘间方向用提插刀法切割棘间韧带 2~3 刀，范围不超过 0.5cm。

如果棘上韧带已骨化，需用 Ⅱ 型针刀松解，刀口线与人体纵轴方向一致，达棘上韧带后，调转刀口线 90°，与棘上韧带垂直，骨锤敲击针刀柄部，切断该韧带，直到刀下有松动感时停止敲击。一般骨化的棘上韧带在 1cm 以内，且已与棘间韧带粘连在一起，故切断了棘上韧带，同时也松解了棘间韧带（图 9-9）。

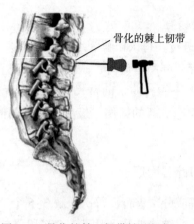

骨化的棘上韧带

图 9-9　骨化的棘上韧带针刀松解

2）第 2 支针刀松解 T_{12}~L_1 左侧肋横突关节囊韧带：使用Ⅰ型 4 号针刀，对关节囊钙化的患者，需要使用特型针刀，否则容易引起针刀体断裂或者损伤重要神经、血管。在 T_{12}~L_1 棘间中点旁开 3cm 处定位，刀口线与人体纵轴方向一致，针刀体与皮肤成 90°角，按四步进针规程进针刀，针刀经皮肤、皮下组织、胸腰筋膜浅层、竖脊肌达横突骨面，沿横突骨面向外至横突尖部，纵疏横剥 2~3 刀，范围不超过 2mm。

3）第 3 支针刀松解 T_{12}~L_1 右侧肋横突关节囊韧带：针刀松解方法参照第 2 支针刀松解方法。

4）T_{11}~T_{12}，L_1~L_2 棘上韧带、棘间韧带、关节突关节韧带的松解参照 T_{12}~L_1 的针刀松解操作进行。

5）第 4 支针刀松解 T_{12} 右侧的多裂肌、回旋肌止点：在 T_{12} 棘突顶点向右侧旁开 0.5cm 处进针刀，刀口线与脊柱纵轴平行，按四步进针规程进针刀，针刀经皮肤、皮下组织，沿棘突方向，紧贴骨面，到棘突根部后，从骨面右侧贴棘突，向棘突根部铲剥 3~4 刀，直到刀下有松动感，以达到切开部分多裂肌、回旋肌的目的。如果多裂肌、回旋肌有钙化、骨化，用Ⅱ型针刀贴棘突骨面向棘突根部剥离（图 9-10）。其他节段多裂肌、回旋肌止点松解参照此法操作。

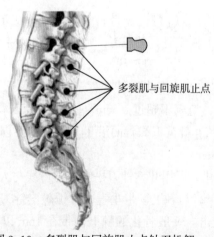

多裂肌与回旋肌止点

图 9-10　多裂肌与回旋肌止点针刀松解

6）第 5 支针刀松解 $L_1\text{~}L_2$ 的横突间韧带：在棘突顶点向左、右分别旁开 4cm 处定点，刀口线与脊柱纵轴平行，按四步进针规程进针刀，针刀经皮肤、皮下组织，直达两侧横突骨面，针刀体向外移动，当有落空感时，即到达横突尖，在此用提插刀法切割横突尖的粘连、瘢痕 2~3 刀，深度不超过 0.5cm。然后，调转针刀体与横突长轴方向一致，分别在横突的上、下缘，用提插刀法切割 3~4 刀，深度不超过 0.5cm，以达到切断部分横突间韧带的目的（图 9-11）。其他节段横突间韧带松解参照此法操作。

7）术毕，拔出针刀，局部压迫止血 3 分钟后，创可贴覆盖针眼。

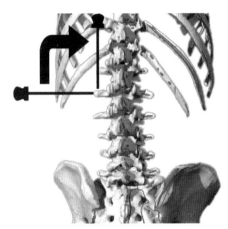

图 9-11　针刀松解 $L_1\text{~}L_2$ 的横突间韧带

5. 第 5 次针刀松解胸壁前筋膜的粘连、瘢痕

（1）体位：仰卧位。

（2）体表定位：胸骨及剑突。

（3）消毒：在施术部位，用碘伏消毒 2 遍，然后铺无菌洞巾，使治疗点正对洞巾中间。

（4）麻醉：1% 利多卡因局部麻醉。

（5）刀具：Ⅰ型针刀。

（6）针刀操作（图 9-12）

1）第 1 支针刀松解胸前浅筋膜顶部的粘连、瘢痕：在胸骨上窝正中点定位，刀口线与人体纵轴平行，针刀体与皮肤垂直，按四步进针规程进针刀，针刀下有韧性感时，用提插刀法切割 3~4 刀，深度达胸骨骨面。然后调转刀口线 90°，在胸骨上向下铲剥 2~3 刀，范围 0.5cm。

2）第 2 支针刀松解右侧胸大肌筋膜的粘连、瘢痕：在右侧胸锁关节外侧 1cm，锁骨下缘定位。刀口线与人体纵轴平行，针刀体与皮肤垂

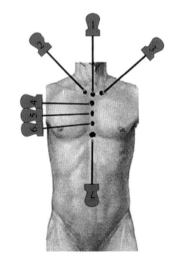

图 9-12　胸壁前筋膜粘连、瘢痕针刀松解

直，按四步进针规程进针刀，针刀下有韧性感时，用提插刀法切割 3~4 刀，深度达锁骨骨面。然后调转刀口线 90°，在锁骨骨面上向下铲剥 2~3 刀，范围 0.5cm。注意，铲剥只能在锁骨骨面上进行，不可超过锁骨下缘。

3）第 3 支针刀松解左侧胸大肌筋膜的粘连、瘢痕：在左侧胸锁关节外侧 1cm，锁骨下缘定位。刀口线与人体纵轴平行，针刀体与皮肤垂直，按四步进针规程进针刀，针刀下有韧性感时，用提插刀法切割 3~4 刀，深度达锁骨骨面。然后调转刀口线 90°，在锁骨骨面上向下铲剥 2~3 刀，范围 0.5cm。注意，铲剥只能在锁骨骨面上进行，不可超过锁骨下缘。

4）第 4 支针刀松解胸前浅筋膜上部的粘连、瘢痕：在第 1 支针刀下 2cm 定位，针刀操作方法与第 1 支针刀相同。

5）第 5 支针刀松解胸前浅筋膜中部的粘连、瘢痕：在第 4 支针刀下 2cm 定位，针刀操作方法与第 1 支针刀相同。

6）第 6 支针刀松解胸前浅筋膜下部的粘连、瘢痕：在第 5 支针刀下 2cm 定位，针刀操作方法与第 1 支针刀相同。

7）第 7 支针刀松解剑突的粘连、瘢痕：在剑突尖部定位，刀口线与人体纵轴平行，针刀体与皮肤垂直，按四步进针规程进针刀，针刀下有韧性感时，用提插刀法切割 3~4 刀，深度达剑突骨面。然后在剑突骨面上向左铲剥至剑突左缘，再向右铲剥至剑突右缘。注意，铲剥只能在剑突骨面上进行，不可超过剑突骨缘。

8）术毕，拔出针刀，局部压迫止血 3 分钟后，创可贴覆盖针眼。

（7）注意事项：在做胸前部针刀松解时，针刀操作必须在锁骨、剑突骨面上进行，不能超过骨面，否则可能引起胸腹腔内脏器官的损伤。

6. 针刀术后手法治疗　①脊柱周围软组织针刀松解术后平卧硬板床，以 50kg 的重量行持续牵引。在医生的协助下，于床上做被动挺腹伸腰及四肢屈伸运动，下床后在医生的协助下进行腰前屈、后仰、侧弯、旋转等功能训练。②胸部针刀术后，被动扩胸数次。③腹部针刀术后，做伸腰活动数次。

（四）腰段病变的针刀治疗

1. 第 1 次针刀松解胸腰结合部的强直
参见本病胸背部病变第 4 次针刀松解。

2. 第 2 次针刀松解 $L_2 \sim L_4$ 的强直

（1）体位：俯卧位，肩关节及髂嵴部置棉垫，以防止呼吸受限。

（2）体表定位：$L_2 \sim L_4$ 棘突、棘间、关节突关节、横突间韧带（图 9-13）。

（3）消毒：在施术部位，用碘伏消毒 2 遍，然后铺无菌洞巾，使治疗点正对洞巾中间。

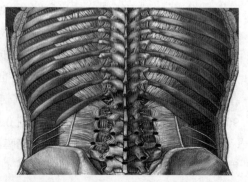

图 9-13　针刀松解 $L_2 \sim L_4$ 强直的体表定位

（4）麻醉：1% 利多卡因局部麻醉。

（5）刀具：Ⅰ型针刀。

（6）针刀操作：针刀松解方法与针刀松解胸腰结合部的强直方法相同。

3. 第 3 次针刀松解 L_5~S_1 的强直　针刀松解方法与针刀松解胸腰结合部的强直方法相同。

4. 第 4 次针刀松解腰部筋膜及竖脊肌腰段的粘连、瘢痕、挛缩和堵塞

（1）体位：俯卧位。

（2）体表定位：在 L_3~L_5 棘突下向左、右分别旁开 3cm 处定点，共 6 点。松解胸腰筋膜、背阔肌行经路线。

（3）消毒：在施术部位，用碘伏消毒 2 遍，然后铺无菌洞巾，使治疗点正对洞巾中间。

（4）麻醉：1% 利多卡因局部定点麻醉。

（5）刀具：Ⅰ型针刀。

（6）针刀操作（图 9-14）：以针刀松解 L_3 平面胸腰筋膜为例加以描述。刀口线与脊柱纵轴平行，针刀经皮肤、皮下组织，有韧性感时，即达胸腰筋膜浅层，先用提插刀法切割 2~3 刀，然后穿过胸腰筋膜达肌肉层，纵疏横剥 2~3 刀，范围 1cm。其他定点的针刀松解操作方法参照上述操作方法，每 7 日做 1 次针刀松解，3 次为 1 个疗程。可连续治疗 2 个疗程。

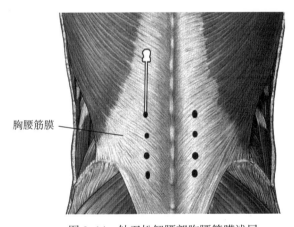

胸腰筋膜

图 9-14　针刀松解腰部胸腰筋膜浅层

5. 第 5 次针刀松解胸腹壁软组织　适用于驼背患者。在脊柱周围软组织松解术的治疗过程中，由于脊柱逐渐伸直，原来挛缩的胸腹壁软组织受到牵拉而致胸腹壁疼痛，同时也限制了驼背的矫直，故应松解。

（1）体位：仰卧位。

（2）体表定位：胸肋关节、剑突、肋弓紧张处及压痛点（图 9-15）。

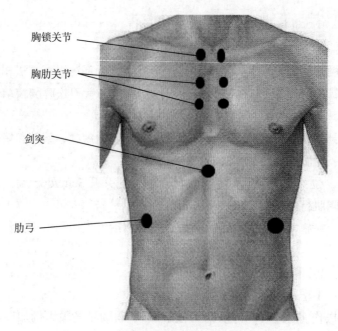

图 9-15　针刀松解胸腹壁软组织体表定位

（3）消毒：在施术部位，用碘伏消毒 2 遍，然后铺无菌洞巾，使治疗点正对洞巾中间。

（4）麻醉：全麻或者 1% 利多卡因局部麻醉。

（5）刀具：Ⅰ型针刀。

（6）针刀操作（图 9-16）

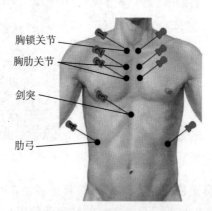

图 9-16　针刀松解胸腹壁软组织

1）第 1 支针刀松解胸锁关节：刀口线与人体纵轴方向一致，针刀体与皮肤垂直，针刀经皮肤、皮下组织，到达胸肋关节间隙，用提插刀法切割 3~4 刀，范围 0.5cm。两侧胸锁关节松解方法相同。

2）第 2 支针刀松解胸肋关节：左手拇指压住第 1 胸肋关节间隙，右手持针刀在左手拇指背面进针刀，刀口线与人体纵轴方向一致，针刀体与皮肤垂直，针刀经皮肤、皮下组织，到达胸肋关节，用提插刀法切割 3~4 刀。其他胸肋关节松解点针刀操作方法与此相同。

3）第 3 支针刀松解剑突部：摸准剑突位置，刀口线与人体纵轴方向一致，针刀体与皮肤垂直，针刀经皮肤、皮下组织，到达剑突部，铲剥 3~4 刀。

4）第 4 支针刀松解肋弓部：摸准肋弓最低点，刀口线与人体纵轴方向一致，针刀体与皮肤垂直，针刀经皮肤、皮下组织，到达肋弓部，调转刀口线 90°，在骨面上铲剥 3~4 刀。

5）术毕，拔出针刀，局部压迫止血 3 分钟后，创可贴覆盖针眼。

（7）注意事项：进针不可太深，以免引起气胸，损伤胸腹腔重要内脏器官，造成严重并发症。

6. 第 6 次针刀松解耻骨联合、髂嵴以及腹直肌肌腹之压痛点

（1）体位：仰卧位。

（2）体表定位：腹直肌肌腹、耻骨联合、髂嵴压痛点（图 9-17）。

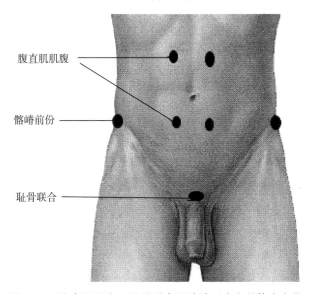

图 9-17　腹直肌肌腹、耻骨联合及髂嵴压痛点的体表定位

（3）消毒：在施术部位，用碘伏消毒 2 遍，然后铺无菌洞巾，使治疗点正对洞巾中间。

（4）麻醉：全麻或者 1% 利多卡因局部麻醉。

（5）刀具：Ⅰ型针刀。

（6）针刀操作（图 9-18）

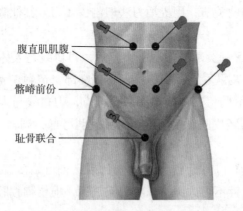

腹直肌肌腹

髂嵴前份

耻骨联合

图 9-18　针刀松解腹直肌肌腹、耻骨联合及髂嵴压痛点

1）第 1 支针刀松解腹直肌肌腹部：刀口线与人体纵轴方向一致，针刀体与皮肤垂直，针刀经皮肤、皮下组织，到达腹直肌肌腹部，纵疏横剥 3~4 刀，范围 0.5cm。两侧腹直肌肌腹松解方法相同。

2）第 2 支针刀松解髂嵴前份：刀口线与人体纵轴方向一致，针刀体与皮肤垂直，针刀经皮肤、皮下组织，到达髂嵴前份，调转刀口线 90°，铲剥 3~4 刀，范围 0.5cm。两侧髂嵴前份松解方法相同。

3）第 3 支针刀松解耻骨联合：摸准耻骨联合位置，刀口线与人体纵轴方向一致，针刀体与皮肤垂直，针刀经皮肤、皮下组织，到达耻骨联合纤维软骨表面，纵疏横剥 3~4 刀，范围 0.5cm。

4）术毕，拔出针刀，局部压迫止血 3 分钟后，创可贴覆盖针眼。

（7）注意事项：进针不可太深，以免误入腹腔，损伤肝、肠等内脏器官。

7. 针刀术后手法治疗　①脊柱周围软组织针刀松解术后平卧硬板床，以 50kg 的重量行持续对抗牵引。在床上做被动挺腹屈腰及四肢屈伸运动，下床后在医生的协助下进行腰前屈、后仰、侧弯、旋转等功能训练。②胸部针刀术后，被动扩胸数次。③腹部针刀术后，做伸腰活动数次。

（五）髋部病变的针刀治疗

1. 第 1 次针刀治疗松解缝匠肌起点、股直肌起点、部分内收肌起点、髂股韧带及髋关节前侧关节囊

（1）体位：仰卧位。

（2）体表定位：髂前上棘，髂前下棘，股骨大转子，髋关节前侧关节囊，耻骨。

（3）消毒：在施术部位，用碘伏消毒 2 遍，然后铺无菌洞巾，使治疗点正对洞巾中间。

（4）麻醉：硬膜外麻醉。

（5）刀具：Ⅰ型和Ⅱ型针刀。

（6）针刀操作（图 9-19）

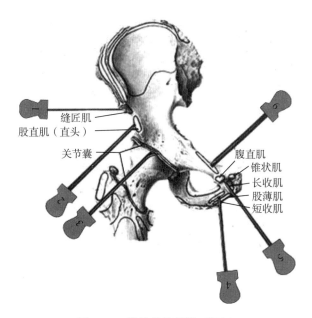

图 9-19　髋关节前侧针刀松解

1）第 1 支针刀松解缝匠肌起点：使用 I 型针刀从髂前上棘进针刀，刀口线与下肢纵轴平行，针刀体与皮肤成 90°角，针刀经皮肤、皮下组织，到达骨面上缝匠肌起始处，调转刀口线 90°，在骨面上铲剥 2 刀，范围不超过 0.5cm。

2）第 2 支针刀松解股直肌起点：使用 II 型针刀，在髂前下棘处摸到股直肌起点处定位，刀口线与该肌肌纤维方向一致，针刀经皮肤、皮下组织，达髂前下棘骨面，调转刀口线 90°。在骨面上向内铲剥 2~3 刀，范围不超过 0.5cm。

3）第 3 支针刀松解髋关节髂股韧带及髋关节前面关节囊：使用 II 型针刀，从髋关节前侧关节穿刺点进针刀，刀口线与下肢纵轴平行，针刀体与皮肤成 90°角，针刀经皮肤、皮下组织，当针刀下有韧性感时，即到达髂股韧带中部，纵疏横剥 2 刀，范围不超过 0.5cm。再向下进针，当有落空感时，即到达关节腔，用提插刀法切割 2 刀，范围不超过 0.5cm。

4）第 4 支针刀松解短收肌和股薄肌起点：在耻骨下支处摸到条索状的短收肌和股薄肌起点处定位，刀口线与两肌肌纤维方向一致，针刀经皮肤、皮下组织，达骨面，在骨面上向内铲剥 2~3 刀，范围不超过 0.5cm，以松解肌肉与骨面的粘连和瘢痕。

5）第 5 支针刀松解长收肌起点：在耻骨结节处摸到条索状的长收肌起点处的压痛点定位，刀口线与该肌肌纤维方向一致，针刀体与皮肤成 90°角刺入，针刀经皮肤、皮下组织，直达骨面，在骨面上向内铲剥 2~3 刀，范围不超过 0.5cm，以松解肌肉与骨面的粘连和瘢痕。

6）第 6 支针刀松解耻骨肌起点：在耻骨上支触摸到成条索状的耻骨肌起点处的压痛点定位，刀口线与该肌肌纤维方向一致，针刀体与皮肤垂直刺入，达肌肉起点处，调转刀口线 90°，与耻骨肌肌纤维方向垂直，在耻骨上支骨面上向内铲剥 2~3 刀，范围不超过 0.5cm。

7）术毕，拔出针刀，局部压迫止血 3 分钟后，创可贴覆盖针眼。

2. 第 2 次针刀松解臀中肌起点、股方肌起点、髋关节外后侧关节囊

（1）体位：侧卧位，患侧髋关节在上。

（2）体表定位：股骨大转子、髋关节外后侧关节囊。

（3）消毒：在施术部位，用碘伏消毒 2 遍，然后铺无菌洞巾，使治疗点正对洞巾中间。

（4）麻醉：硬膜外麻醉。

（5）刀具：Ⅱ型针刀。

（6）针刀操作（图 9-20）

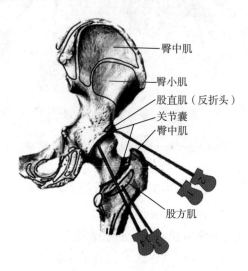

臀中肌
臀小肌
股直肌（反折头）
关节囊
臀中肌
股方肌

图 9-20　髋关节外后侧针刀松解

1）第 1 支针刀松解臀中肌止点：在股骨大转子尖部定位。刀口线与下肢纵轴方向一致，针刀经皮肤、皮下组织达股骨大转子尖的骨面，贴骨面铲剥 2~3 刀，范围为 1 cm。

2）第 2 支针刀松解髋关节外侧关节囊：以第 1 支针刀为参照物，从髋关节外侧关节穿刺点进针刀，刀口线与下肢纵轴平行，针刀体与皮肤成 130°角，沿股骨颈干角方向继进针刀，针刀经皮肤、皮下组织，达股骨大转子尖，再向下进针，直到髋关节外侧关节间隙，此时用提插刀法切割 2 刀，范围不超过 0.5cm。

3）第 3 支针刀松解股方肌起点：将髋关节内收内旋，摸清楚股骨大转子尖部，在大转子尖部后方定位，刀口线与下肢纵轴方向一致，针刀体与皮肤垂直，刀口线与下肢纵轴平行，针刀体与皮肤成 130°角，针刀经皮肤、皮下组织，达大转子骨面，紧贴大转子后方继续进针刀，然后将针刀体向头侧倾斜 45°，在大转子后内侧骨面上铲剥 2~3 刀，范围为 0.5cm。

4）第 4 支针刀松解髋关节后侧关节囊：以第 3 支针刀为参照物，从股骨大转子后缘进针刀，刀口线与下肢纵轴平行，针刀体与皮肤成 130°角，沿股骨颈干角方向继进针刀，针刀经皮肤、皮下组织，达股骨大转子后缘，贴骨面继续进针刀，当有落空感时，即到关节腔，用提插刀法切割2刀，范围不超过1cm。

5）术毕，拔出针刀，局部压迫止血3分钟后，创可贴覆盖针眼。

3. 第3次针刀松解髋关节骨性强直

（1）体位：仰卧位。

（2）体表定位：股骨大转子。

（3）消毒：在施术部位，用碘伏消毒2遍，然后铺无菌洞巾，使治疗点正对洞巾中间。

（4）麻醉：硬膜外麻醉。

（5）刀具：Ⅱ型针刀。

（6）针刀操作（图9-21、图9-22）

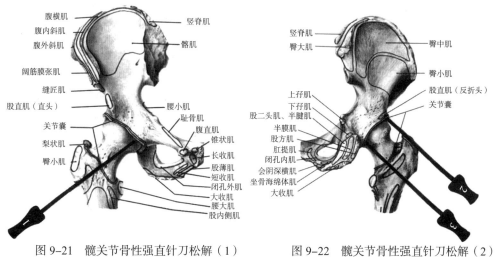

图9-21　髋关节骨性强直针刀松解（1）　　　图9-22　髋关节骨性强直针刀松解（2）

1）第1支针刀松解髋关节髂股韧带及髋关节前面关节囊的骨性强直：使用Ⅱ型针刀，从髋关节前侧关节穿刺点进针刀，刀口线与下肢纵轴平行，针刀体与皮肤成90°角，针刀经皮肤、皮下组织，当针刀下有韧性感时，即到达髂股韧带中部，纵疏横剥2刀，范围不超过0.5cm。再向下进针刀，当有落空感时，即到达关节腔，继续进针刀，找到髋关节间隙，横形剥离的同时继进针刀，深入髋关节间隙，以打开股骨头与髋臼的骨性连结。

2）第2支针刀松解髋关节髂股韧带及髋关节外面关节囊的骨性强直：使用Ⅱ型针刀，从髋关节外侧关节穿刺点进针刀，刀口线与下肢纵轴平行，针刀体与皮肤成90°角，针刀经皮肤、皮下组织，到达股骨大转子尖部，沿股骨颈干角方向继续进针刀，找到髋关节外侧间隙，横形剥离的同时继进针刀，深入髋关节间隙，以打开股骨头与髋臼的骨性连结。

3）第3支针刀松解髋关节后侧关节囊的骨性强直：使用Ⅱ型针刀，从股骨大转子尖后侧进针刀，刀口线与下肢纵轴平行，针刀体与皮肤成90°角，针刀经皮肤、皮下组织，到达股骨大转子尖部后侧，紧贴骨面，沿股骨颈干角方向继续进针刀，找到髋关节后侧间隙，横形剥离的同时继进针刀，深入髋关节间隙，以打开股骨头与髋臼的骨性连结。

4）术毕，拔出针刀，局部压迫止血3分钟后，创可贴覆盖针眼。

4. 第4次针刀松解髂胫束起止点的粘连和瘢痕

（1）体位：健侧卧位，患侧在上。

（2）体表定位：髂嵴，髂胫束行经路线。

（3）消毒：在施术部位，用碘伏消毒2遍，然后铺无菌洞巾，使治疗点正对洞巾中间。

（4）麻醉：用1%利多卡因局部麻醉。

（5）刀具：Ⅰ型针刀。

（6）针刀操作（图9-23）

1）第1支针刀松解髂胫束浅层附着区前部的粘连、瘢痕：在髂前上棘后2cm定位，刀口线与髂胫束走行方向一致，针刀体与皮肤垂直，针刀经皮肤、皮下组织，达髂嵴前部髂胫束浅层附着区前部骨面，调转刀口线90°，在髂骨翼骨面上向下铲剥2~3刀，范围为1~2cm。

2）第2支针刀松解髂胫束浅层附着区中部的粘连、瘢痕：在髂嵴最高点定位，刀口线与髂胫束走行方向一致，针刀体与皮肤垂直，针刀经皮肤、皮下组织，达髂嵴髂胫束浅层附着区中部骨面，调转刀口线90°，在髂骨翼骨面上向下铲剥2~3刀，范围为1~2cm。

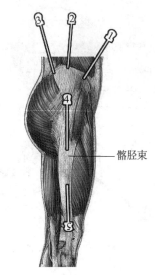

髂胫束

图9-23　针刀松解髂胫束起止点

3）第3支针刀松解髂胫束浅层附着区后部的粘连、瘢痕：在髂嵴最高点向后2cm定位，刀口线与髂胫束走行方向一致，针刀体与皮肤垂直，针刀经皮肤、皮下组织，达髂嵴髂胫束浅层附着区后部骨面，调转刀口线90°，在髂骨翼骨面上向下铲剥2~3刀，范围为1~2cm。

4）第4支针刀松解髂胫束上段的粘连、瘢痕：在大腿外侧上段定位，刀口线与髂胫束走行方向一致，针刀体与皮肤垂直，针刀经皮肤、皮下组织，当刀下有韧性感时，即到达髂胫束，再向内刺入1cm，纵疏横剥2~3刀，范围为1~2cm。

5）第5支针刀松解髂胫束中段的粘连、瘢痕：在大腿外侧中段定位，刀口线与髂胫束走行方向一致，针刀体与皮肤垂直，针刀经皮肤、皮下组织，当刀下有韧性感时，即到达髂胫束，再向内刺入1cm，纵疏横剥2~3刀，范围为1~2cm。

6）术毕，拔出针刀，局部压迫止血3分钟后，创可贴覆盖针眼。

（7）注意事项

1）在髋关节前方松解前方关节囊时，先触摸到股动脉的确切位置，再在向外旁开2cm处进行针刀操作是安全的。

2）对关节强直的患者，每次针刀松解范围不可过大，需要分次进行松解。一般纤维性强直需3~6次。

3）对骨性强直的患者，需用Ⅱ型针刀进行松解。

5. 第5次针刀松解缝匠肌止点的粘连和瘢痕

（1）体位：仰卧位。

（2）体表定位：胫骨上段内侧。

（3）消毒：在施术部位，用碘伏消毒2遍，然后铺无菌洞巾，使治疗点正对洞巾中间。

（4）麻醉：用1%利多卡因局部麻醉。

（5）刀具：Ⅱ型针刀

（6）针刀操作（图9-24）：在胫骨上段内侧部定位，刀口线与下肢纵轴方向一致，针刀经皮肤、皮下组织至胫骨内侧骨面，贴骨面铲剥2~3刀，范围为1cm。术毕，拔出针刀，局部压迫止血3分钟后，创可贴覆盖针眼。

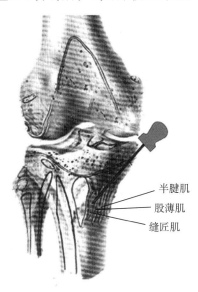

半腱肌
股薄肌
缝匠肌

图9-24　针刀松解缝匠肌止点

6. 针刀术后手法治疗　嘱患者屈膝，一助手压住双髂前上棘，术者一前臂置于患者患侧小腿上部，一手托住小腿下部，使患者做髋关节"?"和反"?"运动3次。每次针刀术后，手法操作相同。对髋关节骨性强直的患者，针刀术后手法幅度不能过大，要循序渐进，逐渐加大髋关节活动的幅度，绝不能用暴力手法，一次将髋关节活动到正常位置，否则会引起股骨头骨折，导致严重的并发症。

【现代研究】

1. 运用弧刃针刀治疗强直性脊柱炎　于胸腰棘突间或椎体棘突旁开1.5寸，取

3~5 个痛点为治疗点，将已消毒的羊肠线置入弧刃针刀中，后接针刀芯。按照《针刀临床治疗学》"四步法"进行纵切横剥。当施术者手下有松动感，患者有酸胀感时，缓慢推动针刀芯，将羊肠线埋入治疗点。然后将弧刃针刀尾部连接注射器，回抽无血后注入含曲安奈德 5mg 和盐酸利多卡因 40mg 的混合注射液 2ml。每周 1 次，连续治疗 8 周。共治疗 79 例，疗效满意。〔都帅刚，王学昌，孔倩倩，等. 弧刃针刀综合疗法治疗强直性脊柱炎的疗效及安全性. 辽宁中医杂志，2019，46（3）：602-605.〕

2. 采用补肾强督方联合针刀治疗强直性脊柱炎 针刀治疗：在患者脊柱弯曲最高点以及其两侧各 1cm 处各进 1 刀，并在每个脊椎间隙并排各进 3 刀。各点进行常规消毒处理之后，注入 1~2ml 加有确炎舒松 A 的 2% 利多卡因溶液，等到患者疼痛缓解、消失以后，再次在原点进针刀，中间的小针刀进一步切开患处的棘间韧带，两侧的小针刀平行于患处的骶棘肌。待小针刀至椎板后，首先纵向进行剥离，再横向进行 2~3 刀剥离，之后切开横突间肌，如果患者横突间有疼痛感，可以对其横突尖端轻切 2 刀，以觉松软为准。术后给患者行牵引治疗，3 天 1 次，拉伸患者被切开的肌肉、韧带。在上述基础上加用补肾强督方联合治疗：方药组成包括熟地黄、金狗脊各 30g，川续断、杜仲、知母各 20g，白芍、赤芍各 15g，鹿角胶、骨碎补、补骨脂、桂枝、淫羊藿、羌活、防风、怀牛膝各 10g。水煎服，早晚各服 200ml，2 个月为 1 个疗程，治疗 3 个疗程。治疗 50 例，临床缓解 21 例（42.00%），无效 3 例（6.00%），有效 12 例（24.00%），显效 14 例（28.00%），总有效 47 例（94.00%）。〔韩清森，谢卫平，李彦枝，等. 补肾强督方联合小针刀治疗强直性脊柱炎临床研究. 陕西中医，2018，39（8）：1141-1143.〕

第二节　脊柱侧弯

【概述】

脊柱侧弯是指脊柱的一个或数个节段在冠状面上偏离身体中线向侧方弯曲，形成一个带有弧度的脊柱畸形，通常还伴有脊柱的旋转和矢状面上后突或前突的增加或减少，同时还有肋骨左右高低不等平、骨盆的旋转倾斜畸形和椎旁的韧带和肌肉的异常，它是一种症状或 X 线体征，可由多种疾病引起。脊柱侧凸通常发生于颈椎、胸椎或胸部与腰部之间的脊椎，也可以单独发生于腰背部。侧弯的出现在脊柱一侧，呈"C"形；或在双侧出现，呈"S"形。它会减小胸腔、腹腔和骨盆腔的容积量，还会使身高减低。

按弯曲方向可分为：①侧凸，即部分脊柱棘突偏离身体中线，称为脊柱侧弯，有左侧凸、右侧凸及"S"形弯、"C"形弯；②后凸，指胸段脊柱后凸超过生理曲线范围；③鞍背，是指局部某椎体被破坏，椎体向后凸起；④圆背，是指整个脊柱像弓一样向后凸起；⑤畸胸，分两种，一种是胸骨向外突起，另一种是胸骨向内凹陷；⑥旋转性（扭曲性），是由于腰椎横突一面高一面低或胸骨扭曲形成的，这种弯曲是最复杂，最难治的。

按性质可分为：①先天性的脊柱侧弯，是指脊柱结构出现异常，即出生后有三角形半椎体、蝴蝶椎、融合椎，还有肋骨发育的异常，导致脊柱发生倾斜，造成侧弯或后凸畸形。临床较少见，多需要手术矫正。②特发性的脊柱侧弯，是指脊柱结构基本没有异常，由于神经、肌肉力量的失平衡，导致脊柱原来应有的生理弯曲变成了病理弯曲，即原有的胸椎后凸变成了侧凸等。临床常见，多由长期不良姿势、不良生活习惯引起，多数可以通过保守治疗取得理想效果。

【针刀应用解剖】

参照第八章第一节颈椎病和第三节腰椎间盘突出症的针刀应用解剖。

【病因病理】

一、特发性脊柱侧弯

特发性脊柱侧弯是所有脊柱侧弯中最多见的，原因不明。80%的患者为结构性侧弯。诊断要在全面体检和X线片分析以除外神经、肌肉原因和其他综合征（如神经纤维瘤病）以后方能确定。特发性脊柱侧弯可发生在生长期的任何阶段，但多在生后1岁、5~6岁、11岁到骨龄成熟三个生长高峰期出现。因此特发性脊柱侧弯常按发病年龄而划分。婴儿型特发性脊柱侧弯，多指在3岁以前发病的。少年型特发性脊柱侧弯多在3~10岁出现。而青年型特发性脊柱侧弯是指10岁到骨骼成熟期间发现的。其中以青年型最为常见。

特发性脊柱侧弯的病理改变主要包括：①椎体、棘突、椎板及小关节发生改变：侧弯凹侧椎体楔形变，并出现旋转，主侧弯的椎体和棘突向凹侧旋转；棘突向凹侧倾斜，使凹侧椎管变窄；凹侧椎板略小于凸侧；凹侧椎弓根变短、变窄；在凹侧，小关节增厚并硬化而形成骨赘。②肋骨的改变：椎体旋转导致凸侧肋骨移向背侧，使后背部突出，形成隆凸（hump），严重者称为"剃刀背"（razor-hack），凹侧肋骨互相挤在一起，并向前突出；凸侧肋骨互相分开，间隙增宽，导致胸廓不对称。③椎间盘、肌肉及韧带的改变：凹侧椎间隙变窄，凸侧增宽，凹侧的小肌肉可见轻度挛缩。④内脏的改变：严重胸廓畸形使肺脏受压变形，导致肺通气量减少；由于肺泡萎缩，肺的膨胀受限，肺内张力过度，引起循环系统梗阻，严重者可引起肺源性心脏病。

特发性脊柱侧弯的病因：特发性脊柱侧弯的病理改变虽然大体相同，但是学界对其致病原因还存在诸多争议。自提出特发性脊柱侧弯这一疾病以来，许多学者为探索其病因，分别从生物力学因素、中枢神经系统改变、生物化学因素、遗传因素、营养及代谢因素等方面进行了大量研究。以下分别阐述特发性脊柱侧弯的可能病因。

（一）生物力学因素

生物力学因素在脊柱侧弯的形成中起着重要作用。临床中大量病例表明任何造成脊柱生物力学改变的因素均可能导致脊柱侧弯，如骨盆倾斜影响脊柱稳定及腹肌系统较弱不能支撑脊柱而造成侧弯。但是生物力学因素对特发性脊柱侧弯的影响还缺乏有说服力的实验研究。生物力学因素依解剖结构的不同可分为脊柱结构变化、椎旁肌的变化两种原因。

1. 特发性脊柱侧弯的脊柱结构变化　对特发性脊柱侧弯中脊柱结构的改变，已有许多的基础和临床研究。正确认识特发性脊柱侧弯的脊柱结构变化对其病因学研究及临床治疗都有很大帮助。脊柱不对称负荷、过度负荷可能是特发性脊柱侧弯产生的原因之一。多数学者认为脊柱在结构上的变化是脊柱侧弯继发性改变结果。Harrington观察脊柱侧弯患者椎体的组织学改变，发现侧弯的大部分畸形是外力引起骨及软骨的适应性改变。说明弯曲畸形为骨外因素所致。1984 年，Dickson 提出"两平面脊柱不平衡"设想来解释脊柱侧弯的成因，即脊柱在冠状面上不平衡（侧弯），同时伴有矢状面的失衡（前凸），其在动物中复制出脊柱侧弯模型，并且这种模型是进展性结构性脊柱侧弯模型。根据骨密度测量资料，我们认为骨质疏松同样可能是造成脊柱侧弯的原因，但也可能是继发性因素。还有许多研究表明，能够导致躯干生长不平衡的因素包括骨骼、椎间盘和终板等结构的异常。这是因为脊柱后柱膜内成骨延迟，致使前柱软骨内成骨和后柱膜内成骨失衡，从而使脊柱前柱生长过快而后柱生长缓慢，导致脊柱生长与脊髓生长比例失衡，而这种比例失衡可导致脊柱侧弯。脊柱侧弯患者的椎间盘存在基质合成代谢的异常，不能产生足量的正常Ⅰ、Ⅱ型胶原来维持椎间盘的生物力学功能，使脊柱在正常的应力或轻微的非正常负荷下即出现畸形。据此我们认为脊柱受力不平衡导致脊柱侧弯，长期脊柱侧弯导致脊柱结构的改变，脊柱结构的改变又反过来加重脊柱侧弯。

2. 特发性脊柱侧弯中椎旁肌的变化　从生物力学的角度出发，椎旁肌肌力的不平衡在特发性脊柱侧弯的发病过程中起了较为重要的作用。脊柱的运动依靠椎旁肌及其神经的支配。椎旁肌的病理变化与脊柱侧弯的关系一直是人们关注的问题，许多研究也试图通过椎旁肌的病理改变来明确脊柱侧弯的病因。临床观察证实脊柱侧弯患者椎旁肌的形态学、椎旁肌肌纤维的构成及椎旁肌神经终末支配均有改变。研究表明，肌肉畸形具有多样性，其改变主要表现在以下几个方面：肌肉纤维形态、组织化学、肌电图及肌肉离子浓度等。特发性脊柱侧弯患者椎旁肌肌纤维类型与正常人之间有较大差别。在病理学上，椎旁肌肌纤维的类型变化所带来的功能改变及其与椎旁肌肌力不平衡之间的因果关系，对揭示特发性脊柱侧弯病因也有重要意义。正常人椎旁肌两侧肌纤维类型的构成大致相同，Ⅰ型肌纤维占 54%~58%，两侧肌力均衡对维持脊柱的正常发育十分重要。在特发性脊柱侧弯患者中常发现肌纤维类型构成改变，其中凸侧Ⅰ型纤维明显多于凹侧，且伴有Ⅰ型肌纤维的群聚、肌萎缩等变化。椎旁肌在脊柱侧弯后于结构和功能上发生许多变化，特别是肌纤维类型分布的变化，使凹、凸侧微量元素含量产生差异。研究发现，在特发性脊柱侧弯患者中，随着侧弯角度的增大，椎旁两侧肌肉中 Ca、Mg、Fe 含量增多，而凸侧肌肉中上述 3 种元素含量增多更加明显，且与 Cobb 角呈正相关。但是，单纯用椎旁肌变化这一种因素来解释脊柱侧弯的成因，难以令人信服。研究表明，肌肉的改变并不是引起特发性脊柱侧弯的真正病因，它只是其病理发展过程中的一个阶段，是脊柱侧弯的继发性改变。

肌梭是横纹肌中控制肌肉收缩、调节其长度以及张力变化的本体感受器。出生后肌梭的数目一般是不会改变的。特发性脊柱侧弯患者椎旁肌中肌梭密度明显降低，多数肌梭结构正常，部分肌梭有不同程度的病理改变，如囊壁增厚、直径扩大、梭内肌纤维数量增多，且 Cobb 角越大，上述改变越明显。肌梭结构的改变是脊柱侧弯的继发性改变，而肌梭的病理改变又进一步使脊柱侧弯的进展加快。

目前尚无有力证据证实任何一种生物力学因素是脊柱侧弯的病因。脊柱的结构生物力学特性、异常负载等均是静态机制，而实际上人体整个脊柱既处于静态生物力学状况下，又处于动态生物力学状况之中，不但脊柱生物力学异常的静态机制可能造成脊柱侧弯，脊柱生物力学的动态过程也可能导致脊柱侧弯的发生和发展。

（二）中枢神经系统改变

许多临床和基础研究均显示中枢神经系统异常在特发性脊柱侧弯发病机制中起重要作用，然而研究结果并不一致。中枢神经系统疾患常常合并脊柱侧弯，但是很难鉴别出哪个是因哪个是果。

特发性脊柱侧弯常常合并前庭神经功能障碍。大量研究发现特发性脊柱侧弯患者在 Caloric 检查中表现为一种异常的眼震反应，提示眼 - 前庭传导障碍。这种前庭 - 眼球反射的不对称可能是高位脑皮层中枢发育不对称的结果。临床脑电图研究也证实，特发性脊柱侧弯患者的脑电图较正常者有显著改变。对称性水平或侧方凝视麻痹的患者并发特发性脊柱侧弯的概率非常高。一般认为，神经系统畸形的部位可能在脑桥旁正中网状结构，与前视神经运动核及前庭神经核相连。

有研究认为脊柱侧弯的发生是脑干功能性或器质性改变造成的。学者们还发现特发性脊柱侧弯患者与正常人之间在位置觉、震动觉和前庭功能方面有显著差异，而在先天性脊柱侧弯患者中未发现类似异常，这就提示特发性脊柱侧弯患者本体感觉通道功能障碍可能为原发病变。有报道，手术解除脊髓空洞后可使特发性脊柱侧弯患者的侧弯程度减轻。这使我们认为脊髓空洞与这些患者脊柱侧弯的发生相关。

而另外一些学者认为大脑皮质异常可能是病因所在。经研究发现，特发性脊柱侧弯患者的肌电图和皮层诱发电位存在一侧异常或潜伏期不对称。合并 Chiari I 型畸形的颈胸段脊髓空洞与脊柱侧弯之间存在显著相关性，在脊柱侧弯患者中，脊髓空洞的发病率约为 17%~47%。左侧弯者脊髓空洞较多，一些患者无其他阳性体征而仅仅表现为腹壁反射的不对称。目前无法证实这种反射的不对称究竟是脊髓空洞引起还是后脑或中脑损害所致。Chiari I 型畸形可能是由于患者脊髓的生长较慢，导致脊髓短于椎管，或者是松果体功能障碍所致。

　　无论是临床观察的结果还是动物实验都表明，神经系统异常在特发性脊柱侧弯发病中起重要作用。神经系统异常通过椎旁肌力量的不对称作用引起脊柱侧弯。但是，任何现有学说都很难解释为什么神经系统有损害的脊柱侧弯患者尚可以完成一些需要高度协调能力的运动，也不能解释这样的事实，即多数脊柱侧弯患者在运动能力方面超过正常人。

（三）生物化学因素

　　1. 生长激素　生长激素可能与脊柱畸形有关。特发性脊柱侧弯患者的生长模式的不同是继发于生长激素的不同，患者的年龄是重要的变量。生长激素却不应该是脊柱畸形的真正病因。因为生长需要多种激素和生长因子相互作用，所以生长的调控非常复杂。这些激素和生长因子包括：甲状腺激素、性激素，生长激素、调节蛋白（如钙调蛋白）等。虽然目前已研究了钙调蛋白与脊柱侧弯的关系，但是对于其他因子仍未深入研究。

　　2. 褪黑素　松果体的主要作用是分泌褪黑素。通过切除小鸡松果体可以成功地在小鸡身上复制出脊柱侧弯模型。在切除小鸡松果体后，必然导致其血清中褪黑素水平下降，因而产生了一种假说，即血清褪黑素水平下降可能导致脊柱侧弯的发生。但恒河猴松果体摘除动物模型的成功构建，最终证实灵长类动物的脊柱侧弯形成机制与松果体和褪黑素可能无关。

　　3. 雌激素　特发性脊柱侧弯患者中女性患者的侧弯进展概率明显高于男性患者。多项研究表明，女性患者脊柱侧弯进展的危险约为男性的 10 倍。同时研究表明，特发性脊柱侧弯女孩月经初潮时间较相应年龄的正常女孩提前。雌激素需要与雌激素受体结合才能发挥生物效应，雌激素受体基因多态性与特发性脊柱侧弯的发生和发展有关。因为特发性脊柱侧弯患者雌激素受体基因的多态性，其侧弯的进展和预后亦有较大的差异。雌激素受体基因 XbaⅠ位点可能和特发性脊柱侧弯的发生有关，能较好地预测其未来的进展情况。

　　4. 5- 羟色胺　平衡反射的破坏也可能是特发性脊柱侧弯的病因之一，而 5- 羟色胺对维持正常姿势性肌肉张力和姿势平衡有重要作用。研究表明，5- 羟色胺缺乏可能破坏肌张力和姿势平衡产生脊柱侧弯。同时，5- 羟色胺在预防脊柱侧弯发展上有重要的治疗作用。

　　5. 钙调蛋白　钙调蛋白是钙结合受体蛋白，是真核细胞钙功能和多种酶系统的调节因子。钙调蛋白通过调节肌动蛋白和肌球蛋白的相互作用以及调节肌质网钙流动，从而调节骨骼肌和血小板的收缩特性。进展性脊柱侧弯患者与稳定性脊柱侧弯患者相比，血小板中钙调蛋白含量明显增高，而稳定性脊柱侧弯患者与正常对照组之间差异无统计学意义。因此认为血小板钙调蛋白可以作为预测脊柱侧弯进展的一个独立的指标。对特发性脊柱侧弯患者椎旁肌的研究发现，凸侧椎旁肌内钙调蛋白的含量明显低于凹侧，并且钙调蛋白含量与脊柱侧弯的严重性呈正相关。但是钙调蛋白的功能并不仅仅是细胞骨架的组成部分那样简单，最近的研究表明，它同褪黑素、雌激素受体、生长激素之间都有相互作用，有可能直接影响骨细胞代谢甚至生长发育。钙调蛋白对于雌激素受体具有高度的亲和性，与雌激素受体结合以后可以使雌激素与其受体的结合能力大大降低，拮抗雌激素作用，而雌激素可以升高成骨细胞内钙调蛋白的水平。钙调蛋白通过介导信号传递可以调节多巴胺促进的生长激素释放，而生长激素是儿童生长发育的主要调节激素。

（四）营养及代谢因素

在 21 世纪初，曾有学者认为营养不良（尤其是维生素缺乏）是特发性脊柱侧弯的病因。但研究表明，维生素缺乏所致的脊柱侧弯很少加重，同时经过相应的治疗可以逆转疾病发展。因此，营养及代谢因素也不是真正的病因。

（五）遗传因素

遗传因素在特发性脊柱侧弯发展中的作用已得到广泛的认同。遗传方式可能为常染色体、性连锁或多因素等。有关遗传方式的研究基本上将脊柱侧弯的病因归结为符合孟德尔遗传定律的单基因病变。这一概念将基因定义为将疾病由亲代传给子代的遗传单位，遗传性状是显性的，这就是说这一基因的存在足可以致病。但是，在临床中脊柱侧弯多表现为不同形式而非单一形式，这可以被解释为本病可能为多基因交互作用的结果。因为单基因病变易于受可变的外显率和异质性等遗传规律的影响：一部分携带目的基因的个体不发生脊柱侧弯时，外显率发生变化；当同一研究人群中，2 个或 2 个以上基因各自起作用，并且因基因异质性的存在而表达各自的性状，出现临床表现的多样性。

针刀医学认为，特发性脊柱侧弯首先是脊柱动静态弓弦力学单元的弦的应力异常后引起脊柱单关节弓弦力学系统应力异常，然后引起脊柱弓弦力学系统的弓变形，再引起脊肢弓弦力学系统的应力异常，人体通过粘连、瘢痕、挛缩来代偿这些过大的应力，导致脊柱各关节的关节囊增厚。在关节囊、韧带、筋膜的行经路线及其附着处形成粘连、瘢痕、挛缩，如果这种异常应力不解除，人体脊柱（弓）就只能在软组织异常应力情况下生长、发育，从而导致脊柱畸形，引发临床表现。

二、成人脊柱侧弯

成人脊柱侧弯又称退行性脊柱侧弯，是一种特殊类型的脊柱侧弯，指成年以后新出现的侧弯，而不是被忽视的原有侧弯的进展，并除外脊柱椎体器质性病变如肿瘤、创伤骨折、结核等原因引起的侧弯。退行性脊柱侧弯常继发于腰椎间盘及腰椎骨关节退变，其临床特点为从退变的开始就伴随着腰疼及椎间盘突出的症状。随着病情的加重，出现广泛的椎间盘退变，椎间盘膨出、突出，小关节增生和黄韧带肥厚，从而产生椎管狭窄，出现典型的根性疼痛和神经源性间歇性跛行。多数患者同时伴有腰椎的滑脱或侧方移位。随着社会快速进入老龄化，退行性脊柱侧弯作为一严重退变的疾病，其发病率有明显增加趋势，是引起老年患者腰痛、下肢痛、间歇性跛行的重要原因。

病理改变：与脊柱旋转或侧方滑脱一样，非对称性的椎间隙塌陷造成了脊柱的畸形，如侧方楔形的压缩性骨折可引起侧弯或加重侧弯的程度，这是除腰椎小关节退变之外的另一引起脊柱侧弯的重要因素。患者多伴有一定程度的腰椎前凸消失。伴有侧方滑脱者侧弯进展的速度更快，加重受累节段神经根的牵拉。关节突关节不对称时，会因磨损造成关节退变，进而引起中央性椎管或椎间孔狭窄。绝大多数患者出现神经根受压的疼痛，少数患者也可表现为肌力下降。无论有无滑脱，严重的椎间隙塌陷所造成的疼痛和无力都特别顽固，相邻椎弓根间距的缩小会引起椎间孔狭窄。退行性脊柱侧弯椎间孔狭窄者的症状发生机制与引起神经源性间歇性跛行的原因很相似，即神经受压缺血，在腰椎后伸时尤其明显，脊柱前屈时（如坐下）缓解。但有一部分继发于退行性脊柱侧弯的椎管狭窄患者自述肢体症状并不能通过前屈动作缓解，可能与椎间孔明显狭窄，前屈不能使椎间孔扩大而缓解神经根受压有关，这是退行性脊柱侧弯的腰椎管狭窄和一般腰椎管狭窄的不同之处之一。

有观点认为退行性脊柱侧弯继发于骨质疏松和骨软化症，另有观点认为其与骨质疏松没有直接相关。但已有的资料证实在没有骨质疏松和骨软化症的成人中可发生进展性侧弯，目前普遍认为退行性脊柱侧弯主要是由椎间盘、双侧椎间小关节严重的退变、不稳引起的，与骨质疏松没有直接关系。至于一些患者伴有骨质疏松表现，则可能是长期慢性腰背痛致活动减少而引起废用性骨质疏松，并不是退行性脊柱侧弯的直接原因。

针刀医学认为，退行性脊柱侧弯与特发性脊柱侧弯的病因病理有相似之处，只是人体对脊柱弓弦力学系统、脊肢弓弦力学系统异常应力的代偿方式不同。首先是脊柱动静态弓弦力学单元的弦的应力异常后引起脊柱单关节弓弦力学系统应力异常，然后引起脊柱弓弦力学系统的弓变形，再引起脊肢弓弦力学系统的应力异常，人体通过粘连、瘢痕、挛缩来代偿这些过大的应力，导致脊柱各关节的关节囊增厚。相关韧带、筋膜粘连、瘢痕、挛缩，如果这种异常应力不解除，人体脊柱（弓）就只能在软组织异常应力情况下承受重力，从而导致脊柱畸形。同时，人体会在脊柱的关节囊、韧带、筋膜的附着处，即弓弦结合部进行对抗性的调节，在此处形成硬化、钙化、骨化，最终形成骨质增生，骨质增生的结果是使相关弓弦力学系统的弓变长，弦变短，从而代偿了异常的拉力。

【临床表现】

一、青少年特发性脊柱侧弯

特发性脊柱侧弯的临床表现多种多样，除背部不适以外，还有一侧肩高，一侧肩胛骨或乳房隆起，髂骨翼升高或突出以及腰部皱纹不对称等。

青少年主诉有背痛时宜仔细询问病史，进行体检和摄脊柱的 X 线平片。若初步检查结果正常，可诊断为特发性脊柱侧弯。临床常发现脊柱侧弯症状持续存在，日常活动明显受限，而神经系统检查为正常的病例。

青少年特发性脊柱侧弯发生呼吸道症状者不多见。肺功能降低 45% 或有明显胸椎前突，导致胸廓前后径狭窄的病例开始有心肺功能受损，神经功能受损者也不多见。出现可疑症状时（如持续颈部疼痛，经常头痛，共济失调和力弱）应仔细做神经系统检查。一旦发现神经受损或胸椎凸侧向左，应做影像学检查。正常青少年特发性脊柱侧弯其胸椎凸向右侧，异常的左凸常有深部脊髓病变。

二、成人脊柱侧弯

患者主要表现为腰背痛、神经根性症状、椎管狭窄症及神经源性跛行。退行性脊柱侧弯患者的腰痛症状远较退行性脊柱滑脱者严重，这些患者不仅有多节段、严重的退行性椎间盘病，而且常在矢状面及冠状面上失平衡。腰背痛严重程度与患者矢状面畸形及半脱位程度相关。与大多数退变性椎管狭窄常继发于关节突关节的增生、肥大不同，这些患者中根性痛和椎管狭窄更多是由椎体旋转半脱位引起。与典型退变性椎管狭窄疼痛不同的是，这种椎管狭窄性疼痛在脊柱背伸时加重，在坐位时疼痛通常不缓解，患者必须用双臂来帮助支撑他们身体的重量。在体征上，患者的根性痛症状可能不伴有确切的、客观的神经体征，神经根紧张征几乎总为阴性。

退行性脊柱侧弯患者的 X 线片表现：侧弯大部分位于腰椎段，也可累及胸段及胸腰段，破坏性变化绝大部分位于 L_2~L_3、L_3~L_4 和 L_4~L_5 椎间盘之间，而 L_5~S_1 椎间盘退变相对少见，T_{12}~L_1 椎间盘基本保持完好。侧弯的严重性取决于畸形和椎间盘退变的程度。一些退行性脊柱侧弯患者大体只在矢状面上失去平衡。

【诊断要点】

一、青少年特发性脊柱侧弯

根据病史、查体及影像学检查，一般能明确诊断。

1. 病史　有与脊柱畸形有关的病史。应了解患者的健康状况、年龄及性成熟等，还有既往史、手术史和外伤史；并应了解脊柱畸形的幼儿母亲妊娠期的健康状况，妊娠前 3 个月内有无服药史，怀孕分娩过程中有无并发症等；家族史应注意其他人员脊柱畸形的情况。

2. 查体　观察特征性体征：①两肩不等高；②肩胛一高一低；③一侧腰部皱折皮纹；①腰前屈时两侧背部不对称，即"剃刀背征"；⑤脊柱偏离中线。

3. 影像学检查　脊柱前后位 X 线片上有超过 10° 的侧方弯曲。行脊柱的 MRI 检查，排除脊髓的病变。

二、成人脊柱侧弯

1. 主要表现为腰背痛、神经根性症状、椎管狭窄症及神经源性跛行。

2. 疼痛在脊柱背伸时加重，在坐位时疼痛通常不缓解，患者必须用双臂来帮助支撑他们身体的重量。在体征上，患者的根性痛症状可能不伴有确切的、客观的神经体征，神经根紧张征几乎总为阴性。

3. X 线片表现。侧弯大部分位于腰椎段，也可累及胸段及胸腰段，破坏性变化绝大部分位于 $L_2\sim L_3$、$L_3\sim L_4$ 和 $L_4\sim L_5$ 椎间盘之间。

4. CT 和 MRI 表现。小关节突的增生肥大、内聚，黄韧带肥厚，椎间盘的变性，椎间盘突出，侧隐窝变窄，神经根受压等。

【针刀治疗】

一、治疗原则

应用针刀整体松解术调节软组织（弦）的行经路线以及软组织（弦）在弓弦结合部的粘连、瘢痕和挛缩，针刀术后手法进一步松解上述部位的粘连和瘢痕，然后通过人体的自我调节，重新恢复软组织的正常力学传导，最后使畸形的脊柱（弓）逐渐恢复正常。

针刀整体松解术分次松解腰、胸、颈相关弓弦力学系统的粘连、瘢痕和挛缩，破坏脊柱侧弯网络状的病理构架，然后应用针刀术后手法进一步松解残余的粘连和瘢痕，使畸形的脊柱逐渐恢复正常。

二、操作方法

（一）第 1 次"回"字形针刀整体松解术

具体操作方法见第八章第三节腰椎间盘突出症第 1 次"回"字形针刀整体松解术。

（二）第 2 次针刀松解腰椎关节突关节韧带

具体操作方法见第八章第三节腰椎间盘突出症第 5 次针刀松解腰椎关节突关节韧带。

（三）第 3 次针刀松解胸腰筋膜

具体操作方法见第八章第三节腰椎间盘突出症第 2 次针刀松解胸腰筋膜。

（四）第 4 次针刀松解胸腰结合部的粘连和瘢痕

由于胸腰结合部是胸腰椎生理曲线转折点，也是胸腰椎重要的受力点，依据慢性软组织损伤病因病理学理论和软组织损伤病理构架的网眼理论，对此处进行松解。具体操作方法见第八章第三节腰椎间盘突出症第 4 次针刀松解胸腰结合部的粘连和瘢痕。

（五）第5次针刀松解脊柱胸段弓弦力学系统的粘连、瘢痕和挛缩

1. 单节段胸椎后外侧软组织针刀操作 由于脊柱侧弯可以引起胸段脊柱前、后、左、右软组织的粘连、瘢痕、挛缩、钙化、骨化，而这些病变都是从单节段胸椎开始的，所以理解了单节段胸椎病变的针刀治疗，其他节段的针刀松解就有据可依了。具体操作如下。

（1）体位：俯卧位。

（2）体表定位：脊柱侧弯部（以某单节段侧弯的胸椎为例）。

（3）消毒：在施术部位，用碘伏消毒2遍，然后铺无菌洞巾，使治疗点正对洞巾中间。

（4）麻醉：1%利多卡因局部麻醉，一次只能松解部分节段的病变；或使用全身麻醉，可以一次完成多节段的针刀松解。

（5）刀具：Ⅰ型针刀。

（6）针刀操作（图9-25）

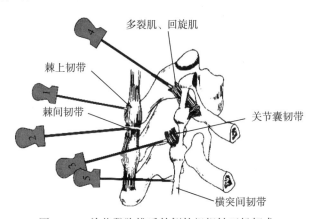

图9-25 单节段胸椎后外侧软组织针刀松解术

1）第1支针刀松解棘上韧带：在棘突顶点处定位，使用Ⅰ型直形针刀，刀口线与脊柱纵轴平行，按四步进针规程进针刀，针刀经皮肤、皮下组织，直达棘突骨面，在骨面上纵疏横剥2~3刀，范围不超过1cm。

2）第2支针刀松解棘间韧带：根据X线片定位棘突间隙，使用Ⅰ型直形针刀，刀口线与脊柱纵轴平行，按四步进针规程进针刀，针刀经皮肤、皮下组织，调转刀口线90°，用提插刀法切割2~3刀，深度不超过1cm。

3）第3支针刀松解关节突关节囊韧带：在胸椎棘突顶点向左、右分别旁开2cm处定位，使用Ⅰ型直形针刀，刀口线与脊柱纵轴平行，按四步进针规程进针刀，针刀经皮肤、皮下组织，直达两侧关节突关节骨面位置，用提插刀法切割关节囊韧带3~4刀，范围不超过0.5cm。可切开部分关节囊韧带。

4）第4支针刀松解多裂肌、回旋肌：在棘突顶点向左、右分别旁开0.5cm处定位，使用Ⅰ型直形针刀，刀口线与脊柱纵轴平行，按四步进针规程进针刀，针刀经皮肤、皮下组织，沿棘突方向，紧贴骨面分别到达两侧的棘突根部后，在骨面上向下铲剥 3~4 刀，直到刀下有松动感，以达到切开部分多裂肌、回旋肌的目的。

5）第 5 支针刀松解横突间韧带：使用 I 型直形针刀，在胸椎棘突顶点向左、右分别旁开 3cm 处定位，刀口线与脊柱纵轴平行，按四步进针规程进针刀，针刀经皮肤、皮下组织，直达两侧横突骨面，针刀体向外移动，当有落空感时，即到达横突尖，在此用提插刀法切割横突尖的粘连、瘢痕 2~3 刀，深度不超过 0.5cm。然后，调转刀口线，分别在横突的上、下缘，用提插刀法切割 3~4 刀，深度不超过 0.5cm，以达到切断部分横突间韧带的目的。

6）术毕，拔出针刀，局部压迫止血 3 分钟后，创可贴覆盖针眼。

（7）注意事项

1）定位要准确。

2）进针时，针刀体向头侧倾斜 45°，与胸椎棘突成 60° 角，针刀直达棘突顶点骨面，对棘突顶点的病变进行松解。要进入棘间松解棘间韧带，必须退针刀于棘突顶点的上缘，将针刀体逐渐向脚侧倾斜，与胸椎棘突走行方向一致，才能进入棘突间，切割棘间韧带的范围应限制在 0.5cm 以内，以防止切入椎管内。如超过此范围，针刀操作的危险性明显加大。

2. 胸背部针刀整体松解　胸背部针刀整体松解时，应分次从下向上进行，每次松解 3~5 个节段。

第 1 次针刀松解 T_8~T_{10} 节段脊柱软组织的粘连、瘢痕、挛缩和堵塞；第 2 次针刀松解由第 1 次针刀已松解的节段向上定 3 个节段进行松解。依此类推。一般情况下，胸段脊柱的针刀松解需要 3 次。针刀操作方法详见单节段胸椎后外侧软组织针刀操作。

另外，本节段的针刀松解与强直性脊柱炎本节段的针刀松解定位类似，只是使用的针刀型号及操作力度有所不同。

（六）第 6 次 "T" 形针刀整体松解术

参见第八章第一节颈椎病 "T" 形针刀整体松解术。

（七）第 7 次针刀松解病变颈椎与上、下相邻关节突关节囊及关节突韧带

参见第八章第一节颈椎病骨关节移位型第 3 次针刀整体松解术。

（八）第 8 次针刀松解颈椎横突后结节软组织

参见第八章第一节颈椎病骨关节移位型第 4 次针刀整体松解术。

（九）第 9 次针刀松解前胸壁筋膜的粘连、瘢痕

参见第九章第一节强直性脊柱炎第 5 次针刀整体松解术。

【针刀术后手法治疗】

脊柱周围软组织针刀操作后平卧硬板床，以 60kg 的重量行持续牵引。在医生的协助下，在床上做被动挺腹伸腰及四肢屈伸运动；可以下床后，在医生的协助下进行腰前屈、后仰、侧弯、旋转等功能训练。胸部针刀术后，被动扩胸数次。腹部针刀术后，做伸腰活动数次。

【现代研究】

1. 采用针刀松解联合正脊手法治疗退行性脊柱侧凸患者 30 例　针刀松解的方法为：患者俯卧于床上，以侧凸凹侧肌肉压痛点（伴或不伴远处放射痛，或触及皮下有条索状、硬结、板样硬化的痛点）以及关节突关节（顶椎上、下 2 个关节突）作为治疗点。术区消毒及局部麻醉后，严格无菌操作，采用利刃针刀刺破治疗点皮肤、浅筋膜及深筋膜，并在深筋膜表面散在点刺 3~5 针进行筋膜层减张，若触及条索状硬结，可沿纵轴方向进行线性划拨，针刀下有松动感时出针；改用圆头针刀沿穿刺通道抵及关节突关节，沿关节囊表面划拨进行钝性松解，针刀下松动时出针。术后压迫止血 1~2 分钟，创可贴外敷针眼。正脊手法的具体操作依次为：①两侧椎旁肌肉，保持力量连绵不绝，遵循由轻到重，由重到轻的手法原则，反复治疗 3 遍，时间控制在 3 分钟 / 遍。②揉捻法：主要松解凹侧痉挛的肌肉、韧带。操作时，术者用掌根或拇指指腹交替在凹侧椎旁肌、关节囊、横突间韧带等组织痉挛或压痛明显处，自上而下、由内向外做顺时针回旋揉捻，频率 100 次 / 分钟，时间约 6 分钟。③推按法：目的为凸侧加压矫形，双掌上下重叠，掌根部用力沿患者腰椎侧凸弧内椎体棘突由上向下、依次由凸侧向凹侧推按。力量以患者能忍受为限，保持均匀、持久，反复操作 3 遍，时间控制在 3 分钟 / 次。④搓法：再次放松椎旁肌肉，减轻操作对患者的刺激，具体方法同①，2 遍为宜。上述针刀松解治疗 1 次 / 周（症状明显缓解后可暂停该项治疗），整脊手法隔日 1 次，1 个疗程为 3 周。结果：治疗结束后患者 VAS、ODI 评分、Cobb's 角相比治疗前均明显改善。结论：对于轻中度退行性脊柱侧凸患者，针刀松解联合正脊手法可缓解疼痛、改善患者的生活质量，并具有一定的矫正畸形作用。〔孙武，冯敏山，高景华，等. 针刀松解联合正脊手法治疗轻中度退行性脊柱侧凸的临床观察［J］. 世界中医药，2016，11（8）：1447-1450.〕

2. 采用中医小针刀联合综合康复干预模式治疗出现脊柱侧弯的运动员 26 例　具体方案如下。①综合康复：主要分两个阶段。第一阶段为主动功能性运动训练，以矫正训练操为主，其目的是在运动中形成侧弯，使不同体位下的运动姿态所形成的侧弯与运动员原有的侧弯相互抵消，以达到辅助矫正的作用。这个主动训练一般根据运动员自身体能情况，每次进行 6~8 组的日常锻炼，每天的持续锻炼时间控制在 30~50 分钟。在锻炼计划实施完毕后，接受手法按摩，缓解肌肉疲劳。第二阶段为主动抗阻力运动训练，运动员在运动时达到自我矫正的终末姿态，康复师给予患者局部施加与运动方向相反的阻力，并持续 1~2 分钟，待动作结束后，对患者训练部位进行手法按摩，以缓解局部肌肉疲劳。②小针刀：运动员取俯卧位，先以触诊方式在脊柱两旁寻找压痛点或痛性硬结阳性点作为治疗点，它们往往存在于脊柱凹侧或凸侧顶点或它们之间的交接处，确定 5~8 个治疗点后，常规消毒，右手持刀垂直皮肤进针，采用切、剥、铲等分离术式对硬结组织进行分离粘连和松解硬结操作，往往病变部位有阻力感并可听到"咔咔"声，待指下阻力感消失时，则停止分离并留针 1 分钟后拔针。结果：治疗后运动员的 VAS 评分和 Cobb's 角都得到较大改善，总有效率为 96.2%，不良反应发生率为 3.8%。结论：采用中医小针刀联合综合康复干预模式治疗出现脊柱侧弯的运动员，能够改善运动员的脊柱功能，缩短恢复时间，减少不良反应，提高治疗效果。〔闵振炜，杨林全. 小针刀联合综合康复治疗运动员脊柱侧弯症的临床价值研究［J］. 实用中西医结合临床，2019，19（1）：80-81.〕

第三节　股骨头坏死

【概述】

股骨头坏死可由髋关节损伤、关节手术、类风湿关节炎、饮酒过量、长期激素治疗等多种原因引起。坏死如未能及时修复，可发展为股骨头塌陷，严重影响髋关节功能。

【针刀应用解剖】

股骨头呈圆形，约占一圆球的 2/3，其上完全为关节软骨所覆盖，在其顶部微后有一小窝，称为股骨头凹，为股骨头韧带附着处，股骨头可由此获得少量血供。股骨颈微向前凸，中部较细，股骨头悬于股骨颈后下部之上。

股骨颈的下部有两个隆起，即大转子与小转子，其上及附近有很多肌肉附着。靠外侧者为大转子，呈长方形，其后上面无任何结构附着，罩于股骨颈的后上部。大转子的位置较浅，因直接暴力而引起骨折的机会较大。大转子的内面下部与股骨颈及股骨干的松质骨相连，上部内陷成一深窝，称为转子窝，有闭孔外肌腱附着。大转子的外侧面宽广而粗糙，自后上斜向前下有一条微嵴，为臀中肌的附着部。大转子的上缘游离，有梨状肌附着在后面，与髋关节的中心同一平面。下缘呈嵴状，有股外侧肌附着。小转子为圆锥形突起，在股骨干的后上内侧、大转子的平面下，其上有髂腰肌附着。两转子的联系，在前有转子间线，在后有转子间嵴。转子间线比较平滑，是关节囊及髋关节的髂股韧带附着处。转子间嵴显得隆起，关节囊并不附着其上，但有很多由骨盆出来的外旋小肌附着其上。有时在大转子的后下方，相当于小转子平面另有一骨性突起，称为第三转子。股骨转子部的结构主要是松质骨，周围有丰富的肌肉，血供充足，骨骼的营养较股骨头优越得多。

一、颈干角（9-26）

股骨颈与股骨干之间成一角度，即颈干角或内倾角，可以增加下肢的运动范围，并使躯干的力量传达至较宽的基底部。此角在幼童为160°；在成人一般为125°，其范围在110°~140°之间。

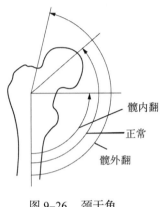

髋内翻
正常
髋外翻

图 9-26　颈干角

二、前倾角（扭转角）（图9-27）

自股骨头中心沿股骨颈画一条轴线与股骨下端两髁间的投影连线，并不在一平面上，正常情况下，前者在后者之前，它们之间成一角度，称前倾角或扭转角。所谓扭转系指股骨颈轴对膝关节横轴向前扭转。或在足部向前呈中立位，股骨颈轴与踝关节横轴形成之角。股骨内旋时，股骨颈轴变水平位，前倾角消失；股骨外旋时，前倾角增大。

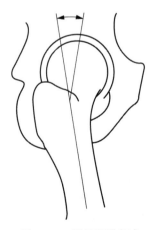

图 9-27　股骨颈前倾角

股骨颈前倾角平均为13.14°，其中男性为12.20°，女性为13.22°。

在治疗髋部疾患时，了解颈干角及前倾角的大小有很大帮助，股骨颈骨折后，如不及时治疗，往往形成髋内翻，以后行走时，力线的方向会受到严重影响。

三、股骨上端的骨小梁排列

股骨头、颈骨小梁的排列方向可以说明与负重的关系，在额状切面，股骨头的压力曲线与髋骨下降的曲线相一致，终于股骨干内侧缘的骨皮质，张力曲线呈拱形向外下，终于外侧皮质，两线之间有系梁相连，中间有一骨质密度减低区，称为 Ward 三角。整个配备犹如力臂起重机。横切面亦显示颈中部骨小梁排列较稀疏。

四、髋关节的韧带（图 9-28）

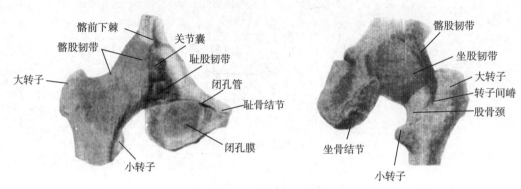

图 9-28　髋关节韧带

（一）髂股韧带

髂股韧带位于髋关节囊之前，并紧贴于股直肌深面，呈一倒置的"Y"形。该韧带与髋关节囊的前壁紧密地相接触，其长度较长并较坚韧。该韧带为全身最大的韧带。

髂股韧带起自髂前下棘及其后方 2cm 处的髋臼缘，该韧带的纤维方向是朝向外下方移行的，呈扇形。在向下方移行时分为二岐：外岐抵止于转子间线的上段；内岐抵止于转子间线的下段。髂股韧带的外岐可以限制大腿的外展与外旋；内岐可以限制大腿的外展。髂股韧带的内侧部与外侧部均较肥厚而甚为坚固，有时即使髂前下棘发生撕脱性骨折，该韧带都可能不被撕裂。但位于该韧带的二岐之间的部分却甚为薄弱，有时该处会形成一孔样结构。

（二）耻股韧带

耻股韧带位于髋关节囊的前下方，呈三角形。起自耻骨上支、耻骨体、髂耻隆起、闭孔嵴以及闭孔膜上，而斜向外下方移行，并通过股骨头的前方而向外下方至股骨颈处，其行于髋关节囊的内侧部而与髋关节囊以及髂股韧带内岐的深面相合并，最终抵止于转子间线的下部。

耻股韧带与上述由髂股韧带分出的二岐形成一"N"字形的结构，该结构能够限制髋关节的外展运动。

（三）轮匝带

轮匝带为髋关节囊位于股骨颈处深层纤维的呈环形增厚的部分。该韧带环绕股骨颈的中部，能够约束股骨头，并防止其向外方脱出。该韧带的纤维在股骨颈后部较表浅，但尚具有一定的扶持力。

（四）坐股韧带

坐股韧带包括三角形的纤维囊，其位于髋关节囊后面，略呈螺旋样而较薄弱。起自髋臼的后下部，其纤维向外上方经股骨颈的后面移行至髋关节囊的轮匝带，最终抵止于大转子的根部。该韧带的纤维与髋关节深层处的关节囊的环状纤维相合并，其上部的纤维呈水平样跨越髋关节并与髂股韧带相合。该韧带能够防止髋关节的过度内旋与内收。

（五）股骨头韧带

股骨头韧带为髋关节囊内的纤维带。该韧带呈三角形而略显扁平，起于髋臼横韧带与髋臼切迹处，最终抵止于股骨头凹处，在移行过程中一直为滑膜所包裹。

（六）髋臼横韧带

髋臼横韧带位于髋关节腔之内，实际上属于髋臼缘的一部分。该韧带由强有力的扁平的纤维韧带所组成，并呈桥状横跨髋臼切迹的两侧，而形成一孔道，其内有血管及神经通过，该韧带与关节囊以及股骨头韧带的基底部的两个束状带相互融合。

五、髋关节囊

髋关节囊的附着处有远近的不同：髋关节囊的远侧，其前面止于小转子间线处，后面止于转子间嵴的内侧约 1.25cm 的地方，此处相当于股骨颈的中、外 1/3 交界处；而髋关节囊近侧则附着于髋臼盂缘、髋臼边缘以及髋臼横韧带等处。股骨颈前面全部被包裹在髋关节囊内；股骨颈后面有 1/3 的部分没有被包裹在髋关节囊内；股骨头、股骨颈之间的横形骨骺板亦被包裹在髋关节囊内。

六、股骨头、股骨颈的血供（图 9-29）

供应股骨头、股骨颈的血管主要有旋股内、外侧动脉，闭孔动脉，臀上、下动脉及股深动脉第一穿动脉等。

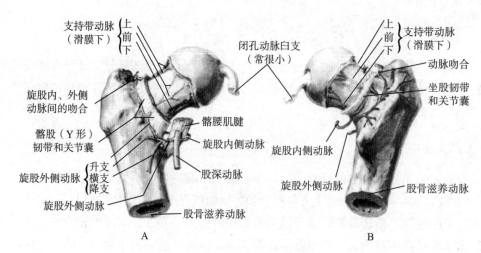

图 9-29　股骨头、股骨颈的血供
A：前面观；B：后面观

（一）旋股外侧动脉

在股三角，旋股内、外侧动脉自股动脉发出，围绕股骨颈根部，共同组成囊外动脉环。这两条动脉是供应股骨近端的一级血管，旋股内侧动脉组成环的内侧、后侧和外侧部，旋股外侧动脉组成环的前部，此环仅有 1/10 的人是完整的。

旋股外侧动脉发出至股骨颈前部的分支，从髂腰肌的前面经其外缘向深部走行。动脉供应三区，即沿转子间线股骨颈基底的囊外部、关节囊及关节囊内颈部。众多小支沿转子间线全长供应股骨颈基底，从这些血管发出分支，终于纤维性关节囊附着的股骨处。

进入关节囊内颈部的动脉口径相当大，穿过关节囊前部，在髂股韧带升支及横支之间。在关节囊内，此血管位于滑膜之下，在股骨颈的近侧，血管口径在头下区明显缩小，有时从该动脉有小的关节内支穿过髂股韧带，沿转子间线在髂股韧带横支之下，在滑膜下上升，靠近旋股内侧动脉发出的上头动脉，终于股骨颈上部。2~3 个转子血管向外延续，供应大转子的前面及外面，最上的一支上升，供应臀小肌附着处，在该处可能与旋股内侧动脉至股骨颈上部的分支相吻合。1~2 个分支在前侧进入大转子，最下支越过股中间肌，向外在股外侧肌上部之下走行，环绕股骨干的外侧面。此血管分布于大转子的外面，可能与臀上动脉相吻合，然后向后，其分支与第一穿动脉供应同一区域。

（二）旋股内侧动脉

旋股内侧动脉起自股动脉的内侧或后侧，也有时起自股深动脉。旋股内侧动脉先向后行于髂腰肌、耻骨肌之间，然后行于内侧关节囊与闭孔外肌之间，发出内侧颈升动脉（下支持带动脉、内侧干骺动脉）和至闭孔外肌之肌支，之后继续在关节囊外向后在转子间嵴发出后颈升动脉，在此区尚发出分支与臀上动脉吻合。在囊外动脉环的外侧部，旋股内侧动脉的终支延续为外侧颈升动脉，行于关节囊后面附近，在闭孔外肌腱浅面，斜行经过转子窝。外侧颈升动脉供应股骨头、股骨颈和大转子，是一条很重要的动脉，在3~10岁尤其如此。

（三）闭孔动脉

闭孔动脉经过闭孔沟后，位于闭孔外肌的深面，其分支在肌肉的附着处形成一血管环。在髋臼窝，有丰富分支分布于脂肪、滑膜及髋臼，进入股骨头韧带内的动脉仅为闭孔动脉髋臼支的一个终支。

在髋臼后部，从臀下动脉发出一支，常与闭孔血管环相连，从这两条动脉发出几个分支进入髋臼下后部的孔内，在闭孔环的前内侧部。约1/3的标本，可以清楚地看到臀下动脉与旋股内侧动脉参与组成外闭孔环。

（四）臀上动脉

臀上动脉供应髋臼的上部、纤维性关节囊上部及大转子的一部分。当臀上动脉从坐骨大切迹穿出时，一支下行，供应髋臼后缘及关节囊后部；另一支沿髂骨横行，在臀小肌之下供应此肌，并分数支至髋臼的上部，这些血管的分支下降，终于近侧关节囊。臀上动脉至臀中肌的分支在此肌下越过，并发出一终支至股骨。降支至大转子上面及外侧面，该处为臀下动脉及旋股内、外侧动脉的共同分布区。

（五）臀下动脉

臀下动脉在梨状肌之下及坐骨神经内侧，除了发出众多大的分支至臀大肌外，尚向后发出两个主支至髋关节的深部结构。横支超过坐骨神经，并发支供应该神经，当其超过神经不久，一支向下，供应髋臼缘的下部、后部及邻近纤维性关节囊，本干继续向外走行于闭孔内肌及梨状肌之间，从这条动脉发出众多小支分布于这些肌肉的附着点、臀中肌及大转子的上后缘。在坐骨神经内侧，一支至深部，突然向下，走行于神经及髋臼后部之间，以后朝前围绕坐骨，走行于髋臼下部及坐骨结节的切迹中，在闭孔外与闭孔动脉相吻合，供应髋臼的下部。

（六）股深动脉的第一穿动脉

第一穿动脉自股深动脉发出，穿过大收肌的上部，位于臀大肌附着点之下，除了有些支供应臀大肌及大收肌以外，一个大的支在臀大肌附着点以下沿股骨干上升，由股方肌下缘分出一个小支至小转子的后下面，另一支至大转子的后下面。

【病因病理】

如前所述，无菌性股骨头坏死可由多种原因引起，除损伤后缺血性股骨头坏死发病机制较明确外，其他原因引起者多机制不明。

缺血性股骨头坏死的演变过程可分为3个阶段：坏死期、修复期和股骨头塌陷期。

1. 坏死期 股骨头缺血后，大部分骨细胞于缺血后 2 小时失去合成能力。除软骨外，于 12~24 小时内，股骨头内所有细胞均死亡。

2. 修复期 修复过程于 2 周左右开始，与坏死过程交错进行。最早出现的修复反应是骨小梁之间的原始间叶细胞和毛细血管增生，并逐渐扩展，约 8~12 周后，可遍及坏死股骨头的大部分。在坏死骨小梁表面的间叶细胞逐渐分化为成骨细胞，并合成新骨。未分化的间叶细胞和破骨细胞穿入死骨区，进行吸收清除，并由新生骨代替，最后完全变为活骨，称为爬行替代过程，再经漫长的晚期塑造，变为成熟的骨小梁。

3. 股骨头塌陷期 在整个修复过程中皆可发生塌陷。一般认为，在爬行替代过程中，新生血管已长入，但尚未骨化，形成一个软化带，在遭受外力时即可塌陷，临床上发现坏死塌陷均在坏死骨与正常骨交界处。由此可见，塌陷是以修复为前提的，有实验研究证明，修复能力越强，塌陷率越高，进展越快。

根据慢性软组织损伤的理论，针刀医学认为本病虽病因多有不同，但共同的病理生理变化是关节囊和髋关节周围软组织损伤或微循环障碍，使股骨头得不到足够的营养而坏死。

【临床表现】

股骨头坏死患者的临床表现往往很隐蔽，在缓慢的发病过程中早期诊断常被延误。因此，提高对股骨头坏死一病的认识极为重要。不同病因所致的股骨头坏死有着不同的病史。在采集病史时，要仔细了解外伤史，即使是极轻微的外伤也应给予重视；应用皮质类固醇（激素）的病史，有时很小的剂量也可能引起极为不良的后果；饮酒史亦是一项重要内容，每天饮酒 250ml，半年以上就可能患脂肪肝或股骨头坏死；是否患过与股骨头坏死有关的疾病，如动脉硬化、某些贫血症、类风湿关节炎、强直性脊柱炎、痛风等；一些特殊职业，如高空飞行、潜水作业、某些与毒性物品相关的职业等也应注意；询问暴力损伤史，了解伤后骨折或脱位时损伤的程度及合并症等，应特别注意初期处理的时间、次数和质量。

一、症状

1. 疼痛 发生于外伤后者，多在伤痛消失较长时间后再产生疼痛。应用激素或其他疾病所致者与外伤者大致相同。疼痛部位大多在髋关节周围，以腹股沟韧带中点下外处为主，也可以发生在大转子上或臀后部。可以是逐渐发生，也可能突然疼痛；疼痛可为间歇性，也可为持续性。不管是何原因所致的股骨头坏死，其疼痛在开始时都多为活动后疼痛，而后才发生夜间痛或休息痛。夜间痛或休息痛大多为骨或囊内压升高的表现。疼痛的性质也大致相似，开始多为酸痛、钝痛等不适，逐渐产生刺痛或夜间痛等症状。

2. 放射痛 疼痛常向腹股沟区、臀后区或外侧放射，个别人还有麻木感。比较常见的特殊症状是膝部或膝内侧的放射痛，如果为原因不清的膝部痛，特别应当想到髋关节是否有病变，这是一个非常值得提高警惕的信号。

3. 髋关节僵硬或活动受限 早期为关节屈伸不灵活，有的人不能跷二郎腿，或患肢外展、外旋活动受限，"盘腿"困难。到晚期则关节活动极度受限甚至强直。

4. 进行性短缩性跛行 由于疼痛而致的跛行为保护性反应，而股骨头塌陷者则是短缩所致；在晚期可由髋关节半脱位所致。早期往往出现间歇性跛行，儿童表现最为明显。双侧病变者，步态蹒跚，行走艰难。

5. 下肢无力 行路、劳作均感力不从心。

6. 下蹲、展腿困难 下蹲时髋关节疼痛，下蹲的度数越来越小。下肢的外展距离逐渐缩小，以致外展大腿极度困难，甚至丧失外展功能。

二、体征

（一）压痛

早期仅有髋关节局部压痛，其压痛点多在腹股沟中点稍下方或在臀后、转子间线稍内处。

（二）"4"字试验

即 Fabere-Patrick 试验（图 9-30）。患者取仰卧位，一侧髋膝关节屈曲，髋关节外展、外旋，小腿内收、外旋，将足外踝放在对侧大腿上，两腿相交成"4"字形。检查者以一手掌压住左髂前上棘固定骨盆，右手向下向外压患者右膝。如髋关节出现疼痛，而膝关节不能接触床面为阳性，表明该侧髋关节有病变。

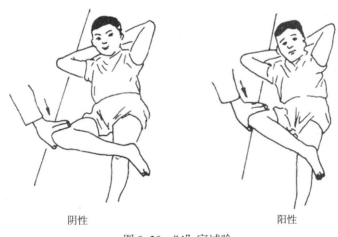

阴性　　　　　　　　　　　　阳性

图 9-30 "4"字试验

（三）艾利斯（Allis）试验

患者取仰卧位，屈膝屈髋，两足并齐，足底放于床面上，正常时双膝顶点应该等高，若一侧膝比另一侧低即为阳性（图 9-31）。

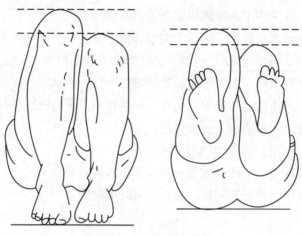

图 9-31　艾利斯试验

（四）托马斯（Thomas）试验

患者取仰卧位，腰部放平紧贴于床面，将健肢髋、膝关节极度屈曲，尽力使大腿接近于腹壁，置骨盆于前倾体位，然后再令患者将患肢伸直，若患肢不能伸直而呈屈曲状态为阳性（图 9-32），大腿与床面形成的夹角即为畸形角度，提示髋关节有屈曲挛缩畸形或髂腰肌痉挛。

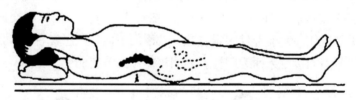

患肢平放床面，腰椎代偿性前凸

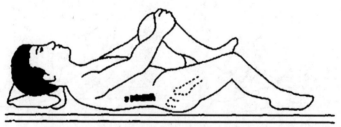

健肢髋、膝关节屈曲，腰椎前凸消失，但患肢髋关节屈曲

图 9-32　托马斯试验（阳性）

（五）川德伦伯格（Tredelenburg）试验

亦称髋关节承重功能试验，即单腿站立试验。患者取站立位，检查者站于患者背后观察。嘱患者先以健侧下肢单腿站立，患侧下肢抬起，患侧骨盆向上抬起，该侧臀皱襞上升为阴性；再嘱患者以患侧单腿站立，健腿屈膝离地，此时患侧骨盆（臀皱襞）下降即为阳性。此试验反应髋关节稳定情况，任何髋关节结构的改变如先天性或

外伤性髋关节脱位、股骨颈骨折等或肌瘫痪、无力而影响臀肌，特别是影响臀中肌的作用，甚至发生麻痹性髋脱位时，此试验均呈阳性（图9-33）。

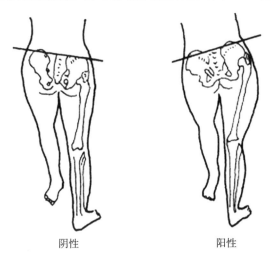

阴性　　　　　　　　　　阳性

图9-33　川德伦伯格试验

（六）奥伯（Ober）试验

又称髂胫束挛缩试验。患者取侧卧位，健腿在下呈屈膝、屈髋体位，患腿在上呈膝屈曲90°位，减少腰椎前凸，检查者一手固定骨盆，另一手握住患者踝部，将患髋后伸、外展，然后放松握踝之手，正常时应落在健腿之后方，若患腿不能落下或落在健腿之前方为阳性，说明患肢髋关节有屈曲、外展畸形。本方法主要检查因髂胫束挛缩引起的屈曲、外展畸形（图9-34）。

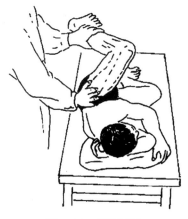

图9-34　奥伯试验

（七）股内收肌检查

患者取侧卧位，被检侧下肢置于检查台上。检查者托起位于上方的下肢，使上方的髋关节呈外展25°位。令患者内收髋关节直到被检侧大腿与上方的大腿相接触。用对抗其运动方向的抵抗力施加于膝关节近端。也可取仰卧位，伸直膝关节，令患者抗阻力地由外展位内收下肢，触到收缩的肌腹。

（八）髋外旋肌检查

患者取坐位，双下肢沿检查台垂下，双手扶住检查台以固定骨盆。检查者一手于膝关节上施加压力，以防髋关节外展和屈曲，另一手在踝关节施加阻力，令患者抗阻力外旋膝关节。也可取仰卧位，下肢伸直，做下肢抗阻力外旋动作。

（九）肢体测量

肢体长度测量可能稍短，肢体相对应部位的周径测量患侧可能较细，说明有肌萎缩。

三、影像学病理变化特征

（一）X 线检查

临床 X 线分期，一般以 Marcus 法分为 6 期。

1. Ⅰ期 无症状，X 线片示轻微密度增高，或有点状密度增高区。

2. Ⅱ期 仍无症状，X 线片示密度明显增高，股骨头无塌陷。

3. Ⅲ期 症状轻微，有软骨下骨折或新月征，一般多见扇形骨折，而新月征较少见到。

4. Ⅳ期 髋部疼痛，呈阵发性或持续性，跛行及功能受限，股骨头扁平或死骨区塌陷。

5. Ⅴ期 疼痛明显，死骨破裂，关节间隙狭窄，骨质密度增加、硬化。

6. Ⅵ期 疼痛严重，有的较 Ⅴ 期疼痛减轻，但股骨头肥大变形，半脱位，髋臼不光滑，甚或硬化增加。

（二）CT 检查

CT 扫描过程中，因股骨头在髋臼中心，表面的关节软骨有时厚度不均，在中央小窝平面的骨松质中心部分可见骨小梁增厚，呈星芒状排列，故名"星芒征"（图 9-35）。

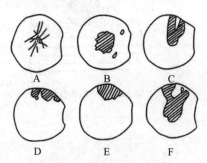

图 9-35 股骨头"星芒征"
A：正常"星芒征"；B~F：异常"星芒征"

正常股骨头光滑完整，骨小梁中心稍粗，星芒状骨小梁向股骨周围呈放射状排列。部分骨小梁可呈丛状增粗，中央部出现轻度融合。股骨头坏死时，星芒征的形状、密度及部位等皆可发生相应改变。这个特征正好与股骨头坏死的早期改变做鲜明对比，可以较早地发现股骨头坏死；CT比X线能更清晰地显示股骨头坏死区内的增生、硬化、碎裂和囊性变等病变，较早地发现股骨头坏死的征象。

（三）MRI检查（图9-36）

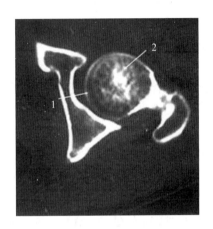

图9-36　股骨头坏死MRI图像（Ⅱ期）
1. "星芒征"变形；2. 新月征

MRI对诊断股骨头坏死具有重要的意义。

在0期，患者无自觉症状，X线表现无异常，此时MRI可有阳性表现，典型的表现为T_2加权像上呈"双线征"，负重区出现外围低信号环绕内圈高信号。间质反应区肉芽组织充血、水肿表现为内圈高信号，外围反应性硬化缘为增生的骨小梁，表现为低信号。

Ⅰ期，在T_1加权像上股骨头负重区显示线样低信号，而在T_2加权像上该区比正常组织信号强，表现为局限性信号升高或"双线征"。由于股骨头坏死，血管阻塞，静脉灌注量减低，骨内压增高，髓腔内灌注减少，造成水肿，股骨头髓腔内含氢较多的脂肪组织受到侵犯，坏死后造成氢的浓度减低，合并发生修复反应。此期，X线片仅显示有骨质疏松表现。

Ⅱ期，在T_1加权像上，股骨头区有新月形不均匀信号强度的坏死区。在X线片上，股骨头内可见高密度的硬化区。

Ⅲ期，股骨头开始变形，软骨下塌陷，新月体形成，但关节间隙正常。T_1加权像上为带状低信号区，有时会不明显；在T_2加权像上，由于细胞内渗出或关节液充填，骨折线呈高信号。在X线片上，由于矿物质的沉积而出现高密度。

Ⅳ期，关节软骨被彻底破坏，关节间隙狭窄，合并退行性改变。此时，股骨头坏死异常信号带常较X线片上范围大，形状可为线状、带状、楔形或新月形，多位于股骨头前上方，范围和大小不一。

【诊断要点】

一、主要标准

1. 临床症状、体征和病史。髋关节痛，以腹股沟和臀部、大腿为主，髋关节内旋活动受限且内旋时疼痛加重，有髋部外伤史、应用皮质类固醇史或酗酒史。

2. X 线改变。股骨头塌陷而无关节间隙变窄；股骨头内有分界的硬化带；软骨下骨折有透线带（新月征阳性）。

3. 骨同位素扫描显示股骨头内热区中有冷区。

4. 股骨头 MRI T_1 加权像带状低信号影或 T_2 加权像显示双线征。

5. 骨活检显示骨小梁骨细胞空陷窝超过 50%，且累及邻近多根骨小梁，骨髓坏死。

二、次要标准

1. X 线片显示股骨头塌陷伴关节间隙变窄，股骨头内囊性变或斑点状硬化，股骨头外上部变扁。

2. 核素骨扫描显示热区中冷区。

3. 股骨头 MRI 显示同质性或异质性低信号强度，伴加权像带状改变。

2 个或 2 个以上主要标准阳性，即可诊断为股骨头坏死。1 个主要标准阳性或 3 个次要标准阳性，至少包括 1 种 X 线异常，即可诊断为可疑股骨头坏死。

【针刀治疗】

一、治疗原则

依据针刀医学关于人体弓弦力学系统的理论及疾病病理构架的网眼理论，股骨头坏死的基本原因是髋关节弓弦力学系统力平衡失调，导致股骨头压力性骨坏死，针刀整体松解髋关节周围软组织的粘连和瘢痕，调节了髋关节内张力、拉力、压力的平衡。对股骨头坏死早期患者，针刀整体松解术可以避免人工髋关节置换；对中期患者，针刀整体松解术可避免人工髋关节置换或者明显延后置换的时间。

二、操作方法

（一）第 1 次针刀松解髋关节前侧关节囊及内收肌起点的粘连和瘢痕

1. 体位　仰卧位。

2. 体表定位　髋关节前侧关节囊，内收肌起点。

3. 消毒　在施术部位，用碘伏消毒 2 遍，然后铺无菌洞巾，使治疗点正对洞巾中间。

4. 麻醉　用 1% 利多卡因局部浸润麻醉，每个治疗点注药 1ml。

5. 刀具　Ⅱ型直形针刀和弧形针刀。

6. 针刀操作（图 9-37）

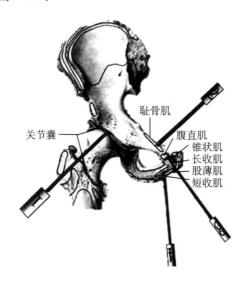

图 9-37　针刀松解髋关节前侧

（1）第 1 支针刀松解髋关节髂股韧带及髋关节前面关节囊：使用Ⅱ型弧形针刀，从髋关节前侧关节穿刺点进针刀，刀口线与下肢纵轴平行，针刀体与皮肤成 90°角，针刀经皮肤、皮下组织，当针刀下有坚韧感时，即到达髂股韧带中部，纵疏横剥 3 刀，范围 0.5cm。调转刀口线 90°，弧形向上进针，当有落空感时，即达关节腔，用提插刀法切割 3 刀，范围 0.5cm。

（2）第 2 支针刀松解耻骨肌起点：使用Ⅱ型直形针刀，从耻骨上支的耻骨肌起点进针刀，刀口线与下肢纵轴平行，针刀体与皮肤成 90°角，针刀经皮肤、皮下组织，直接到达耻骨上支耻骨肌起点部，在骨面上左右上下各铲剥 3 刀，范围 0.5cm。

（3）第 3 支针刀松解长收肌起点：使用Ⅱ型直形针刀，从耻骨结节进针刀，刀口线与下肢纵轴平行，针刀体与皮肤成 90°角，针刀经皮肤、皮下组织，向耻骨下支方向行进，刀下有坚韧感时为长收肌起点，上、下铲剥 3 刀，范围 0.5cm。

（4）第 4 支针刀松解短收肌、股薄肌起点：使用Ⅱ型直形针刀，从耻骨结节下外 1cm 处进针刀，刀口线与下肢纵轴平行，针刀体与皮肤成 90°角，针刀经皮肤、皮下组织，沿耻骨下支方向向外下行进，刀下有坚韧感时为短收肌、股薄肌起点，贴骨面上下铲剥 3 刀，范围 0.5cm。

（5）术毕，拔出针刀，局部压迫止血 3 分钟后，创可贴覆盖针眼。

（二）第 2 次针刀松解髋关节后外侧关节囊及股二头肌起点的粘连和瘢痕

1. 体位　侧卧位。

2. 体表定位　髋关节后外侧关节囊，股二头肌起点。

3.消毒 在施术部位，用碘伏消毒2遍，然后铺无菌洞巾，使治疗点正对洞巾中间。

4.麻醉 用1%利多卡因局部浸润麻醉，每个治疗点注药1ml。

5.刀具 Ⅱ型直形和弧形针刀。

6.针刀操作（图9-38）

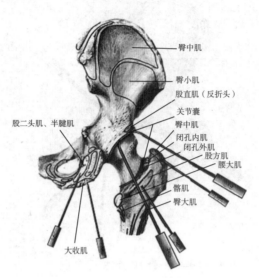

图9-38　针刀松解髋关节后外侧

（1）第1支针刀松解臀中肌止点的粘连和瘢痕：使用Ⅱ型直形针刀，在股骨大转子尖进针刀，刀口线与下肢纵轴平行，针刀体与皮肤成130°角，沿股骨颈干角方向进针刀，针刀经皮肤、皮下组织，达股骨大转子尖，用提插刀法切割3刀，切开部分臀中肌止点。

（2）第2支针刀松解髋关节外侧关节囊：使用Ⅱ型弧形针刀，从髋关节外侧关节穿刺点进针刀，刀口线与下肢纵轴平行，针刀体与皮肤成130°角，沿股骨颈干角方向进针刀，针刀经皮肤、皮下组织，达股骨大转子尖，用提插刀法切割3刀，切开部分臀中肌止点。然后抬起针刀，使针刀体向上与股骨干成90°角，再向下进针刀，当有落空感时即达关节腔，用提插刀法切割3刀，范围0.5cm。

（3）第3支针刀松解股方肌止点的粘连和瘢痕：使用Ⅱ型直形针刀，在股骨大转子尖下后方3cm处定点，刀口线与下肢纵轴平行，针刀体与皮肤成130°角，沿股骨颈干角方向进针刀，针刀经皮肤、皮下组织，达股骨大转子后侧骨面，用提插刀法切割3刀，切开部分股方肌止点。

（4）第4支针刀松解髋关节后侧关节囊：使用Ⅱ型弧形针刀，在股骨大粗隆平面，贴股骨后缘进针刀，针刀体与皮肤成130°角，沿股骨颈干角方向进针刀，针刀经皮肤、皮下组织，紧贴股骨颈，当有落空感时，即达关节腔，用提插刀法切割3刀，范围0.5cm。

（5）第5支针刀松解大收肌起点：使用Ⅱ型直形针刀，屈髋关节90°，在坐骨结节处进针刀，刀口线与下肢纵轴平行，针刀体与皮肤成90°角，针刀经皮肤、皮下组织，达坐骨结节骨面大收肌起点处，上下铲剥3刀，范围0.5cm。

（6）第6支针刀松解股二头肌、半腱肌起点：屈髋关节90°，使用Ⅱ型直形针刀，在坐骨结节处进针刀，刀口线与下肢纵轴平行，针刀体与皮肤成90°角，针刀经皮肤、皮下组织，达坐骨结节骨面大收肌起点处，上下铲剥3刀，范围0.5cm。然后针刀再向上后方，当有坚韧感时即达股二头肌及半腱肌起点，上下铲剥3刀，范围0.5cm。

（7）术毕，拔出针刀，局部压迫止血3分钟后，创可贴覆盖针眼。

（三）第3次针刀松解臀大肌、臀中肌、缝匠肌起点的粘连和瘢痕

1.体位 健侧卧位。

2.体表定位 髂嵴。

3.消毒 在施术部位，用碘伏消毒2遍，然后铺无菌洞巾，使治疗点正对洞巾中间。

4.麻醉 用1%利多卡因局部浸润麻醉，每个治疗点注药1ml。

5.刀具 Ⅰ型4号直形针刀。

6.针刀操作（图9-39）

（1）第1支针刀松解臀中肌起点后部的挛缩点：在髂骨翼上髂嵴最高点向后11cm处定位，刀口线与臀中肌肌纤维走行方向一致，针刀经皮肤、皮下组织，到达髂骨翼骨面，调转刀口线90°，向下铲剥3刀，范围0.5cm。

（2）第2支针刀松解臀中肌中后部的挛缩点：在髂骨翼上髂嵴最高点向后8cm处定位，刀口线与臀中肌肌纤维走行方向一致，针刀经皮肤、皮下组织，到达髂骨翼骨面，调转刀口线90°，向下铲剥3刀，范围0.5cm。

（3）第3支针刀松解臀中肌起点中前部的挛缩点：在髂骨翼上髂嵴最高点处定位，刀口线与臀中肌肌纤维走行方向一致，针刀经皮肤、皮下组织，到达髂骨翼骨面，调转刀口线90°，向下铲剥3刀，范围0.5cm。

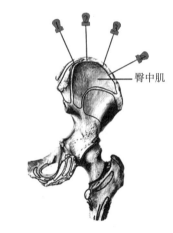

图9-39 针刀松解臀大肌、臀中肌起点

（4）第4支针刀松解臀中肌起点前部的挛缩点：在髂骨翼上髂嵴最高点向前3cm处定位，刀口线与臀中肌肌纤维走行方向一致，针刀经皮肤、皮下组织，到达髂骨翼骨面，调转刀口线90°，向下铲剥3刀，范围0.5cm。

（5）第5支针刀松解缝匠肌起点（图9-40）：在髂前上棘处触摸到缝匠肌起点处的压痛点，刀口线与缝匠肌纤维方向一致，针刀体与皮肤垂直刺入，达肌肉起点处，调转刀口线90°，与缝匠肌肌纤维方向垂直，在骨面上向内铲剥3刀，范围0.5cm。

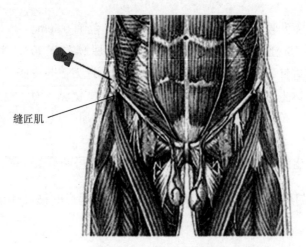

图 9-40　针刀松解缝匠肌起点

（6）术毕，拔出针刀，局部压迫止血 3 分钟后，创可贴覆盖针眼。

（四）第 4 次针刀松解臀大肌起点与止点的粘连和瘢痕

1. 体位　健侧卧位。

2. 体表定位　髂嵴后份，股骨大转子尖外侧下 5cm 的臀肌粗隆部。

3. 消毒　在施术部位，用碘伏消毒 2 遍，然后铺无菌洞巾，使治疗点正对洞巾中间。

4. 麻醉　用 1% 利多卡因局部浸润麻醉，每个治疗点注药 1ml。

5. 刀具　Ⅰ型 4 号直形针刀。

6. 针刀操作（**图 9-41**）

（1）第 1 支针刀松解臀大肌起点的挛缩点：在髂嵴后份定位，刀口线与下肢纵轴方向一致，针刀经皮肤、皮下组织达髂嵴后份的骨面，贴骨面铲剥 3 刀，范围 0.5cm。

（2）第 2 支针刀松解臀大肌止点的挛缩点：在股骨大转子尖外侧下 5cm 的臀肌粗隆部定位，刀口线与下肢纵轴方向一致，针刀经皮肤、皮下组织、髂胫束，到达股骨骨面，贴股骨后侧骨面铲剥 3 刀，范围 0.5cm。

（3）术毕，拔出针刀，局部压迫止血 3 分钟后，创可贴覆盖针眼。

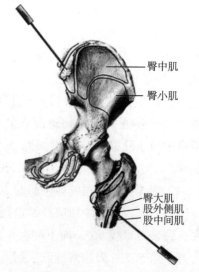

臀中肌
臀小肌
臀大肌
股外侧肌
股中间肌

图 9-41　针刀松解臀大肌、臀中肌止点

三、注意事项

1. 做后侧髋关节囊松解时，一定要紧贴股骨颈骨面进针刀，否则可能刺伤坐骨神经。

2. 由于股骨头坏死患者下肢负重能力减弱，腰部必然受损，所以一般股骨头坏死的患者均有腰部的劳损，故在针刀松解髋关节周围的病变组织时，如存在脊柱侧弯或者腰部有阳性体征时，需按腰部的劳损做相应的针刀松解，才能彻底纠正髋关节的力平衡失调。

【针刀术后手法治疗】

手法拔伸牵引髋关节后（注意不能旋转关节），在病床上进行间断下肢牵引6周，牵引重量30kg，以使关节间隙增宽，血液循环得以恢复，股骨头有生长空间。

【现代研究】

1. 运用针刀内收肌松解治疗早期股骨头坏死 患者取仰卧位，患髋处于"4"字试验位置。在股内收肌的起始部位进行消毒等前期准备，准备就绪后用2%利多卡因局部浸润麻醉，以耻骨结节作为体表标志，在内收肌距耻骨结节1.5cm处定两点为进针点。针刀直刺入后，将针刀柄向内侧分别倾斜30°、45°、60°，针尖向外上方分别采取连续切割方式，由浅入深，切断部分肌腱，尤其切断腱性部分。将髋关节外展外旋，助手逐渐加大外展外旋角度，使内收肌一直处于紧张状态，以便充分松解紧张肌性、腱性组织。可清楚听到切断腱性部分的撕裂声。同时明显觉到髋部功能改善。术后压迫止血，嘱患者卧床休息半小时后，可自行回家。股内收肌松解治疗，间隔2周治疗1次，连续治疗3个月后统计疗效。通过Harris髋关节功能评分、1982年北京标准评分、髋关节功能评定标准等指标评估，结果显示：治疗组共68例，治愈18例（26.47%），显效24例（35.30%），有效21例（30.88%），无效5例（7.35%），总有效率92.65%。〔葛明富，许漠沙，高曦，等. 小针刀内收肌松解治疗早期股骨头缺血性坏死的疗效分析［J］. 针灸临床杂志，2018，34（4）：33-36.〕

2. 运用针刀治疗早中期股骨头坏死 体位：①臀部各点操作选取俯卧位。②股骨外侧各点操作选取侧卧、患侧在上、屈髋屈膝位。③腹股沟各点操作取仰卧位。④内收肌各点操作选取仰卧、髋关节外展外旋位。定点：①股骨大转子点：取股骨外侧各点操作体位，以股骨大转子为体表标志，在其后上缘取一平行弧线，以股骨大转子最高点为中心定点，在中心点前、后各1cm处各定一点；以第一条弧线为标准，在股骨大转子外上方2cm处取与之平行的一条弧线，以中心点间隔1cm取3~4点。②臀中肌点：取股骨外侧各点操作体位，以髂前上棘为体表标志，在其后方1cm处定一点。③内收肌群点：取内收肌各点操作体位，以耻骨结节为体表标志，在内收肌距耻骨结节1.5cm处定两点。④髂胫束与阔筋膜张肌点：取股骨外侧各点操作体位，在股骨外侧髁上3~5cm处定2~3点，在髂前上棘下5cm处定3点。⑤腹股沟点：取腹股沟各点操作体位，于腹股沟韧带中点下外2cm与股动脉外侧交叉点取一点。⑥臀上皮神经点：取臀部各点操作体位，于髂前上棘与髂后上棘连线中点向下3~4cm定一点。⑦腘绳肌起点：取臀部各点操作体位，以坐骨结节为体表标志，在坐骨结节上定2~3点。操作方法：以上各点按无菌操作，皮肤常规消毒，术者穿无菌手术衣，戴消毒帽、口罩、无菌手套，铺无菌洞巾，各点以 1% 利多卡因注射液退出式麻醉，每点 1ml。针刀选用 I 型 3 号 1mm 或 4 号 1mm 针刀。①第一条弧线各点松解髂股韧带、髋关节关节囊外侧和臀中肌止点；第二条弧线行髋关节关节囊松解并行股骨头钻孔减压（初期操作者应在 X 线引导下操作）。②臀中肌点：行臀中肌起点松解。③内收肌群点：内收肌群由大收肌、长收肌、短收肌、耻骨肌和股薄肌组成，行内收肌松解与闭孔神经触激术。④髂胫束与阔筋膜张肌点：行髂胫束与阔筋膜张肌松解。⑤腹股沟点：行髋关节关节囊前侧与髂腰肌松解。⑥臀上皮神经点：行臀上皮神经触激术。⑦腘绳肌起点：行半腱肌、半膜肌和股二头肌腱松解术。术后各点给予无菌纱布覆盖。每 2 周 1 次，3 次为 1 个疗程，1 个疗程后行疗效评价。结果显示：针刀组 32 例，治愈 8 例，好转 21 例，无效 3 例，总有效率 90.6%。〔王占有，周学龙，谢利双，等．针刀与针灸治疗早中期股骨头缺血性坏死：临床随机对照研究〔J〕．中国针灸，2016，36（10）：1031-1035.〕

第四节　类风湿关节炎

【概述】

类风湿关节炎（rheumatoid arthritis, RA）是一种慢性、全身性的炎性自身免疫性疾病。主要侵犯全身各处关节，表现为多发性、对称性、慢性、增生性滑膜炎，继而引起关节囊和软骨破坏、骨侵蚀，造成关节畸形。除关节外，全身其他器官或组织也可受累，包括心、肺、脾、血管、淋巴结、皮下组织、眼和浆膜等处。

类风湿关节炎病程多样，表现为自限性到进行性破坏的临床症状，常导致关节活动受限、行动不便和残疾。遗传和环境因素共同影响着炎性反应的进程、范围和类型。绝大多数患者血浆中有类风湿因子（rheumatoid factor, RF）及其免疫复合物存在。

【针刀应用解剖】

详见各部位疾病的针刀应用解剖。

【病因病理】

类风湿关节炎是一种自身免疫性疾病，病因至今不明。遗传因素造成了类风湿关节炎的易感性，感染可引起此病的发生，多种复杂的因素参与了类风湿关节炎关节和全身免疫反应的紊乱过程。

根据分子模拟学说，外来抗原分子的结构和抗原性与机体某些抗原相似，造成与自身抗原的交叉反应。人体自身抗原可能有软骨的 II、IV、VI 型胶原及其他的软骨细胞抗原，但真正导致类风湿关节炎的抗原还不清楚。这种自身抗原经过携带 HLA-

DR 分子的抗原呈递细胞的吞噬、加工，激活了 T 细胞，释放多种细胞因子，促使发生更强的免疫反应。B 细胞和浆细胞过度激活产生大量免疫球蛋白和类风湿因子，形成免疫复合物并沉积在滑膜组织上。局部由单核、巨噬细胞产生的白细胞介素 -1（IL-1）、肿瘤坏死因子 α（TNF-α）和白三烯 B$_4$（LTB$_4$）能刺激多形核细胞进入滑膜。局部产生前列腺素 E$_2$（PGE$_2$）的扩血管作用也能促进炎症细胞进入炎症部位，吞噬免疫复合物及释放溶酶体酶，如中性蛋白酶和胶原酶，破坏胶原组织，使滑膜表面及关节软骨受损。类风湿因子还可见于浸润滑膜的浆细胞、增生的淋巴滤泡及滑膜细胞内，同时也能见到 IgG-RF 复合物。故即使感染因素不存在，仍能不断产生类风湿因子，使病变反应发展成为慢性炎症，包括滑膜炎、滑膜增生、软骨和骨的损害，以及类风湿关节炎的全身表现。这是类风湿关节炎的起始。

一、关节病理表现（图 9-42）

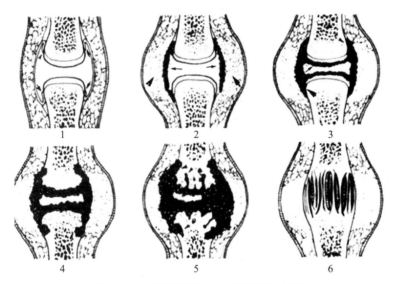

图 9-42　类风湿关节炎的病理变化示意图

1. 正常的关节可见关节软骨和滑膜；2. 关节早期病变包括滑膜增生、软组织水肿以及骨质疏松；3. 中期发炎的滑膜组织或血管翳从软骨表面延展，导致软骨的侵蚀，还可见关节囊肿胀、软组织水肿和骨质疏松，关节边缘可出现小的骨侵蚀；4、5. 后期可见骨边缘或中央形成巨大的侵蚀和囊肿；6. 发展到晚期，关节的纤维性强直是典型特征

　　关节滑膜炎是类风湿关节炎的基本病理表现，滑膜微血管增生、水肿、血管损伤和血栓形成是滑膜炎的早期表现。滑膜衬里细胞由 1~2 层增生至 8~10 层，滑膜间质有大量含 Ia$^+$ 抗原的 T 淋巴细胞以及浆细胞、巨噬细胞、中性粒细胞等炎性细胞的浸润。常有浅表滑膜细胞坏死并覆有纤维素样沉积物，其中含有少量 γ 球蛋白的补体复合物，关节腔内有含中性粒细胞的渗出液。炎症细胞和血管侵入软骨或骨组织，形成侵蚀性血管翳，软骨破坏明显，软骨细胞减少。修复期可形成纤维细胞增生和纤维性血管翳。血管翳可以自关节软骨边缘处的滑膜逐渐向软骨面延伸，覆盖于关节软骨面上，阻断软骨和滑液的接触，影响其营养。也可由血管翳中释放一些水解酶对关节软

骨、软骨下骨、韧带和肌腱中的胶原成分造成侵蚀性损坏，使关节腔遭到破坏，上、下关节面融合，关节发生纤维化强直、错位，甚至骨化，关节功能完全丧失。

二、血管病理表现

基本病理表现为血管炎。主要表现为小动脉的坏死性全层动脉炎，有单核细胞浸润、内膜增生及血栓形成，还可有小静脉炎及白细胞破碎性血管炎。血管炎为关节外表现的主要病理基础，可造成皮肤、神经和多种内脏的损伤。

三、类风湿结节病理表现

类风湿结节的中心是在血管炎基础上形成的纤维素样坏死区，中间为呈多层放射状或栅栏状排列的组织细胞及携带 HLA-DR 抗原的巨噬细胞，最外层为肉芽组织及淋巴细胞、浆细胞等慢性炎性细胞，多在摩擦部位的皮下或骨膜上出现。

针刀医学认为，类风湿关节炎发病的真正原因是人体有关部位电生理线路的功能紊乱，造成关节周围耐受潮湿、寒冷的能力下降。而在发病过程中由于关节软骨周围软组织的慢性损伤，引起关节内炎性反应，产生大量的渗出液，关节囊以及周围软组织由此遭到破坏，造成严重的微循环障碍。又由于渗出液不断增加而不能及时排出关节，使关节内承受巨大的张力。根据针刀医学关于骨质增生的理论可知，任何软组织长期受到过度的力的刺激，必然产生变性（变硬→硬化→钙化→骨化），最终导致关节功能完全丧失。

【临床表现】

初发时病情发展缓慢，患者先有几周到几个月的疲倦乏力、体重减轻、胃纳不佳、低热、手足麻木与刺痛等前驱症状。随后发生某一关节疼痛、僵硬，以后关节肿大日渐显著，周围皮肤温热、潮红，主动或被动运动都引起疼痛。开始时可能为1个或少数几个关节受累，且往往是游走性，以后可发展为对称性多关节炎。

关节的受累常从四肢远端的小关节开始，以后再累及其他关节。主要累及有滑膜的关节、可活动的周围小关节和大关节（图9-43）。近侧指间关节的发病率最高，呈梭状肿大，其次为掌指、趾、腕、膝、肘、踝、肩和髋关节等。95% 的患者晨间可有关节僵硬、肌肉酸痛，表现为病变关节在静止不动后出现较长时间的僵硬，持续半小时至数小时，适度活动后

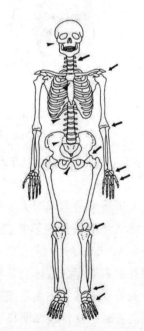

图 9-43　类风湿关节炎最易累及的关节
箭头所指为膝关节、肘关节、腕关节、髋关节、肩关节及踝关节等周围关节及中轴关节

僵硬现象可减轻。晨僵时间与关节炎严重性成正比，可作为疾病活动指标之一。

关节疼痛与压痛往往是最早的症状。手、腕、足、踝、膝、肩、肘、髋、颈椎及寰枢、寰枕关节均可受累。骶髂关节、耻骨联合可有侵蚀，但常无症状。胸椎、腰椎、骶椎常不受累。疼痛多呈对称性、持续性，且疼痛的严重程度不固定。

多发生关节肿胀，原因是关节积液和周围软组织炎，滑膜肥厚。常见部位是腕、近指、掌指、膝关节等，多呈对称性分布。

由于关节肿痛和运动的限制，关节附近肌肉的僵硬和萎缩也日益显著。以后即使急性炎症消失，由于关节内已有纤维组织增生，关节周围组织也变得僵硬。病变关节最后变得僵硬而畸形，膝、肘、手指、腕部都固定在屈位。手指常在掌指关节处向外侧呈半脱位，形成特征性的尺侧偏向畸形。近侧指间关节呈梭状肿大，小指指间关节屈曲畸形。约 10%~30% 的患者在关节的隆突部位出现皮下类风湿结节。

晚期患者多见关节畸形，这是由于滑膜炎的绒毛破坏了软骨和软骨下的骨质，形成关节纤维化或骨性强直；肌腱、韧带受损，肌肉萎缩，使关节不能保持在正常位置，造成关节脱位。这样关节功能可完全丧失。

关节病变只能致残，罕有致死，但关节外表现则有致死的可能。关节外病变的病理基础是血管炎。

1. 类风湿血管炎 此症状常在恶性类风湿关节炎（约占类风湿关节炎的 1%）中出现，病情严重，病程长。病理表现为坏死性血管炎，主要累及动脉并伴血栓形成，可出现严重的内脏损伤。血清中常有高滴度的类风湿因子，冷球蛋白阳性，补体水平降低，免疫复合物水平增高。临床上可出现心包炎、心内膜炎、心肌炎、冠状动脉炎或急性主动脉瓣关闭不全。侵犯肝脾可出现 Felty 综合征，侵犯胃肠道出现肠系膜动脉栓塞，侵犯神经系统表现为多发性神经炎，侵犯眼部可出现巩膜炎和角膜炎。可引起坏死性肾小球肾炎、急性肾衰竭。还可出现指尖或甲周出血点、严重的雷诺现象、指端坏死、血栓等。恶性类风湿关节炎病情严重，可威胁患者生命，一旦出现上述症状，应在抗生素控制感染的基础上，选择中药及其他药物治疗。

2. 类风湿结节 为含有免疫复合物的类风湿因子聚积所致。在类风湿关节炎起病时少见，多见于晚期和有严重全身症状者，类风湿因子常呈阳性。类风湿结节的存在提示病情处于活动期。临床上将其分为深部结节和浅表结节两种。

浅表结节好发部位在关节隆突部及经常受压处，如前臂伸侧、肘部、腕部、关节鹰嘴突、骶部、踝部、跟腱等处，偶见于脊柱、头皮、足跟等部位。一至数个，直径数毫米至数厘米，质硬、无疼痛，对称性分布，初黏附于骨膜上，增大后稍活动。可长期存在，少数软化后消失。深部结节发生于内脏，好发于胸膜和心包膜的表面及肺和心脏的实质组织。除非影响脏器功能，否则不引起症状。

几乎所有的类风湿关节炎患者都会累及手和腕关节（图 9-44），也有手及腕关节单独或最先发病者。典型的早期特征是近端指间关节因肿胀产生的梭形外观，常伴有掌指关节对称性肿胀，远端指间关节很少受累。软组织松弛无力可产生手指的尺侧偏斜，常伴有近端指骨掌侧半脱位；掌指关节的尺侧偏斜常合并桡掌关节的桡侧偏斜，导致手呈"之"字变形。晚期患者可出现"鹅颈"畸形及"纽扣花"畸形。这些改变将导致手部力量丧失。腕部受累在我国类风湿关节炎患者中尤其常见，无痛性的尺骨茎突区肿胀是其早期征象之一。掌侧的滑膜增厚和腱鞘炎可压迫腕横韧带下的正中神经，引起"腕管综合征"，出现拇指、食指、中指掌侧，无名指桡侧皮肤感觉异常与迟钝，也可伴有大鱼际肌的萎缩。在晚期，由于纤维性强直或骨性强直，腕部不能活动，桡尺远端关节受累常使旋前和旋后运动受到严重障碍。尺骨头综合征（包括疼痛、运动受限、尺骨末端背侧突出等症状）在类风湿关节炎中可见到。手和腕关节的病变可出现以下畸形：琴键征（下桡尺关节向背侧脱位，突出的尺骨茎突受压后可回缩，放松后可向上回复，伴剧痛，如同弹钢琴键）、尺侧偏移、鹅颈畸形、纽扣花畸形、望远镜手、槌状指等。

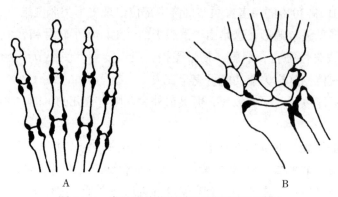

图 9-44 类风湿关节炎手及腕部常受累部位

膝关节是最常受累和致残最多的关节之一。滑膜的肥厚及积液常见，临床症状包括关节僵硬、疼痛，行走及坐椅、起立困难。髌骨下压痛及肿胀提示滑膜炎的存在。在膝关节病变数周后，股四头肌可发生萎缩而迅速影响伸膝功能，后期并发症有屈曲挛缩、外翻、畸形和程度不等的韧带不稳定。膝关节腔内积液，可使屈膝时腔内压力增高，此时积液被挤入关节后侧的腓肠肌－半膜肌滑囊，致使此滑囊向腘窝腔扩大而形成腘窝囊肿，又称 Baker 囊肿。此处可触及有弹性的软组织肿块，患者主诉有膝后疼痛和发胀，偶尔囊肿生长迅速或分隔破裂，可引起假性血栓静脉炎。关节腔内少量积液时可有"膨出征"（右手掌沿膝内侧向上压迫时，积液流向外侧，内滑膜囊出现凹陷。以左手掌沿膝外侧向下按压时，内侧凹陷消失并又露出膨胀），但积液多时此征消失。正常膝体温较大腿、小腿为低，即"凉髌征"。体检时以手触髌骨、大腿及腓肠肌，如温度相同，即凉髌征消失，提示炎症存在。膝关节炎时患者为求舒适易于取膝屈曲位，时间久后加以股四头肌萎缩，形成挛缩畸形。

前足部的病变特别常见，有 80%~90% 的患者受到累及，在 10%~20% 的患者发病的最初阶段即有此表现。足侧部跖趾关节最常被累及，表现为间歇或持续的疼痛、压痛和软组织肿胀，即使在发病的早期也较常见。后足附骨及舟状骨常受累，但多不易被察觉。患者诉疼痛、发僵，继发性足肌痉挛时间较久后，常导致外翻畸形和强直性扁平足。足跟痛在强直性脊柱炎中是重要症状，提示附着点炎，在类风湿关节炎中亦可存在，主要由于腓肠肌下滑囊炎或足跟外滑囊炎，常与腓肠肌结节并发。前足跖骨头常受侵蚀而引起疼痛。足畸形多发生于跖趾关节炎及其内缩肌腱鞘炎后。由于足掌痛，患者常以足跟行走，足上屈，导致足趾呈爪样，最后跖趾关节脱位。跖骨头侵蚀，足变宽而出现外翻畸形。

【诊断要点】

1987 年美国风湿病学会提出类风湿关节炎的分类标准。有下述 7 项中的 4 项者，可诊断为类风湿关节炎。

1. 晨僵持续至少 1 小时。

2. 有 3 个或 3 个以上的关节同时肿胀或有积液。这些关节包括双侧近端指间关节、掌指关节、腕关节、肘关节、膝关节、踝关节和跖趾关节。

3. 掌指关节、近端指间关节或腕关节中至少有 1 个关节肿胀或有积液。

4. 在第 2 项所列举的关节中，同时出现关节对称性肿胀或积液。

5. 皮下类风湿结节。

6. 类风湿因子阳性。

7. 手和腕的后前位 X 线片显示有骨侵蚀、关节间隙狭窄或有明确的骨质疏松。

第 2~5 项必须由医师观察认可。第 1~4 项必须持续存在 6 周以上。此标准的敏感性为 91%~94%，特异性为 88%~89%。

【针刀治疗】

一、治疗原则

依据针刀医学关于人体弓弦力学系统的理论及疾病病理构架的网眼理论，类风湿关节炎所造成的关节病变是由于关节内张力、拉力、压力平衡失调，首先引起小关节的变形，然后导致脊肢弓弦力学系统和脊柱弓弦力学系统的力平衡失调，通过针刀整体松解关节周围软组织的粘连、瘢痕，可调节关节内张力、拉力、压力平衡。

二、类风湿关节炎腕手关节病变的针刀治疗

（一）第 1 次针刀松解腕关节前侧浅层软组织的粘连、瘢痕

1. 体位　坐位，手放在手术台上，掌心向上。

2. 体表定位　先标记尺、桡动脉走行路线，在腕关节掌侧各定位点定位。

3. 消毒　在施术部位，用碘伏消毒 2 遍，然后铺无菌洞巾，使治疗点正对洞巾中间。

4. 麻醉　用 1% 利多卡因局部浸润麻醉，每个治疗点注药 1ml。

5. 刀具　Ⅰ型 4 号直形针刀。

6. 针刀操作（图9-45）

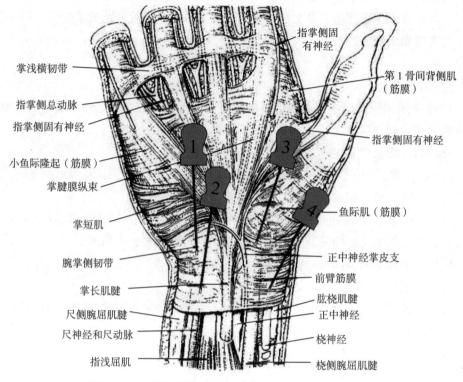

掌浅横韧带

指掌侧固有神经

指掌侧总动脉

指掌侧固有神经

小鱼际隆起（筋膜）

掌腱膜纵束

掌短肌

腕掌侧韧带

掌长肌腱

尺侧腕屈肌腱

尺神经和尺动脉

指浅屈肌

第1骨间背侧肌（筋膜）

指掌侧固有神经

鱼际肌（筋膜）

正中神经掌皮支

前臂筋膜

肱桡肌腱

正中神经

桡神经

桡侧腕屈肌腱

图9-45　腕关节前侧浅层软组织的粘连、瘢痕针刀松解

（1）第1支针刀松解腕横韧带远端尺侧的粘连、瘢痕点：在腕远横纹尺动脉内侧0.5cm处定点，刀口线与前臂纵轴平行，针刀体与皮肤成90°角，按针刀四步进针规程，从定位处刺入，刀下有韧性感时，即到达腕横韧带近端尺侧的粘连、瘢痕点，用提插刀法松解3刀，刀下有落空感时即停止，深度约为0.5cm。

（2）第2支针刀松解腕横韧带近端尺侧的粘连、瘢痕点：在第1支针刀近端2cm处定点，刀口线与前臂纵轴平行，针刀体与皮肤成90°角，按针刀四步进针规程，从定位处刺入，刀下有韧性感时，即到达腕横韧带近端尺侧的粘连、瘢痕点，用提插刀法松解3刀，刀下有落空感时即停止，深度约为0.5cm。

（3）第3支针刀松解腕横韧带远端桡侧的粘连、瘢痕点：在腕远横纹桡动脉外侧0.5cm处定点，刀口线与前臂纵轴平行，针刀体与皮肤成90°角，按针刀四步进针规程，从定位处刺入，刀下有韧性感时，即到达腕横韧带近端桡侧的粘连、瘢痕点，用提插刀法松解3刀，刀下有落空感时即停止，深度约为0.5cm。

（4）第4支针刀松解腕横韧带近端桡侧的粘连、瘢痕点：在第3支针刀近端2cm处定点，刀口线与前臂纵轴平行，针刀体与皮肤成90°角，按针刀四步进针规程，从定位处刺入，刀下有韧性感时，即到达腕横韧带近端桡侧的粘连、瘢痕点，用提插刀法松解3刀，刀下有落空感时即停止，深度约为0.5cm。

（5）术毕，拔出针刀，局部压迫止血3分钟后，创可贴覆盖针眼。

7. 注意事项 在体表定位时，应先标出尺、桡动脉的走行路线，以便针刀体表定位时避开。

（二）第2次针刀松解腕关节背侧浅层软组织的粘连、瘢痕

1. 体位 坐位，手放在手术台上，掌心向下。

2. 体表定位 在腕关节背侧各定位点定位。

3. 消毒 在施术部位，用碘伏消毒2遍，然后铺无菌洞巾，使治疗点正对洞巾中间。

4. 麻醉 用1%利多卡因局部浸润麻醉，每个治疗点注药1ml。

5. 刀具 Ⅰ型4号直形针刀。

6. 针刀操作（图9-46）

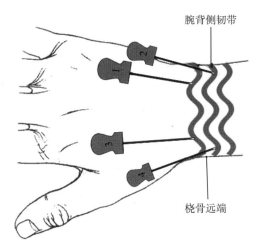

9-46 腕关节背侧浅层软组织的粘连、瘢痕针刀松解

（1）第1支针刀松解腕背侧韧带尺侧远端的粘连、瘢痕点：在相当于掌侧腕远横纹平面的钩骨背面定位，刀口线与前臂纵轴平行，针刀体与皮肤成90°角，按针刀四步进针规程，从定位处刺入，刀下有韧性感时，即到达腕背侧韧带尺侧远端的粘连、瘢痕点，用提插刀法松解3刀，刀下有落空感时即停止，深度约为0.5cm。

（2）第2支针刀松解腕背侧韧带尺侧中部的粘连、瘢痕点：在第1支针刀上方0.5cm处定位，刀口线与前臂纵轴平行，针刀体与皮肤成90°角，按针刀四步进针规程，从定位处刺入，刀下有韧性感时，即到达腕背侧韧带尺侧中部的粘连、瘢痕点，进针刀1mm，纵疏横剥3刀，范围0.5cm。

（3）第3支针刀松解腕背侧韧带桡侧远端的粘连、瘢痕点：在相当于掌侧腕远横纹平面的桡骨茎突背面定位，刀口线与前臂纵轴平行，针刀体与皮肤成90°角，按针刀四步进针规程，从定位处刺入，刀下有韧性感时，即到达腕背侧韧带桡侧远端的粘连、瘢痕点，用提插刀法松解3刀，深度到骨面。

（4）第4支针刀松解腕背侧韧带桡侧中部的粘连、瘢痕点：在第3支针刀上方

0.5cm处定位，刀口线与前臂纵轴平行，针刀体与皮肤成90°角，按针刀四步进针规程，从定位处刺入，刀下有韧性感时，即到达腕背侧韧带桡侧中部的粘连、瘢痕点，用提插刀法松解3刀，深度到骨面。

（5）术毕，拔出针刀，局部压迫止血3分钟后，创可贴覆盖针眼。

（三）第3次针刀松解腕关节前侧深层软组织的粘连、瘢痕

1.体位 坐位，手放在手术台上，掌心向上。

2.体表定位 尺、桡骨茎突，腕关节压痛点。

3.消毒 在施术部位，用碘伏消毒2遍，然后铺无菌洞巾，使治疗点正对洞巾中间。

4.麻醉 用1%利多卡因局部浸润麻醉，每个治疗点注药1ml。

5.刀具 Ⅰ型4号直形针刀。

6.针刀操作（图9-47）

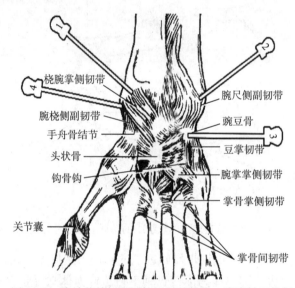

桡腕掌侧韧带
腕桡侧副韧带
手舟骨结节
头状骨
钩骨钩
关节囊
腕尺侧副韧带
豌豆骨
豆掌韧带
腕掌掌侧韧带
掌骨掌侧韧带
掌骨间韧带

图9-47　腕关节前侧深层软组织的粘连、瘢痕针刀松解

（1）第1支针刀松解桡腕掌侧韧带起点：在桡骨茎突前侧压痛点处定位，刀口线与前臂纵轴平行，针刀体与皮肤成90°角，按针刀四步进针规程，从定位处刺入，达桡骨茎突骨面后，沿茎突骨面向下进针刀，当刀下有落空感时，即穿过茎突边缘，退针刀至茎突边缘骨面，调转刀口线90°，在骨面上铲剥3刀，范围0.5cm。

（2）第2支针刀松解腕尺侧副韧带起点：在尺骨茎突压痛点处定位，刀口线与前臂纵轴平行，针刀体与皮肤成90°角，按针刀四步进针规程，从定位处刺入，达尺骨茎突前侧骨面后，沿茎突前侧骨面向下进针刀，当刀下有落空感时，即穿过茎突前侧边缘，退针刀至茎突前侧边缘骨面，调转刀口线90°，在骨面上铲剥3刀，范围0.5cm。

（3）第3支针刀松解腕尺侧副韧带止点：在豌豆骨压痛点处定位，刀口线与前臂纵轴平行，针刀体与皮肤成90°角，按针刀四步进针规程，从定位处刺入，达豌豆骨

前侧骨面后，在骨面上铲剥3刀，范围0.5cm。

（4）第4支针刀松解腕桡侧副韧带起点：在桡骨茎突外侧压痛点处定位，刀口线与前臂纵轴平行，针刀体与皮肤成90°角，按针刀四步进针规程，从定位处刺入，达桡骨茎突外侧骨面后，沿茎突外侧骨面向下进针刀，当刀下有落空感时，即穿过茎突外侧边缘，退针刀至茎突外侧边缘骨面，调转刀口线90°，在骨面上铲剥3刀，范围0.5cm。

（5）术毕，拔出针刀，局部压迫止血3分钟后，创可贴覆盖针眼。

（四）第4次针刀松解腕关节背侧深层软组织的粘连、瘢痕

1. 体位 坐位，手放在手术台上，掌心向下。

2. 体表定位 尺、桡骨茎突，腕关节压痛点。

3. 消毒 在施术部位，用碘伏消毒2遍，然后铺无菌洞巾，使治疗点正对洞巾中间。

4. 麻醉 用1%利多卡因局部浸润麻醉，每个治疗点注药1ml。

5. 刀具 Ⅰ型4号直形针刀。

6. 针刀操作（图9-48）

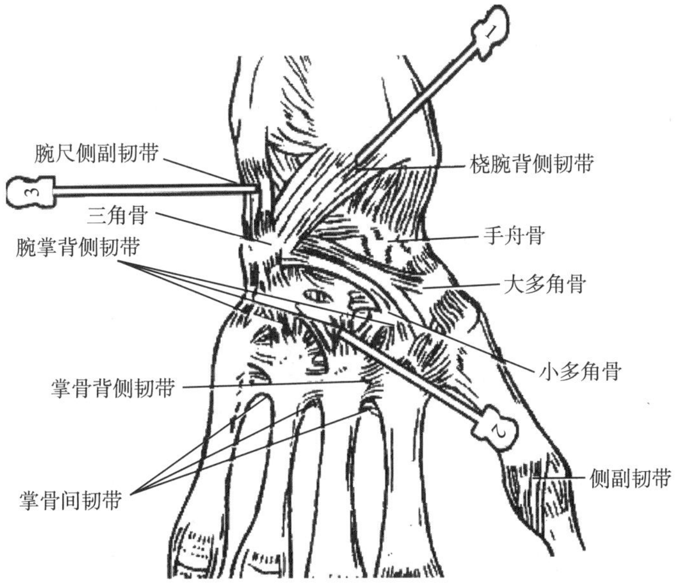
腕尺侧副韧带
桡腕背侧韧带
三角骨
手舟骨
腕掌背侧韧带
大多角骨
小多角骨
掌骨背侧韧带
侧副韧带
掌骨间韧带

图9-48 腕关节背侧深层软组织的粘连、瘢痕针刀松解

（1）第1支针刀松解桡腕背侧韧带起点：在桡骨茎突后侧压痛点处定位，刀口线与前臂纵轴平行，针刀体与皮肤成90°角，按针刀四步进针规程，从定位处刺入，达桡骨茎突后侧骨面后，沿茎突后侧骨面向下进针刀，当刀下有落空感时，即穿过茎突后侧边缘，退针刀至茎突后侧边缘骨面，调转刀口线90°，在骨面上铲剥3刀，范围0.5cm。

（2）第2支针刀松解腕掌背侧韧带起点：在腕关节中部背侧压痛点处定位，刀口

线与前臂纵轴平行，针刀体与皮肤成90°角，按针刀四步进针规程，从定位处刺入，刀下有韧性感时，即到达腕掌背侧韧带，进针刀1mm，纵疏横剥3刀，范围0.5cm。

（3）第3支针刀松解腕尺侧副韧带走行路线的粘连、瘢痕：在尺骨茎突背侧压痛点处定位，刀口线与前臂纵轴平行，针刀体与皮肤成90°角，按针刀四步进针规程，从定位处刺入，达尺骨茎突背侧骨面后，沿茎突背侧骨面向下进针刀，当刀下有落空感时，即穿过茎突背侧边缘，退针刀至茎突背侧边缘骨面，调转刀口线90°，在骨面上铲剥3刀，范围0.5cm。

（4）术毕，拔出针刀，局部压迫止血3分钟后，创可贴覆盖针眼。

（五）第5次针刀松解手关节掌侧软组织的粘连、瘢痕

1.体位 坐位，手放在手术台上，掌心向上。

2.体表定位 沿掌指关节、近节指间关节、远节指间关节平面掌侧指横纹正中定3点。

3.消毒 在施术部位，用碘伏消毒2遍，然后铺无菌洞巾，使治疗点正对洞巾中间。

4.麻醉 用1%利多卡因局部浸润麻醉，每个治疗点注药1ml。

5.刀具 Ⅰ型4号直形针刀。

6.针刀操作（图9-49）

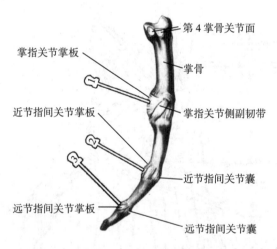

第4掌骨关节面

掌指关节掌板

掌骨

近节指间关节掌板

掌指关节侧副韧带

近节指间关节囊

远节指间关节掌板

远节指间关节囊

图9-49 手关节掌侧软组织粘连、瘢痕针刀松解

（1）第1支针刀松解掌指关节掌板的粘连、瘢痕：在掌指关节掌侧正中定点，刀口线与手指纵轴平行，针刀体与皮肤成90°角，按针刀四步进针规程，从定位处刺入，刀下有韧性感时，即到达屈指肌腱，向下直刺，穿过肌腱有突破感，再进针刀，刀下有明显阻力感时，即到达掌板，用提插刀法松解3刀，然后调转刀口线90°，继用提插刀法松解3刀，刀下有落空感时即停止。

（2）第2支针刀松解近节指间关节掌板的粘连、瘢痕：在近节指间关节平面指

掌侧正中定点，刀口线与手指纵轴平行，针刀体与皮肤成 90°角，按针刀四步进针规程，从定位处刺入，刀下有韧性感时，即到达屈指肌腱，向下直刺，穿过肌腱有突破感，再进针刀，刀下有明显阻力感时，即到达掌板，用提插刀法松解 3 刀，然后调转刀口线 90°，继用提插刀法松解 3 刀，刀下有落空感时即停止。

（3）第 3 支针刀松解远节指间关节掌板的粘连、瘢痕：在远节指间关节平面指掌侧正中定点，刀口线与手指纵轴平行，针刀体与皮肤成 90°角，按针刀四步进针规程，从定位处刺入，刀下有韧性感时，即到达屈指肌腱，向下直刺，穿过肌腱有突破感，再进针刀，刀下有明显阻力感时，即到达掌板，用提插刀法松解 3 刀，然后调转刀口线 90°，继用提插刀法松解 3 刀，刀下有落空感时即停止。

（4）术毕，拔出针刀，局部压迫止血 3 分钟后，创可贴覆盖针眼。

（六）第 6 次针刀松解手关节背侧软组织的粘连、瘢痕

1. 体位　坐位，手放在手术台上，掌心向下。

2. 体表定位　沿掌指关节、近节指间关节、远节指间关节背侧定 3 点。

3. 消毒　在施术部位，用碘伏消毒 2 遍，然后铺无菌洞巾，使治疗点正对洞巾中间。

4. 麻醉　用 1% 利多卡因局部浸润麻醉，每个治疗点注药 1ml。

5. 刀具　Ⅰ型 4 号直形针刀。

6. 针刀操作（图 9-50）

（1）第 1 支针刀松解掌指关节背侧关节囊的粘连、瘢痕：在掌指关节平面指背正中定点，刀口线与手指纵轴平行，针刀体与皮肤成 90°角，按针刀四步进针规程，从定位处刺入，刀下有韧性感时，即到达指伸肌腱中央腱，向下直刺，穿过肌腱有突破感，再进针刀，刀下有阻力感时，即到达关节囊，用提插刀法松解 3 刀，然后调转刀口线 90°，继用提插刀法松解 3 刀，刀下有落空感时即停止。

（2）第 2 支针刀松解近节指间关节背侧关节囊的粘连、瘢痕：在近节指间关节平面指背正中定点，刀口线与手指纵轴平行，针刀体与皮肤成 90°角，按针刀四步进针规程，从定位处刺入，刀下有韧性感

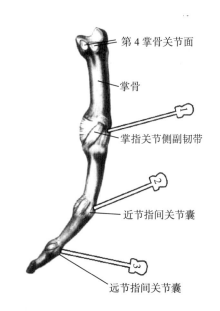

第 4 掌骨关节面

掌骨

掌指关节侧副韧带

近节指间关节囊

远节指间关节囊

图 9-50　手关节背侧软组织粘连、瘢痕针刀松解

时，即到达指伸肌腱中央腱，向下直刺，穿过肌腱有突破感，再进针刀，刀下有阻力感时，即到达关节囊，用提插刀法松解 3 刀，然后调转刀口线 90°，继用提插刀法松解 3 刀，刀下有落空感时即停止。

（3）第3支针刀松解远节指间关节背侧关节囊的粘连、瘢痕：在远节指间关节平面指背正中定点，刀口线与手指纵轴平行，针刀体与皮肤成90°角，按针刀四步进针规程，从定位处刺入，刀下有韧性感时，即到达指伸肌腱终腱，向下直刺，穿过肌腱有突破感，再进针刀，刀下有阻力感时，即到达关节囊，用提插刀法松解3刀，然后调转刀口线90°，继用提插刀法松解3刀，刀下有落空感时即停止。

（4）术毕，拔出针刀，局部压迫止血3分钟后，创可贴覆盖针眼。

（七）第7次针刀松解掌指关节背侧软组织的粘连、瘢痕及掌指关节背侧的骨性强直

1.体位　坐位，手放在手术台上，掌心向上。

2.体表定位　在掌指关节背侧面10点、12点、2点处定位（图9-51）。

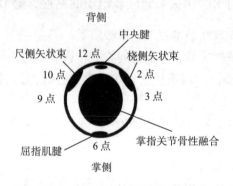

图 9-51　掌指关节横断面针刀定位

3.消毒　在施术部位，用碘伏消毒2遍，然后铺无菌洞巾，使治疗点正对洞巾中间。

4.麻醉　用1%利多卡因局部浸润麻醉，每个治疗点注药1ml。

5.刀具　指关节专用弧形针刀。

6.针刀操作（图9-52）

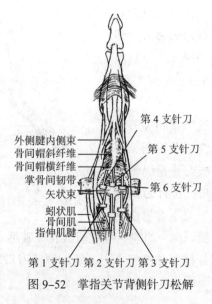

图 9-52　掌指关节背侧针刀松解

（1）第 1 支针刀松解尺侧矢状束的粘连、瘢痕及掌指关节尺背侧的骨性融合：在 10 点定位点处进针刀，刀口线与手指纵轴平行，针刀体与皮肤成 90°角，按针刀四步进针规程，从定位处刺入，一边进针刀，一边纵疏横剥硬化、钙化的尺侧矢状束，达掌指关节尺背侧间隙，然后调整刀体方向，调转刀口线 90°，用骨锤敲击弧形针刀柄，使针刀弧形端贴掌骨头凸面进入关节间隙，从而切断骨性融合，深度 0.5cm。

（2）第 2 支针刀松解中央腱的粘连、瘢痕及掌指关节背侧的骨性融合：在 12 点定位点处进针刀，刀口线与手指纵轴平行，针刀体与皮肤成 90°角，按针刀四步进针规程，从定位处刺入，一边进针刀，一边纵疏横剥硬化、钙化的中央腱，达掌指关节背侧间隙，然后调整刀体方向，调转刀口线 90°，用骨锤敲击弧形针刀柄，使针刀弧形端贴掌骨头背侧凸面进入关节间隙，从而切断骨性融合，深度 0.5cm。

（3）第 3 支针刀松解桡侧矢状束的粘连、瘢痕及掌指关节桡背侧的骨性融合：在 2 点定位点处进针刀，刀口线与手指纵轴平行，针刀体与皮肤成 90°角，按针刀四步进针规程，从定位处刺入，一边进针刀，一边纵疏横剥硬化、钙化的桡侧矢状束，达掌指关节桡背侧间隙，然后调整刀体方向，调转刀口线 90°，用骨锤敲击弧形针刀柄，使针刀弧形端贴掌骨头凸面进入关节间隙，从而切断骨性融合，深度 0.5cm。

（4）第 4 支针刀松解尺侧骨间帽横韧带及尺侧骨间帽斜韧带的粘连、瘢痕：在第 1 支针刀远端 0.5cm 处定点，刀口线与手指纵轴平行，针刀体与皮肤成 90°角，按针刀四步进针规程，从定位处刺入，一边进针刀，一边纵疏横剥硬化、钙化的尺侧骨间帽横韧带，然后调整刀体向掌骨方向倾斜 60°，贴骨面向指骨方向铲剥 3 刀，范围 0.5cm，以松解尺侧骨间帽斜韧带的粘连、瘢痕。

（5）第 5 支针刀松解中部骨间帽横韧带及中部骨间帽斜韧带的粘连、瘢痕：在第 2 支针刀远端 0.5cm 处定点，刀口线与手指纵轴平行，针刀体与皮肤成 90°角，按针刀四步进针规程，从定位处刺入，一边进针刀，一边纵疏横剥硬化、钙化的中部骨间帽横韧带，然后调整刀体向掌骨方向倾斜 60°，贴骨面向指骨方向铲剥 3 刀，范围 0.5cm，以松解中部骨间帽斜韧带的粘连、瘢痕。

（6）第 6 支针刀松解桡侧骨间帽横韧带及桡侧骨间帽斜韧带的粘连、瘢痕：在第 3 支针刀远端 0.5cm 处定点，刀口线与手指纵轴平行，针刀体与皮肤成 90°角，按针刀四步进针规程，从定位处刺入，一边进针刀，一边纵疏横剥硬化、钙化的桡侧骨间帽横韧带，然后调整刀体向掌骨方向倾斜 60°，贴骨面向指骨方向铲剥 3 刀，范围 0.5cm，以松解桡侧骨间帽斜韧带的粘连、瘢痕。

（7）术毕，拔出针刀，局部压迫止血 3 分钟后，创可贴覆盖针眼。

（八）第 8 次针刀松解掌指关节掌面及侧面的软组织粘连、瘢痕及掌侧骨性强直

1. 体位　坐位，手放在手术台上，掌心向上。

2. 体表定位　在掌指关节 3 点、6 点、9 点处定位。

3. 消毒　在施术部位，用碘伏消毒 2 遍，然后铺无菌洞巾，使治疗点正对洞巾

中间。

4.麻醉 用1%利多卡因局部浸润麻醉，每个治疗点注药1ml。

5.刀具 指关节专用弧形针刀。

6.针刀操作

（1）第1支针刀松解掌指关节掌板的粘连、瘢痕及掌指关节掌侧的骨性融合（图9-53）：在掌指关节平面指掌侧正中定点，刀口线与手指纵轴平行，针刀体与皮肤成90°角，按针刀四步进针规程，从定位处刺入，刀下有韧性感时，即到达屈指肌腱，向下直刺，穿过肌腱有突破感，再进针刀，刀下有明显阻力感时，即到达掌板，然后调转刀口线90°，用骨锤敲击弧形针刀柄，使针刀弧形刃端贴掌骨头掌侧凸面进入关节间隙，从而切断骨性融合，深度0.5cm。

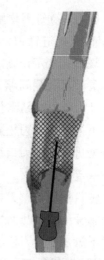

图9-53 掌指关节掌板针刀松解

（2）第2支针刀松解掌指关节尺侧侧副韧带的粘连、瘢痕及掌指关节尺侧的骨性融合（图9-54）：在掌指关节平面尺侧正中定点，刀口线与手指纵轴平行，针刀体与皮肤成90°角，按针刀四步进针规程，从定位处刺入，向下直刺到尺侧掌骨头，调转刀口线90°，沿掌骨头弧度，向关节方向铲剥3刀，范围0.5cm，然后用骨锤敲击弧形针刀柄，使针刀弧形刃端贴掌骨头侧面凸面进入关节间隙，从而切断骨性融合，深度0.5cm。

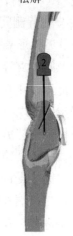

图9-54 掌指关节尺侧针刀松解

（3）第3支针刀松解掌指关节桡侧侧副韧带的粘连、瘢痕及掌指关节桡侧的骨性融合（图9-55）：在掌指关节平面桡侧正中定点，刀口线与手指纵轴平行，针刀体与皮肤成90°角，按针刀四步进针规程，从定位处刺入，向下直刺到桡侧掌骨头，调转刀口线90°，沿掌骨头弧度，向关节方向铲剥3刀，范围0.5cm，然后用骨锤敲击弧形针刀柄，使针刀弧形刃端贴掌骨头侧面凸面进入关节间隙，从而切断骨性融合，深度0.5cm。

（九）腕关节类风湿关节炎针刀术后手法治疗

1.对腕关节病变的病人，每次针刀术毕，一手握患手，一手固定腕关节近端，做被动屈伸运动5次。

2.对指关节病变的病人，每次针刀术毕，一手握

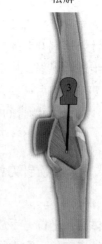

图9-55 掌指关节桡侧针刀松解

患指病变关节远端，一手握患指病变关节近端，做被动屈伸运动 3 次。

三、类风湿关节炎肘关节病变的针刀治疗

（一）第 1 次针刀松解肘关节周围浅层的粘连、瘢痕

1. 体位　仰卧位，肩关节外展、前屈 90°，肘关节屈曲 30°，前臂旋后位。

2. 体表定位　肘关节周围压痛点及硬结，先标记肱动脉走行路线。

3. 消毒　在施术部位，用碘伏消毒 2 遍，然后铺无菌洞巾，使治疗点正对洞巾中间。

4. 麻醉　用 1% 利多卡因局部浸润麻醉，每个治疗点注药 1ml。

5. 刀具　Ⅰ 型直形针刀。

6. 针刀操作（图 9-56、图 9-57）

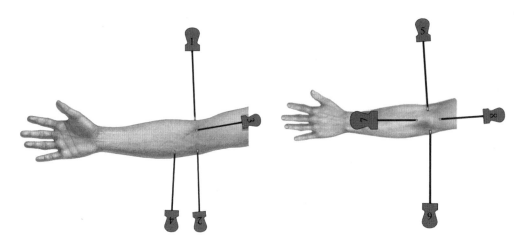

图 9-56　针刀松解肘关节前侧周围浅层的　　　图 9-57　针刀松解肘关节后侧周围浅层的
　　　　　粘连、瘢痕　　　　　　　　　　　　　　　　粘连、瘢痕

（1）第 1 支针刀松解肘关节外侧的压痛点：在肘关节外侧摸准压痛点，针刀体与皮肤垂直，刀口线与前臂纵轴平行，按照针刀四步进针规程，从定位处刺入，针刀经皮肤、皮下组织，达硬结处，纵疏横剥 3 刀，范围 0.5cm。

（2）第 2 支针刀松解肘关节内侧的压痛点：在肘关节内侧摸准压痛点，针刀体与皮肤垂直，刀口线与前臂纵轴平行，按照针刀四步进针规程，从定位处刺入，针刀经皮肤、皮下组织，达硬结处，纵疏横剥 3 刀，范围 0.5cm。

（3）第 3 支针刀松解肘关节前外侧的压痛点：在肘关节前外侧摸准压痛点，针刀体与皮肤垂直，刀口线与前臂纵轴平行，按照针刀四步进针规程，从定位处刺入，针刀经皮肤、皮下组织，达硬结处，纵疏横剥 3 刀，范围 0.5cm。

（4）第 4 支针刀松解肘关节前内侧的压痛点：在肘关节前内侧摸准压痛点，针刀体与皮肤垂直，刀口线与前臂纵轴平行，按照针刀四步进针规程，从定位处刺入，针

刀经皮肤、皮下组织，达硬结处，纵疏横剥 3 刀，范围 0.5cm。

（5）第 5 支针刀松解肘关节后外侧的压痛点：在肘关节后外侧摸准压痛点，针刀体与皮肤垂直，刀口线与前臂纵轴平行，按照针刀四步进针规程，从定位处刺入，针刀经皮肤、皮下组织，达硬结处，纵疏横剥 3 刀，范围 0.5cm。

（6）第 6 支针刀松解肘关节后内侧的压痛点：在肘关节后内侧摸准压痛点，针刀体与皮肤垂直，刀口线与前臂纵轴平行，按照针刀四步进针规程，从定位处刺入，针刀经皮肤、皮下组织，达硬结处，纵疏横剥 3 刀，范围 0.5cm。

（7）第 7 支针刀松解肘关节后上方的压痛点：在肘关节后上方摸准压痛点，针刀体与皮肤垂直，刀口线与前臂纵轴平行，按照针刀四步进针规程，从定位处刺入，针刀经皮肤、皮下组织，达硬结处，纵疏横剥 3 刀，范围 0.5cm，然后再进针刀，达肱骨后侧骨面，在骨面上纵疏横剥 3 刀，范围 0.5cm。

（8）第 8 支针刀松解尺骨鹰嘴尖部的压痛点：在鹰嘴尖部摸准压痛点，针刀体与皮肤垂直，刀口线与前臂纵轴平行，按照针刀四步进针规程，从定位处刺入，针刀经皮肤、皮下组织，达硬结处，纵疏横剥 3 刀，范围 0.5cm。

（9）术毕，拔出针刀，局部压迫止血 3 分钟后，创可贴覆盖针眼。

7. 注意事项

（1）在做肘关节前侧针刀松解前，先标记肱动脉走行位置，应尽可能从肱二头肌腱外侧进针刀，避免损伤肱动、静脉和正中神经，刀口线应与肱动脉走行方向一致，如硬结在肘关节前内侧，肱动脉的深层，应从肱动脉内侧 1cm 处进针刀，斜刺到达硬结，可避免损伤血管、神经（图 9-58）。

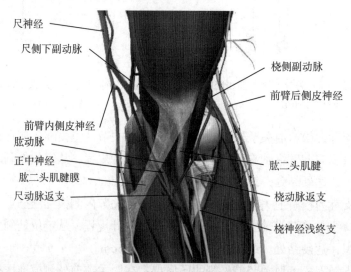

图 9-58　肘关节解剖结构图（前区）

（2）在做肘关节后内侧针刀松解时，应尽可能贴尺骨鹰嘴尖骨面进针刀，刀口线与前臂纵轴一致，避免损伤尺神经。

（二）第 2 次针刀松解肘关节侧副韧带起止点的粘连、瘢痕

1. 体位 坐位，患肢肩关节前屈、外展，置于手术台上。

2. 体表定位 肱骨外上髁（桡侧副韧带起点）、肱骨内上髁（尺侧副韧带起点）、桡骨头（桡侧副韧带止点）以及尺骨上端（尺侧副韧带止点）处。

3. 消毒 在施术部位，用碘伏消毒 2 遍，然后铺无菌洞巾，使治疗点正对洞巾中间。

4. 麻醉 用 1% 利多卡因局部浸润麻醉，每个治疗点注药 1ml。

5. 刀具 Ⅱ型直形针刀。

6. 针刀操作（图 9-59）

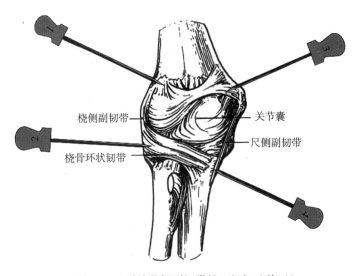

图 9-59 肘关节侧副韧带针刀松解（前面）

（1）第 1 支针刀松解桡侧副韧带起点：刀口线与前臂纵轴平行，针刀体与皮肤成 90°角，按照针刀四步进针规程，从定位处刺入，针刀经皮肤、皮下组织，达肱骨外上髁骨面的桡侧副韧带起点处，在骨面上铲剥 3 刀，范围 0.5cm。

（2）第 2 支针刀松解桡侧副韧带止点：刀口线与前臂纵轴平行，针刀体与皮肤成 90°角，按照针刀四步进针规程，从定位处刺入，针刀经皮肤、皮下组织，达桡骨小头骨面的桡侧副韧带止点处，在骨面上铲剥 3 刀，范围 0.5cm。

（3）第 3 支针刀松解尺侧副韧带起点：刀口线与前臂纵轴平行，针刀体与皮肤成 90°角，按照针刀四步进针规程，从定位处刺入，针刀经皮肤、皮下组织，达内上髁骨面的尺侧副韧带起点处，在骨面上铲剥 3 刀，范围 0.5cm。

（4）第 4 支针刀松解尺侧副韧带止点：刀口线与前臂纵轴平行，针刀体与皮肤成 90°角，按照针刀四步进针规程，从定位处刺入，针刀经皮肤、皮下组织，达尺骨滑车切迹内侧缘韧带止点处，在骨面上铲剥 3 刀，范围 0.5cm。

（5）术毕，拔出针刀，局部压迫止血 3 分钟后，创可贴覆盖针眼。

7. 注意事项

（1）对肘关节粘连、瘢痕严重的患者，可隔 5~7 日再用 I 型直形针刀松解局部的粘连和瘢痕，松解方法与第 2 次针刀松解方法相同，只是进针点的定位与上次间隔 0.5cm。不超过 3 次。

（2）对没有针刀临床诊疗经验的初学者，不能胜任类风湿关节炎的针刀操作。直形 II 型针刀体积大，刀体硬，所以使用 II 型针刀松解范围宽，疗效也好，但如果操作不当，则容易引起神经、血管的损伤。

（三）第 3 次针刀松解肘关节关节囊的粘连、瘢痕

1. 体位　坐位，患肢肩关节前屈外展，置于手术台上。

2. 体表定位　肘关节前后间隙。

3. 消毒　在施术部位，用碘伏消毒 2 遍，然后铺无菌洞巾，使治疗点正对洞巾中间。

4. 麻醉　用 1% 利多卡因局部浸润麻醉，每个治疗点注药 1ml。

5. 刀具　弧形针刀。

6. 针刀操作（图 9-60）

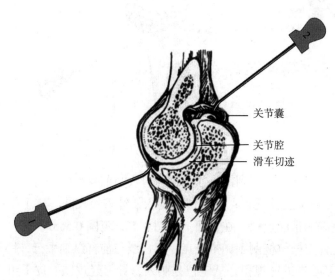

关节囊
关节腔
滑车切迹

图 9-60　肘关节关节囊针刀松解

（1）第 1 支针刀松解肘关节前方关节囊：先摸到肱动脉搏动，在动脉搏动外侧旁开 1cm 处定点，刀口线与肱动脉走行方向一致，针刀体与皮肤垂直刺入皮肤，严格按照针刀四步进针规程，从定位处刺入，针刀经皮肤、皮下组织，当针刀经肌间隙有落空感时，即到达挛缩的肘关节前方关节囊，调转刀口线 90°，弧度向下，用提插刀法切割关节囊 3 刀，深度 0.5cm。

（2）第 2 支针刀松解肘关节后方关节囊：从尺骨鹰嘴尖进针刀，刀口线与前臂纵轴平行，按照针刀四步进针规程，贴尺骨鹰嘴尖刺入，经皮肤、皮下组织，当有落空

感时，即到达挛缩的肘关节后方关节囊，调转刀口线90°，弧度向上，用提插刀法切割关节囊3刀，深度0.5cm。

（3）术毕，拔出针刀，局部压迫止血3分钟后，创可贴覆盖针眼。

7. 注意事项

（1）对肘关节粘连、瘢痕严重的患者，可隔5~7日再用Ⅰ型针刀松解局部的粘连和瘢痕，松解方法与第3次针刀松解方法相同，只是进针点的定位与上次间隔0.5cm。不超过3次。

（2）对没有针刀临床诊疗经验的初学者，不能胜任类风湿关节炎的针刀操作。Ⅱ型针刀体积大，刀体硬，所以使用Ⅱ型针刀松解范围宽，疗效也好，但如果操作不当，则容易引起神经、血管的损伤。

（四）肘关节类风湿关节炎针刀术后手法治疗

患者取坐位，一助手握上臂，术者一手握前臂上段，一手掌顶在肘关节后侧，做肘关节伸屈活动数次，在屈曲肘关节到达最大限度时，再做一次针刀手法学的弹拨手法，术后用石膏将肘关节固定在手法搬动后的屈曲最大位置6小时，然后松开石膏，做主动肘关节屈伸功能锻炼。每次针刀术后，手法操作相同。

四、类风湿关节炎肩关节病变的针刀治疗

（一）第1次针刀松解肩关节前外侧软组织的粘连、瘢痕

1. 体位　端坐位。

2. 体表定位　肩关节（图9-61）。

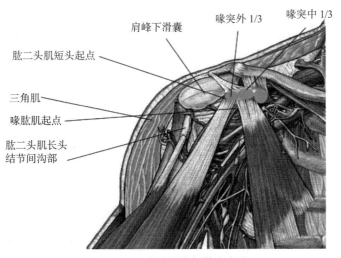

图9-61　肩关节前侧体表定位

3. 消毒　在施术部位，用碘伏消毒2遍，然后铺无菌洞巾，使治疗点正对洞巾

中间。

4. 麻醉　用 1% 利多卡因局部浸润麻醉，每个治疗点注药 1ml。

5. 刀具　Ⅰ型直形针刀。

6. 针刀操作（图 9-62）

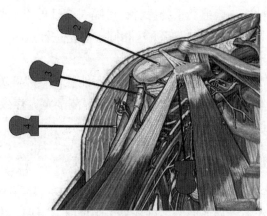

图 9-62　肩关节前外侧软组织针刀松解

（1）第 1 支针刀松解肱二头肌短头的起点——喙突顶点的外 1/3 处：针刀体与皮肤垂直，刀口线与肱骨长轴一致，按针刀四步进针规程进针刀，直达喙突顶点外 1/3 骨面，纵疏横剥 3 刀，范围 0.5cm。

（2）第 2 支针刀松解肩峰下滑囊：在肩关节外侧肿胀压痛点定位，刀口线与上肢纵轴方向一致，按针刀四步进针规程进针刀，经皮肤、皮下组织、三角肌，刀下有阻力感时，即到达囊肿壁，穿破囊壁，阻力感消失，缓慢深入针刀，当刀下有粗糙感时，即到达囊肿的基底部生发层，在此处，纵疏横剥 3 刀，范围 0.5cm，以破坏囊肿部生发层的分泌细胞，然后稍提针刀分别向囊肿的上下前后刺破囊壁后出针刀。

（3）第 3 支针刀松解肱二头肌长头在结节间沟处的粘连：针刀体与皮肤垂直，刀口线与肱骨长轴方向一致，按四步进针规程进针刀，直达肱骨结节间沟前面的骨面，先用提插刀法提插松解 3 刀，切开肱横韧带，然后顺结节间沟前壁，向后做弧形铲剥 3 刀。

（4）第 4 支针刀松解三角肌止点：针刀体与皮肤垂直，刀口线与肱骨长轴方向一致，按四步进针规程进针刀，经皮肤、皮下组织、筋膜，直达肱骨面三角肌的止点，纵疏横剥 3 刀，范围 0.5cm，刀下有紧涩感时，调转刀口线 90°，铲剥 3 刀，范围 0.5cm。

（5）术毕，拔出针刀，局部压迫止血 3 分钟后，创可贴覆盖针眼。

（二）第 2 次针刀松解肩关节囊

1. 体位　端坐位。

2. 体表定位　肩关节。

3. 消毒　在施术部位，用碘伏消毒 2 遍，然后铺无菌洞巾，使治疗点正对洞巾

中间。

4. 麻醉　用 1% 利多卡因局部浸润麻醉，每个治疗点注药 1ml。

5. 刀具　Ⅰ型 4 号直形针刀。

6. 针刀操作（图 9-63）

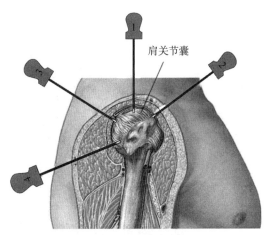

图 9-63　肩关节囊针刀松解

（1）第 1 支针刀松解肩关节上侧关节囊：在肩峰顶点下 1cm 处定点，针刀体与皮肤垂直，刀口线与肱骨长轴方向一致，按照四步进针规程进针刀，经皮肤、皮下组织、筋膜，穿过三角肌，刀下有韧性感时，即到达关节囊，在此用提插刀法切割 3 刀（每刀均需有落空感，方到达关节腔）。

（2）第 2 支针刀松解肩关节前侧关节囊：在第 1 支针刀前 2cm 处定点，针刀体与皮肤垂直，刀口线与肱骨长轴方向一致，按照四步进针规程进针刀，经皮肤、皮下组织、筋膜，穿过三角肌，刀下有韧性感时，即到达关节囊，在此用提插刀法切割 3 刀（每刀均需有落空感，方到达关节腔）。

（3）第 3 支针刀松解肩关节后上侧关节囊：在第 2 支针刀后 2cm 处定点，针刀体与皮肤垂直，刀口线与肱骨长轴方向一致，按照四步进针规程进针刀，经皮肤、皮下组织、筋膜，穿过三角肌，刀下有韧性感时，即到达关节囊，在此用提插刀法切割 3 刀（每刀均需有落空感，方到达关节腔）。

（4）第 4 支针刀松解肩关节后下侧关节囊：在第 3 支针刀后 2cm 处定点，针刀体与皮肤垂直，刀口线与肱骨长轴方向一致，按照四步进针规程进针刀，经皮肤、皮下组织、筋膜，穿过三角肌，刀下有韧性感时，即到达肩关节后下侧关节囊，在此用提插刀法切割 3 刀（每刀均需有落空感，方到达关节腔）。

（5）术毕，拔出针刀，局部压迫止血 3 分钟后，创可贴覆盖针眼。

（三）第 3 次针刀松解部分肩袖的止点

1. 体位　端坐位。

2. 体表定位　肩关节。

3. 消毒　在施术部位，用碘伏消毒2遍，然后铺无菌洞巾，使治疗点正对洞巾中间。

4. 麻醉　用1%利多卡因局部浸润麻醉，每个治疗点注药1ml。

5. 刀具　Ⅰ型4号直形针刀。

6. 针刀操作（图9-64）

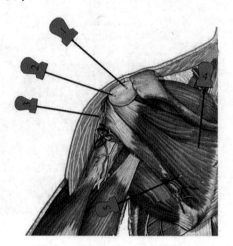

图9-64　肩袖止点针刀松解

（1）第1支针刀松解冈上肌止点：在冈上肌止点寻找压痛点定位，刀口线与冈上肌肌纤维走行方向一致，针刀体与皮肤成90°角，按照四步进针规程进针刀，经皮肤、皮下组织，达肱骨大结节上端骨面，纵疏横剥3刀，范围0.5cm。

（2）第2支针刀松解冈下肌止点：刀口线与冈下肌肌纤维走行方向一致，针刀体与皮肤成90°角，按照四步进针规程进针刀，直达肱骨大结节后面骨面，纵疏横剥3刀，范围0.5cm。

（3）第3支针刀松解小圆肌止点——肱骨大结节后下方：针刀体与皮肤垂直，刀口线与肱骨长轴方向一致，按照四步进针规程进针刀，直达肱骨大结节后下方的小圆肌止点，用提插刀法提插松解3刀，范围0.5cm。

（4）第4支针刀松解冈下肌上部起点：在肩胛冈内1/3垂直向下2cm处定点，针刀体与皮肤垂直，刀口线与冈下肌肌纤维走行方向一致，按照四步进针规程进针刀，经皮肤、皮下组织，直达肩胛下窝骨面，纵疏横剥3刀，范围0.5cm。

（5）第5支针刀松解冈下肌下部起点：在第4支针刀下方2cm处定点，针刀体与皮肤垂直，刀口线与冈下肌肌纤维走行方向一致，按照四步进针规程进针刀，经皮肤、皮下组织，直达肩胛下窝骨面，纵疏横剥3刀，范围0.5cm。

（6）术毕，拔出针刀，局部压迫止血3分钟后，创可贴覆盖针眼。

（四）第4次针刀松解肩关节顽固性压痛点及条状硬结

1. 体位　端坐位。

2. 体表定位　肩关节外侧压痛点。

3. 消毒　在施术部位，用碘伏消毒 2 遍，然后铺无菌洞巾，使治疗点正对洞巾中间。

4. 麻醉　用 1% 利多卡因局部浸润麻醉，每个治疗点注药 1ml。

5. 刀具　Ⅰ型直形针刀。

6. 针刀操作（图 9-65）

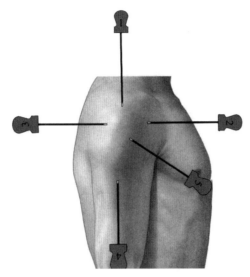

图 9-65　肩关节顽固性压痛点针刀松解

（1）第 1 支针刀松解肩峰部的压痛点：在肩峰压痛点处定位，刀口线与上肢纵轴方向一致，针刀体与皮肤成 90° 角，按照四步进针规程进针刀，经皮肤、皮下组织，达硬结或者条索状物，纵疏横剥 3 刀，范围 0.5cm。

（2）第 2 支针刀松解肩关节外侧的压痛点：在肩关节前外侧压痛点处定位，刀口线与上肢纵轴方向一致，针刀体与皮肤成 90° 角，按照四步进针规程进针刀，经皮肤、皮下组织，达硬结或者条索状物，纵疏横剥 3 刀，范围 0.5cm。

（3）第 3 支针刀松解肩关节后外侧的压痛点：在肩关节后外侧压痛点处定位，刀口线与上肢纵轴方向一致，针刀体与皮肤成 90° 角，按照四步进针规程进针刀，经皮肤、皮下组织，达硬结或者条索状物，纵疏横剥 3 刀，范围 0.5cm。

（4）第 4 支针刀松解三角肌止点压痛点：在三角肌止点压痛点处定位，刀口线与上肢纵轴方向一致，针刀体与皮肤成 90° 角，按照四步进针规程进针刀，经皮肤、皮下组织，达硬结或者条索状物，纵疏横剥 3 刀，范围 0.5cm。

（5）第 5 支针刀松解三角肌肌腹部的压痛点：在三角肌肌腹部压痛点处定位，刀口线与上肢纵轴方向一致，针刀体与皮肤成 90° 角，按照四步进针规程进针刀，经皮肤、皮下组织，达硬结或者条索状物，纵疏横剥 3 刀，范围 0.5cm。

（6）术毕，拔出针刀，局部压迫止血 3 分钟后，创可贴覆盖针眼。

7. 注意事项　在做肩关节前外侧的针刀松解时，应特别注意刀口线方向，防止头静脉损伤。头静脉起于手背静脉网的桡侧，沿前臂桡侧，上行至肘窝，在肱二头肌外侧沟内继续上行，经过三角肌胸大肌间沟，再穿过锁胸筋膜汇入腋静脉或者锁骨下静脉。在做肱骨小结节处肩胛下肌止点松解时，表面是头静脉的走行路线。预防头静脉损伤的方法是先摸清楚三角肌胸大肌间沟，在旁开 0.5cm 处，严格按照四步进针规程进针刀，即可避免损伤头静脉。

（五）肩关节类风湿关节炎针刀术后手法治疗

在以针刀松解肩部关节囊及周围软组织后，医生握住患肢前臂及肘关节，由助手将其右手伸入患侧腋下固定，两人配合做对抗牵引及摆动肩关节，然后使肩关节尽量外展，使关节囊彻底松开，降低关节内张力，使关节恢复活动功能。但如肩关节已经强直，手法不宜过猛，应随针刀治疗多次进行手法治疗，才能使关节功能恢复。

五、类风湿关节炎膝关节病变的针刀治疗

1. 体位 仰卧位，屈膝 90°。

2. 体表定位 膝关节关节囊。

3. 消毒 在施术部位，用碘伏消毒 2 遍，然后铺无菌洞巾，使治疗点正对洞巾中间。

4. 麻醉 用 1% 利多卡因局部浸润麻醉，每个治疗点注药 1ml。

5. 刀具 Ⅰ型 3 号、4 号直形针刀。

6. 针刀操作（图 9-66、图 6-67）

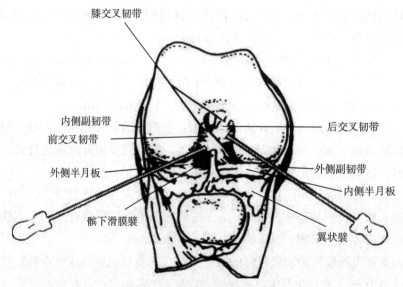

图 9-66　膝关节前侧关节囊针刀松解

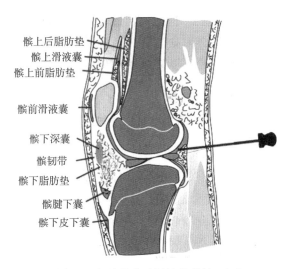

图 9-67　膝关节后侧关节囊针刀松解

（1）第 1 支针刀松解膝关节前内侧关节囊：在内膝眼处进针刀，刀口线与小腿纵轴平行，针刀体与皮肤呈 90°，针刀经皮肤、皮下组织，有韧性感时，即到达髌内侧支持带，突破支持带时有落空感，再向内进针刀，刀下有阻力感时，即到达膝关节前侧滑膜及关节囊，用提插刀法切割 3 刀，切至有落空感，不到骨面，范围不超过 0.5cm。

（2）第 2 支针刀松解膝关节前外侧关节囊：从外膝眼处进针刀，松解方法参照第 1 支针刀松解方法。

（3）第 3 支针刀松解膝关节后侧关节囊：先在腘窝处摸清楚腘动脉搏动，从动脉搏动处向内或者外旁开 2cm 处进针刀，刀口线与腘动脉走行方向一致，针刀体与皮肤呈 90°，按照四步进针刀规程进针刀，针刀经皮肤、皮下组织，有韧性感时，即到达膝关节后侧关节囊，用提插刀法切割 3 刀，切至有落空感，不到骨面，范围不超过 0.5cm。

（4）对中晚期或慢性期患者，特别是已发生关节强直者，需要做以下针刀治疗：

1）分别在沿髌骨左右两侧缘中点处垂直进针刀，穿过皮肤后，进行切开剥离，然后倾斜针刀体，将筋膜和侧副韧带剥离。

2）在髌骨上缘正中位置选 1 点，垂直进针刀，达骨面后将针刀体倾斜，与股骨干呈 50° 进行切开剥离，将髌骨上缘下面的粘连处全部松开，然后将针刀向相反方向倾斜，和髌骨面呈 40°，刺入髌上囊下面，进行广泛的通透剥离。

3）针刀体与髌韧带垂直刺入达髌韧带下面，倾斜针刀体，与髌韧带平面约呈 15°，将髌韧带和髌下脂肪垫疏剥开。然后将针刀体向相反方向倾斜，将另一侧髌韧带和脂肪垫疏剥开。之后在髌骨下 1/3 处的两侧边缘各取 1 点，垂直进针刀达骨面，将针刀体向髌骨外倾斜，松解翼状皱襞。

4）术毕，拔出针刀，局部压迫止血 3 分钟后，创可贴覆盖针眼。

7. 注意事项　做膝关节后侧关节囊松解时，必须熟悉解剖结构，清楚腘动、静脉及神经的走行方向，否则易引起重要神经、血管损伤，导致严重后果。

8.针刀术后手法治疗 在以针刀松解膝关节囊及周围软组织后，以手法弹压下肢，使关节囊及肌肉、韧带彻底松开，降低关节内张力，必要时绷带屈曲固定关节3~5小时，使关节恢复活动功能。

六、类风湿关节炎踝足关节病变的针刀治疗

1.体位 仰卧位。

2.体表定位 踝关节囊，跖跗关节关节囊，跖趾关节关节囊。

3.消毒 在施术部位，用碘伏消毒2遍，然后铺无菌洞巾，使治疗点正对洞巾中间。

4.麻醉 用1%利多卡因局部浸润麻醉，每个治疗点注药1ml。

5.刀具 Ⅰ型4号直形针刀。

6.针刀操作

（1）踝关节内侧关节囊松解（图9-68）

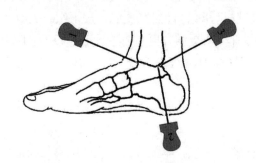

图9-68 踝关节内侧关节囊松解

1）第1支针刀松解踝关节前内侧关节囊：在踝关节前内侧进针刀，刀口线与小腿纵轴平行，针刀体与皮肤成90°角，针刀经皮肤、皮下组织，刀下有阻力感时，即到达踝关节前内侧滑膜及关节囊，用提插刀法切至3刀，切至有落空感，不到骨面，范围不超过0.5cm。

2）第2支针刀松解踝关节内侧关节囊：在内踝尖进针刀，刀口线与小腿纵轴平行，针刀体与皮肤成90°角，针刀经皮肤、皮下组织，刀下有韧性感时，为三角韧带起点，继续进针刀，刀下有阻力感时，即到达踝关节内侧滑膜及关节囊，用提插刀法切割3刀，切至有落空感，不到骨面，范围不超过0.5cm。

3）第3支针刀松解踝关节内后侧关节囊：在内踝尖内后侧进针刀，刀口线与小腿纵轴平行，针刀体与皮肤成90°角，针刀经皮肤、皮下组织，刀下有韧性感时，为三角韧带起点，继续进针刀，刀下有阻力感时，即到达踝关节内后侧滑膜及关节囊，用提插刀法切割3刀，切至有落空感，不到骨面，范围不超过0.5cm。

4）术毕，拔出针刀，局部压迫止血3分钟后，创可贴覆盖针眼。

（2）踝关节外侧关节囊松解（图9-69）

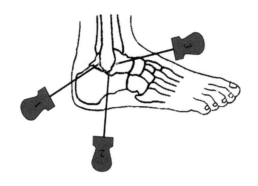

图 9-69　踝关节外侧关节囊松解

1）第 1 支针刀松解踝关节外后侧关节囊：在外踝尖后上 1cm 处进针刀，刀口线与小腿纵轴平行，针刀体与皮肤成 90°角，针刀贴腓骨后缘，经皮肤、皮下组织，刀下有韧性感时，为腓跟韧带起点，继续进针刀，刀下有阻力感时，即到达踝关节外后侧滑膜及关节囊，用提插刀法切割 3 刀，切至有落空感，不到骨面，范围不超过 0.5cm。

2）第 2 支针刀松解踝关节外侧关节囊：在外踝尖进针刀，刀口线与小腿纵轴平行，针刀体与皮肤成 90°角，针刀贴腓骨尖骨面，经皮肤、皮下组织，刀下有韧性感时，为距腓后韧带起点，继续进针刀，刀下有阻力感时，即到达踝关节外侧滑膜及关节囊，用提插刀法切割 3 刀，切至有落空感，不到骨面，范围不超过 0.5cm。

3）第 3 支针刀松解踝关节前外侧关节囊：在外踝尖前上 1cm 处进针刀，刀口线与小腿纵轴平行，针刀体与皮肤成 90°角，针刀贴腓骨前缘，经皮肤、皮下组织，刀下有韧性感时，为距腓前韧带起点，继续进针刀，刀下有阻力感时，即到达踝关节前外侧滑膜及关节囊，用提插刀法切割 3 刀，切至有落空感，不到骨面，范围不超过 0.5cm。

4）术毕，拔出针刀，局部压迫止血 3 分钟后，创可贴覆盖针眼。

（3）跖趾关节或（和）趾间关节松解（图 9-70）

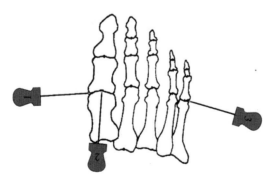

图 9-70　跖趾关节或（和）趾间关节松解

1）第 1 支针刀松解跖趾关节或（和）趾间关节内侧关节囊：从跖趾关节或（和）趾间关节内侧间隙进针刀，刀口线与趾骨方向一致，针刀体与皮肤成 90°角，针刀经皮肤、皮下组织，刀下有阻力感时，即到达跖趾关节或（和）趾间关节关节囊，用提插刀法切割 3 刀，切至有落空感，不到骨面，范围不超过 0.5cm。

2）第2支针刀松解跖趾关节或（和）趾间关节背侧关节囊：从跖趾关节或（和）趾间背侧关节间隙进针刀，刀口线与趾骨方向一致，针刀体与皮肤成90°角，针刀经皮肤、皮下组织，刀下有阻力感时，即到达跖趾关节或（和）趾间关节背侧关节囊，用提插刀法切割3刀，切至有落空感，不到骨面，范围不超过0.5cm。

3）第3支针刀松解跖趾关节或（和）趾间关节外侧关节囊　从跖趾关节或（和）趾间外侧关节间隙进针刀，刀口线与趾骨方向一致，针刀体与皮肤呈90°角，针刀经皮肤、皮下组织，刀下有阻力感即到达跖趾关节或（和）趾间关节外侧关节囊，提插刀法切割3刀，切到有落空感，不到骨面，范围不超过0.5cm。

4）术毕，拔出针刀，局部压迫止血3分钟后，创可贴覆盖针眼。

（4）针对中晚期或慢性期患者，特别是已经发生关节强直者，应采用以下针刀疗法：

1）踝关节：第1支针刀于足背侧横纹的正中处刺入，使刀口线与下肢神经、血管走行方向平行，然后调转刀口线，使之与关节间隙平行，切开关节囊，到达骨面后滑动寻找关节间隙刺入，然后将刀口左右摆动，切开粘连后出针。第2支针刀于内踝下缘刺入，刀口线与肌肉走行方向一致，然后调转刀口线，使之与关节间隙平行，切开关节囊，达骨面后向足底方向倾斜针刀体并旋转刀口线90°，向上外方刺入关节腔，摆动后出针。第3支针刀从外踝下缘刺入，方法同上。经多个角度的剥离，充分将关节囊等粘连处分离开。

2）悬钟穴：从外踝高点上3寸、腓骨前缘、伸趾长肌与腓骨短肌的分歧处进针刀，按针刀的常规操作进行纵向剥离，此处有胫前动脉的分支，并分布着腓浅神经、腓深神经。

3）足趾部：从受累关节的掌侧趾横纹正中处进针刀，刀口线与关节纵轴平行刺入，再旋转刀口线90°，使刀口线与关节间隙平行，切开关节囊，刺入一定深度后沿关节间隙摆动刀口，以充分松解粘连的关节间隙，然后出针。在同一关节的背侧相对应的位置将针刀刺入，方法同上。

4）术毕，拔出针刀，局部压迫止血3分钟后，创可贴覆盖针眼。

7. 注意事项　熟悉局部精细解剖及重要血管、神经走向，尤其是在做踝关节前外侧针刀松解时，应避开足背动脉，做跖趾关节或（和）趾间关节内外侧松解时，从正侧面进针刀，避开趾足底固有动脉。

8. 针刀术后手法治疗　在以针刀松解足和踝关节囊及周围软组织后，以手法旋转足部和踝关节，使关节囊彻底松开，降低关节内张力，使关节恢复活动功能。

【现代研究】

1. 康复护理配合针刀疗法对类风湿关节炎腕关节功能的影响　将60例患者随机分为治疗组和对照组，各30例，2组在应用免疫抑制剂的基础上，治疗组行针刀治疗并配合康复护理，对照组则为针刀治疗配合内科常规护理，治疗3个月后发现2组患者治疗后腕关节背伸度、掌曲度、双手握力增加，局部压痛点数减少，患者疼痛评分（VAS）、类风湿因子、血沉及 C- 反应蛋白降低；其中腕关节背伸度、掌曲度、双手握力、局部压痛点数、患者疼痛评分，治疗组优于对照组。其具体方法为：2 组患者均在甲氨蝶呤、来氟米特治疗的基础上加用针刀治疗。针刀治疗选取局部痛点为治疗点，重点部位为桡腕关节，腕掌关节，腕尺、桡侧副韧带，桡侧腕长、短伸肌，拇长展肌等。采用退出式局部浸润麻醉法，按针刀四步进针规程，进行疏通和剥离。7 天治疗 1 次。治疗组在以上治疗的基础上配合康复护理，包括点按法、揉法、牵拉法、弹拨法、滚法及小夹板固定等。对照组在以上治疗的基础上只采用内科常规护理。〔李海玲，王智明，曹萍，等 . 康复护理配合针刀疗法对类风湿性关节炎腕关节功能的影响［J］. 西部中医药，2015，28（10）：127–129.〕

2. 运用针刀松解术治疗类风湿关节炎引起的膝关节病变　将 84 例类风湿关节炎膝关节病变患者随机分为治疗组和对照组，每组 42 例。治疗方法：对照组患者采用药物治疗，口服 Cox-2 抑制剂塞来昔布胶囊 400 毫克每天，治疗周期为 2 周；并口服甲氨蝶呤片 10 毫克，每周 1 次。治疗组在对照组常规药物的治疗基础上，采用针刀松解术进行治疗，以髌内外支持带、膝内外侧副韧带、关节囊压痛处作为进针位置，消毒后，用利多卡因进行局部麻醉，用汉章 4 号针刀从治疗点进针至软组织和骨面病变位置，行 3 次横行剥离，再行 3 次纵行切割提插。出针后在针眼处加压，并用创可贴在刀口处覆盖，每周 1 次，4 周为 1 个疗程。比较二者的临床效果，最终治疗组总有效率为 92.9%，对照组总有效率为 61.9%。〔杨杰 . 针刀松解术治疗类风湿关节炎引起膝关节病变疗效观察［J］. 临床合理用药杂志，2017，10（4）：141–142.〕

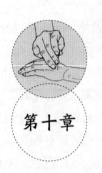

第十章

关节强直

第一节 肘关节强直

【概述】

肘关节强直在临床上较为多见，多为纤维性强直，严重影响关节功能，针刀治疗效果好，无后遗症和并发症。

【针刀应用解剖】

一、表面解剖

（一）肘关节前的 3 个肌性隆起

上正中隆起、下外侧隆起和下内侧隆起，3 个隆起围成一个三角形凹陷，即肘窝。

（二）肘后区的 3 个骨性隆起（图 10-1）

即肱骨内上髁、外上髁及尺骨的鹰嘴突，为肘后区 3 个明显突出的骨性结构。三者的关系会随着肘关节的屈曲或伸直等运动变化而改变。

在正常情况下，当肘关节处于伸直位时，这 3 个隆起位于同一条直线上；而当肘关节屈曲至 90°时，这 3 个隆突则构成尖朝下的等腰三角形，该三角称为肘后三角。在肱骨内上髁与尺骨鹰嘴之间的皮下可触及尺神经，在肱骨外上髁与尺骨鹰嘴之间的皮下可触及肘后肌。

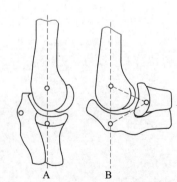

图 10-1　肘后区的 3 个骨性隆起
A：伸肘位；B：屈肘位

（三）肘后窝

当肘关节处于伸直位时，尺骨鹰嘴、桡骨头及肱骨小头之间可形成一个小的凹陷样结构，称肘后窝。

（四）肘外侧三角

肘关节屈曲90°时，由桡侧进行观察，可见肱骨外上髁、桡骨头及尺骨鹰嘴突3个骨性突起，形成一等腰三角形，称为肘外侧三角（图10-2）。

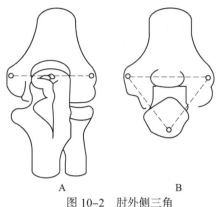

图 10-2　肘外侧三角
A：伸肘位；B：屈肘位

二、肘部骨骼

（一）肱骨（图10-3）

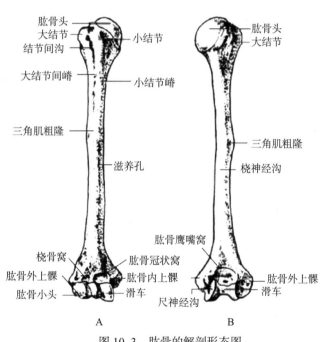

图 10-3　肱骨的解剖形态图
A：前区；B：后区

肱骨位于臂部，分为一体和两端。其上端在肩部疾病中有详细的描述，在此不再赘述。肱骨下端前后略显扁平而稍向前倾，并略带卷曲。其向内外侧突出，形成肱骨髁部。

1. 肱骨内上髁　位于肱骨下端的内侧，其形态大而显著，髁部的前下面粗糙，为旋前圆肌、桡侧腕屈肌、掌长肌、指浅屈肌、尺侧腕屈肌及尺侧副韧带的附着部。其后面光滑，但在后下方有一从后向前走行的骨性沟槽，称为尺神经沟。

2. 肱骨外上髁　位于肱骨下端的外侧，髁的后部稍凸起。在外上髁的外侧面有一压迹，为前臂浅层伸肌如桡侧腕长伸肌、桡侧腕短伸肌、指总伸肌、小指固有伸肌、尺侧腕伸肌等肌肉的附着处。此外，肱桡肌与旋后肌也起于肱骨外上髁部。

3. 肱骨滑车　在肱骨内、外上髁之间，有一形如滑车样的结构，称为肱骨滑车，其形态呈线轴样，主要与尺骨近端的半月切迹构成关节（即肱尺关节）。

4. 肱骨小头　该结构位于肱骨下端的前外侧，为半球形的突起，在肱骨滑车的外侧部与之相接，与桡骨小头的凹陷相关节（即肱桡关节）。肱骨小头上方有一浅窝，称为桡骨窝，当肘全屈时，桡骨小头的前缘恰与此窝相接。

（二）桡骨（图 10-4）

桡骨位于前臂外侧部，分为一体两端。桡骨体呈三棱柱形，上端细小，下端粗大。上端有稍为膨大的桡骨头，头上面有关节凹陷与肱骨小头相关节（即肱桡关节）；在头的周围有环状关节面与尺骨桡切迹相关节（即尺桡近侧关节）；小头部稍膨大，其关节面以下较细的部分为桡骨颈，桡骨颈、体相连处的后内侧有一卵圆形隆突，称为桡骨粗隆，系肱二头肌肌腱的止点。

（三）尺骨（图 10-4）

尺骨位于前臂的内侧部，分为一体两端。尺骨体呈三棱柱形，上端较为粗大，前面有一大的凹陷性的关节面，称为半月切迹（或称为滑车切迹），与肱骨滑车相关节（即肱尺关节）。在切迹的后上方与前下方各有一突起，分别称为鹰嘴和冠状突，冠状突外侧面的关节面为桡切迹，与桡骨头的环状关节面相关节（即尺桡近侧关节），冠状突前下方的粗糙隆起称为尺骨粗隆。

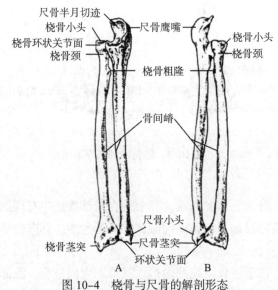

图 10-4　桡骨与尺骨的解剖形态
A：前区；B：后区

三、肘部韧带（图 10-5）

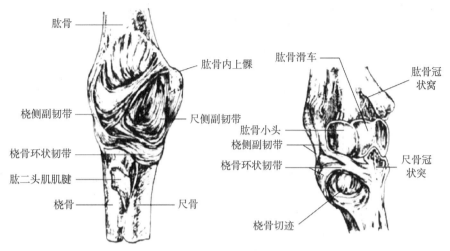

图 10-5　肘部的韧带装置

1. 尺侧副韧带　尺侧副韧带，又称内侧副韧带，呈三角形。该韧带相当肥厚，以肱骨内上髁的前面和下面为起点，呈放射状向下分为前、后及横三束：前束，呈条索状，起自内上髁的前下方，止于尺骨冠状突的尺侧缘；后束，呈扇形，起自肱骨内上髁下方略偏后，向前方止于半月切迹中后部及鹰嘴的内侧面；横束（亦称横韧带），起自尺骨粗隆后方与半月切迹，止于鹰嘴突与半月切迹后部（即冠状突和鹰嘴突之间）。

2. 桡侧副韧带　桡侧副韧带，又称外侧副韧带，起于外上髁的粗糙面，呈扇形分为三束，它并不抵止于桡骨，而是围绕桡骨头的前、外、后三面，该韧带连接着肱骨外上髁的下部与环状韧带之间，止于尺骨的旋后肌嵴。

3. 桡骨环状韧带　桡骨环状韧带为环绕桡骨小头的强韧的纤维带，起自尺骨的桡骨切迹前缘，止于尺骨桡骨切迹后缘，由于环状韧带对桡骨小头的包绕，该处形成一上口大、下口小的杯盏形结构，此种结构对桡骨小头起到了有效的固定作用，可防止其滑脱。

4. 方形韧带　方形韧带起于尺骨上端的桡切迹下缘，止于桡骨颈。其被覆在关节下端的滑膜层表面，薄而松弛，其两侧缘由环状韧带的上缘纤维所加强。该韧带连接在桡骨颈与尺骨桡切迹的下缘之间，具有支撑滑膜的作用。

5. 肱二头肌腱膜　肘前浅层有肱二头肌的下止腱，该肌腱向肘内侧呈扇形扩展，而固定于肘内侧的骨膜上，从而形成了一坚韧的肌膜层，即肱二头肌腱膜。

四、肘部滑囊

（一）肘关节囊（图 10-6）

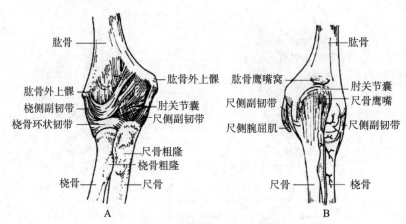

图 10-6　肘部关节囊及邻近结构
A：前区；B：后区

　　有时可称为肘关节滑膜囊。肘关节由肱尺、肱桡及桡尺关节 3 个关节联合构成，由一个共同的肘关节囊所包被，故该关节常被视为一个关节。

　　肘关节囊的前壁，上方起自肱骨内上髁的前面、桡骨窝及鹰嘴窝的上方，向下止于尺骨冠状突的前面及桡骨环状韧带，并向两侧逐渐移行于桡、尺侧副韧带；肘关节囊的后壁，上起自肱骨小头的后面、肱骨滑车的外侧缘、鹰嘴窝及内上髁的后面，向下止于鹰嘴的上缘和外侧缘、桡骨头环状韧带及尺、桡骨切迹的后面。正常肘关节内的滑液约为 3~4ml。

（二）肘部滑膜囊（图 10-7）

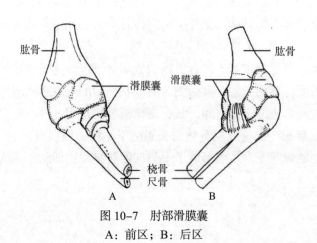

图 10-7　肘部滑膜囊
A：前区；B：后区

在肘关节囊的内层，滑膜遍布于关节囊纤维层内面、鹰嘴窝、冠状窝及桡骨颈等处，但并不完全占满，凡面向关节而不覆以软骨的骨才有滑膜覆盖，如在冠状窝内与鹰嘴窝内的非软骨的部分，其均有滑膜及脂肪组织覆盖；另在桡骨头与肱骨小头的非软骨的部分同样如此。在关节腔内，可见滑膜皱襞，其分别位于肱桡部、肱尺部、鹰嘴窝及冠状窝等处。在肘关节腔的外侧，滑膜层向下方有囊状膨出，达桡骨环状韧带的下方并包绕桡骨颈。

关节有了滑膜的存在，便可维持关节内压力的平衡，并有缓冲与散热的作用；另外，在桡骨头处的滑膜的一部分向下延续至环状韧带以下，形成袋状隐窝，此结构对桡骨头的旋转运动有协助的作用。

（三）肘关节滑囊

肘关节的滑囊比其他大关节简单，滑囊有两个，一个为尺骨鹰嘴滑囊，另一个为肱二头肌滑囊。

五、肘部肌肉

1. 肱二头肌 位于臂部前方，该肌的起点分为两头：一头起自肩胛骨的盂上粗隆，称为肱二头肌长头；另一头起自肩胛骨的喙突，称为肱二头肌短头。两条肌束的肌纤维向下方移行，并于肱骨前方的上段处融合为一整块肌肉，继续向下移行为粗大的肌腱，最终抵止于桡骨粗隆。

2. 肱肌 位于肱二头肌的深面。该肌起自肱骨前面的下半段骨面，止于尺骨粗隆。

3. 拇长展肌 该肌于肘肌及旋后肌止点处的下方起自尺骨和桡骨中部的背面及邻近的骨间膜，该肌肌纤维行经尺侧腕伸肌、指总伸肌的深面，在拇短伸肌上方，向下外方移行为长肌腱，与桡侧腕短伸肌腱及桡侧腕长伸肌腱斜行交叉，并行于上述两块肌肉的深面，最后经腕背韧带深处行至手部，止于第一掌骨底的外侧。

4. 肱桡肌 起自肱骨外上髁上方和外侧肌间隔。于此肌内侧，自上而下分别为肱肌、旋前圆肌和桡侧腕屈肌，其深层为桡侧腕长伸肌。肱桡肌肌腹向下移行为肌腱，肌腱末端的外侧部分被拇长展肌与拇短伸肌腱所掩盖，止于桡骨茎突的基部。

5. 旋后肌 起自肱骨外上髁及指总伸肌腱，与尺侧腕伸肌起点愈着，并且该肌肌腱还与桡骨环状韧带及尺骨旋后肌肌嵴相连。该肌肌纤维斜向下外方移行，绕桡骨上端，止于桡骨上 1/3 段的前缘。旋后肌自前而后被肱桡肌、桡侧腕长伸肌、桡侧腕短伸肌、指总伸肌、尺侧腕伸肌及尺侧腕屈肌所遮盖。

6. 桡侧腕长伸肌 起自肱骨外上髁、外侧髁及臂外侧肌间隔。该肌肌纤维向下移行为长腱，于拇长展肌腱，拇长、短伸肌腱的深面与上述肌腱斜行交叉，并经腕背韧带的深面行至手背，止于第二掌骨底的背侧。

7. 桡侧腕短伸肌 起于肱骨外上髁和前臂骨间膜，该肌肌束向下移行为长而扁的肌腱，于桡侧腕长伸肌背面的内侧，止于第三掌骨底的背侧。

8. 指总伸肌　起于肱骨外上髁及前臂筋膜，该肌肌纤维向下移行，并分裂为四条长肌腱，于腕背韧带的上方与食指固有伸肌腱共同通过腕背韧带深面的骨性纤维管行至手背，分别抵止于第2~5指末节指骨底的背面。

9. 小指固有伸肌　起自肱骨外上髁的指总伸肌腱上（实际上，该肌仅仅是指总伸肌腱的一部分）。该肌在指总伸肌腱的内侧，于腕背韧带深面穿过，止于小指中节及末节指骨底的背面。

10. 尺侧腕伸肌　起自肱骨外上髁、前臂筋膜及尺骨的后缘，该肌肌纤维向下移行为长肌腱，行经尺骨的后面及前臂背面最内侧的皮下，最后穿经腕背韧带的深面，止于第五掌骨底的背侧。

11. 拇长屈肌　起自桡骨前中部的指浅屈肌的起点与旋前方肌的止点之间及邻近的骨间膜，有时还可有一束肌肉起自肱骨内上髁和尺骨。该肌肌纤维向远侧移行为长腱，并经腕管行至拇指末节指骨基底的掌侧。

12. 拇短伸肌　起自桡骨背面上拇长展肌起点的下方及邻近的骨间膜，该肌肌纤维紧贴拇长展肌腱的外侧向下方移行，并与拇长展肌腱同行，止于拇指近节指骨底的背侧。

13. 旋前圆肌（图10-8）　该肌的起点分为两头：一头起自肱骨内上髁、臂内侧肌间隔和前臂固有筋膜，称为旋前圆肌的肱骨头；另一头起自尺骨鹰嘴窝，称为旋前圆肌的尺骨头。在两头之间有正中神经通过，而两头继续向下移行，并在正中神经的前面汇合，其肌束斜向外下方，先于肱骨和肱二头肌腱的浅面走行，后于桡骨的掌侧面移行为扁平的肌腱，止于桡骨中1/3段的背侧缘及外侧缘。

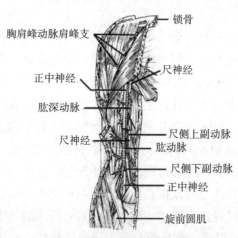

图10-8　旋前圆肌起点及其周围结构

14. 桡侧腕屈肌　起自肱骨内上髁和前臂筋膜，该肌的肌纤维斜向外下方移行为细长的肌腱。此腱穿经腕横韧带下面，并沿大多角骨沟移行至手掌，止于第2~3掌骨基底部的掌侧面。

15. 尺侧腕屈肌　该肌的起点分为两头：一头起自肱骨内上髁和前臂筋膜，称为尺侧腕屈肌的肱骨头；另一头起自尺骨鹰嘴和尺骨上2/3段的背侧缘，称为尺侧腕屈肌的尺骨头。尺神经恰通过两头之间。该肌肌纤维向下方移行为短肌腱，并经腕横韧带深面，止于豌豆骨，继续移行为豆沟韧带和豆掌韧带。

16. 掌长肌　起于肱骨内上髁和前臂筋膜，该肌肌腹较小，其肌纤维斜向下方移行为细长的肌腱，并经腕横韧带，止于掌腱膜。

17. 指浅屈肌　该肌的起始端宽大，分为两头：一头起自肱骨内上髁和尺骨鹰嘴窝，称为指浅屈肌的肱骨头；另一头起自桡骨上 1/2 的掌侧面区域，称为指浅屈肌的桡骨头。两头的中间相互融合形成一腱弓。正中神经，尺动、静脉通过该腱弓的深面，该肌肌纤维向下移行为 4 条肌腱，分别附着于第 2~5 指的中节指骨底。

18. 指深屈肌　该肌的起点与旋前方肌的起点相同，即尺骨下 1/4 的前缘部和尺骨前缘、内侧面及邻近的骨间膜，止于第 2~5 指末节指骨底的掌侧。

19. 旋前方肌　起自尺骨下 1/4 段前缘，该肌肌纤维斜向外侧，并微向下方止于桡骨掌面的下 1/4 段的骨面及其前缘。

20. 拇长伸肌　起自尺骨中 1/3 段的后缘及邻近的骨间膜，该肌肌纤维在指总伸肌腱的外侧向下方移行为长肌腱，并跨过桡侧腕短伸肌腱和桡侧腕长伸肌腱的浅面，最后经腕背韧带深处斜向拇指，止于拇指末节指骨底的背侧。

肘前区部分肌肉分布图如图 10-9 所示。

21. 肱三头肌　该肌肉因其具有近侧的长头、外侧头及内侧头而得名。长头位于该肌肉的中间，起自肩胛骨的盂下粗隆，沿其肌束下行，经小圆肌的前面、大圆肌的后面，然后在外侧头的内侧与之相融合，并掩盖部分内侧头；外侧头起自肱骨后上方外侧桡神经沟以上的区域及外侧肌间隔的上部，其上部居于长头的外侧，下部遮盖了内侧头的一部分；内侧头起自肱骨后面桡神经沟以下的区域及内、外侧两个肌间隔。肱三头肌的三个头中，以内侧头的位置最深，仅其下部在长头的内侧和外侧头的内侧居于皮下。三个头向下移行而相互融合，并于肱骨后面的下 1/2 段移行为扁肌腱，抵止于尺骨鹰嘴上

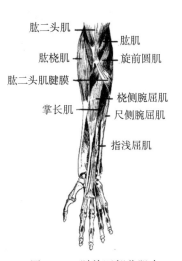

图 10-9　肘前区部分肌肉

缘和两侧缘，在肌腱与鹰嘴之间有鹰嘴腱下囊，肌腱的外侧有起于外上髁的前臂伸肌群。

肱三头肌的内侧头深面的少量肌纤维抵止于肘关节囊，而正是基于此结构，该肌才可起到伸肘的作用。又因其长头越过肩关节的后面，故肱三头肌还可以同时使肱骨后伸及内收。

肱三头肌受桡神经支配。

22. 肘肌　该肌位于肘关节后面的外侧皮下，系一三角形的短肌，上缘与肱三头肌的内侧头相结合。肘肌起自肱骨外上髁及桡侧副韧带，该肌肌纤维呈扇形向内移行，止于尺骨上端（上 1/4）的背面及肘关节囊处。

六、肘关节囊的神经分布

分布于肘关节囊附近的神经主要为桡神经、正中神经、肌皮神经、尺神经及骨间掌侧神经的分支，其中桡神经的分支主要分布于关节囊的后壁及前外侧壁；正中神经的分支分布于关节囊前内侧壁和前壁；而肌皮神经的分支分布于关节囊前壁的浅层，与正中神经的分支互为补充；尺神经的分支则分布于尺侧副韧带上。因此，当关节囊受到某些因素刺激，即有疼痛、肿胀、僵硬感和渗出，并伴随功能障碍和关节积液。若肘上某平面的神经产生麻痹，并不能导致此神经支配的神经性关节病，而是逐渐由另外几条神经的分支弥补代偿（值得注意的是，当有 3 条以上神经损伤，神经性关节病的发生率为 11.4%；4 条神经损伤，神经性关节病的发生率为 36.1%；5 条神经损伤，发生率则为 94.6%）。图 10-10 为肘前下区的血管、神经与肌肉组织。

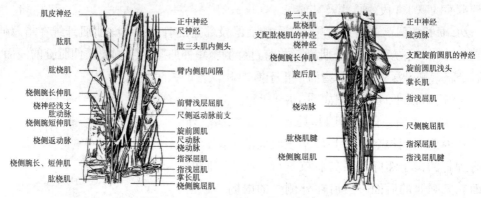

图 10-10　肘前下区的血管、神经与肌肉

【病因病理】

1. 肘关节骨折后，复位固定不当。

2. 肘关节创伤后治疗不当，如长期固定、强力活动、按摩等。

3. 肘关节周围肌肉、肌腱、韧带、关节囊等损伤引起广泛、严重的粘连、瘢痕。

4. 骨化性肌炎。

【临床表现】

肘关节强直在屈曲位最多，约占 2/3；伸直位约 1/3。肘关节功能严重障碍。X 线检查可显示骨关节的形态、关节间隙变化和骨质增生等情况。

【诊断要点】

根据临床表现与 X 线检查可明确诊断。

【针刀治疗】

一、治疗原则

依据针刀医学关于人体弓弦力学系统的理论及疾病病理构架的网眼理论，通过对肘关节周围软组织的关键病变点及部分软组织的起止点进行整体的松解，再加以针刀术后手法，彻底松解病变的病理构架。

二、操作方法

针刀松解肘关节侧副韧带起止点和关节囊的粘连、瘢痕。

1. 体位 坐位，患肢肩关节前屈、外展，置于手术台上。

2. 体表定位 肱骨外上髁（桡侧副韧带起点），肱骨内上髁（尺侧副韧带起点），桡骨头（桡侧副韧带止点），尺骨上端（尺侧副韧带止点）以及肘横纹肱二头肌腱外侧。

3. 消毒 在施术部位，用碘伏消毒 2 遍，然后铺无菌洞巾，使治疗点正对洞巾中间。

4. 麻醉 用 1% 利多卡因局部浸润麻醉，每个治疗点注药 1ml。

5. 刀具 Ⅱ型直形针刀和弧形针刀。

6. 针刀操作（图 10-11）

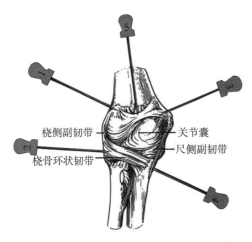

图 10-11 肘关节前侧及侧副韧带针刀松解（前面）

（1）第 1 支针刀松解桡侧副韧带起点：使用Ⅱ型直形针刀，刀口线与前臂纵轴平行，针刀体与皮肤成 90°角，按照针刀四步进针规程，从定位处刺入，针刀经皮肤、皮下组织，达肱骨外上髁骨面的桡侧副韧带起点处，在骨面上铲剥 3 刀，范围 0.5cm。

（2）第 2 支针刀松解桡侧副韧带止点，第 3 支针刀松解尺侧副韧带起点，第 4 支针刀松解尺侧副韧带止点，针刀操作方法均与第 1 支针刀相同。

（3）第 5 支针刀松解肘关节后侧关节囊：使用Ⅱ型弧形针刀，从肘横纹肱二头肌腱外侧进针刀，刀口线与前臂纵轴平行，针刀体与皮肤成 90°角，按照针刀四步进针规程，从定位处刺入，针刀经皮肤、皮下组织，达肱骨髁间骨面，调转刀口线 90°，弧形向上，在骨面上向下铲剥 3 刀，刀下有落空感时停止。

（4）术毕，拔出针刀，局部压迫止血 3 分钟后，创可贴覆盖针眼。

三、注意事项

1. 在做肘关节前侧针刀松解前，先标记肱动脉走行位置，应尽可能从肱二头肌腱外侧进针刀，避免损伤肱动、静脉和正中神经，刀口线应与肱动脉走行方向一致，如硬结在肘关节前内侧，肱动脉的深层，应从肱动脉内侧 1cm 处进针刀，斜刺到硬结。可避免损伤神经、血管。

2. 在做肘关节后内侧针刀松解时，应尽可能贴尺骨鹰嘴内侧进针刀，刀口线与前臂纵轴方向一致，避免损伤尺神经。

【针刀术后手法治疗】

患者取坐位，一助手握上臂，术者握前臂上段，做肘关节伸屈活动 3 次，在屈肘关节到达最大位置时，再做一次弹拨手法；术后用石膏将肘关节固定在手法搬动后的屈曲最大位置 6 小时，然后松开石膏，做肘关节主动屈伸功能锻炼。每次针刀术后，手法操作相同。

【现代研究】

采用运动疗法联合针刀治疗创伤后肘关节强直。针刀治疗：①在尺骨鹰嘴尖定点，刀口线与尺骨纵轴平行，在深筋膜纵疏横剥 2 刀后，刀锋达骨面，再纵疏横剥 2 刀，以松解肱三头肌止点粘连，然后调整刀口线角度，使之与肱骨纵轴垂直，横切 2 刀，切开鹰嘴下滑膜囊，并松解肘关节后脂肪垫。②在肱骨外上髁顶点定点，于桡侧腕伸肌和肱桡肌之间进针刀，刀刃与肌腱纤维平行，达骨面，纵疏横剥 2 刀，松解桡侧副韧带。③在肱骨内上髁顶点定点，刀口线与肱骨纵轴平行，在尺侧屈腕肌与屈指浅肌之间进针刀，达骨面，纵疏横剥 2 刀，以松解尺侧副韧带和内侧关节囊。④在肘前横纹上 0.5cm，肱二头肌腱外侧定点，刀口线与肱骨纵轴平行，针刀直达骨面，先纵行切开，再横行剥离，以松解肘关节前脂肪垫。术毕，针口外敷创可贴 3 天。运动疗法：①关节松动术，助手在肘关节上端固定，医者紧握肘关节下端，小范围、有节律地缓慢推动肘关节，以肘关节微微酸痛为度，然后逐渐增加关节活动度。②患者仰卧，主动伸屈肘关节，以肘关节微微疼痛为度。③以不同方向抛球。治疗时间总计 45 分钟。上述两种治疗联合使用，针刀手术每周 1 次，运动疗法每日 1 次。结果：35 例中，治愈 15 例，好转 19 例，无效 1 例，总有效率 97.14%。〔陈舒，万全庆. 运动疗法联合针刀治疗创伤后肘关节强直疗效观察［J］. 浙江中医杂志，2015，50（2）：125–126.〕

第二节　桡腕关节强直

【概述】

　　本病是桡腕关节病变或损伤所造成的严重结果，保守疗法及关节松解术疗效欠佳。针刀医学关于慢性软组织损伤的理论和疾病病理构架的网眼理论认为，桡腕关节强直是桡腕关节周围的软组织损伤后引起局部应力集中，人体在自我调节、自我修复过程中，所形成的粘连、瘢痕，引起力平衡失调，导致关节功能障碍。

【针刀应用解剖】

一、表面解剖

（一）腕关节的皮肤横纹

　　当手强力握拳屈腕时，腕前可以呈现 3 条纵行皮肤隆起。其中位于中线的是掌长肌，正中神经位于其下方；其桡侧隆起则为桡侧腕屈肌腱；最内侧的隆起为尺侧腕屈肌腱。在桡侧腕屈肌腱与桡骨茎突之间，可触摸到桡动脉的搏动。尺动脉和尺神经则介于指浅屈肌腱与尺侧腕屈肌腱之间，由于尺动脉表面有一层坚韧的筋膜覆盖，所以较难触到动脉搏动。

（二）骨性标志（图 10-12）

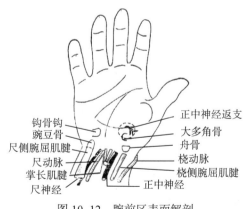

钩骨钩　　　　　　　　正中神经返支
豌豆骨　　　　　　　　大多角骨
尺侧腕屈肌腱　　　　　舟骨
尺动脉　　　　　　　　桡动脉
掌长肌腱　　　　　　　桡侧腕屈肌腱
尺神经　　　　　　　　正中神经

图 10-12　腕前区表面解剖

1. 大多角骨结节　位于舟骨结节远侧 1cm 处。

2. 舟骨结节　位于腕远纹外、中 1/3 交点处。

3. 豌豆骨　位于腕远纹尺侧端的突起，为腕前区的重要标志之一，其桡侧可摸到尺动脉的搏动；向上连尺侧腕屈肌；下外方为钩骨钩，适对环指的尺侧缘。

二、腕部骨骼

（一）腕骨（图 10-13）

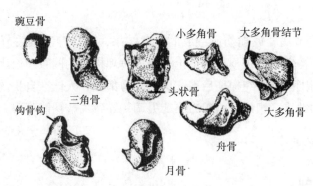

豌豆骨　小多角骨　大多角骨结节

三角骨　头状骨

钩骨钩　大多角骨

舟骨

月骨

图 10-13　腕骨掌面观

共有 8 块，排成两行。所有腕骨除掌、背两面有骨膜、关节囊及韧带附着外，其余都构成关节面，很少有肌腱附着。这 8 块腕骨大致分成远近两排，舟骨为连接两排的骨头。

1. 头状骨　位于远排腕骨中心，为腕骨中最大的一块，其近端呈圆形，位于月骨凹面上。尺侧与钩骨相连，桡侧与小多角骨、舟骨相连。

2. 大多角骨　有 4 个关节面，分别与第 1、2 掌骨，小多角骨及舟骨相连。其近侧端的关节面为凹形，与舟骨远端的桡侧或外侧相关节，为可以滑动的关节。

3. 小多角骨　紧密地附着于大多角骨上，深埋于第 2 掌骨基底关节面中。小多角骨的掌侧面只有背侧面的 1/2，其远端尖状处与第 2 掌骨成关节，近端的凹面则与舟骨相连，桡、尺侧分别与大多角骨及头状骨形成关节，四周都为软骨所覆盖。

4. 钩骨　钩骨分体、沟和钩 3 个部分。钩骨体在腕关节的背尺侧，桡侧与头状骨相连，远端与第 4、5 掌骨基底相连，近侧则与三角骨相连。钩骨长而薄，向掌侧突出于小鱼际边缘的基底部，有腕掌侧支持带附着。

5. 舟骨　舟骨远端掌侧隆起为舟骨结节，桡侧腕屈肌腱有部分肌腱止于此。其远端与大多角骨、小多角骨相连接，形成滑动型关节。

6. 月骨　是腕骨中唯一的掌侧大、背侧小的骨头。月骨外形上呈半圆形，侧面观为半月状。近端为凸面，与桡骨远端形成关节面，远端则为凹面，与头状骨和一小部分钩骨形成关节面。其桡侧端与舟骨、尺侧与三角骨形成关节。

7. 三角骨　形似三角形，呈锥状，位于月骨与钩骨之间，并与两骨形成关节。

8. 豌豆骨　呈圆形，实则为尺侧腕屈肌腱的籽骨，位于三角骨的掌侧端。

（二）桡骨下端

桡骨下端呈方形，有掌、背、桡、尺4个面。掌侧面光滑，有旋前方肌附着，背面稍突起，有4个骨性腱沟，伸肌腱也由此通过。桡侧为桡骨茎突，是肱桡肌的止点。尺侧面有尺骨切迹。桡骨下端的桡腕关节在正常情况下向尺侧倾斜20°～25°，向掌侧倾斜10°～15°（图10-14、图10-15）。

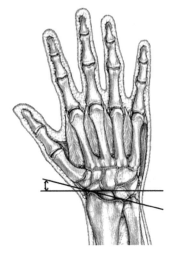

图10-14　桡腕关节尺侧角

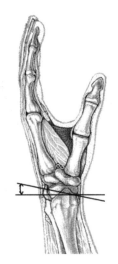

图10-15　桡腕关节掌侧角

（三）尺骨下端

尺骨下端狭小，呈圆柱形，末端较为膨大，称尺骨头，其前、外、后缘的环状关节面与桡骨的尺骨切迹相关节。尺骨头的下面与关节盘相贴，尺骨的背内侧向下突起为尺骨茎突。尺骨头的桡侧有半环状关节面，与桡骨下端的尺骨切迹构成下尺桡关节，当桡骨围绕尺骨做150°旋转时，尺、桡骨茎突在皮下均可以摸到，桡骨茎突比尺骨茎突长1~1.5cm。

三、腕部韧带

（一）腕掌侧韧带

位于3条腕横纹的深面，其解剖位置较为表浅，两侧的远端与腕背侧韧带（伸肌支持带）相连，与腕横韧带相融合。

（二）腕横韧带

其又名屈肌支持带，长、宽各约为2.5cm，厚约为0.1~0.2cm，居于腕掌侧韧带的远侧。

（三）腕背侧韧带

腕后区的深筋膜增厚，形成一伸肌支持带，对伸肌腱起到约束的作用。其两侧分别附着于桡、尺骨的茎突和腕骨。在此韧带的深面有从前臂来的12条肌腱通过。

腕背侧韧带（伸肌支持带）的深面发出5个筋膜间隔，分别附着于尺、桡骨远侧端的背面。来自前臂的2条展肌腱和10条伸肌腱，共12条肌腱，分别被6个腱鞘所包绕（图10-16），通过上述的6个管道，到达手背和手指的部位。各腱鞘分别超过腕背侧韧带的近侧端和远侧端各2.5cm左右。从桡侧到尺侧，各管道通过的肌腱及腱鞘依次为：①拇长展肌与拇短伸肌腱；②桡侧腕短、长伸肌腱；③拇长伸肌腱；④食指固有伸肌腱与指伸肌；⑤小指伸肌腱；⑥尺侧腕伸肌腱。有的人拇长伸肌腱鞘与桡腕关节腔是彼此相交通的。此外，拇长展肌常有副腱，占80%以上。因此拇长展肌与拇短伸肌腱鞘相对较为狭窄；两腱绕过桡骨茎突，并形成一定的角度；由于拇指的活动度较大，故该腱鞘易受劳损，形成狭窄性腱鞘炎。

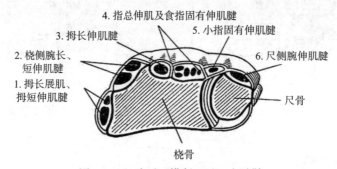

图10-16 腕后区横断面示6个腱鞘

（四）腕管

由腕横韧带与腕骨沟共同构成，管的中部比较窄，其后壁是附着于腕关节囊前面的筋膜，向上与旋前方肌筋膜相续。管内分别有屈指、屈拇肌的9条长腱通过，其分别被屈肌总腱鞘和拇长屈肌腱鞘所包绕。通过该管的结构主要有正中神经、指浅屈肌腱、指深屈肌腱、拇长屈肌腱、屈肌腱鞘、腕背侧韧带（图10-17）。

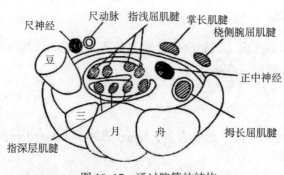

图10-17 通过腕管的结构

（五）腕部关节韧带（图 10-18）

在解剖学上腕关节韧带有两种划分方式：外在韧带和内在韧带；腕掌侧韧带和腕背侧韧带。

1. 外在韧带和内在韧带

（1）外在韧带：外在韧带可以分为桡腕韧带和腕掌韧带，其中桡腕韧带又分为桡侧副韧带、掌侧桡腕韧带、尺侧复合组织、背侧桡腕韧带。掌侧桡腕韧带包括浅韧带和深韧带，深韧带有桡舟头韧带、桡月韧带、桡舟月韧带。外在韧带是连接腕骨与桡骨、尺骨和腕骨与掌骨的韧带。

（2）内在韧带：内在韧带有较长的，包括掌侧腕骨韧带和背侧骨间韧带；较短的，包括掌侧、背侧、骨间韧带；中等的，包括月三角韧带、舟月韧带、舟大多角韧带。内在韧带起点与止点均在腕骨之上，内在掌侧韧带较背侧韧带更为厚而坚韧。根据其长度，允许腕骨间有不同的活动度。短的腕骨间韧带有坚韧的纤维，能将远排 4 块腕骨连接成一个独立的功能单元。

2. 腕掌侧韧带和腕背侧韧带

（1）腕掌侧韧带（图 10-18）：为腕部的主要韧带，在掌侧和关节囊的内面。

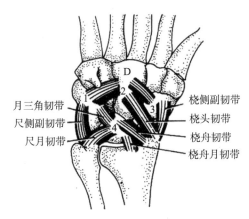

图 10-18　腕掌侧主要韧带

1）桡腕韧带：包括 3 个强而深的关节囊内韧带，具体如下。①桡头韧带：最强大。其起于桡骨茎突的桡掌侧，横越舟骨腰部的沟，并止于头状骨掌侧的中央。②桡三角韧带：是腕部最大的韧带。其起于桡骨茎突的掌侧，挨着桡头韧带，越过月骨的掌侧，并止于三角骨的掌侧面。是一个单一的韧带，其作用对月骨来说相当于一个吊腕带。③桡舟韧带：起于桡骨远端的掌侧唇，并直接进入舟月关节近端的掌侧部分。

2）尺腕韧带：包括：①尺月韧带：起于关节内尺骨的关节半月板，最后止于月骨。②尺三角韧带：位于尺月韧带的尺侧，其起于尺骨的三角软骨盘掌侧，最后止于三角骨。

3）腕骨间韧带：包括：①头三角韧带：是连接头状骨的掌侧面与三角骨的韧带。②月三角韧带：是连接月骨与三角骨的韧带。

（2）腕背侧韧带

1）背侧桡腕韧带：起于桡骨背侧的远端至三角骨背侧结节和尺侧腕伸肌腱的底部。其最坚强的肌束起自桡骨背侧唇（即 Lister 结节和第 3、4 间隔的隔膜）至三角骨的背侧结节，并强而有力地附着于月骨的背尺侧缘部分。

2）背侧腕间韧带：薄而窄，起自三角骨背侧结节的桡侧，在舟骨背侧粗糙沟的表面，并止于舟骨掌远侧结节和舟大多角韧带。

3）桡侧侧韧带：很薄，厚度为 0.7~0.8mm，从桡骨茎突背侧斜向舟骨结节的远端，其掌侧纤维与桡侧腕屈肌腱鞘相混合，深层有掌侧腕横韧带，其背尺侧缘很清楚，但是桡掌侧缘则不清楚。

4）尺侧侧韧带：在尺侧腕伸肌腱的底部，桡侧与腕背第 5、6 间隔相连，覆盖尺骨远端与三角骨之间的背尺侧部分，当腕桡偏时此韧带紧张度增高。

5）舟月骨间韧带：其横切面呈三角形，并附着于舟骨、月骨的近侧以及关节的周围部分，其背侧部分最厚。

6）三角钩韧带：位于腕背尺侧，是连结三角骨和钩骨的韧带。

7）舟大多角韧带：位于舟骨远侧结节和大多角骨外侧缘之间。

8）背侧骨间韧带：在各腕骨间，厚度为 1.5~2mm，尤其以远排的韧带较为紧密。

四、腕部关节

腕关节为复合关节，它是由尺桡下关节、桡腕关节、中腕关节、腕掌关节和腕骨间关节所共同组合而成的（图 10-19）。

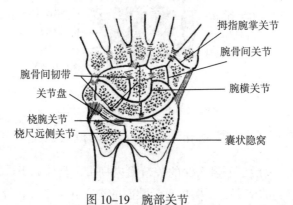

图 10-19　腕部关节

（一）尺桡下关节

尺桡下关节是由尺骨小头的环状关节面和桡骨远端的尺侧切迹共同组成的车轴关节。其内有一个三角纤维软骨盘（或称软骨板）相连结。三角形的底部附着于桡骨的尺侧切迹下缘，与桡骨远端关节面相移行；三角形的尖部则附着于尺骨茎突的桡侧基底小窝部，与腕关节尺侧副韧带相连，它的前后缘增厚，其中止于尺骨处最厚（5~6mm），中央薄（约 2mm），上下呈双凹状，并被前后关节囊韧带所加强，关节囊较薄弱且松弛，其滑膜面近侧突出于尺桡下关节面6~7mm，形成囊状隐窝，便于前臂进行回旋运动，并免受损伤。

（二）桡腕关节

桡腕关节是腕部的主要关节，由桡骨下端关节面以及三角纤维软骨与舟骨、三角骨和月骨组成，呈椭圆形，其关节腔较大，关节囊松弛。

（三）腕骨间关节

腕骨间关节由远、近排腕骨所组成，关节腔呈"Z"形。近排腕骨中的豌豆骨属于关节外骨，它是尺侧腕屈肌腱的籽骨，并不参与构成桡腕和腕骨间关节。在近侧腕骨间关节中，舟骨与月骨和两角骨之间并没有独立的关节囊，在相邻的骨之间借助3种韧带相连；远侧腕骨间关节中的大、小多角骨及头状骨和钩骨，其相邻骨间亦借助3种韧带相连。

（四）中腕关节

该关节也可称为腕横关节，位于远、近两排腕骨之间，为一个变形的平面滑膜关节。它仍是腕骨间关节的一个组成部分。关节呈"∽"形，桡侧面半凸向远侧，尺侧面半凸向近侧，活动灵活多样。但是，豌豆骨并不参与构成该关节。各列腕骨之间有韧带相连，所以腕横关节与桡腕关节、腕掌关节都互不相通。

（五）腕掌关节

腕掌关节即掌骨基底关节，由远侧腕骨的远侧关节面与5个掌骨基底关节面所构成。拇指腕掌关节属于鞍状关节，它使拇指和其余4指在功能上处于对立统一的地位，完成对掌功能，其担负手的一半功能。小指腕掌关节也属于鞍状关节，关节囊松弛，因此其运动范围比第2~4腕掌关节要大。而第2~4腕掌关节则是由第2~4掌骨底与远侧腕骨镶嵌交错而成，故其运动范围较小，能适应手的握取功能。腕掌关节线在掌背侧相当于第1、3、5掌骨底的连线，在掌侧则正对腕横韧带的远侧缘处。

【病因病理】

桡腕关节周围慢性软组织损伤，如挤压伤、钝挫伤、劳损等，使桡腕关节周围的肌肉、韧带、关节囊长期处于挛缩状态，人体在自我调节、自我修复过程中，所形成的粘连、瘢痕，引起力平衡失调，导致关节功能障碍。

【临床表现】

关节强直所致的运动障碍，使桡腕关节伸屈、收展、环转功能障碍，若发生骨性强直，则桡腕关节的运动功能完全丧失。

【诊断要点】

1. 桡腕关节呈强直畸形，被动活动部分或全部丧失。

2. X线示桡腕关节的关节腔狭窄，甚至模糊不清；骨性强直可见关节之间有骨小梁通过。

【针刀治疗】

一、治疗原则

依据针刀医学关于人体弓弦力学系统的理论及疾病病理构架的网眼理论，腕关节强直是由于腕关节周围软组织的应力平衡失调，造成局部韧带、筋膜等软组织的损伤，在局部形成广泛的粘连、瘢痕。对损伤韧带关键病变点进行针刀松解，再加以针刀术后的手法，彻底松解病变的病理构架，使之恢复到人体的自我调节范围以内。

二、操作方法

（一）第1次针刀松解腕掌侧浅层韧带及筋膜的病变

1. 体位　坐位，手平放在手术台上，掌心向上。

2. 体表定位　先标记尺、桡动脉走行路线，在腕关节掌侧各定位点定位。

3. 消毒　在施术部位，用碘伏消毒2遍，然后铺无菌洞巾，使治疗点正对洞巾中间。

4. 麻醉　用1%利多卡因局部浸润麻醉，每个治疗点注药1ml。

5. 刀具　Ⅰ型4号直形针刀。

6. 针刀操作（图10-20）

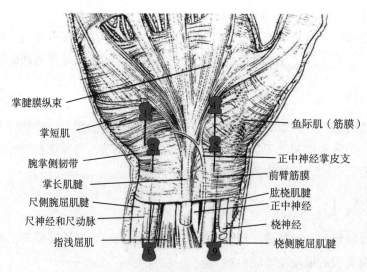

掌腱膜纵束
掌短肌
腕掌侧韧带
掌长肌腱
尺侧腕屈肌腱
尺神经和尺动脉
指浅屈肌

鱼际肌（筋膜）
正中神经掌皮支
前臂筋膜
肱桡肌腱
正中神经
桡神经
桡侧腕屈肌腱

图10-20　腕掌侧浅层韧带及筋膜病变针刀松解

（1）第1支针刀松解腕掌侧韧带尺侧远端的粘连、瘢痕点：在相当于掌侧腕远横纹平面的钩骨背面定位，刀口线与前臂纵轴平行，针刀体与皮肤成90°角，按针刀四步进针规程，从定位处刺入，刀下有韧性感时，即到达腕掌侧韧带尺侧远端的粘连、瘢痕点，用提插刀法松解3刀，提插深度为刀下有落空感，范围约为0.5cm。

（2）第2支针刀松解腕掌侧韧带尺侧中部的粘连、瘢痕点：在第1支针刀上方0.5cm处定位，刀口线与前臂纵轴平行，针刀体与皮肤成90°角，按针刀四步进针规程，从定位处刺入，刀下有韧性感时，即到达腕掌侧韧带尺侧中部的粘连、瘢痕点，进针刀1mm，纵疏横剥3刀，范围0.5cm。

（3）第3支针刀松解腕掌侧韧带尺侧近端的粘连、瘢痕点：在第2支针刀上方0.5cm处定位，刀口线与前臂纵轴平行，针刀体与皮肤成90°角，按针刀四步进针规程，从定位处刺入，刀下有韧性感时，即到达腕掌侧韧带尺侧近端的粘连、瘢痕点，进针刀1mm，纵疏横剥3刀，范围0.5cm。

（4）第4支针刀松解腕掌侧韧带桡侧远端的粘连、瘢痕点：在相当于掌侧腕远横纹平面的桡骨茎突背面定位，刀口线与前臂纵轴平行，针刀体与皮肤成90°角，按针刀四步进针规程，从定位处刺入，刀下有韧性感时，即到达腕掌侧韧带桡侧远端的粘连、瘢痕点，用提插刀法松解3刀，深度到骨面。

（5）第5支针刀松解腕掌侧韧带桡侧中部的粘连、瘢痕点：在第4支针刀上方0.5cm处定位，刀口线与前臂纵轴平行，针刀体与皮肤成90°角，按针刀四步进针规程，从定位处刺入，刀下有韧性感时，即到达腕掌侧韧带桡侧中部的粘连、瘢痕点，用提插刀法松解3刀，深度到骨面。

（6）第6支针刀松解腕掌侧韧带桡侧近端的粘连、瘢痕点：在第5支针刀上方0.5cm处定位，刀口线与前臂纵轴平行，针刀体与皮肤成90°角，按针刀四步进针规程，从定位处刺入，刀下有韧性感时，即到达腕掌侧韧带桡侧近端的粘连、瘢痕点，用提插刀法松解3刀，深度到骨面。

（7）术毕，拔出针刀，局部压迫止血3分钟后，用创可贴覆盖针眼。

7. 注意事项

（1）针刀松解腕掌面桡侧周围软组织的粘连时，应摸清楚桡动脉搏动，并做标记；如压痛点在桡动脉正上方，则在桡动脉搏动内侧或者外侧0.5mm处进针刀，调节针刀体的方向，同时，刀口线方向始终与前臂纵轴平行，就可避免损伤桡动脉。

（2）针刀松解腕掌面尺侧周围软组织的粘连时，应摸清楚尺动脉搏动，并做标记；如压痛点在尺动脉正上方，则在尺动脉搏动内侧或者外侧0.5mm处进针刀，调节针刀体的方向，同时，刀口线方向始终与前臂纵轴平行，就可避免损伤尺动脉。

（3）针刀松解腕掌面正中的韧带与周围组织的粘连时，注意刀口线方向始终与前臂纵轴平行，针刀始终在有坚韧感的腕横韧带上切割，不能在其他部位切割；有时，针刀碰到正中神经，如刀下有窜麻感，不必惊慌，退针刀到皮下，稍调整针刀体的方向，再进针刀，即可避开正中神经。

（二）第2次针刀松解腕背侧浅层韧带及筋膜的病变

1.体位 坐位，手放在手术台上，掌心向下。

2.体表定位 在腕关节背侧各定位点定位。

3.消毒 在施术部位，用碘伏消毒2遍，然后铺无菌洞巾，使治疗点正对洞巾中间。

4.麻醉 用1%利多卡因局部浸润麻醉，每个治疗点注药1ml。

5.刀具 Ⅰ型直形针刀。

6.针刀操作（图10-21）

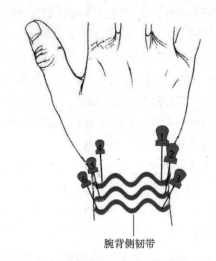

腕背侧韧带

图10-21 腕背侧浅层韧带及筋膜病变针刀松解

（1）第1支针刀松解腕背侧韧带尺侧远端的粘连、瘢痕点：在相当于掌侧腕远横纹平面的钩骨背面定位，刀口线与前臂纵轴平行，针刀体与皮肤成90°角，按针刀四步进针规程，从定位处刺入，刀下有韧性感时，即到达腕背侧韧带尺侧远端的粘连、瘢痕点，用提插刀法松解3刀，提插深度为刀下有落空感，范围约为0.5cm。

（2）第2支针刀松解腕背侧韧带尺侧中部的粘连、瘢痕点：在第1支针刀上方0.5cm处定位，刀口线与前臂纵轴平行，针刀体与皮肤成90°角，按针刀四步进针规程，从定位处刺入，刀下有韧性感时，即到达腕背侧韧带尺侧中部的粘连、瘢痕点，进针刀1mm，纵疏横剥3刀，范围0.5cm。

（3）第3支针刀松解腕背侧韧带尺侧近端的粘连、瘢痕点：在第2支针刀上方0.5cm处定位，刀口线与前臂纵轴平行，针刀体与皮肤成90°角，按针刀四步进针规程，从定位处刺入，刀下有韧性感时，即到达腕背侧韧带尺侧近端的粘连、瘢痕点，进针刀1mm，纵疏横剥3刀，范围0.5cm。

（4）第4支针刀松解腕背侧韧带桡侧远端的粘连、瘢痕点：在相当于掌侧腕远横纹平面的桡骨茎突背面定位，刀口线与前臂纵轴平行，针刀体与皮肤成90°角，按针刀四步进针规程，从定位处刺入，刀下有韧性感时，即到达腕背侧韧带桡侧远端的粘连、瘢痕点，用提插刀法松解 3 刀，深度到骨面。

（5）第 5 支针刀松解腕背侧韧带桡侧中部的粘连、瘢痕点：在第 4 支针刀上方 0.5cm 处定位，刀口线与前臂纵轴平行，针刀体与皮肤成 90°角，按针刀四步进针规程，从定位处刺入，刀下有韧性感时，即到达腕背侧韧带桡侧中部的粘连、瘢痕点，用提插刀法松解 3 刀，深度到骨面。

（6）第 6 支针刀松解腕背侧韧带桡侧近端的粘连、瘢痕点：在第 5 支针刀上方 0.5cm 处定位，刀口线与前臂纵轴平行，针刀体与皮肤成 90°角，按针刀四步进针规程，从定位处刺入，刀下有韧性感时，即到达腕背侧韧带桡侧近端的粘连、瘢痕点，用提插刀法松解 3 刀，深度到骨面。

（7）术毕，拔出针刀，局部压迫止血 3 分钟后，用创可贴覆盖针眼。

（三）第 3 次针刀松解腕关节掌侧的粘连、瘢痕

1. 体位 坐位，手放在手术台上，掌心向上。

2. 体表定位 尺、桡骨茎突，腕关节压痛点。

3. 消毒 在施术部位，用碘伏消毒 2 遍，然后铺无菌洞巾，使治疗点正对洞巾中间。

4. 麻醉 用 1% 利多卡因局部浸润麻醉，每个治疗点注药 1ml。

5. 刀具 Ⅰ型针刀、弧形针刀。

6. 针刀操作（图 10-22）

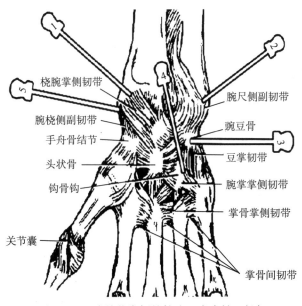

图 10-22　腕关节掌侧的粘连、瘢痕针刀松解

（1）第 1 支针刀松解桡腕掌侧韧带起点：在桡骨茎突前侧压痛点处定位，刀口线与前臂纵轴平行，针刀体与皮肤成 90°角，按针刀四步进针规程，从定位处刺入，达桡骨茎突骨面后，沿茎突骨面向下进针刀，当刀下有落空感时，即穿过茎突边缘，退

针刀至茎突边缘骨面，调转刀口线90°，在骨面上铲剥3刀，范围0.5cm。

（2）第2支针刀松解腕尺侧副韧带起点：在尺骨茎突压痛点处定位，刀口线与前臂纵轴平行，针刀体与皮肤成90°角，按针刀四步进针规程，从定位处刺入，达尺骨茎突前侧骨面后，沿茎突骨面向下进针刀，当刀下有落空感时，即穿过茎突边缘，退针刀至茎突边缘骨面，调转刀口线90°，在骨面上铲剥3刀，范围0.5cm。

（3）第3支针刀松解腕尺侧副韧带止点：在豌豆骨压痛点处定位，刀口线与前臂纵轴平行，针刀体与皮肤成90°角，按针刀四步进针规程，从定位处刺入，达豌豆骨前侧骨面后，在骨面上铲剥3刀，范围0.5cm。

（4）第4支针刀松解腕掌掌侧韧带起点：在腕掌侧中部压痛点处定位，刀口线与前臂纵轴平行，针刀体与皮肤成90°角，按针刀四步进针规程，从定位处刺入，刀下有韧性感时，即到达腕掌掌侧韧带，进针刀2mm，纵疏横剥3刀，范围0.5cm。

（5）第5支针刀松解腕桡侧副韧带起点：在桡骨茎突外侧压痛点处定位，刀口线与前臂纵轴平行，针刀体与皮肤成90°角，按针刀四步进针规程，从定位处刺入，达桡骨茎突外侧骨面后，沿茎突外侧骨面向下进针刀，当刀下有落空感时，即穿过茎突外侧边缘，退针刀至茎突外侧边缘骨面，调转刀口线90°，在骨面上铲剥3刀，范围0.5cm。

（6）术毕，拔出针刀，局部压迫止血3分钟后，用创可贴覆盖针眼。

7. 注意事项

（1）在松解桡腕掌侧韧带起点时，应首先摸清楚桡动脉搏动，在动脉搏动外侧进针刀，以免误伤桡动脉。

（2）在松解腕尺侧副韧带起点时，应首先摸清楚尺动脉搏动，在动脉搏动内侧进针刀，以免误伤尺动脉。

（四）第4次针刀松解腕关节背侧的粘连、瘢痕

1. 体位 坐位，手放在手术台上，掌心向下。

2. 体表定位 尺、桡骨茎突，腕关节压痛点。

3. 消毒 在施术部位，用碘伏消毒2遍，然后铺无菌洞巾，使治疗点正对洞巾中间。

4. 麻醉 用1%利多卡因局部浸润麻醉，每个治疗点注药1ml。

5. 刀具 Ⅰ型直形针刀。

6. 针刀操作（图10-23）

（1）第1支针刀松解桡腕背侧韧带起点：在桡骨茎突后侧压痛点处定位，刀口线与前臂纵轴平行，针刀体与皮肤成90°角，按针刀四步进针规程，从定位处刺入，达桡骨茎突后侧骨面后，沿茎突骨面向下进针刀，当刀下有落空感时，即穿过茎突边缘，退针刀至茎突边缘骨面，调转刀口线90°，在骨面上铲剥3刀，范围0.5cm。

（2）第2支针刀松解腕掌背侧韧带起点：在腕关节中部背侧压痛点处定位，刀口线与前臂纵轴平行，针刀体与皮肤成90°角，按针刀四步进针规程，从定位处刺入，刀下有韧性感时，即到达腕掌背侧韧带，进针刀1mm，纵疏横剥3刀，范围0.5cm。

（3）术毕，拔出针刀，局部压迫止血3分钟后，用创可贴覆盖针眼。

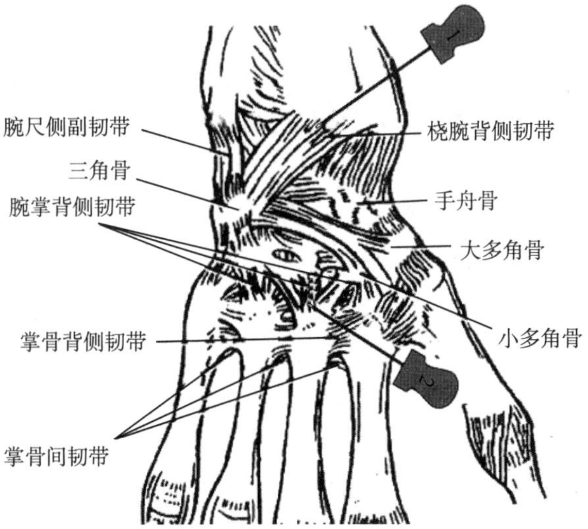
腕尺侧副韧带
三角骨
腕掌背侧韧带
掌骨背侧韧带
掌骨间韧带
桡腕背侧韧带
手舟骨
大多角骨
小多角骨

图 10-23　腕关节背侧的粘连、瘢痕针刀松解

【针刀术后手法治疗】

1. 患者正坐，前臂取旋前位，手背朝上。医生双手握患者掌部，右手在桡侧，左手在尺侧，并以拇指指端按于腕关节背侧。在拔伸情况下摇晃关节。然后，将手腕在拇指按压下背伸至最大限度，随即屈曲，并左右各旋转 3 次。

2. 患者正坐，前臂取旋后位，手背朝下。医生双手握患者掌部，右手在桡侧，左手在尺侧，并以拇指指端按于腕关节掌侧。在拔伸情况下摇晃关节。然后，将手腕在拇指按压下屈曲至最大限度，并左右各旋转 3 次。

第三节　膝关节强直

【概述】

本病可分为伸直型强直和屈曲型强直，其中以伸直型多见。膝关节类风湿关节炎、骨折、出血、长期制动及滑膜切除等原因，均可导致膝关节内部粘连，引起主动及被动活动障碍，形成膝关节强直。

【针刀应用解剖】

参见第八章第四节膝关节骨性关节炎的针刀应用解剖。

【病因病理】

膝关节的伸直型强直多继发于膝关节内或膝关节附近的骨折出血后过长时间的制动，或者滑膜切除术后、半月板切除术后及类风湿关节炎等。由于炎性渗出物的刺激及功能锻炼的缺乏，致使关节内粘连、关节囊挛缩、髌上囊消失及股四头肌挛缩，髌上囊的粘连可影响股四头肌腱的滑动，从而使关节屈曲受限；而膝关节长期伸直位固定，可导致髌支持带的纤维化、挛缩及与股骨髁发生粘连，使股骨髁不能转动。

膝关节的屈曲型强直主要是由于损伤后呈屈膝位制动过久，引起屈肌痉挛及关节粘连；或由于脂肪垫纤维化，使髌骨上下移动受限所致。

【临床表现】

患者的膝关节活动受限或丧失活动能力，屈伸活动度在 0°~10°之间，单侧关节伸直形强直可出现跛行，髌骨失去活动度，并且关节被动活动时，可扪及磨砂感；部分患者可伴有关节疼痛。

【诊断要点】

1. 患者既往有膝关节骨折等外伤史或滑膜、韧带和半月板切除等手术史，及类风湿关节炎、强直性脊柱炎等病史。

2. 患侧膝关节主动、被动屈伸功能部分或全部丧失。

3. 查体示患侧髌骨无活动度，膝关节活动时可扪及磨砂感。

4. X 线检查对本病可辅助诊断，并可排除膝关节其他病变。

【针刀治疗】

一、治疗原则

依据针刀医学关于人体弓弦力学系统的理论及疾病病理构架的网眼理论，膝关节强直是由于膝关节周围软组织的应力平衡失调，造成局部韧带、筋膜及关节囊等软组织的损伤，在局部形成广泛的粘连、瘢痕所致，用针刀对膝关节周围的粘连、瘢痕进行整体松解，使膝部的力学平衡得到恢复。

二、操作方法

（一）第 1 次针刀松解膝关节前侧软组织的粘连、瘢痕

1. 体位　仰卧位，屈膝 30°。

2. 体表定位　膝关节前侧。

3. 消毒　在施术部位，用碘伏消毒 2 遍，然后铺无菌洞巾，使治疗点正对洞巾中间。

4. 麻醉　用 1% 利多卡因局部浸润麻醉，每个治疗点注药 1ml。

5. 刀具　Ⅱ型直形针刀。

6. 针刀操作（图 10-24）

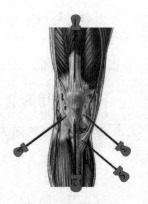

图 10-24　膝关节前侧
针刀松解

（1）第1支针刀松解髌上囊：在髌骨上缘2cm处定点，针刀体与皮肤垂直，刀口线与股四头肌方向一致，按四步进针规程进针刀，经皮肤、皮下组织，当穿过股四头肌有落空感时，即到达髌上囊，先纵疏横剥3刀，然后将刀体向大腿方向倾斜45°，沿股骨凹面提插3刀，以疏通髌上囊与关节囊的粘连点。

（2）第2支针刀松解髌下脂肪垫：在髌韧带中间定点，针刀体与皮肤垂直，刀口线与髌韧带走行方向一致，按四步进针规程进针刀，经皮肤、皮下组织，穿过髌韧带后有明显的落空感，再进针刀1cm，即到达髌下脂肪垫，纵疏横剥3刀。

（3）第3支针刀松解髌内侧支持带：在髌骨内下缘2cm处定点，针刀体与皮肤垂直，刀口线与下肢纵轴方向一致，按四步进针规程进针刀，经皮肤、皮下组织，刀下有韧性感时，深入其中，纵疏横剥3刀，范围0.5cm。

（4）第4支针刀松解髌外侧支持带：在髌骨外下缘2cm处定点，针刀体与皮肤垂直，刀口线与下肢纵轴方向一致，按四步进针规程进针刀，经皮肤、皮下组织，刀下有韧性感时，深入其中，纵疏横剥3刀，范围0.5cm。

（5）第5支针刀松解鹅足的挛缩点：在胫骨上段内侧部定位，刀口线与下肢纵轴方向一致，按四步进针规程进针刀，经皮肤、皮下组织，到达胫骨内侧骨面，贴骨面分别向上、中、下做扇形铲剥3刀，范围为0.5cm。

（6）术毕，拔出针刀，局部压迫止血3分钟后，创可贴覆盖针眼。

（二）第2次针刀松解股直肌与股中间肌之间的粘连、瘢痕及髂胫束的挛缩

1.体位 仰卧位，屈膝30°。

2.体表定位 股骨下段。

3.消毒 在施术部位，用碘伏消毒2遍，然后铺无菌洞巾，使治疗点正对洞巾中间。

4.麻醉 用1%利多卡因局部浸润麻醉，每个治疗点注药1ml。

5.刀具 Ⅱ型直形针刀。

6.针刀操作（图10-25）

（1）第1支针刀松解股直肌与股中间肌下部的粘连、瘢痕：在髌骨上3cm处定点，刀口线与下肢纵轴方向一致，按四步进针规程进针刀，经皮肤、皮下组织，到达浅筋膜层，在此处摆动针刀刀刃，找到股直肌与股中间肌的间隙，将针刀插入两肌之间，纵行疏通3刀，范围为3cm，以松解两肌之间的粘连、瘢痕。

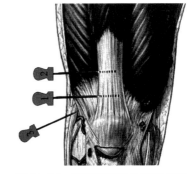

图10-25 股直肌与股中间肌之间及髂胫束的针刀松解

（2）第2支针刀松解股直肌与股中间肌下部偏上处的粘连瘢痕：与第1支针刀平行，在第1支针刀上方3cm处定点，刀口线与下肢纵轴方向一致，按四步进针规程进针刀，经皮肤、皮下组织，到达浅筋膜层，在此处摆动针刀刀刃，找到股直肌与股中间肌的

间隙，将针刀插入两肌之间，纵行疏通3刀，范围为3cm，以松解两肌之间的粘连、瘢痕。

（3）第3支针刀松解髂胫束的挛缩：在髌骨外上缘3cm处定点，刀口线与下肢纵轴方向一致，按四步进针规程进针刀，经皮肤、皮下组织，到达浅筋膜层，在此处摆动针刀刀刃，找到髂胫束前缘后，调整刀体，与人体矢状面方向一致，用提插刀法切割髂胫束3刀，范围为0.5cm。

7. 注意事项 关节强直患者，股直肌与股中间肌之间的粘连、瘢痕非常严重，Ⅰ型直形针刀太细，不能有效松解两肌之间的粘连和瘢痕，必须用Ⅱ型直形针刀。在此处仅以针刀松解做纵行疏通，不做横行剥离，以免损伤正常的肌肉组织，针刀松解的范围在3cm以内，不能太小，否则可能造成松解不到位而影响疗效。

（三）第3次针刀松解腓肠肌起点的粘连、瘢痕

1. 体位 俯卧位，膝关节伸直位。

2. 体表定位 股骨髁后侧。

3. 消毒 在施术部位，用碘伏消毒2遍，然后铺无菌洞巾，使治疗点正对洞巾中间。

4. 麻醉 用1%利多卡因局部浸润麻醉，每个治疗点注药1ml。

5. 刀具 Ⅱ型直形针刀。

6. 针刀操作（图10-26）

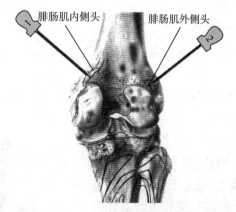

图10-26 腓肠肌起点针刀松解

（1）第1支针刀松解腓肠肌内侧头：先触摸到腘动脉搏动，确定血管走行后，在腘动脉搏动的内侧旁开2cm处定位，针刀体与皮肤垂直，刀口线与大腿纵轴平行，按四步进针规程进针刀，经皮肤、皮下组织，到达股骨内侧髁后面腓肠肌内侧头的起点处骨面，调转刀口线90°，铲剥3刀，范围0.5cm。

（2）第2支针刀松解腓肠肌外侧头：先触摸到腘动脉搏动，确定血管走行后，在腘动脉搏动外侧旁开2cm处定位，针刀体与皮肤垂直，刀口线与大腿纵轴平行，按四步进针规程进针刀，经皮肤、皮下组织，到达股骨外侧髁后面腓肠肌外侧头起点处

骨面，调转刀口线 90°，铲剥 3 刀，范围 0.5cm。

7. 注意事项　在膝关节后侧松解术中，进针刀不可太快，如患者有剧痛感，可能是针刀碰到了膝内上动脉或者膝外上动脉的缘故，不能盲目继续进针刀，此时应将针刀退至皮下，调整方向再进针刀，即可到达骨面。

【针刀术后手法治疗】

针刀松解膝关节囊及周围软组织后，术者握住患侧小腿上段，嘱患者尽量伸屈膝关节，在最大伸膝位和最大屈膝位时，术者分别向相同方向弹压膝关节 2 次。

【现代研究】

1. 采用针刀闭合松解术治疗粘连性膝关节强直　患者仰卧于手术台上，采用腰部麻醉或 1% 利多卡因多点局麻，按开放手术消毒，铺无菌洞巾单，腰部麻醉者可上止血带。暴露膝关节，对伸膝装置中股四头肌肌膜间、股中间肌与股骨粘连带、髌骨周围韧带关节囊、髌上囊粘连带、髌下脂肪垫、膝关节前侧关节囊挛缩、膝内外侧副韧带起止点等处进行松解。根据术前标记的定点，反复逐层切割粘连及瘢痕组织，注意应用"纵行疏通，横行剥离"的操作手法，对髌骨活动度较差者，于髌骨两侧缘及上下连接的韧带进行重点剥离松解。局部压迫止血 3~5 分钟。将标记点松解一遍后，术者手握小腿下部，将膝关节适当用力屈曲，在前面松解部位当中筛选部分高应力点或条索进行补充松解。然后将患侧髋关节屈曲至耻区并固定，术者握住小腿下部，适当渐用力屈曲膝关节 3~5 次，有软组织撕裂声后再用力屈膝两次，对残余粘连再做补充松解，使膝关节活动度达到最大。术后采用无菌纱布包扎。松解手术一般 7~8 天 1 次，视情况松解 1~3 次，再次松解为补充松解，再加上前次未松解的粘连点。针刀闭合松解术后用石膏将膝关节固定于屈曲 120°位，适当应用活血消肿药物及抗生素。术后次日松开石膏进行膝关节间断主被动功能锻炼，同时做用力下蹲动作，尽可能屈曲膝关节，每天早、中、晚各做下蹲活动 10 次，辅以 CPM 机膝关节活动，每日 2 次，夜间维持石膏固定 1 周。结果：治疗 30 例中，19 例优，8 例良，3 例可，优良率 90.00%。〔何金国，刘翔飞，吴献民，等. 针刀闭合松解术治疗粘连性膝关节强直30 例疗效观察［J］. 临床医药实践，2013，22（12）：907-908.〕

2. 采用温针刀治疗恢复期类风湿膝关节强直　在股直肌连接髌骨内侧缘及外侧缘处寻找压痛点，垂直进针，到达骨面后垂直从上到下切割 10 刀，然后分别向内下及外下倾斜，伞形扫散剥离筋膜和内外侧副韧带。然后在髌骨上缘正中选择压痛点，垂直进针，达骨面后，在髌骨上缘贴近髌骨处伞扫上面 180°的范围后，向下刺入髌上囊，进行 180°的伞扫。在髌韧带中点取压痛点，垂直刺入至髌韧带下方，倾斜针体，将针尖两侧的髌韧带和髌下脂肪垫剥离开。尽量多选压痛点进行剥离。先进行局部消毒，然后使用 0.6mm×50mm 一次性无菌小针刀进行针刺，异常疼痛点留针，针体连接龙城牌 HT-2 温针电针综合治疗仪，留针 30 分钟。取下针刀后，局部消毒，覆盖无菌纱布。治疗间期进行双膝关节功能锻炼，每次 30 分钟，每日 3 次，每周 2 次。

结果：治疗 50 例中，显效 0 例，有效 47 例，无效 3 例，总有效率为 94.00%。〔孙科. 温针刀治疗恢复期类风湿性膝关节强直临床观察［J］. 光明中医，2020，35（11）：1693-1695.〕

第四节　踝关节强直

【概述】

踝关节在外伤后产生关节纤维性或骨性融合，使关节固定于功能位或非功能位，称之为踝关节强直。

【针刀应用解剖】

参见第八章第六节踝关节陈旧性损伤的针刀应用解剖。

【病因病理】

在致病因素的反复作用下出现滑膜的水肿、充血与渗出增加，进而导致关节面软骨的坏死，软骨下骨甚至也遭受破坏，与此同时，发生关节囊的粘连与挛缩，最终形成纤维性甚至骨性强直。

【临床表现】

非功能位强直的患者可出现走路跛行或持仗协行，同时可伴有患侧的足内翻畸形，若双侧的关节均受累，则出现行走困难。

患者受累的踝关节活动度严重受限，甚至活动完全消失，同时可伴见其原发病的临床症状。

【诊断要点】

1.踝关节强直于功能位或非功能位，主动及被动活动基本丧失。
2.既往有关节结核、类风湿、痛风或踝部外伤史。
3.X 线示关节间隙狭窄或模糊不清，并有骨小梁通过。

【针刀治疗】

一、治疗原则

依据针刀医学关于人体弓弦力学系统的理论及疾病病理构架的网眼理论，踝关节强直是由于踝关节周围软组织的应力平衡失调，造成局部韧带、筋膜及关节囊等软组织的损伤，在局部形成广泛的粘连、瘢痕所致，用针刀对踝关节周围的粘连、瘢痕进行整体松解，使膝部的力学平衡得到恢复。

二、操作方法

（一）第1次针刀松解三角韧带及周围的粘连、瘢痕

1.体位 仰卧位，踝关节中立位。

2.体表定位 踝关节内侧。

3.消毒 在施术部位，用碘伏消毒2遍，然后铺无菌洞巾，使治疗点正对洞巾中间。

4.麻醉 用1%利多卡因局部浸润麻醉，每个治疗点注药1ml。

5.刀具 专用弧形针刀和Ⅰ型直形针刀。

6.针刀操作（图10-27）

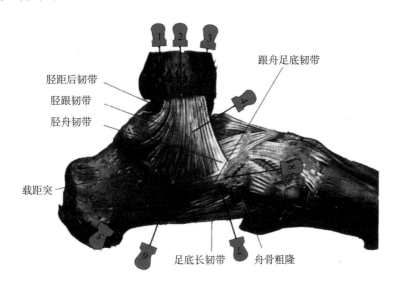

图10-27　针刀松解三角韧带及周围的粘连、瘢痕

（1）第1支针刀松解三角韧带后方起点（胫距后韧带起点）及踝关节囊的粘连、瘢痕：在内踝尖后上1cm处定位，使用专用弧形针刀，刀口线与下肢纵轴平行，针刀体与皮肤成90°角，按四步进针规程进针。针刀经皮肤、皮下组织，到达内踝后部骨面，调转刀口线90°，使针刀的弧形面与内踝后侧骨面相吻合，贴骨面向内踝后下铲剥3刀，范围0.5cm，然后刀体分别向上、向下铲剥3刀，范围0.5cm。

（2）第2支针刀松解三角韧带起点中部（胫跟韧带起点）及踝关节囊的粘连、瘢痕：在内踝尖处定位，使用专用弧形针刀，刀口线与下肢纵轴平行，针刀体与皮肤成90°角，按四步进针规程进针。针刀经皮肤、皮下组织，到达内踝尖骨面，调转刀口线90°，使针刀的弧形面与内踝尖骨面相吻合，贴骨面向下铲剥3刀，范围0.5cm，然后刀体分别向上、向下铲剥3刀，范围0.5cm，以松解关节囊的粘连、瘢痕。

（3）第3支针刀松解三角韧带起点前部（胫舟韧带起点）及踝关节囊的粘连、瘢

痕：在内踝尖前上方 1cm 处定位，使用专用弧形针刀，刀口线与下肢纵轴平行，针刀体与皮肤成 90°角，按四步进针规程进针刀。针刀经皮肤、皮下组织，到达内踝前骨面，调转刀口线 90°，使针刀的弧形面与内踝前骨面相吻合，贴骨面向下铲剥 3 刀，范围 0.5cm，然后刀体分别向上、向下铲剥 3 刀，范围 0.5cm。

（4）第 4 支针刀松解胫跟韧带行经线路的粘连、瘢痕：在第 2 支针刀下方 1.5~2cm 处定位，使用 I 型 4 号针刀，刀口线与下肢纵轴平行，针刀体与皮肤成 90°角，按照四步进针规程进针刀。针刀经皮肤、皮下组织，当刀下有阻力感时，即到达胫跟韧带，再向下进针刀 0.2cm，纵疏横剥 3 刀，范围 0.5cm。

（5）第 5 支针刀松解胫跟韧带后部止点的粘连、瘢痕：在跟骨载距突后部定位，使用专用弧形针刀，刀口线与下肢纵轴平行，针刀体与皮肤成 90°角，按四步进针规程进针刀。针刀经皮肤、皮下组织，到达跟骨面，调转刀口线 90°，使针刀的弧形面与距骨载距突骨面相吻合，贴骨面向上铲剥 3 刀，范围 0.5cm，然后刀体分别向前、向后铲剥 3 刀，范围 0.5cm。

（6）第 6 支针刀松解胫跟韧带前部止点的粘连、瘢痕：在跟骨载距突中部定位，使用专用弧形针刀，刀口线与下肢纵轴平行，针刀体与皮肤成 90°角，按四步进针规程进针刀。针刀经皮肤、皮下组织，到达跟骨面，调转刀口线 90°，使针刀的弧形面与距骨载距突骨面相吻合，贴骨面向上铲剥 3 刀，范围 0.5cm，然后刀体分别向前、向后铲剥 3 刀，范围 0.5cm。

（7）第 7 支针刀松解胫舟韧带止点的粘连、瘢痕：在舟骨粗隆后上方 0.5cm 处定位，使用专用弧形针刀，刀口线与下肢纵轴平行，针刀体与皮肤成 90°角，按四步进针规程进针刀。针刀经皮肤、皮下组织，到达舟骨面，调转刀口线 90°，使针刀的弧形面与舟骨骨面相吻合，贴骨面向后铲剥 3 刀，范围 0.5cm，然后刀体分别向前、向后铲剥 3 刀，范围 0.5cm。

（8）第 8 支针刀松解跟舟足底韧带止点的粘连、瘢痕：在第 7 支针刀上方 1cm 处定位，使用专用弧形针刀，刀口线与下肢纵轴平行，针刀体与皮肤成 90°角，按四步进针规程进针刀。针刀经皮肤、皮下组织，到达舟骨面，调转刀口线 90°，使针刀的弧形面与舟骨骨面相吻合，贴骨面向后铲剥 3 刀，范围 0.5cm。

（9）术毕，拔出针刀，局部压迫止血 3 分钟后，创可贴覆盖针眼。

（二）第 2 次针刀松解踝关节外侧韧带及周围的粘连、瘢痕

1. 体位 俯卧位，踝关节中立位。

2. 体表定位 踝关节外侧。

3. 消毒 在施术部位，用碘伏消毒 2 遍，然后铺无菌洞巾，使治疗点正对洞巾中间。

4. 麻醉 用 1% 利多卡因局部浸润麻醉，每个治疗点注药 1ml。

5. 刀具 专用弧形针刀和 I 型直形针刀。

6. 针刀操作（图 10–28）

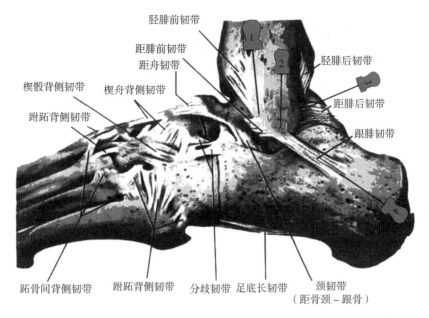

图 10-28　针刀松解踝关节外侧韧带及周围的粘连、瘢痕

（1）第 1 支针刀松解踝关节前侧关节囊、距腓前韧带起点的粘连、瘢痕：在外踝尖前上方 1cm 处定位，使用专用弧形针刀，刀口线与足纵轴平行，针刀体与皮肤成90°角，按四步进针规程进针刀。针刀经皮肤、皮下组织，到达外踝前侧腓骨骨面，调转刀口线 90°，使针刀的弧形面与外踝前缘骨面相吻合，贴骨面向前下铲剥 3 刀，当刀下有落空感时即停止，然后分别向上、向下做扇形铲剥，范围 0.5cm。

（2）第 2 支针刀松解踝关节外侧关节囊、跟腓韧带起点的粘连、瘢痕：在外踝尖处定位，使用专用弧形针刀，刀口线与足纵轴平行，针刀体与皮肤成90°角，按四步进针规程进针刀。针刀经皮肤、皮下组织，到达外踝尖骨面，调转刀口线 90°，使针刀的弧形面与外踝尖骨面相吻合，贴骨面向后下铲剥 3 刀，当刀下有落空感时即停止，然后分别向前、向后外做扇形铲剥，范围 0.5cm。

（3）第 3 支针刀松解踝关节后侧关节囊、距腓后韧带起点的粘连、瘢痕：在外踝尖后上方 1cm 处定位，使用专用弧形针刀，刀口线与足纵轴平行，针刀体与皮肤成90°角，按四步进针规程进针刀。针刀经皮肤、皮下组织，到达外踝后侧腓骨骨面，调转刀口线 90°，使针刀的弧形面与外踝后缘骨面相吻合，贴骨面向后下铲剥 3 刀，当刀下有落空感时即停止，然后分别向上、向下做扇形铲剥，范围 0.5cm。

（4）第 4 支针刀松解跟腓韧带止点的粘连、瘢痕：在外踝尖下后方 2~3cm 处定位，使用 I 型针刀，刀口线与足纵轴平行，针刀体与皮肤成90°角，按四步进针规程进针刀。针刀经皮肤、皮下组织，到达跟骨骨面，调转刀口线 90°，贴骨面向上铲剥 3 刀，然后分别向前、向后外做扇形铲剥，范围 0.5cm。

（5）术毕，拔出针刀，局部压迫止血 3 分钟后，创可贴覆盖针眼。

【针刀术后手法治疗】

在助手的协助下进行踝关节的对抗性牵引，使关节充分背屈、跖屈 5 次，后施关节弹压术以促使关节恢复到正常角度。注意手法不可过猛，否则易引起踝关节骨折等严重并发症。此外，采用抗生素常规抗感染 3 天。

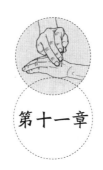

第十一章

神经卡压综合征

第一节　枕大神经卡压综合征

【概述】

本病是由于外伤、劳损或炎性刺激等原因导致局部软组织渗出、粘连和痉挛，刺激、卡压或牵拉枕大神经，引起头枕顶放射痛为主要表现的一种临床常见病。

【针刀应用解剖】

枕大神经发自第二颈神经后支，绕寰枢关节后向上行，在枕外隆突旁、上项线处，穿过半棘肌、斜方肌止点及其筋膜至颈枕处皮肤。枕大神经的分支较多、较大并且相互交织成网状，分布于颈枕部皮肤。

【病因病理】

长期低头工作，颈肌痉挛，深筋膜肥厚，炎症渗出、粘连，可压迫枕大神经。由于枕大神经绕寰枢关节，当寰枢关节半脱位、脱位时亦可受牵拉或损伤；此外，颈部肌肉，尤其是斜方肌的肌筋膜炎，也可导致此神经受压，产生神经支配区的疼痛，局部淋巴结肿大，也可能是致痛的原因。

【临床表现】

1.症状　以枕大神经痛为突出的症状，多呈自发性疼痛，常因头部运动而诱发，其疼痛为针刺样、刀割样，头部疼痛或咳嗽用力均可诱发疼痛。疼痛发作时常伴有局部肌肉痉挛，偶见枕大神经支配区感觉障碍。

2.体征　头颈呈强迫性体位，头略向后侧方倾斜，在枕外隆凸与乳突连线的内1/3处（即枕大神经穿出皮下处）及第2颈椎棘突与乳突连线中点有深压痛。在其上的上项线处有浅压痛。各压痛点可向枕颈放射，有时在枕大神经分布区尚有感觉过敏或感觉减退（图 11-1）。

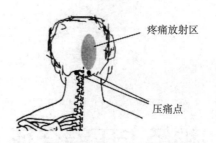

疼痛放射区

压痛点

图 11-1　枕大神经的压痛点及其疼痛放射区

【诊断要点】

枕大神经卡压综合征主要依据上述临床表现诊断。

落枕患者无颈项部外伤史，晨起时感到一侧或双侧颈项部疼痛，活动困难，局部僵硬，头歪向患侧，颈部活动时疼痛加重，有时可牵涉到肩背部。胸锁乳突肌呈痉挛状态，严重者可累及斜方肌和肩胛提肌，可触及条索状的肌束，局部压痛明显。

【针刀治疗】

一、治疗原则

依据人体弓弦力学系统理论，枕大神经卡压是由于神经周围软组织卡压神经所致。依据疾病病理构架的网眼理论，一侧神经受到卡压，另一侧的软组织也会挛缩和粘连，通过针刀治疗可准确松解卡压。

二、操作方法

1. 体位　俯卧位。

2. 体表定位　枕大神经穿出皮下处。

3. 消毒　在施术部位，用碘伏消毒2遍，然后铺无菌洞巾，使治疗点正对洞巾中间。

4. 麻醉　用1%利多卡因局部浸润麻醉，每个治疗点注药1ml。

5. 刀具　Ⅰ型4号直形针刀。

6. 针刀操作（图 11-2）

（1）第1支针刀松解左侧枕大神经穿出皮下处的卡压：在枕外隆凸与左侧乳突连线的内1/3处（即枕大神经穿出皮下处）定位，刀口线与人体纵轴方向一致，针刀体向脚侧倾斜45°，与枕骨垂直，押手拇指贴在上项线进针刀点上，从押手拇指的背侧进针刀，针刀到达上项线骨面后，调转刀口线90°，铲剥3刀，范围0.5cm。

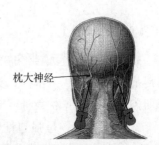

枕大神经

图 11-2　枕大神经针刀松解

（2）第 2 支针刀松解右侧枕大神经穿出皮下处的卡压：针刀松解方法参照第 1 支针刀松解操作。

（3）术毕，拔出针刀，局部压迫止血 3 分钟后，创可贴覆盖针眼。

三、注意事项（图 11-3）

在做针刀松解时，针刀体应向脚侧倾斜，与纵轴成 45°角，与枕骨面垂直，不能与纵轴垂直，否则有损伤椎管的危险。

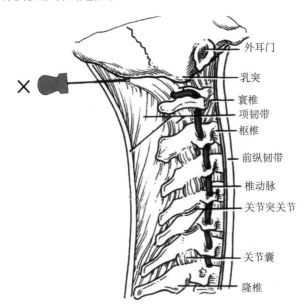

外耳门
乳突
寰椎
项韧带
枢椎
前纵韧带
椎动脉
关节突关节
关节囊
隆椎

图 11-3　枕大神经针刀松解危险操作示意图

【针刀术后手法治疗】

患者取俯卧位，一助手牵拉双侧肩部，术者正对患者头项，右肘关节屈曲并托住患者下颌，左手前臂尺侧压在患者枕骨，随颈部的活动施按揉法。用力不能过大，以免造成新的损伤。最后，提拿两侧肩部，并从患者肩至前臂反复揉搓 3 次。

【现代研究】

1. 运用针刀治疗枕大神经卡压性头痛　采用随机对照法将 73 例患者分为针刀组 38 例、温针组 35 例。①针刀组：患者屈颈侧卧，于枕大神经浅出皮下处压痛点，即枕外隆凸与乳突尖连线的中内 1/3 交界处定点，如后枕部变性的软组织压痛明显，亦可作为进针点。消毒后，取Ⅰ型 4 号针刀，刀口线与神经走向平行，垂直枕骨面，快速刺入皮下，缓慢探索深入达枕骨面，贴骨面纵行切割粘连的肌筋膜 3~5 下，有松动感后出刀。5 天 1 次，1 次为 1 个疗程。②温针组：选取四神聪、风池、天柱、率谷、太阳、阿是穴等，常规消毒后，用 1.5 寸毫针快速进针，得气后平补平泻，于风池和天柱穴的针柄上加艾炷点燃，以局部轻微泛红及患者能耐受为度，余穴每 10 分钟捻转行针 1 次，留针 30 分钟，5 日为 1 个疗程。两组患者均治疗 2 个疗程。结果：即刻痊愈针刀组 23 例，温针组 10 例，愈显率针刀组 92.11%，温针组 71.43%。1 个月后痊愈针刀组 22 例，温针组 9 例，愈显率针刀组 86.84%，温针组 65.71%。半年后痊愈针刀组 21 例，温针组 5 例，愈显率针刀组 86.84%，温针组 57.14%。针刀组的愈显率均高于温针组，可见针刀治疗比温针治疗枕大神经卡压性头痛的远期效果确切可靠。〔刘婷，胡荣亮，林乐泓，等. 针刀治疗枕大神经卡压性头痛的疗效观察［J］. 中国实用医药，2012，7（3）：101.〕

2. 运用针刀治疗耳枕部神经卡压综合征 将 360 例患者随机分为针刀组和阻滞组各 180 例。①针刀组：患者取俯卧位，下颌伸出床沿外并尽量内收，充分暴露术野，取酸麻胀痛最明显之敏感点作为相应神经卡压点和针刀治疗点，标记，备皮，常规消毒，铺无菌洞巾。选用 I 型 4 号针刀，刀口线与神经、血管走向一致，针体垂直颅骨平面或皮肤表面刺入，纵行切开紧张、挛缩、粘连、增厚的筋膜和腱纤维 3~5 刀，再纵疏横剥，刀下无抵触感后出刀，压迫止血并贴创可贴。治疗时应注意患者反应，如有剧痛、触电或放射感，及时改变刀口位置，以免伤及神经、血管等正常组织。②阻滞组：根据神经卡压的部位分别选取玉枕、风池、翳明、天柱、阿是穴或阳性反应点，每点注射 2~3ml 复方镇痛液，由 2% 利多卡因 5ml ＋维生素 B_{12} 500μg ＋地塞米松 5mg ＋ 654-2 5mg ＋ 5% 碳酸氢钠 3~5ml 组成的复方镇痛液进行神经阻滞术治疗。2 组患者均每 5~7 天治疗 1 次，1 次为 1 个疗程，连续治疗 3 个疗程。结果：即刻止痛效果比较，即效针刀组 96 例，阻滞组 46 例；总有效率针刀组为 93.33%，阻滞组为 81.67%。综合疗效比较，痊愈，针刀组 167 例，阻滞组 69 例；无效，针刀组 0 例，阻滞组 32 例；总有效率，针刀组为 100%，阻滞组为 82.22%。随访 3 个月后，复发率，针刀组为 0.56%，阻滞组为 12.22%。笔者认为应用针刀彻底松解变性粘连、痉挛或挛缩的软组织，即可立即解除神经、血管的牵拉、挤压或卡压，从而使耳枕部神经卡压综合征的顽固性头痛、麻木等症得以迅速根治，疗效显著，是目前较为理想的治疗方法。〔刘占平，葛玉枝，康美清. 针刀治疗耳枕部神经卡压综合征 180 例疗效观察［J］. 新中医，2011，42（11）：91.〕

第二节　肩胛上神经卡压综合征

【概述】

本病是由于肩胛上神经在肩胛切迹处受到压迫而产生的一系列临床症状。

肩胛上神经卡压是肩部疼痛最常见的原因之一。有学者认为，该征约占所有肩痛患者的 1%~2%。间接和直接暴力都可以造成肩胛上神经不同程度的损伤，而牵拉伤可能作用最大，损伤单独累及肩胛上神经也是可能的。发生 Colles 骨折时，致伤的外力传递到前臂、上臂和肩关节，由于肩胛上神经比较固定，可直接造成神经损伤；

也可同时损伤神经周围组织，在愈合过程中可能减少切迹间的容积，而压迫神经或其发向肩关节的分支，成为 Colles 骨折的后遗症，而造成骨科医师误认的"冻结肩"。

【针刀应用解剖】

肩胛上神经（图 11-4）起源于臂丛神经上干，其纤维来自 C$_4$、C$_5$、C$_6$，是运动和感觉的混合神经。从上干发出后沿斜方肌和肩胛舌骨肌深面外侧走行，通过肩胛横韧带下方的肩胛切迹进入冈上窝，而与其伴行的肩胛上动、静脉则从该韧带的浅层跨过，再进入冈上窝。该神经在经过由肩胛切迹和肩胛上横韧带所组成的骨 – 纤维孔时，位置较为固定。肩胛上神经在冈上窝发出两根肌支支配冈上肌，两支或更多的细感觉支支配肩关节和肩锁关节。肩胛上切迹在解剖上可分为以下 6 种类型：①肩胛上界较宽的窝；②切迹为钝"V"字形；③对称的"U"形，与侧界平行；④非常小的"V"形沟；⑤与第 3 型相似，但由于韧带骨化使切迹内直径减小；⑥完全性韧带骨化。这些变化可能与神经卡压相关。然后，该神经与肩胛上动脉和静脉伴行，穿过肩胛下横韧带。肩胛上神经的感觉神经纤维和肱骨后的皮肤感觉神经纤维在相间的神经节段，且均是支配深部感觉的纤维，故有人常诉的肩周疼痛是钝痛，经常不能说清确切部位。Sunderland 认为，由于上肢的不断活动、肩胛骨的不断移位，切迹处神经反复受到牵拉和摩擦，导致神经损伤、炎性肿胀和卡压，这是肩胛上神经卡压的解剖学基础。

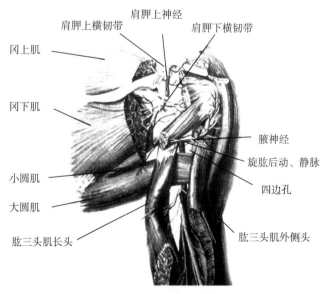

图 11-4　肩胛上神经解剖图

【病因病理】

肩胛上神经卡压可因肩胛骨骨折或盂肱关节损伤等急性损伤所致。肩关节脱位也可损伤肩胛上神经。肩部前屈，特别是肩胛骨固定时的前屈使肩胛上神经活动度下降，易于损伤。肿瘤、盂肱关节结节样囊肿及肩胛上切迹纤维化等均是肩胛上神经卡压的主要原因。有报道认为，肩袖损伤时的牵拉也可致肩胛上神经损伤。各种局部脂肪瘤和结节均可压迫肩胛上神经的主干或分支而引起卡压。

肩胛上神经在通过肩胛上切迹时位置相对固定，使其易于在重复运动时受损。肩胛骨和盂肱关节的重复运动使神经在切迹处摩擦而出现神经的炎性反应、水肿，这样就可导致卡压性损害。肩胛骨远端的运动可致肩胛上神经拉紧，引起"悬吊效应"，使神经在切迹处绞索，引起神经病变。Mizuno 等报道，当副神经麻痹后，肩胛骨向下外侧下垂可使肩胛上神经受到肩胛上横韧带的牵拉。肩胛上神经肩关节支的卡压可引起盂肱关节疼痛，这是临床最常见的症状。

【临床表现】

一、病史

通常患者有创伤或劳损史，以优势手多见，男性多于女性。

二、症状

患者多有颈肩部不适，呈酸胀钝痛，常不能明确指出疼痛部位，有夜间痛醒史，疼痛可沿肩肱后放射至手部，亦可向肩胛下部放射，疼痛和肩部主动活动有关，被动活动多不产生疼痛，颈部活动对疼痛无明显影响，逐渐出现肩外展无力、上举受限。

三、体征

1.冈上肌、冈下肌萎缩。
2.肩外展无力，特别是开始 30° 左右的肩外展肌力明显较健侧减弱。
3.肩外旋肌力明显下降，甚至不能。
4.肩部相当于肩胛切迹处压痛明显。

【诊断要点】

肩胛上神经卡压综合征需要通过仔细地询问病史，完整的物理检查及肌电检查来确诊。以下辅助检查有助于该征的诊断：

1.上臂交叉试验 即双臂前屈 90°，在胸前交叉，肩部疼痛加重为阳性。

2.肩胛骨牵拉试验 令患者将患侧手放置于对侧肩部，并使肘部处于水平位，使患侧肘部向健侧牵拉，可刺激卡压的肩胛上神经，诱发肩部疼痛。

3.利多卡因注射试验 对临床表现不典型的病例，可于肩胛上切迹压痛点注射 1% 的利多卡因。如果症状迅速缓解，可倾向于肩胛上神经卡压综合征的诊断。

4.肌电检查 肩胛上神经运动传导速度明显减慢，冈上肌、冈下肌均有纤颤电位，腋神经及三角肌正常。

5. X线检查 肩胛骨前后位 X 线片向骶尾部倾斜 15° ~30°投照,以检查肩胛上切迹的形态,有助于诊断。

【针刀治疗】

一、治疗原则

依据人体弓弦力学系统理论及疾病病理构架的网眼理论,肩胛上神经卡压是由于周围软组织卡压神经所致,通过针刀治疗可准确松解卡压。

二、操作方法

1. 体位 俯卧位。

2. 体表定位 肩胛冈中点上方 1cm,肩胛冈中、外 1/3 下方。

3. 消毒 在施术部位,用碘伏消毒 2 遍,然后铺无菌洞巾,使治疗点正对洞巾中间。

4. 麻醉 用 1% 利多卡因局部浸润麻醉,每个治疗点注药 1ml。

5. 刀具 Ⅰ型 4 号直形针刀。

6. 针刀操作(图 11-5)

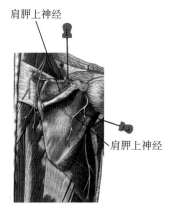

肩胛上神经

肩胛上神经

图 11-5 肩胛上神经卡压针刀松解

(1)第 1 支针刀松解肩胛上横韧带:在肩胛冈中点上方 1cm 处定位,针刀体与皮肤垂直,刀口线与冈上肌肌纤维方向垂直,按四步进针规程进针刀,直达肩胛骨冈上窝骨面,然后向上探寻,当有落空感时,即到达肩胛上切迹,退针刀 0.5cm,至骨面上,用提插刀法沿肩胛上切迹向前切割 3 刀,范围 0.5cm。

(2)第 2 支针刀松解肩胛下横韧带:在肩胛冈中、外 1/3 下方酸、麻、胀痛明显处定位,针刀体与皮肤垂直,刀口线与冈下肌肌纤维方向一致,按四步进针规程进针刀,直达肩胛骨冈下窝骨面,在骨面上纵疏横剥 3 刀,范围 0.5cm。

(3)术毕,拔出针刀,局部压迫止血 3 分钟后,创可贴覆盖针眼。

三、注意事项

在做肩胛上横韧带针刀松解时，针刀沿肩胛骨冈上窝的骨面向上去寻找肩胛上切迹，此法安全，无危险性。

【针刀术后手法治疗】

针刀松解术毕，患者取坐位，主动耸肩 2 次。应用阻抗抬肩手法：患者取端坐位，医生用手掌压住患肘关节，嘱患者用力抬肩，当抬到最大位置时，医生突然放开按压的手掌，使冈下肌最大限度地收缩，1 次即可。

【现代研究】

1. 采用超声引导下可视针刀治疗肩胛上神经卡压综合征　超声引导下针刀闭合性松解术：在受卡压的体表部位确定超声探头的位置及方向，依据相关文献确定肩胛上切迹体表穿刺点和冈盂切迹体表穿刺点。常规皮肤消毒，铺无菌洞巾，使用 6 号穿刺针从定位点皮肤表面垂直刺入至相应深度，穿刺过程中每个治疗点注射 0.25% 的利多卡因 1.5ml，此时患者局部有胀感，但无放射感；退出穿刺针，沿原穿刺通路进 Ⅱ 型针刀，患者大多有局部重、胀感，如有向上肢放射感则稍微调整进针的方向和深度。针刀紧贴骨面在肩胛上切迹内缘及冈盂切迹外缘小幅度松解 2~3 刀。出针后，以无菌纱布压迫针孔 2 分钟，创可贴贴敷针孔。治疗后 6 小时内限制活动肩关节，3 天内避免劳累、禁食辛辣。每周 1 次，3 次为 1 个疗程。共治疗 30 例，痊愈 16 例，显效 11 例，有效 2 例，无效 1 例，愈显率 90%。〔李多默，向东东，乔晋琳，等. 超声引导下可视针刀治疗肩胛上神经卡压综合征效果观察 [J]. 人民军医，2015，8（1）：416-417.〕

2. 采用小针刀治疗肩胛上神经卡压综合征　患者取俯卧位，在肩胛冈中点上方 1cm，肩胛冈中、外 1/3 下方定点。在施术部位以碘酒消毒 2 遍，铺无菌洞巾。用 1% 利多卡因局部浸润麻醉，每个治疗点注药 1ml。选择 Ⅰ 型 4 号直形针刀。在上述定点部位进行针刀松解。术毕，患者取坐位，主动耸肩 2 次。经上述治疗若症状改善不明显，间隔 7 天再行针刀治疗及手法治疗 1 次。两周为 1 个疗程。共治 55 例，痊愈 42 例，显效 7 例，好转 3 例，无效 3 例，总有效率 94.5%。〔唐日强，陈晓霞. 小针刀治疗肩胛上神经卡压综合征 55 例临床观察 [J]. 中医药通报，2014，13（6）：46-47.〕

第三节　肩胛背神经卡压综合征

【概述】

本病表现为颈、肩、背、腋及侧胸壁的酸痛和不适。肩胛背神经是一来自 C_5 神经根与胸长神经合干的神经。

有关肩胛背神经卡压的文献报道较少。1993年Kevin报道用肩胛背神经封闭治疗颈肩痛，取得一定的疗效，其封闭点为肩胛背神经易受压的中斜角肌及肩胛骨内上角内侧缘处，此处也正是临床压痛最为明显处，同时也符合解剖学观察。

【针刀应用解剖】

肩胛背神经多起自C_5神经根，部分纤维发自C_4神经根，同时存在着C_4、C_5神经根共干的现象。肩胛背神经的起始部位为前斜角肌所覆盖，穿过中斜角肌后与副神经并行，至肩胛提肌前缘后穿过该肌达菱形肌，支配肩胛提肌和大、小菱形肌。

1. 肩胛背神经的起源　肩胛背神经在距椎间孔边缘5~8mm处，自C_5神经根外侧发出后即进入中斜角肌。其来源有3种情况：①肩胛背神经与胸长神经起始段合干；②肩胛背神经与胸长神经分别从C_5神经根发出；③肩胛背神经接收C_3、C_4神经根发出的分支。

2. 肩胛背神经的行径　上述3种形式发出的肩胛背神经，其起始部均穿过中斜角肌，在中斜角肌内斜行，行走5~30mm，距起点约5mm处有2~3束2mm粗的中斜角肌腱性纤维横跨其表面。

3. 肩胛背神经的分支　合干者，出中斜角肌1~2mm，肩胛背神经和胸长神经分开后，主干即发出1个分支，经肩胛提肌，然后在菱形肌深面下行。C_5神经根发出的胸长神经下行至锁骨水平先后与C_6及C_7神经根发出的胸长神经支合干，然后沿前锯肌深面行走。

【病因病理】

肩胛背神经被头夹肌、肩胛提肌和大、小菱形肌包绕，单纯性肩胛背神经卡压极少见，常常伴发于臂丛神经的损伤或卡压。肩胛背神经卡压产生的可能原因：一是颈神经根（特别是C_5神经根）受压而累及作为其分支的肩胛背神经；另一原因是肩胛背神经在其行径中因解剖因素而受压，如穿过中斜角肌的腱性起始纤维；也可因局部肿瘤（如脂肪瘤）、放射性组织损伤或慢性组织损伤引起卡压。

【临床表现】

1. 症状　本病常见于中青年女性。全部患者均以颈肩背部不适、酸痛为主要症状。颈部不适与天气有关，于阴雨天、冬天可加重，劳累后也可加重。上臂上举受限，颈肩背部酸痛，常不能入睡。肩部无力，偶有手麻，主要为前臂及手桡侧半发麻。

2. 体征　部分患者可有前臂感觉减退，少数患者上肢肌力，特别是肩外展肌力下降。局部压痛点明显，多数位于患侧背部第3、4胸椎棘突旁3cm及胸锁乳突肌后缘中点。

【诊断要点】

可根据临床特点进行诊断，如颈肩部疼痛、不适，沿肩胛背神经行径有压痛，特别是按压第 3、4 胸椎棘突旁，可诱发同侧上肢麻痛，则可明确诊断为该病。

【针刀治疗】

一、治疗原则

依据人体弓弦力学系统理论及疾病病理构架的网眼理论，肩胛背神经卡压是由于周围软组织卡压神经所致，通过针刀治疗可准确松解卡压。

二、操作方法

1.体位 坐位。

2.体表定位 肩胛骨内上角与 C_6 棘突连线的中点。

3.消毒 在施术部位，用碘伏消毒 2 遍，然后铺无菌洞巾，使治疗点正对洞巾中间。

4.麻醉 用 1% 利多卡因局部浸润麻醉，每个治疗点注药 1ml。

5.刀具 I 型 4 号直形针刀。

6.针刀操作（图 11-6） 针刀松解肩胛背神经在菱形肌上缘的粘连和瘢痕：在肩胛骨内上角与 C_6 连线的中点找到明显压痛点处进针刀，针刀体与皮肤垂直，刀口线与足底纵轴方向一致，按四步进针规程进针刀，经皮肤、皮下组织，刀下有坚韧感，患者有局部酸麻痛感时，即到达肩胛背神经在菱形肌上缘的粘连和瘢痕处，以提插刀法切割 3 刀，范围 0.5cm，然后再纵疏横剥 3 刀，范围 0.5cm。术毕，拔出针刀，局部压迫止血 3 分钟后，创可贴覆盖针眼。

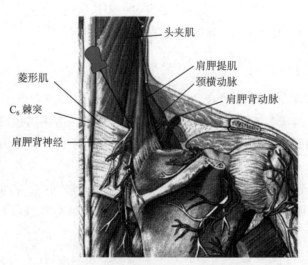

图 11-6　肩胛背神经卡压针刀松解

【针刀术后手法治疗】

针刀术后，患者取坐位，嘱患者做拥抱动作 4 次，以进一步拉开局部的粘连。

【现代研究】

采用小针刀治疗肩胛背神经卡压综合征。在肩胛提肌止点处或脊柱缘处找到明显压痛点作为进针点。用注射器抽吸 2% 利多卡因 3ml+ 得宝松 lml。局部消毒铺巾，进针，回抽无血时，注射药物局麻。刀口线与肩胛骨缘平行进针，紧贴肩胛骨缘行扇形切割，切割时常可听到"嗦嗦"的声音，并有阻力感。对胸锁乳突肌后缘中点疼痛明显的患者，行中斜角肌松解。患者取仰卧位，以胸锁乳突肌后缘中点压痛点为进针点，刺到横突处回抽无血，注入 2% 利多卡因 3ml+ 得宝松 lml，刺入针刀，到达横突骨面后，紧贴骨面进行松解。出针后用创可贴贴敷，行弹拨理筋手法，并活动肩胛骨 10 余次。治疗结果：共治疗 86 例，治愈 52 例，显效 28 例，好转 6 例，总有效率100%。〔谢伟，郑建平，郑琦. 小针刀治疗肩胛背神经卡压综合征［J］. 浙江中西医结合杂志，2012，22（6）：460.〕

第四节　肋间神经卡压综合征

【概述】

外伤、劳损、带状疱疹及胸外科开放性手术后瘢痕、粘连等均可以引起肋间神经的卡压，此处卡压，患者疼痛剧烈，封闭理疗难以解决问题，而针刀治疗可以对卡压的肋间神经进行精确松解。

【针刀应用解剖】

肋间隙即肋与肋之间的间隙，隙内有肋间肌肉、血管、神经和结缔组织膜等结构。肋间隙的宽窄不一，上部肋间隙较窄，下部较宽；肋间隙前部较宽，后部较窄，但可随体位的变化而改变。肋弯曲而有弹性，第 5~8 肋曲度大，易发生骨折。骨折断端如向内位移，可刺破胸膜和肋间血管及神经。

肋间内肌与肋间最内肌之间有肋间血管和神经通过，肋间神经共 11 对，在相应肋间隙内沿肋沟前行，至腋前线附近发出外侧皮支。第 2 肋间神经外侧皮支较粗大，称肋间臂神经，横经腋窝，分布于腋窝和臂内侧皮肤。肋间神经本干继续前行，上 6对至胸骨侧缘，下 5 对和肋下神经肋弓前面至白线附近浅出，易名为前皮支。

【病因病理】

肋间神经周围的粘连、瘢痕压迫、刺激了肋间神经引起临床表现。

【临床表现】

本病的疼痛由后向前沿相应的肋间隙放射，呈半环形，侧胸疼痛，呈持续性隐痛，阵发性加剧；或呈刺痛、烧灼样痛。咳嗽、深呼吸或打喷嚏时疼痛加重，疼痛多发于一侧的某支肋间神经。检查：卡压部位的 Tinel 征（＋）。

【诊断要点】

根据临床表现可确诊，X 线检查排除其他疾病。

【针刀治疗】

一、治疗原则

依据人体弓弦力学系统理论及疾病病理构架的网眼理论，肋间神经卡压是由于周围软组织卡压神经所致，通过针刀治疗可准确松解卡压。

二、操作方法

1.体位　健侧卧位。

2.体表定位　肋间神经卡压点。

3.消毒　在施术部位，用碘伏消毒 2 遍，然后铺无菌洞巾，使治疗点正对洞巾中间。

4.麻醉　用 1% 利多卡因局部浸润麻醉，每个治疗点注药 1ml。

5.刀具　Ⅰ型 4 号直形针刀。

6.针刀操作（图 11-7）　针刀松解肋间神经卡压点：在 Tinel 征阳性点定位，针刀体与皮肤垂直，刀口线与肋弓方向一致，按四步进针规程进针刀，针刀经皮肤、皮下组织、筋膜，直达肋骨骨面，然后针刀向下探寻，当有落空感时已到肋骨下缘，针刀沿肋骨下缘向下铲剥 3 刀，范围 0.5cm。术毕，拔出针刀，局部压迫止血 3 分钟后，创可贴覆盖针眼。

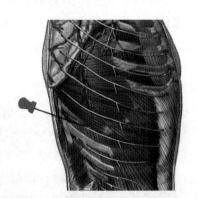

图 11-7　肋间神经卡压针刀松解

三、注意事项

在做针刀松解时，针刀先到达肋骨骨面，沿骨面向下找到肋骨下缘，针刀松解一定在肋骨骨面上操作，不可超过肋骨下缘，否则可能刺破胸膜引起创伤性气胸。

【针刀术后手法治疗】

针刀术后分推胸肋间隙，双手指张开呈爪状，将指尖附于同侧胸骨旁间处，适当用力从胸前正中线沿肋间向两侧分推1分钟；分推肋下部位，将双手4指并拢，分别放于同侧剑突旁，沿肋骨分推1分钟。继用拇指揉按合谷、内关、外关、阳陵泉各1分钟。

【现代研究】

采用针刀松解综合疗法治疗顽固性肋软骨炎。治疗时患者平卧，双手置于枕后，在压痛最敏感处和梭形肿胀隆起处常规消毒铺巾。术者站在患侧，取朱氏1型针刀，在病灶最隆起处垂直皮面进针刀。刀口线与肋骨长轴平行，刀刃直达肋软骨骨膜后进行通透剥离5~6刀，抵达肋软骨面。再在肋软骨面上纵行疏通剥离4~5刀，然后横行疏通剥离2~3刀。将肋软骨骨膜从肋软骨上剥离开，直至刀下有明显松解感即止，退出针刀。针刀治疗术毕，由手术时的针孔注入山莨菪碱、维生素B_{12}、醋酸泼尼松龙混悬液、2%利多卡因合剂，施行局部浸润。对于疼痛特别严重者，也可行相应的肋间神经阻滞。全组34例均痊愈，治疗2周后症状、体征、压痛和肿胀均消失。其中1次治疗痊愈者28例，2次治疗痊愈者6例，34例患者愈后随访3年，无一例复发。〔姚晓，姚龙. 针刀闭式松解综合疗法治疗顽固性肋软骨炎［J］. 实用疼痛学杂志，2007，3（2）：152.〕

第五节　第三腰椎横突综合征

【概述】

本病为第三腰椎横突周围组织的慢性劳损，是以慢性腰痛、局限性压痛为主要临床表现的症候群，尤以体力劳动者多见。

【针刀应用解剖】

L_3横突有众多大小不等的肌肉附着，相邻横突之间有横突间肌，横突尖端与棘突之间有横突棘肌，横突前侧有腰大肌及腰方肌，横突的背侧有竖脊肌，胸腰筋膜中层附于横突尖。在腰椎所有横突中，L_3横突最长，活动幅度也大，受到的拉力也最大，因此，损伤机会也较多。

【病因病理】

L_3横突比其他腰椎横突长，处于腰椎的中段，起到加强腰部稳定性和平衡的作用。由于这一生理特征，在腰部做屈伸活动时，增加了横突尖部摩擦损伤腰部软组织的机会，当人体做过多的持久的弯腰屈伸活动时，L_3横突尖部就会摩擦损伤胸腰筋膜中层和竖脊肌。

受 L_3 横突尖部摩擦损伤的肌肉，会有毛细血管出血，肌肉纤维断裂，自我修复过程中，在一定条件下肌肉的内部就会形成瘢痕，而与 L_3 横突尖部粘连，限制胸腰筋膜和竖脊肌的活动。当人体用力做弯腰活动或劳动时，胸腰筋膜和竖脊肌就会受到牵拉而进一步损伤，引起局部出血、充血和水肿，出现严重的临床症状。经过一段时间的休息，充血和水肿被吸收，临床症状虽有所缓解，但是粘连更加严重，形成恶性循环。由于受 L_3 横突尖部摩擦牵拉损伤的肌肉部位是在 L_3 横突尖部运动范围内的一条线上，因此，发生粘连必在横突尖部，当粘连形成后，痛点就固定在 L_3 横突尖部这个点上，故形成第三腰椎横突综合征。

【临床表现】

腰部中段单侧或双侧疼痛，腰背强直，不能弯腰和久坐、久立，严重者行走困难，站立时，常以双手扶持腰部，通过休息和各种治疗可缓解。一旦腰部做过多活动，疼痛又加重，严重者生活不能自理，在床上翻身都感到困难。较轻者不能弯腰工作，站立工作不能持久，有时也受气候影响而加重。

【诊断要点】

1. 有外伤或劳损史。
2. 在第三腰椎横突尖部单侧或双侧有敏感的压痛点。
3. 屈躯试验阳性。

【针刀治疗】

一、治疗原则

依据针刀医学关于人体弓弦力学系统的理论及疾病病理构架的网眼理论，L_3横突损伤后，引起粘连、瘢痕和挛缩，造成 L_3 横突的力学平衡失调，而产生上述临床表现。L_3 横突损伤主要在 L_3 横突末端。用针刀将其粘连松解，切开瘢痕，使 L_3 横突末端的力学平衡得到恢复。

二、操作方法

1.体位 俯卧位。

2.体表定位 第三腰椎横突尖。

3.消毒 在施术部位，用碘伏消毒 2 遍，然后铺无菌洞巾，使治疗点正对洞巾中间。

4.麻醉 用 1% 利多卡因局部浸润麻醉，每个治疗点注药 1ml。

5. 刀具 Ⅰ型 4 号直形针刀。

6. 针刀操作（图 11-8、图 11-9） 摸准 L_3 棘突顶点，从 L_3 棘突顶点上缘旁开 3cm，在此定位。刀口线与脊柱纵轴平行，针刀经皮肤、皮下组织，直达横突骨面，刀体向外移动，当有落空感时，即到达 L_3 横突尖，在此用提插刀法切割横突尖的粘连、瘢痕 3 刀，深度 0.5cm，以松解腰肋韧带在横突尖部的粘连和瘢痕，然后，调转刀口线 90°，沿 L_3 横突上下缘用提插刀法切割 3 刀，深度 0.5cm，以切开横突间韧带。术毕，拔出针刀，局部压迫止血 3 分钟后，创可贴覆盖针眼。

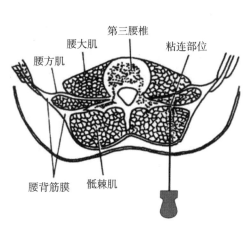

图 11-8 L_3 横突松解横断面观

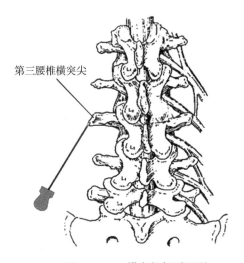

图 11-9 L_3 横突松解后面观

三、注意事项

在第三腰椎横突尖及横突中部有诸多软组织附着，如胸腰筋膜中层起始部、腰大肌起点、横突间肌等。由于第三腰椎横突的长度是腰椎横突中最长的，所以受伤机会多，根据网眼理论，一侧的横突受损伤，对侧必然代偿，也会出现粘连和瘢痕，故还要同时松解对侧第三腰椎横突。否则，易出现针刀治疗见效快，但复发率高的现象。

【针刀术后手法治疗】

患者立于墙边，背部靠墙，医生一手托住患侧腹部令其弯腰，另一手压住患者背部。当患者弯腰至最大限度时，突然用力压背部 1 次，然后让患者做腰部过伸动作。

注意：针刀术后应先平卧 10~15 分钟后再做手法，尤其是中老年患者，对针刀治疗有恐惧感，心情紧张，如做完针刀，即令患者下床做手法，可引起体位性低血压、摔倒，导致不良意外事故。

【现代研究】

1. 采用小针刀治疗第三腰椎横突综合征 86 例 患者取俯卧位，常规消毒，在第三腰椎横突尖部压痛点处定位，针刀体与皮肤垂直，刀口线与脊柱纵轴平行进针刀，当针刀到达横突骨面后，先沿横突尖四周切剥，再在横突骨背面横行剥离数下，感到针下有松动感时即出针，压迫针眼片刻，消毒敷料包扎。共治 86 例，治愈 66 例，好转 18 例，未愈 2 例，有效率为 97.67%。〔王凯，赵明宇. 小针刀治疗第三腰椎横突综合征 86 例［J］. 河南中医，2012，32（5）：625.〕

2. 采用针刀斜刺法治疗第三腰椎横突综合征　在第三腰椎棘突旁 2~5cm 处，可触到横突尖端有明显的压痛点或大小不等的结节，标注记号作为施术进针点，使用碘伏在术区进行无菌消毒，铺无菌洞巾，戴无菌手套，局部注射 0.75% 利多卡因。进针刀手法：术者用右手拇指和食指拿住 3 号针刀针柄，右手中指尖扶针刀体中部控制针刀速度与深度。斜刺要领：针刀穿过皮肤及浅筋膜层后，用右手拇指和食指拿稳针刀柄，右手中指尖顶住进针点的周围皮肤以控制进针深度，针体应保持斜行方向，使针刀刺入病变的最痛点、条索或硬结上。针刀刺入病变条索后，局部有轻度酸胀感，轻轻摆动针体，沿着第三腰椎横突尖部纵切，大多数患者在数秒钟后就会出现条索软化，压痛点明显消失。原则为痛点消失及硬结、条索基本软化或全部软化。共治 60 例，治疗 2 个疗程。经针刀斜刺法进行第 1 次治疗，治愈者 51 例，9 例患者接受第 2 次治疗后，治愈 5 例，显效 3 例，好转 1 例，治愈率为 93.3%。〔孔祥生，宋寒冰，姜益常. 针刀斜刺法治疗腰三横突综合征临床观察［J］. 针灸临床杂志，2012，28（1）：36-37.〕

第六节　肩峰下撞击综合征

【概述】

肩峰下撞击综合征又称肩疼痛弧综合征，是肩关节外展活动至一定范围时，肩部和上臂出现疼痛的综合征。

【针刀应用解剖】

见第八章第二节肩周炎针刀应用解剖。

【病因病理】

肩峰的上方为喙肩弓，包括肩峰、喙突及连接两者的喙肩韧带，下方为肩袖和肱骨结节，肩峰下滑囊起到润滑和缓冲撞击的作用。肩峰下间隙前窄后宽，撞击时病变主要发生在前、中部。在肩峰下关节内，任何引起肱骨头与喙肩弓反复摩擦、撞击的疾病均可引起肩峰下综合征，如肩峰下滑囊炎、冈上肌腱炎、冈上肌腱钙化、肩袖撕裂、肱二头肌长头腱鞘炎、肱骨大结节骨折等。肩关节过度频繁外展，使肩峰下关节的各种组织反复摩擦和碰撞，尤其是肩峰下滑囊及肩袖组织发生充血、水肿、炎性渗出，此时往往伴有急性肩痛症状。反复的撞击性损害使肩峰下组织发生退行性变，滑囊肥厚，肩袖纤维变性，增生肥厚。病变进一步发展，肩袖可发生撕裂，肱二头肌长头腱病理性断裂。肩袖损伤后肩袖对肱骨头的稳定作用减弱，不能有效地控制肱骨头上移，使肩峰下间隙变小。肱骨头与肩峰的反复撞击可致骨性结构的改变，肩峰及肱骨大结节骨赘形成。

【临床表现】

一、症状

以肩部和上臂外侧疼痛为主，可累及整个三角肌区。疼痛为持续性，夜间尤其明显。主动外展上臂 60°～120°时疼痛明显，但被动活动时疼痛较轻或不痛，患者常喜欢下垂上肢以减轻疼痛。患肢无力，活动受限。个别患者肩关节外展时有阻挡的感觉。

二、体征

1. 体检时在肩峰下端及肱骨大结节处有明显的压痛，肩关节活动时可听到捻发音和触及捻发感。

2. 疼痛弧征阳性：肩关节主动外展活动时出现 60°～120°范围内的疼痛弧征，检查者用手固定肩胛骨，嘱患者外展肩关节，当外展至 60°时出现明显的肩峰部疼痛，继续外展超过 120°时疼痛又明显减轻或消失。当上臂从上举位放下至 120°～60°时又出现疼痛。

3. 肩部撞击征阳性：患者取坐位，检查者一手稳定肩关节，另一手托住肘关节并向上方用力使肱骨大结节与肩峰间产生撞击，如出现疼痛即为阳性。病程长者，肩关节周围的肌肉萎缩，肩关节活动受限，尤以外展、外旋、后伸为著，严重者可呈冻结肩。

【诊断要点】

根据病史和临床表现、特殊检查（包括肌电检查），对典型病例不难做出诊断。X 线检查有辅助诊断作用：肩峰下表面可见骨赘形成及骨质硬化，密度增高，冈上肌钙化阴影，肱骨大结节骨折或骨赘形成，肩峰下间隙变小。

【针刀治疗】

一、第 1 次针刀松解部分肩袖止点

1. 体位　端坐位。

2. 体表定位　肩关节。

3. 消毒　在施术部位，用碘伏消毒 2 遍，然后铺无菌洞巾，使治疗点正对洞巾中间。

4. 麻醉 1% 利多卡因局部麻醉。

5. 刀具 Ⅰ型针刀。

6. 针刀操作（图 11-10）

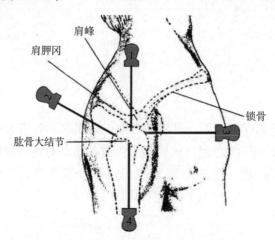

图 11-10　肩袖止点针刀松解示意图

（1）第 1 支针刀松解冈上肌行经路线的粘连、瘢痕点：沿冈上肌肌纤维方向在肩峰下寻找压痛点处定位，刀口线与冈上肌肌纤维走行方向一致，针刀体与皮肤成 90° 角，按四步进针规程进针刀，经皮肤、皮下组织，刀下有硬结或者条索状物时，纵疏横剥 2~3 刀，范围不超过 0.5cm，然后调转刀口线 90°，用提插刀法切割 2~3 刀，当刀下有落空感时停止切割。

（2）第 2 支针刀松解冈下肌行经路线及其止点：在第 1 支针刀后下方 2~3cm 压痛点处定点，刀口线与冈下肌肌纤维走行方向一致，针刀体与皮肤成 90° 角，按四步进针规程进针刀，经皮肤、皮下组织，当刀下有硬结或者条索状物时，纵疏横剥 2~3刀，范围不超过 0.5cm，然后达肱骨大结节后面骨面，调转刀口线 90°，在骨面上铲剥 2~3 刀，范围不超过 0.5cm。

（3）第 3 支针刀松解肩关节前侧关节囊的粘连和瘢痕：在第 1 支针刀前下方 2~3cm 压痛点处定点，针刀体与皮肤垂直，刀口线与肱骨长轴方向一致，按四步进针规程进针刀，经皮肤、皮下组织，当刀下有硬结或者条索状物时，纵疏横剥 2~3 刀，范围不超过 0.5cm，然后进一步深入针刀，当刀下有落空感时，即到达肩关节前侧关节囊，纵疏横剥 2~3 刀，范围不超过 0.5cm。

（4）第 4 支针刀松解冈上肌止点的粘连、瘢痕：在肱骨大结节顶点的压痛点处定位，刀口线与冈上肌肌纤维走行方向一致，针刀体与皮肤成 90° 角，按四步进针规程进针刀，经皮肤、皮下组织，当刀下有硬结或者条索状物时，纵疏横剥 2~3 刀，范围不超过 0.5cm，然后直达骨面，调转刀口线 90°，在骨面上铲剥 2~3 刀，范围不超过0.5cm。

（5）术毕，拔出针刀，局部压迫止血 3 分钟后，创可贴覆盖针眼。

二、第 2 次针刀松解肩部外侧顽固性疼痛点

1. 体位 端坐位。

2. 体表定位 用龙胆紫分别在肩关节外侧压痛点处定位，作为针刀闭合性手术进针点。

3. 消毒 在施术部位，用碘伏消毒 2 遍，然后铺无菌洞巾，使治疗点正对洞巾中间。

4. 麻醉 1% 利多卡因局部麻醉。

5. 刀具 Ⅰ 型针刀。

6. 针刀操作

（1）第 1 支针刀松解肩峰部的压痛点：在肩峰压痛点处定位，刀口线与上肢纵轴方向一致，针刀体与皮肤成 90°角，按四步进针规程进针刀，刺入皮肤，经皮下组织，达硬结或者条索状物，纵疏横剥 2~3 刀，范围 1cm。

（2）第 2 支针刀松解肩关节外侧的压痛点：在肩关节外侧压痛点处定位，刀口线与上肢纵轴方向一致，针刀体与皮肤成 90°角，按四步进针规程进针刀，刺入皮肤，经皮下组织，达硬结或者条索状物，纵疏横剥 2~3 刀，范围 1cm。

（3）第 3 支针刀松解三角肌止点压痛点：在三角肌止点压痛点处定位，刀口线与上肢纵轴方向一致，针刀体与皮肤成 90°角，按四步进针规程进针刀，刺入皮肤，经皮下组织，达硬结或者条索状物，纵疏横剥 2~3 刀，范围 1cm。

（4）术毕，拔出针刀，局部压迫止血 3 分钟后，创可贴覆盖针眼。

三、注意事项

防止头静脉损伤（详见第八章第二节肩周炎第 1 次针刀松解注意事项）。

【针刀术后手法治疗】

本病采用上举外展手法，患者取端坐位，医者站于患侧，患者应充分放松，左手按住患肩关节上端，右手托扶患肢肘关节，嘱患者尽量外展上举患肢，当达到最大限度，不能再上举时，右手迅速向上提拉肘关节，可听到患肩关节有"喀叽"的撕裂声。推弹速度必须要快，待患者反应过来时，手法应已结束。

【现代研究】

采用自制小针刀治疗肩峰下撞击综合征。针刀制作：以粗克氏针一端弯成细小镰刀状，其两缘均锉成利刃。患者取坐位，患肢置于身前内收，掌心朝前，在肩后上方触及肱骨结节顶部，常规皮肤消毒、铺巾，局部给予利多卡因浸润麻醉。医者左手固定肩峰，右手执针刀，沿三角肌纤维直入，顶着大结节，助手把持患者肢体，反复轻柔地做外展、内收结合旋转运动，磨削大结节骨赘，针刀在肩峰下前峰前 1/3 沿穹隆状结构弧形前后运动，最后对准喙肩韧带，做横向切割。术毕，注入皮质激素与利多

卡因混悬液 5ml，三角巾制动 1 周，2 周后开始肩关节功能恢复锻炼，弯腰，做肩关节前后、左右方向的摆动运动，3 周后开始做抬上臂锻炼。结果：治疗均 1 次完成，共治 14 例，优 10 例，良 2 例，差 1 例。〔李小平．自制小针刀治疗肩峰下撞击征［J］．浙江临床医学，2002，4（2）：115．〕

第七节　四边孔综合征

【概述】

本病即旋肱后动脉和神经或腋神经的一个主要分支在四边孔处受压后所引起的一系列临床症候群。其主要表现是腋神经支配的肩臂外侧的感觉障碍和三角肌功能及肩外展受限。可继发于肩部外伤或上肢过分运动后。胸廓出口综合征也可合并四边孔综合征。

【针刀应用解剖】

四边孔是由小圆肌、大圆肌、肱三头肌长头和肱骨颈内侧缘组成的解剖间隙。大、小圆肌之间有一层筋膜组织，腋神经从后侧束发出后即斜向后行，贴四边孔上缘过该孔，沿三肌深层继续向外、向前行走，支配肩背外侧皮肤感觉的皮支穿出肌肉进入皮下。大圆肌起于肩胛骨下角的背面及冈下筋膜，止于肱骨小结节嵴，使肱骨内收、内旋。小圆肌起于肩胛骨腋缘背面，止于肱骨大结节下部和关节囊，使肱骨内收和外旋。肱三头肌长头起于肩胛骨盂下粗隆，与其他两头合并后止于尺骨鹰嘴。当肩关节外展、外旋时，这三块肌肉均受到牵拉，从上方、下方及内侧对四边孔产生压迫。

【病因病理】

四边孔综合征可能是一种获得性疾病，因在尸体解剖的研究中，未能发现在术中所见到的纤维束状结构，故不支持该病是以先天性解剖异常为基础的疾病。Francel 认为该病与创伤有关，也可能是肩关节过度的活动，使腋神经在肩袖周围的肌腹中反复摩擦产生创伤而致纤维化，造成在该部位产生可能压迫神经、血管的粘连所致。陈德松在解剖学研究中发现肱三头肌长头是造成腋神经卡压的常见部位。

【临床表现】

一、病史

本病以青壮年多见，以优势手为主，可发生于双侧肢体，可能有肩部外伤史。

二、症状

患肢呈间歇性疼痛或麻痛，可播散到上臂、前臂和手部，部分患者可有肩沉加重、肩部无力的感觉，一些病例有夜间疼痛史，症状在不知不觉中加重，在就诊时已有肩外展障碍。

三、体征

1. 肩关节前屈、外展、外旋时症状加重。
2. 肩外展肌力下降，或肩外展受限。
3. 可有三角肌萎缩的现象。
4. 从后方按压四边孔有明显的局限性压痛。
5. 将肩关节置外旋位 1 分钟可诱发疼痛。

【诊断要点】

诊断主要依靠体检结果，即肩部疼痛，肩外展肌力下降，三角肌萎缩，四边孔处的局限性压痛，肩和上臂外侧的麻木及肩外展无力或受限。以下辅助检查有助于诊断：

1. 肌电图　三角肌可有纤颤电位，腋神经传导速度减慢。

2. 血管造影　旋肱后动脉闭塞，常可提示腋神经受压。

【针刀治疗】

一、治疗原则

依据人体弓弦力学系统理论及疾病病理构架的网眼理论，四边孔综合征是由于腋神经受到周围软组织卡压所致，通过针刀治疗可准确松解神经卡压处。

二、操作方法

1. 体位　坐位。

2. 体表定位　四边孔。

3. 消毒　在施术部位，用碘伏消毒 2 遍，然后铺无菌洞巾，使治疗点正对洞巾中间。

4. 麻醉　用 1% 利多卡因局部浸润麻醉，每个治疗点注药 1ml。

5. 刀具　Ⅰ型 4 号直形针刀。

6. 针刀操作（图 11-11）　针刀切开部分四边孔粘连筋膜和瘢痕：在四边孔 Tinel 征阳性点处定位，针刀体与皮肤垂直，刀口线与足底纵轴方向一致。按四步进针规程进针刀，经皮肤、皮下组织，刀下有坚韧感时即到达四边孔，以提插刀法切割 3 刀，范围 0.5cm，然后再纵疏横剥 3 刀，范围 0.5cm。术毕，拔出针刀，局部压迫止血 3 分钟后，创可贴覆盖针眼。

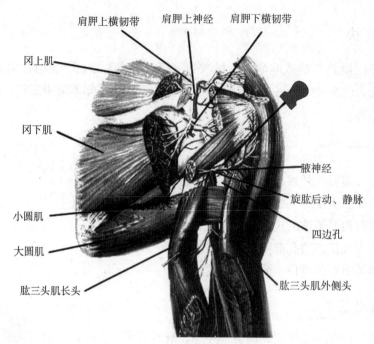

图 11-11　四边孔卡压针刀松解

三、注意事项

进针刀要缓慢，如果在进针刀过程中患者有剧痛或肩关节有电麻感，可能为针刀刺伤了旋肱后动脉或者腋神经，应退针刀于皮下，稍调整针刀体角度，再进针刀，即可避开血管、神经。

【针刀术后手法治疗】

患者取坐位，嘱患者做拥抱动作4次，以进一步拉开四边孔的粘连。

【现代研究】

采用小针刀松解术治疗腋神经卡压综合征。患者取俯卧位，患肢稍外展，使术野暴露清楚，或侧卧位，用龙胆紫定位。肩胛骨外缘上 2/3 处可定 1~2 点，松解小圆肌的起点；肩胛骨下角可定 1 点，松解大圆肌的起点；小结节嵴定 1~2 点，松解大圆肌的止点。按常规局部消毒，铺无菌洞巾，戴无菌手套、帽子、口罩，用 0.75% 的利多卡因局麻，以退回式注射局麻药。①肩胛骨外缘点：小针刀的刀口线与肩胛骨外缘平行，针刀体与皮肤垂直，快速刺入皮肤，匀速推进直达骨面，调整刀锋到骨外缘，沿骨缘切开剥离 3~4 刀，然后纵行疏通、横行剥离，刀下有松动感时即出针刀；②肩胛骨下角点：刀口线与肩胛骨下角的外缘平行，针刀体与皮肤垂直，快速刺入皮肤，缓缓推进直达骨面，调整刀锋至肩胛下角外缘的骨面切开剥离 3~4 刀，然后纵行疏通、横行剥离，刀下有松动感时即出针刀；③肱骨小结节嵴（结节间沟的内侧缘骨嵴）：刀口线与上肢纵轴平行，针刀体与皮肤垂直进入，缓缓推进针刀直达骨面，然后浮起针刀，缘骨面纵行切开 2~3 刀，刀下有松动感时即出针刀。另：患者取仰卧位，患肢屈肘，医生的同侧与患肢手相握，医生用力使肘关节伸直，反复伸屈几次即可，在患肢屈肘时可做肩关节内外旋转，几次即可。共治 36 例，治愈 26 例，占 72.2%；显效 8 例，占 22.2%；好转 2 例，占 5.6%。〔陶志平．小针刀松解术治疗腋神经卡压综合征 36 例［J］，实用中医药杂志，2011，27（7）：457．〕

第八节　旋前圆肌综合征

【概述】

旋前圆肌综合征是前臂正中神经主干由于各种因素作用受到卡压，表现为正中神经主干受损后运动及感觉障碍的一种综合征。

1951 年，Seyffarth 首次提出了"旋前圆肌综合征"这一概念，报道的 17 例患者均为正中神经在旋前圆肌的两个头之间及屈指浅肌所形成的弓处受压所引起。以后对该病的定义、临床表现、电生理等方面均陆续有文献报道。1978 年 Spinner 对本病的诊断、治疗、预后进行了详尽的描述。

【针刀应用解剖】

正中神经在肘部行于肱肌的表面、肱二头肌腱膜及部分屈肌起点的下方。在前臂近侧 1/3，正中神经于旋前圆肌的两个头之间下行，与尺动脉相隔旋前圆肌深头（尺骨头），而后行于屈指浅、深肌之间，至前臂远端 1/3 浅出于前臂桡侧深筋膜深层，而后进入腕管。

正中神经在肘横纹上 3~4cm 有肌支出现，分别支配旋前圆肌、桡侧屈腕肌、掌长肌、屈指浅肌及肘关节的肌支。旋前圆肌的肱骨头多为第 1 支，在 Hueter 线上 3.5cm 至线下 5.5cm 的范围发出。在旋前圆肌的肱骨头与尺骨汇合处水平发出正中神经的重要分支——前骨间神经。旋前圆肌的肱骨头起自内上髁屈肌群共同起点、内侧肌间隔。Dellon 认为肱骨头起自肱骨内上髁近侧 2cm，正常的起点仅附着于内上髁。异常高位的附着点的肱骨头在伸肘旋前时可产生对正中神经的卡压。尺骨头起于尺骨冠状突，斜向外下，与内上髁头汇合在桡肌深面，止于桡骨中下 1/3 外侧。当两头汇合时形成一个旋前圆肌的腱弓，该弓位于 Hueter 线以下 3~7.5cm，长约 4.5cm。可因尺骨头的构成不同而形成不同形态的腱弓：尺骨头是肌性的，腱弓偏正中神经的桡侧；尺骨头为腱性的，其本身就形成了腱弓；尺骨头缺如，腱弓也就不存在。

正中神经与旋前圆肌的关系可有不同的变异。人群中 80% 的人正中神经自旋前圆肌的两个头之间穿过，其余 20% 的人正中神经与旋前圆肌关系如下：正中神经经过肱骨头深面与尺骨头无关或仅有很小的关系；正中神经经过旋前侧肌两头汇合成肌腹的深面；正中神经穿过旋前圆肌的任意一个头的肌腹。穿过旋前圆肌后，正中神经继而穿过屈指浅肌形成的腱弓。该弓为屈指浅肌内侧头与外侧头汇合形成，位于 Hueter 线下方约 6cm 处。

【病因病理】

凡是能造成正中神经在前臂行经途中产生局部卡压的因素，都可以成为旋前圆肌综合征的病因。

1. 肱二头肌腱膜　正中神经在肘部自肱二头肌腱膜下方穿过，前臂旋前时，腱膜与正中神经关系较紧密，易形成卡压。当腱膜增厚、正中神经直接行于腱膜下方、腱膜下血肿形成或腱膜纤维化时，都会形成对正中神经的卡压。

2. 旋前圆肌　旋前圆肌肌腹肥厚、旋前圆肌肱骨头起点过高、肱骨头深面或尺骨头浅面腱性组织过多、旋前圆肌形成的腱弓均会造成正中神经卡压。

3. 屈指浅肌形成腱弓　正中神经从屈指浅肌腱弓下经过进入深面时，可以产生卡压。

【临床表现】

旋前圆肌综合征发病年龄多在 50 岁左右，女性多于男性，女性患者为男性患者的 4 倍以上。

一、症状

1. 前臂近端疼痛　以旋前圆肌区疼痛为主，抗阻力旋前时疼痛加剧，可向肘部、上臂放射，也可向颈部和腕部放射。一般无夜间疼痛史。该特点可与腕管综合征进行鉴别。

2. 感觉障碍　手掌桡侧和桡侧 3 个半手指麻木，但感觉减退比较轻，反复旋前运动可使感觉减退加重。

3. 肌肉萎缩　手指不灵活，拇、食指捏力减弱，以拇、食指对指时拇指的掌指关节、食指的近指关节过屈，而远节关节过伸为特征，鱼际肌有轻度萎缩。

二、体征

1. 感觉检查　正中神经分布区（包括手掌侧基底部、正中神经掌皮支的支配区域）感觉减退或过敏，前臂近侧压痛。

2. 运动检查　手指屈曲，大鱼际对掌、对指肌力减弱。

【诊断要点】

根据病史、症状、体征多可对本病进行诊断。辅助检查有助于旋前圆肌综合征的诊断。

一、物理检查

1.Tinel 征 肘部附近、旋前圆肌深面 Tinel 征阳性，阳性率约 50%。向前臂、桡侧三指半或肘部近侧放射，另称 McMamy 征。

2. 旋前圆肌激发试验 屈肘、抗阻力前臂旋前检查多为阳性。

3. 指浅屈肌腱弓激发试验 中指抗阻力屈曲诱发桡侧 3 个半手指麻木，为指浅屈肌腱弓激发试验阳性。

4. 肱二头肌腱膜激发试验 前臂屈肘 120°，抗阻力旋前，诱发正中神经感觉异常，为肱二头肌腱膜激发试验阳性。

二、肌电图检查

旋前圆肌综合征患者可出现运动或感觉传导速度减慢。应用电极针对卡压区正中神经支配肌群进行电诊断，通过判断肌肉、神经失电位的变化，有助于诊断和鉴别诊断。

旋前圆肌综合征应与腕管综合征相鉴别，两者临床表现相似，主要相同点：①腕部和前臂痛；②大鱼际肌肌力减弱；③桡侧 3 个半手指麻木或感觉异常。但旋前圆肌综合征无夜间痛，腕部 Tinel 征阴性，腕部神经传导速度正常，掌皮支区感觉减退。此外，旋前圆肌综合征还需与胸廓出口综合征、臂丛神经炎、神经根型颈椎病等病症相鉴别。

【针刀治疗】

一、治疗原则

依据人体弓弦力学系统理论及疾病病理构架的网眼理论，旋前圆肌综合征是由于正中神经周围软组织卡压神经所致，通过针刀治疗可准确松解神经卡压处。

二、操作方法

1. 体位 坐位，肩关节外展 90°，前臂置于手术台上。

2. 体表定位 肱二头肌腱止点，旋前圆肌肌腹部，指浅屈肌所形成的腱弓。

3. 消毒 在施术部位，用碘伏消毒 2 遍，然后铺无菌洞巾，使治疗点正对洞巾中间。

4. 麻醉 用 1% 利多卡因局部浸润麻醉，每个治疗点注药 1ml。

5. 刀具 Ⅰ型 4 号直形针刀。

6. 针刀操作

（1）第 1 支针刀松解正中神经在肱二头肌止点腱膜处的卡压点（图 11-12）：在肱二头肌腱止点处，以 Tinel 征阳性点定位，针刀体与皮肤垂直，刀口线与上肢纵轴方向一致，按四步进针规程，从定位处刺入，针刀经皮肤、皮下组织、浅筋膜，当刀下有坚韧感，患者有酸、麻、胀感时，即到达肱二头肌止点腱膜处的卡压点，在此纵疏横剥 3 刀，范围 0.5cm。

（2）第 2 支针刀松解正中神经在旋前圆肌肌腹部的卡压点（图 11-13）：在前臂前侧上 1/3 部，以 Tinel 征阳性点定位，针刀体与皮肤垂直，刀口线与上肢纵轴一致，按四步进针规程，从定位处刺入，针刀经皮肤、皮下组织、浅筋膜，当刀下有坚韧感，患者有酸、麻、胀感时，即到达旋前圆肌肌腹部的卡压点，在此纵疏横剥 3 刀，范围 0.5cm。

（3）术毕，拔出针刀，局部压迫止血 3 分钟后，创可贴覆盖针眼。

【针刀术后手法治疗】

针刀术后，患者取坐位，做肘关节伸屈旋转及过伸动作 3 次。

【现代研究】

采用针刀疗法联合中药熏蒸治疗旋前圆肌综合征。针刀操作：嘱患者取坐位，肩关节外展 90°，尽量选取舒适体位，在肱二头肌腱止点定位后在施术部位常规消毒，选取 5ml 注射器，抽取适量 1% 利多卡因，于 Tinel 征阳性点处缓慢垂直进针，同时进行皮肤麻醉与局部浸润麻醉，进针至有突破感时立即停止，此时患者可有酸、麻、胀感，该处即为神经卡压点，换用Ⅰ型 4 号直型针刀，从局麻部位以同样角度进针至相同深度，纵疏横剥 3 刀，同法作用于旋前圆肌肌腹部，操作结束后将针刀拔出，于进针点局部压迫止血 3 分钟后，将透明敷料用无菌剪刀一分为二，分别贴敷于 2 个创口处，保护创口 1 周。在上述针刀治疗基础上，次日予中药熏蒸治疗。方药如下：荆芥 10g、防风 10g、苍术 10g、威灵仙 10g、透骨草 15g、川芎 15g、红花 10g、羌活 10g、乳香 10g、没药 10g、桑枝 15g、海桐皮 10g。用药方法：上药加水适量，煎沸 5 分钟后将药液倒出，先熏蒸患处，待药液温度降至人体可耐受温度后，将患处浸没约 20 分钟。针刀治疗 1 次/周，中药熏蒸治疗，1 次/天，7 天为 1 个疗程。结果：回访 15 例中，未复发 13 例（86.67%），复发 1 例（6.67%），脱落 1 例（6.67%）。

〔王波，曹雪，唐航，等. 针刀疗法联合中药熏蒸治疗旋前圆肌综合征 [J]. 吉林中医药，2020，40（1）：124-127.〕

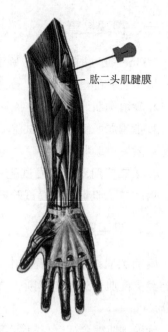

肱二头肌腱膜

图 11-12 肱二头肌止点腱膜针刀松解

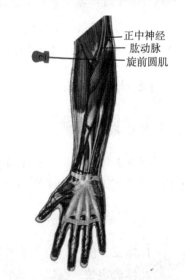

正中神经
肱动脉
旋前圆肌

图 11-13 旋前圆肌肌腹部针刀松解

第九节　肘管综合征

【概述】

肘管综合征又称创伤性尺神经炎、迟发性尺神经炎、肘部尺神经卡压等，是临床上最常见的尺神经卡压病变，也是最常见的上肢神经卡压症之一。

1878年Panas最早报道了3例在肘部有尺神经受压症状表现的患者。Moucher和Platt又分别于1914年和1926年相继报道了类似病例，并指出创伤性原因，特别是肱骨外上髁骨折，可导致肘外翻畸形，从而引起尺神经的过度紧张和摩擦，使之受压。同样，肱骨髁上骨折和内上髁骨折也可引起尺神经的损伤。Platt将肘部尺神经损伤分为原发性创伤后尺神经炎（骨折后即刻出现）、继发性创伤后尺神经炎（骨折数周后出现）、迟发性尺神经炎（骨折许多年后出现）。至1957年，Osborne确定了尺神经卡压的概念。1958年，Feindel和Stratford将肘部尺神经区命名为"肘管"，将在此处发生的尺神经受压病变称为"肘管综合征"。从此对肘管和肘管综合征的研究有了较广泛的开展。

【针刀应用解剖】

肘管（图11-14）是由尺侧腕屈肌肱骨头、尺骨鹰嘴头之间的纤维性筋膜组织（弓状韧带）和肱骨内上髁髁后沟（尺神经沟）围成的骨性纤维性管鞘。其前壁为内上髁，外壁为肘关节内侧的尺肱韧带，内侧壁是肘管支持带。尺神经经肘管自上臂内侧下行至前臂屈侧，在尺神经沟内位置表浅，可触及其在沟内的活动。正常情况下，鹰嘴和内上髁的距离变宽，肘管后内侧筋膜组织被拉紧，同时外侧的尺肱韧带向内侧凸出，肘管容积变小。伸肘时，肘管的容积最大。

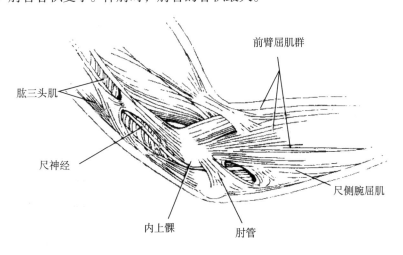

图 11-14　肘管解剖结构图

前臂屈肌群

肱三头肌

尺神经

内上髁　　　肘管

尺侧腕屈肌

【病因病理】

引起肘管综合征的原因可分为内源性或外源性。内源性神经卡压是指由于各种解剖结构异常而导致的神经卡压，如 Struthers 弓、滑车上肘肌、上臂内侧肌间隔、前臂深屈肌腱膜、肘管支持带、肱三头肌内侧头结构异常等。肘部畸形（先天性或创伤后）、局部占位性病变（脂肪瘤、骨软骨瘤等）、肘关节骨性关节炎等，均可成为卡压尺神经的直接原因。

除了局部解剖结构对尺神经的影响外，肘部在做屈伸运动时，也可对肘管和肘部尺神经产生重要的影响。屈肘时肘部尺神经更易受到卡压，其机制是屈肘时尺神经受到牵拉摩擦，使肘管内压力升高。目前一般认为，尺神经受牵拉后内部张力的上升对神经内微循环造成影响，从而导致神经传导功能的障碍。肘管内高压对尺神经的影响机制可能是受压后神经缺血缺氧，或是直接的机械性损伤作用所致。

外源性神经卡压可由以下一些原因引起：

手术后麻痹 在外科手术后出现症状，特别是骨科手术和心脏手术后。

麻醉后麻痹 是由于长时间麻醉时，上臂和肘部的位置不当，使神经受到压迫。

止血带麻痹 是由于不适当地或过长时间地使用止血带所致。

神经卡压职业性尺 工作时经常保持屈肘位，易导致肘部尺神经卡压的发生。如计算机键盘操作员、自动生产线装配工和汽车驾驶员，办公室工作者如伏案工作时肘内侧长期压在桌面上，也可诱发尺神经的卡压。

【临床表现】

一、症状

肘部尺神经卡压常见于中年男性，以体力劳动者多见。患者最常见的症状是环指、小指的麻木和刺痛感。轻度患者可能只有症状的存在；中、重度患者可有感觉的减退和消失。患者肘内侧可有酸痛不适感，并可向远侧或近侧放射。可有夜间因麻木而醒。患者还可有手部乏力，握力减退，肌肉萎缩，手部活动笨拙、不灵活，抓不紧东西等主诉。在用手工作时，特别是做屈肘活动时症状常常会加重。

二、体征

1.尺神经支配区的感觉障碍。包括刺痛、过敏或感觉缺失。除尺侧一个半手指出现感觉障碍外，手背尺侧也出现感觉障碍。

2.肌肉萎缩、肌力减退。病程不同，手部肌萎缩程度也不同。早期可出现手部肌无力现象，晚期可出现爪形手畸形。肌力减退最突出的表现是小指处于外展位，内收不能，握力、捏力减弱。重度患者肌肉完全麻痹，有时尺侧腕屈肌和指深屈肌受累而肌力减弱。

3.肘部尺神经滑脱、增粗。尺神经随着肘关节的屈伸运动，在肱骨内上髁上方会出现异常滑动。有时可摸到肘部一端尺神经增粗或有梭形肿大，并有压痛。

4.肘外翻畸形。肘部有骨折史者可出现肘外翻畸形。

5.屈肘试验阳性。屈肘时可加剧尺侧 1 个半手指的麻木或异常感。

6.肘部 Tinel 征阳性。

【诊断要点】

根据病史和临床表现、特殊检查及肌电检查，对典型病倒不难做出诊断，但早期诊断有一定的困难。

感觉功能检查	感觉功能检查对诊断肘管综合征具有重要意义。肘管综合征尺侧皮肤感觉变化的特点是：手部尺侧 1 个半手指、小鱼际及尺侧手背部感觉障碍。	屈肘试验	屈肘试验对于肘管综合征的诊断具有一定的特异性。检查方法：患者上肢自然下垂，屈肘 120°，持续约 3 分钟，出现手部尺侧感觉异常者为阳性。
X 线平片	X 线检查可发现肘部骨性结构的异常。	肌电图	电生理检查对肘管综合征的诊断与鉴别诊断，特别是一些复杂病例的诊断，有一定的参考价值。

【分类】

Dellon 等于 1988 年对本病提出了新的分类标准。

一、轻度

感觉	间歇性感觉异常，振动觉增强。	运动	自觉（主观）衰弱无力，笨拙或失去协调。	试验	屈肘试验和（或）Tinel（+）。

二、中度

感觉	间歇性感觉异常，振动觉正常或增强。	运动	衰弱的程度较明显，有夹、握力减弱。	试验	屈肘试验和（或）Tinel 征（+）。

三、重度

感觉	感觉异常持续存在，振动觉减弱，两点辨别觉异常。	运动	夹、握力减弱及肌力萎缩。	试验	屈肘试验和（或）Tinel 征（+），爪形手畸形。

【针刀治疗】

一、治疗原则

依据人体弓弦力学系统理论及疾病病理构架的网眼理论，肘管综合征是由于尺神经周围软组织卡压神经所致，通过针刀治疗可准确松解卡压。

二、操作方法

1.体位 仰卧位，患侧肩关节外展90°，肘关节屈曲90°置于床面。

2.体表定位 肱骨内上髁，尺骨鹰嘴。

3.消毒 在施术部位，用碘伏消毒2遍，然后铺无菌洞巾，使治疗点正对洞巾中间。

4.麻醉 用1%利多卡因局部浸润麻醉，每个治疗点注药1ml。

5.刀具 Ⅰ型4号直形针刀。

6.针刀操作（图11-15）

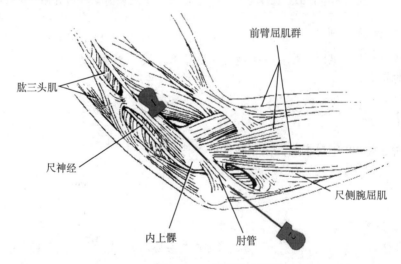

图11-15 肘管针刀松解

（1）第1支针刀松解肘管弓状韧带起点：在肱骨内上髁处定位，针刀体与皮肤垂直，刀口线与尺侧腕屈肌纤维方向一致，按四步进针规程，从定位处刺入，针刀经皮肤、皮下组织，直达肱骨内上髁骨面，针刀沿骨面向后用提插刀法切割3刀，范围0.5cm。

（2）第2支针刀松解肘管弓状韧带止点：在尺骨鹰嘴内缘处定位，针刀体与皮肤垂直，刀口线与尺侧腕屈肌纤维方向一致，按四步进针规程，从定位处贴鹰嘴内缘进针刀，针刀经皮肤、皮下组织，直达尺骨鹰嘴骨面，针刀向后沿骨面用提插刀法切割3刀，范围0.5cm。

（3）术毕，拔出针刀，局部压迫止血3分钟后，创可贴覆盖针眼。

三、注意事项

在做针刀松解时，如患者出现沿尺神经方向的窜麻感，系针刀碰到尺神经的缘故，退针刀于皮下，严格按照上述针刀松解方法再进针刀即可。

【针刀术后手法治疗】

针刀松解术毕，患者取坐位，主动伸屈肘关节 2 次。

【现代研究】

运用小针刀配合水针治疗肘管综合征。患者取俯卧位，患肢反背，或取侧卧位，使患肢向下。常规消毒铺洞巾，术者戴手套。嘱患者屈肘以暴露肱骨内上髁和尺骨鹰嘴，刀口线与尺神经方向一致，针刀体垂直于肱骨内上髁的后内方骨面，在敏感压痛点处进针刀，直达骨面，行纵疏横剥法。然后提起针刀，摸索进针达肘管壁，切开尺侧腕屈肌的弓状结构，同时针刀沿肘管内侧缘向中间平推数下，以将肘管的切口加大，松解尺神经与周围组织的粘连。出针后，过度屈曲肘关节数次。松解后，用注射器吸入泼尼松龙 5mg、1% 利多卡因 1.5ml、维生素 B_1 5mg 和维生素 B_{12} 0.5mg 所配成的注射液，注入肘管内。针刀加水针组治疗 24 例，治愈 15 例，有效 8 例，无效 1 例。〔周雅萍，赵君．小针刀配合水针治疗肘管综合征 48 例疗效观察〔J〕．上海针灸杂志，2006，25（3）：21-22.〕

第十节　腕管综合征

【概述】

本病是周围神经卡压中最常见的一种，多以重复性手部运动者，特别是抓握性手部运动者多见，如用充气钻的工人、木工、铁匠等。中年人多发，占患者总数的82%，女性多于男性。

【针刀应用解剖】

腕管是由腕横韧带及腕骨形成的一个管道（图 11-16）。腕管的桡侧界由舟骨结节、大多角骨和覆盖于桡侧腕屈肌的筋膜隔组成，尺侧界由豌豆骨、三角骨和钩骨钩组成。腕管的顶部、屈肌支持带由桡骨远端扩展至掌骨的基部。腕管有 3 个重要的组成结构：前臂深筋膜、腕横韧带和大、小鱼际肌间腱膜。腕横韧带起自舟状骨结节和多角骨桡侧突起，止于豌豆骨和钩骨钩尺侧。其浅面由近端前臂筋膜、掌长肌和掌部远端筋膜组成。腕管内容物包括屈指浅肌（4 根肌腱）、屈指深肌（4 根肌腱）、拇长屈肌（1 根肌腱），共 9 根肌腱及其滑膜和正中神经。

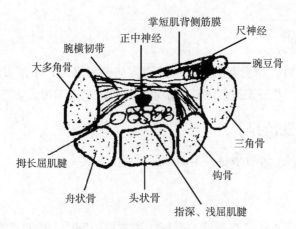

图 11-16　腕管解剖结构示意图

正中神经在前臂部位于指浅、深屈肌肌腹间，常位于指浅屈肌深部的肌膜内。在前臂远端，神经浅出部位在指浅屈肌和桡侧腕屈肌间，恰位于掌长肌后侧。当穿过腕管的桡掌部屈肌支持带后，在屈肌支持带的远端分为 6 支：正中神经运动返支、3支指固有神经（分别位于拇指桡侧、拇指尺侧、食指桡侧）和 2 支指神经（1 支在食指尺侧和中指桡侧，1 支在中指尺侧和环指桡侧）。78% 的运动神经束位于神经的桡掌位，其余位于神经的掌中位。56% 的运动支穿过分隔的筋膜后首先进入大鱼际肌。第 1 蚓状肌由到食指桡侧的指固有神经支配，第 2 蚓状肌由支配食指和中指的指神经支配。正中神经掌皮支源于正中神经桡掌侧距腕横纹约 5cm 处近端，于掌长肌与桡侧腕屈肌间的前臂筋膜下发出分支，在距腕横纹约 0.8cm 处由掌部穿出，分为桡、尺支。

正中神经的高位分支可起源于前臂近侧或前臂中 1/3 部，与正中神经主干并行，通常被正中动脉或异常肌肉分隔。正中神经返支可通过韧带外、韧带下和韧带内穿过腕横韧带。

【病因病理】

腕管内压升高时，可减慢或中断神经的轴浆运输，使神经束膜水肿，而当压力成为持续的压迫状态时，可发生神经内膜水肿，神经内膜、束膜的通透性下降，从而使神经纤维束受压，神经内血供减少，神经纤维发生永久性的病理变化。桡骨远端骨折时腕关节过屈位固定，腕管内急性出血、液体增多，如血友病腕部出血、腕管内注射、烧伤引起腕管内渗出均可因腕管内压力增高而引起腕管综合征。

腕管综合征的病因可分为局部性和全身性因素。

一、局部因素

1.腕管容积变小，如腕骨变异、腕横韧带增厚、肢端肥大等。

2.腕管内容物变多，如创伤性关节炎、前臂或腕部骨折、腕骨脱位或半脱位、变异的肌肉、局部软组织肿块、正中动脉损伤或栓塞、滑膜增生、局部血肿形成等。

3. 屈腕尺偏固定时间过长，睡姿影响。

4. 反复的屈伸腕部活动，反复上肢振动，工作影响。

二、全身因素

1. 神经源性因素　糖尿病性神经损伤、酒精中毒性神经损伤、工业溶剂毒作用、神经双卡综合征、淀粉样变。

2. 感染、非感染性炎性反应　类风湿关节炎、痛风、非特异性滑膜炎、感染性疾病。

3. 体液失衡　妊娠、子痫、绝经、甲状腺功能紊乱、肾衰竭、红斑狼疮行血透的患者、雷诺病、肥胖、变形性骨炎。

在诸多的病因中，发生率最高的为非特异性滑膜炎，其次为类风湿关节炎。

【分型】

根据网眼理论，我们将腕管综合征分为腕管入口卡压和腕管出口卡压（图11-17）。正中神经进入腕管时受到的卡压为入口卡压，正中神经出腕管时受到的卡压为出口卡压。临床上绝大部分正中神经有腕管的卡压都是入口卡压。

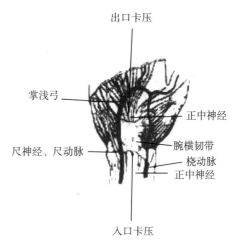

图 11-17　腕管综合征分型

【临床表现】

腕管综合征好发于中年女性，多为40~60岁，其临床表现为：

1. 桡侧三指半麻木、疼痛和感觉异常。这些症状也可在环指、小指或腕管近端出现。掌部桡侧近端无感觉异常。

2. 常有夜间痛及反复屈伸腕关节后症状加重。

3. 患者常以腕痛、指无力、捏握物品障碍及物品不自主从手中掉下为主诉。

4. 病变严重者可发生大鱼际肌萎缩、拇对掌功能受限。腕部的不适可向前臂、肘部甚至肩部放射。当症状进一步加重，可出现精细动作受限，如拿硬币、系纽扣困难。

【诊断要点】

患者出现桡侧三指半疼痛、麻木、感觉减退和鱼际肌萎缩中的1个或2个症状时要考虑该病，尤其是伴有夜间因麻木而醒者更应高度怀疑该病。物理检查及其他辅助检查具有重要诊断价值。

1. 两点辨别觉　用钝头分规纵向检查（>6mm 为阳性）。可作为评价腕管综合征的一项指标。

2. 单丝检查　用单丝垂直触压皮肤。检查中，患者视野应离开检查手。该项检查灵敏度、特异度均较高。

3. 振感检查 用 256Hz 频率的音叉击打坚硬物后，用音叉的尖端置于检查指指尖，并双手同指对照，观察感觉变化。

4.Phalen 试验 双前臂垂直，双手尽量屈曲，持续 60 秒，手部正中神经支配区出现麻木和感觉障碍为阳性。30 秒时出现阳性表明病变较重。该检查灵敏度为 75%~88%，特异性为 47%，与单丝检查合用灵敏度增加 82%，特异性增至 86%。

5. 止血带试验 将血压表置于腕部，充气使气压达 20kPa（150mmHg），持续 30 秒，出现麻木为阳性。该检查灵敏度、特异度较高。

6. 腕部叩击试验 腕部正中神经部叩击，灵敏度为 67%。

7. 其他 肌电图、X 线、CT 和 MRI 检查对腕管综合征的辅助诊断和鉴别诊断具有重要价值。

【针刀治疗】

一、治疗原则

依据人体弓弦力学系统理论及疾病病理构架的网眼理论，腕管损伤后，引起瘢痕和挛缩，使腕管容积变小，管腔狭窄而产生上述临床表现。在慢性期急性发作时，病变组织有水肿、渗出刺激神经末梢，使上述临床表现加剧。用针刀将腕横韧带切开松解，使腕部的力学平衡得到恢复，此病就可得到治愈。

二、操作方法

1. 体位 坐位。

2. 体表定位 腕横韧带 Tinel 征阳性点。

3. 消毒 在施术部位，用碘伏消毒 2 遍，然后铺无菌洞巾，使治疗点正对洞巾中间。

4. 麻醉 用 1% 利多卡因局部浸润麻醉，每个治疗点注药 1ml。

5. 刀具 Ⅰ型 4 号斜刃针刀。

6. 针刀操作（图 11-18） 针刀松解腕横韧带 Tinel 征阳性点：在 Tinel 征阳性点旁开 0.5cm 处进针刀，刀口线先与前臂纵轴平行，针刀体与皮肤垂直，按四步进针规程进针刀，斜面刀刃向上，经皮肤、皮下组织，当刀下有坚韧感时即到达腕横韧带近端，然后针刀向近端探寻，当有落空感时到达腕横韧带近端，此时将针刀体向前臂近端倾斜 90°，与腕横韧带平行，向

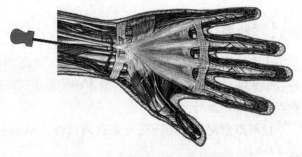

图 11-18 腕管综合征针刀松解

上挑切腕横韧带，范围 0.5cm，以切开部分腕管远端的腕横韧带。术毕，拔出针刀，局部压迫止血 3 分钟后，创可贴覆盖针眼。

三、注意事项

在做腕管综合征针刀松解时，注意针刀始终在有坚韧感的腕横韧带上切割，不能在其他部位切割，否则可能引起正中神经的医源性损伤。

【针刀术后手法治疗】

针刀松解术毕，患者取坐位，将腕关节过度背伸 2 次。

【现代研究】

1. 采用针刀治疗腕管综合征　患者取卧位或坐位，患手平放于治疗台上，掌心向上，腕关节下垫枕垫，使腕关节呈背屈位。在远侧腕横纹桡侧腕屈肌腱的内侧缘定一进针点，用龙胆紫做好标记。常规消毒、局麻。以进针点为中心常规消毒皮肤，医者戴消毒手套，用戴消毒手套的左手拇指尖按压在进针点的皮肤上，注入以 2% 利多卡因注射液 2ml、0.9% 氯化钠注射液 2ml 混合共 4ml 的局麻药液。取 4 号无菌小针刀，避开正中神经，刀口线与肌腱走向平行，使针刀体和腕平面成 90°角进针，深度约 5mm，然后使针刀体和腕平面成 15°角将腕横韧带切开 2~5mm，与此同时，将针刀沿腕屈肌腱的内侧缘向中间平推数下，以剥离腕屈肌腱和腕横韧带的粘连，解除正中神经卡压，针下有松动感时即出针。出针后压迫针孔 1~2 分钟止血。术者握住患手，旋转和过屈过伸腕关节数次以彻底松解。予创可贴敷贴针孔，忌水洗 2 天，防止感染。共治 20 例，痊愈 8 例，好转 11 例，无效 1 例，总有效率 95%。〔胡达望，奕召婷，万全庆. 针刀治疗腕管综合征 40 例疗效观察 [J]. 浙江中医杂志，2014，49（3）：204-205.〕

2. 采用小针刀治疗腕管综合征　患者手腕平放于治疗台上，腕关节置于脉枕上。让患者用力握拳屈腕，在腕部掌侧可有 3 条纵行皮下的隆起，中间为掌长肌腱，桡侧为桡侧腕屈肌腱，尺侧为尺侧腕屈肌腱。在远侧腕横纹尺侧腕屈肌腱的内侧缘定一进针刀点，沿尺侧腕屈肌腱的内侧缘向远端移动 2.5cm 左右再定一点，在远侧腕横纹上的桡侧腕屈肌腱的内侧缘定一点，再沿桡侧腕屈肌腱向远端移动 2.5cm 左右再定一点。在此 4 点上分别进针刀，刀口线和肌腱走向平行，针刀体和腕平面成 90°角，沿两侧屈肌腱内侧缘刺入 0.5cm 左右，应避开尺、桡动、静脉和神经，将腕横韧带分别切开 2~3mm，与此同时，将针刀沿屈肌腱内侧缘向中间平推数下，以剥离腕屈肌腱和腕横韧带间的粘连，应避免损伤正中神经，出针。针刀术后，患者正坐，前臂取旋前位，手背朝上。医生双手握患者掌部，右手在桡侧，左手在尺侧，而拇指平放于腕关节的背侧，以拇指指端按于腕关节背侧，在拔伸情况下摇晃关节，然后，将手腕在拇指按压下背伸至最大限度，随即屈曲，并左右各旋转 2~3 次。共治疗 30 例，1 次治愈 12 例，2 次治愈 8 例，3 次治愈 7 例，4 次治愈 2 例，5 次治愈 1 例，治愈率100%。〔李有成，张智. 小针刀治疗腕管综合征30例［J］. 现代中西医结合杂志，2011，20（10）：1237.〕

第十一节　臀上皮神经卡压综合征

【概述】

本病是指臀上皮神经经过髂嵴骨纤维管处时由各种原因造成卡压或嵌顿等损伤而引起的综合征。臀上皮神经由 T_{12}~L_3 脊神经后外侧支组成，其大部分行走在软组织中，在行程中出孔点、横突点、入臀点均为骨纤维管最易损伤的部位。

【针刀应用解剖】

臀上皮神经由 T_{12}~L_3 脊神经后外侧支的皮支组成。从起始到终点，大部分行走在软组织中，可将其行程分为四段、六点、一管（图11-19）

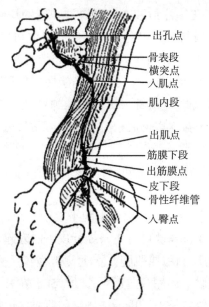

图 11-19　臀上皮神经四段、六点、一管

骨表段：椎间孔发出后（出孔点），沿横突背行走并被纤维束固定（横突点）。

肌内段：进入竖脊肌（入肌点），向下、向外走行于肌内，穿出竖脊肌（出肌点）。

筋膜下段：走行于胸腰筋膜浅层深面。

皮下段：走出深筋膜（出筋膜点），与筋膜下段成一钝角的转折，向下外走行，穿行于皮下浅筋膜。此段跨越髂嵴，经过由坚强的竖脊肌、胸腰筋膜在髂嵴的上缘附着处所形成的骨纤维性扁圆形隧道（骨性纤维管）进入臀筋膜（入臀点）。

入臀后一般分为前、中、后三支，在筋膜中穿行，中支最粗大，最长者可至股后部腘窝平面之上。

【病因病理】

1. 解剖因素　臀上皮神经穿出由骶髂筋膜形成的卵圆形的孔隙处是一个薄弱环节。一旦腰部损伤，臀肌强力收缩而发生局部压力增高，可使筋膜深部脂肪组织从该孔隙处向浅层疝出、嵌顿等而引起腰痛。

2. 损伤因素　除了外力直接作用导致神经损伤外，躯干向健侧过度弯曲或旋转时，臀上皮神经受牵拉，可发生神经的急、慢性损伤，或向外侧移位，造成神经水肿、粘连而出现卡压。

临床上触及的痛性筋束，肉眼观察呈小片状，较触及的短小，与臀中肌及臀筋膜粘连，为纤维性粘连。全部束状物均非神经，与肉眼所见的神经支也无粘连。这些束状结节，光镜下观察均系纤维脂肪组织，其中有小血管壁增厚、炎性细胞浸润。可见横纹肌纤维，偶尔夹有神经纤维。

【临床表现】

主要表现为患侧腰臀部尤其是臀部的疼痛，呈刺痛、酸痛或撕裂样疼痛。而且疼痛常常是持续发生的，很少间断发生。一般疼痛的部位较深，区域模糊，没有明确的界限。急性期疼痛较剧烈，并可向大腿后侧放散，但常不超过膝关节。患侧臀部可有麻木感，但无下肢麻木；患者常诉起坐困难，弯腰时疼痛加重。

【诊断要点】

多数患者可以检查到固定的压痛点，一般在 L_3 横突和髂嵴中点及其下方，按压时可有胀痛或麻木感，并向同侧大腿后方放射，一般放射痛不超过膝关节。直腿抬高试验多为阴性，但有 10% 的患者可出现直腿抬高试验阳性，腱反射正常。

【针刀治疗】

一、治疗原则

依据人体弓弦力学系统理论及疾病病理构架的网眼理论，本病是由于臀上皮神经周围软组织卡压神经所致，通过针刀治疗可准确松解卡压。

二、操作方法

1. 体位　俯卧位。

2. 体表定位　第 3 腰椎横突点，髂嵴中后部。

3. 消毒　在施术部位，用碘伏消毒 2 遍，然后铺无菌洞巾，使治疗点正对洞巾中间。

4. 麻醉　用 1% 利多卡因局部浸润麻醉，每个治疗点注药 1ml。

5. 刀具　Ⅰ型 3 号直形针刀。

6. 针刀操作（图 11-20）

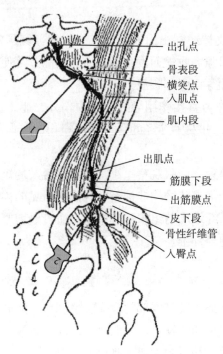

出孔点
骨表段
横突点
入肌点
肌内段

出肌点
筋膜下段
出筋膜点
皮下段
骨性纤维管
入臀点

图 11-20　针刀松解臀上皮神经卡压

（1）第 1 支针刀松解 L$_3$ 横突点的粘连、瘢痕：从 L$_3$ 棘突上缘顶点旁开 3cm，在此定位，刀口线与脊柱纵轴平行，针刀经皮肤、皮下组织，直达横突骨面，针刀体向外移动，当有落空感时即到 L$_3$ 横突尖，在此用提插刀法切割横突尖的粘连、瘢痕 3刀，深度 0.5cm，以松解臀上皮神经在横突尖部的粘连和瘢痕。

（2）第 2 支针刀松解臀上皮神经入臀点的粘连、瘢痕：在髂嵴中后部压痛点处定位，刀口线与脊柱纵轴平行，针刀经皮肤、皮下组织，直达髂骨骨面，针刀体向上移动，当有落空感时，即到达髂嵴上缘臀上皮神经的入臀点，在此纵疏横剥 3 刀，深度 0.5cm，以松解臀上皮神经入臀点的粘连和瘢痕。

（3）术毕，拔出针刀，局部压迫止血 3 分钟后，创可贴覆盖针眼。

【针刀术后手法治疗】

针刀松解术毕，患者取仰卧位，屈膝屈髋 2 次。

【现代研究】

1. 采用针刀整体松解术治疗臀上皮神经卡压综合征　针刀组采用针刀整体松解术治疗，患者取俯卧位，常规消毒铺巾后，用 1% 利多卡因局部浸润麻醉，选用Ⅰ型 3号直形针刀。在第 3 腰椎横突点松解时，从 L$_3$ 棘突顶点上缘旁开 3cm 处进针刀，刀口线与脊柱纵轴平行，针刀经皮肤、皮下组织，直达横突骨面，针刀体向外移动至有落空感时，即到达横突尖部，提插切割3刀，以松解臀上皮神经在横突尖部的粘连。在臀上皮神经入臀点松解时，于髂嵴中后部压痛点处定位，刀口线与脊柱纵轴平行，针刀经皮肤、皮下组织，直达髂嵴骨面，针刀体向上移动至有落空感时，即到达髂嵴上缘臀上皮神经入臀点，纵疏横剥3刀，以松解臀上皮神经入臀点处的粘连。术毕，压迫止血3分钟，创可贴覆盖针眼。每周治疗1次，连续治疗2次后评定疗效。共治30例，治愈23例，好转5例，无效2例，治愈率76.7%，总有效率93.3%。〔胡昭端，吴绪平，张平，等. 针刀整体松解术治疗臀上皮神经卡压综合征临床观察［J］. 湖北中医杂志，2014，36（6）：62-63.〕

2. 采用针刀治疗臀上皮神经卡压综合征 患者取俯卧位，在髂嵴中点附近找到压痛点，用指端垂直向下做十字压痕，注意十字压痕的交叉点对准压痛点的中心。常规消毒后，注入复合镇痛液5~8ml，然后按照针刀四步进针规程操作，刀口线与臀上皮神经平行，快速刺入皮肤后改为缓慢进针。当针刀抵达臀肌筋膜时术者手下有坚韧感，然后再将针刀向两侧缓慢滑动，当患者感觉到有放射感时，先纵行疏通剥离，再横行推移。如果臀部皮下有条索状物，刀口线与条索或臀上皮神经平行，垂直皮肤刺向条索状物，酸胀明显时切割4~6刀，先纵行疏通剥离再横行推移，至痛性结节消失为止。松解后出针，用无菌棉球或无菌纱布块按住局部3~5分钟，以防止出血，创可贴外敷即可。3天内勿洗澡，针刀治疗每5~8日1次，1~3次。共治79例，痊愈70例，显效8例，无效1例，总有效率达98.7%。〔陈新利，袁国娜. 针刀治疗臀上皮神经卡压综合征79例［J］. 实用中医药杂志，2014，30（5）：431-432.〕

第十二节 梨状肌综合征

【概述】

本病是坐骨神经在通过梨状肌出口时受到卡压或慢性损伤引起的一组临床证候群。本病多见于青壮年，男性多于女性，男女比例近2：1，可有臀部外伤史、劳累、受寒湿等诱因。主要症状为臀中部相当于梨状肌体表投影部位疼痛，并向股外侧、股后侧、小腿外侧放射。大部分患者有间歇性跛行和下肢痛，蹲位休息片刻可缓解，极少有腰痛症状；亦可有臀部、股部等肌肉萎缩表现。

【针刀应用解剖】

梨状肌起自骶骨前外侧面，止于股骨大转子尖，属于下肢外旋肌之一。坐骨神经为全身最大的神经，起自腰骶神经丛，经坐骨神经通道穿至臀部，位于臀大肌和梨状肌的前面，上孖肌、闭孔内肌、下孖肌和股方肌的后面，向下至大腿。其在臀部与梨状肌关系密切，二者间关系常有变异。坐骨神经与梨状肌的关系可分为以下9型。

Ⅰ型：坐骨神经总干穿梨状肌下孔至臀部，此型为常见型，占 61.19%。

Ⅱ型：胫神经穿梨状肌下孔，腓总神经穿梨状肌肌腹，此型为常见变异型，占 32.89%。

Ⅲ型：坐骨神经总干穿梨状肌肌腹，占 0.61%。

Ⅳ型：坐骨神经在骨盆内已分为两大终支，即胫神经和腓总神经，两支同穿梨状肌下孔，占 1.99%。

Ⅴ型：腓总神经穿梨状肌下孔，胫神经穿梨状肌肌腹，占 0.26%。

Ⅵ型：坐骨神经总干穿梨状肌上孔至臀部，占 0.08%。

Ⅶ型：胫神经穿梨状肌下孔，腓总神经穿梨状肌上孔，占 2.6%。

Ⅷ型：腓总神经在盆内分为 2 支，1 支穿梨状肌上孔，1 支与胫神经同经梨状肌下孔出盆，占 0.17%。

Ⅸ型：骶丛穿梨状肌肌腹至臀部后，再分出坐骨神经，占 0.17%。

【病因病理】

由于梨状肌解剖特点及其变异，加之各种外伤、疾病及慢性劳损，导致梨状肌肥厚与纤维化，引起梨状肌综合征的发生，主要包括以下几方面：

1. 梨状肌压迫坐骨神经　坐骨神经或其分支通过异常的梨状肌，这种变异是病因之一。此外，除了变异的梨状肌，发生了病变的梨状肌也可造成坐骨神经疼痛，如受寒湿、外伤、劳损，或者 S_1、S_2 或骶丛受刺激等因素，导致梨状肌受刺激而发生痉挛、肿大，与周围组织发生粘连。

2. 变异的梨状肌腱所致的坐骨神经受压　梨状肌腱异常发育时，坐骨神经及其分支可经过梨状肌两腱之间或一腱前方或后方，这种异常的梨状肌腱直接压迫坐骨神经及其周围的营养血管，以致局部血运障碍及无菌性炎性反应引起坐骨神经痛。

3. 骶髂关节的病变及梨状肌腱止端下方与髋关节囊之间滑膜囊的炎症等　骶髂关节的病变或滑膜囊的炎性变可以刺激梨状肌引起痉挛，并可通过炎症刺激该肌和坐骨神经而产生坐骨神经痛。当神经根周围有瘢痕或筋膜炎时，从椎间孔到臀部的一段坐骨神经发生粘连，导致坐骨神经张力增大，移动范围缩小，易被梨状肌压迫。

【临床表现】

坐骨神经除发出至髋关节囊后部的关节支与大腿后屈肌群的肌支外，主要以其两大终末支，即胫神经与腓总神经，支配膝关节以下的运动功能及部分感觉功能。患者主诉大腿后侧至小腿外侧或足底有放射性疼痛及麻木感，患肢无力，但腰痛常不明显。检查患肢股后肌群，小腿前、后，足部肌力减弱，重者踝、趾关节活动完全丧失，出现足下垂；小腿外侧及足感觉减退或消失。可发现梨状肌有痉挛，呈条索状或腊肠状，梨状肌有压痛，并向下放射，一般腰椎棘突旁无压痛，脊柱前屈时下肢疼痛加重，后伸时疼痛减轻或缓解。直腿抬高试验多为阳性，端坐屈头无腿痛。将足内旋疼痛出现，并向下放射。

【诊断要点】

一、特殊检查

1. 主动试验 令患者伸髋、伸膝时做髋关节外旋动作，同时在患者足部予以对抗。患者出现臀中部及坐骨神经疼痛或加重为阳性。

2. 被动试验 被动用力内旋、屈曲、内收髋关节，引起疼痛或疼痛加重为阳性。臀部压痛点加强试验：患者俯卧于检查床上，按压臀区痛点后，嘱患者支撑起上肢，使脊柱过伸，继而嘱患者跪俯于床上使脊柱屈曲。比较臀部同一压痛点伸屈两种姿势的疼痛程度，如脊柱过伸时压痛减轻，而脊柱屈曲时压痛加重，称为椎管外疼痛反应。

3. 骶管冲击试验 向骶管内推注 0.5% 普鲁卡因 20ml，如患肢放射痛不加重，为椎管外反应。而椎管内病变常常在注药时出现下肢疼痛，有助于与椎间盘突出疾病相鉴别。

二、辅助检查

腰椎 X 线摄片多无明显病变，骨盆摄片可有骶髂关节炎等表现。超声检查在梨状肌综合征诊断中有一定价值。谢雁翔（1990 年）认为：①梨状肌横断径增大、形态异常；②梨状肌肌外膜粗糙增厚（≥ 3mm）；③梨状肌回声不均，光点粗强；④梨状肌下孔狭窄或消失（≤ 8mm）；⑤坐骨神经变异或显示不清。上述 5 条中具有 4 条者，即可提示为梨状肌综合征。坐骨神经肌电图亦可有异常发现，如呈现纤颤电位或单纯相等变化，神经传导速度可下降。CT 检查一般认为无诊断价值。

【针刀治疗】

一、治疗原则

依据人体弓弦力学系统理论及疾病病理构架的网眼理论，梨状肌综合征是由于坐骨神经周围软组织卡压神经所致，通过针刀治疗准确松解卡压即可。

二、操作方法

1. 体位 俯卧位。

2. 体表定位 坐骨神经在梨状肌下孔的体表投影，即髂后上棘与尾骨尖连线的中点与股骨大转子连线的中内 1/3 的交点处。

3. 消毒 在施术部位，用碘伏消毒 2 遍，然后铺无菌洞巾，使治疗点正对洞巾中间。

4. 麻醉 用 1% 利多卡因局部浸润麻醉，每个治疗点注药 1ml。

5. **刀具** Ⅰ型 3 号直形针刀。

6. **针刀操作（图 11-21）** 针刀松解坐骨神经在梨状肌下孔的卡压点：在定位处进针刀，针刀体与皮肤垂直，刀口线与下肢纵轴方向一致，按四步进针规程进针刀，针刀经皮肤、皮下组织、浅筋膜、肌肉，当患者有麻木感时，已到达坐骨神经在梨状肌下孔的部位，退针刀 2cm，针刀体向内或者向外倾斜 10°~15°，再进针刀，刀下有坚韧感时，即到达坐骨神经在梨状肌下孔的卡压点，以提插刀

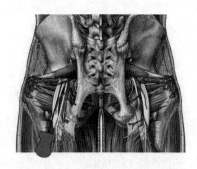

图 11-21　梨状肌卡压针刀松解

法向下切割 3 刀，范围 0.5cm。术毕，拔出针刀，局部压迫止血 3 分钟后，创可贴覆盖针眼。

【针刀术后手法治疗】

针刀术后进行手法治疗，患者取仰卧位，做直腿抬高 3 次。

【现代研究】

1. 采用针刀治疗梨状肌综合征　患者取俯卧位，选择进针点，在坐骨结节下缘与髂后上棘连线的 1/3 处，找出压痛点及与梨状肌纤维走向保持一致的条索状物后，用龙胆紫进行标注，作为进针点。对术区进行消毒，选取合适针刀，使其垂直于皮肤，确保其切口线与坐骨神经在同一条线上。将针刀快速刺入皮肤，并根据患者实际情况进针，至患者感到明显酸胀，拔出 0.5cm，并向内偏 35°后进针 1cm，对患者坐骨神经进行松解和分离，至患者出现明显酸胀感为止。采用同样方法对外侧进行松解。出针后进行按压，并用纱布进行外敷。每 5 天进行 1 次，2 次为 1 个疗程，共治疗 2 个疗程。共治疗 55 例患者，其中治愈 35 例，显效 11 例，有效 7 例，无效 2 例，总有效率 96.4%。〔王志峰. 针刀治疗梨状肌综合征临床观察［J］. 光明中医，2015，30（2）：339-340.〕

2. 采用扶阳合小针刀治疗梨状肌综合征　严格按照扶阳医学的脉、理、法、药择药处方，并严格遵守服药禁忌。基础处方：桂枝、苍术、炙甘草、生姜、小茴香、茯神、羌活、威灵仙、松节、砂仁、全葱、熟附子、川乌等，根据病情、脉象进行处方加减。结合常规针刀治疗，定点取髂后上棘为 A 点，尾骨尖为 B 点，股骨大转子尖端为 C 点，AB 二点连线的中 1/3 部分与 C 点的连线所围成的三角形即为梨状肌的体表投影，在此投影范围内寻找压痛点、硬结及与梨状肌纤维走行一致的条索状物作为进针点，用定点笔进行标记。患者取俯卧位，术区常规消毒、铺巾，医者戴好一次性帽子、口罩和无菌手套，选取一次性汉章牌 3 号小针刀，垂直于局部皮肤，刀口线与坐骨神经走行方向一致，令患者咳嗽时快速刺入皮肤达皮下组织层，然后缓慢深入，患者有明显酸胀感时，采用切摆结合法，以针刀下松软为度，术中一定注意避免对神经、血管造成损伤，患者出现非常明显的酸胀感或向下肢的放散感即可，令患者深吸

气时出针，重压 5 分钟避免内出血，外敷创可贴。每 7 日治疗 1 次，2 次为 1 个疗程，治疗 1 个疗程后进行疗效评定。共治疗 52 例，临床治愈 43 例，好转 9 例。〔周金香，王文辉，苏淑仪. 扶阳合小针刀治疗梨状肌综合征临床研究［J］. 世界中西医结合杂志，2015，10（7）：979–980.〕

第十三节　股神经卡压综合征

【概述】

股神经卡压综合征是由于股神经途经的鞘管发生狭窄而使股神经受压所引起的一系列症状，如处理不及时，往往引起股四头肌麻痹且不易恢复。

【针刀应用解剖】

股神经由腰丛发出后，在腰大肌与髂肌之间下行，并随同髂腰肌经肌腔隙入股，在股前方分为数支，支配耻骨肌、缝匠肌、股四头肌及股前区皮肤，其终支为隐神经。髂腰肌被髂腰肌筋膜所包绕，在腹股沟部，其后侧及外侧为髂骨，内侧为髂耻骨梳韧带，前方为腹股沟韧带，筋膜内包有股神经及股外侧皮神经，是一个密闭的腔隙。在腹股沟韧带下方，髂腰肌筋膜增厚形成纤维弓，构成致密的鞘管。

【病因病理】

不论何种原因引起髂腰肌撕裂伤，均可造成肌筋膜鞘管内水肿、出血，致使髂腰肌筋膜下张力增加，压迫其内的股神经和股外侧皮神经，导致神经卡压综合征。常见原因有髋关节过伸运动引起的髂腰肌牵拉伤，或髂腰肌强烈收缩而致伤；或血友病患者轻度损伤而导致局部血肿，均可发病。此外，手术不当也可导致局部瘢痕对神经的压迫。

【临床表现】

外伤后发病者，常为突发而渐加重。病情的进程与髂腰肌出血的缓急有关。患者首先主诉患侧髂窝部疼痛，患髋不能伸直，呈外展、外旋位。此常为髂腰肌内张力增高，引起肌肉痉挛所致，这时，患侧髂窝部可触及肿块或有饱满感。

【诊断要点】

在腹股沟韧带上方有明显压痛，下腹部也有压痛。先有大腿前内侧至膝及小腿前内侧的麻木，而后伸膝力减弱，膝腱反射由弱到消失，股四头肌逐渐无力而麻痹，肌肉出现萎缩。本征可同时并发股外侧皮神经卡压综合征，出现股外侧皮肤感觉障碍。

【针刀治疗】

一、治疗原则

依据人体弓弦力学系统理论及疾病病理构架的网眼理论，股神经卡压综合征是由于周围软组织卡压神经所致，通过针刀治疗可准确松解卡压。

二、操作方法

1.体位　仰卧位。

2.体表定位　腹股沟韧带中点外下 2cm，Tinel 阳性点。

3.消毒　在施术部位，用碘伏消毒 2 遍，然后铺无菌洞巾，使治疗点正对洞巾中间。

4.麻醉　用 1% 利多卡因局部浸润麻醉，每个治疗点注药 1ml。

5.刀具　Ⅰ型直形针刀。

6.针刀操作（图 11-22、图 11-23）　针刀松解股神经在腹股沟韧带处的卡压点：在定位处进针刀，针刀体与皮肤垂直，刀口线与下肢纵轴方向一致，按四步进针规程进针刀，针刀经皮肤、皮下组织、浅筋膜，当患者有麻感时，已到达股神经在腹股沟韧带处的卡压点，退针刀 2cm，针刀体向外侧倾斜 10°~15°，以提插刀法向下切割 3刀，范围 0.5cm。

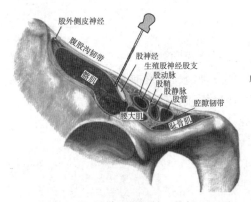

图 11-22　股神经卡压针刀松解上面观

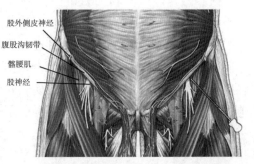

图 11-23　股神经卡压针刀松解前面观

【针刀术后手法治疗】

针刀松解术毕，患者取仰卧位，医者用拇指揉按局部 2 分钟。

【现代研究】

李殿宁教授对股神经卡压综合征的针刀松解：患者取仰卧位，在腹股沟韧带中点外侧，股神经经腹股沟韧带深面的外侧缘压痛或硬结处定点，常规消毒后，刀口线与髂腰肌和股神经的长轴方向一致，按四步进针规程进针刀，经皮肤、皮下组织、髂腰肌达骨面后，进行纵行针切、纵行推动、纵行摆动和小幅度的横行针切松解术。术后辅助弹拨理筋手法及下肢抖法。笔者认为，神经卡压部位不止一点，尚有其他潜在性的卡压点，而且是一个三维卡压的概念，神经本身会受到压应力、张应力及因卡压部位的瘢痕纤维化等造成的拉应力影响，并且因为部位不同，受卡压的程度也并不相同，所以对股神经卡压的针刀治疗应进行多点松解，而且对卡压最明显处进行三维空间的透彻松解。术后适当辅以药物调理，以求标本兼治，不仅近期能收到立竿见影的效果，而且从远期疗效来看，对股神经再次卡压有着很好的预防作用。〔范小涛，李殿宁.针刀治疗股神经卡压综合征的探讨与分析［J］.中医药信息，2010，27（3）：73.〕

第十四节　股外侧皮神经卡压综合征

【概述】

股外侧皮神经在途经之处因某种致压因素卡压引起神经功能障碍，从而引起大腿部麻痛等一系列症状，称为股外侧皮神经卡压综合征。

【针刀应用解剖】

股外侧皮神经由腰大肌外缘向下跨过髂窝，先位于髂筋膜深面，至近腹股沟韧带处即位于髂筋膜中，神经于髂前上棘内侧下方 1.0~1.5cm 处穿出腹股沟韧带的纤维性管道。纤维性管道长 2.5~4.0cm，此处的神经干较为固定。剖开纤维性管道，见股外侧皮神经在髂前上棘内侧，与髂筋膜紧密连在一起，有纵横交错的纤维组织包裹神经，并与髂前上棘内侧附着成一片。股外侧皮神经出腹股沟韧带的纤维性管道后行于大腿阔筋膜下方，于髂前上棘下方 3.0~5.0cm 处穿过阔筋膜，在此点神经亦相对固定。在两处相对固定的神经段，正好位于髋关节的前方。随髋关节的屈伸，该段神经容易受到牵拉和挤压。另外，股外侧皮神经在骨盆内行程长、出骨盆入股部时形成的角度大、穿过缝匠肌的途径有变异等，均可以诱发神经卡压。在股部可将股前外侧皮神经分为主干型（占 42.5%）和无主干型（占 57.5%）两类。主干型以一粗大主干跨越腹股沟韧带至股部，再分为前、后两支（占 25%）或前、中、后三支（占 17.5%）；无主干型在股部直接以前、后支（占 35%）或前、中、后支（占 22.5%）两种形式出现。

1. 主干　出现率为 42.5%，横径平均为 4.4mm，前后径平均为 0.9mm。主干在距髂前上棘 10mm 处跨越腹股沟韧带进入股部，经缝匠肌的前面或从肌的后面穿过该肌上部，行于阔筋膜两层之间，在股部的长度平均为 18mm，多数在穿入浅层以前即分为 2 个或 3 个分支，少数以主干的形式穿出深筋膜。

2. 前支　出现率为 100%，横径平均为 2.5mm，前后径平均为 0.8mm。无主干型的前支在距髂前上棘 13.8（6.1~32.0）mm 处跨越腹股沟韧带至股部，行于阔筋膜两层之间。在髂髌连线（髂前上棘与髌骨外侧缘的连线）的上1/3，股外侧皮神经基本上与此线段平行，绝大多数在其内侧10mm的范围内下降，分布于大腿前外侧部皮肤。在股部其长度平均为85（12.7~257）mm。穿阔筋膜浅出的部位距髂前上棘70.4（17~190）mm。

3. 后支 出现率为100%，横径平均为2.4mm，前后径平均为0.7mm。无主干型的后支在距髂前上棘9.3mm处越过腹股沟韧带进入股部，于距髂前上棘30.7（1.0~80.0）mm处，髂髌连线内、外侧各约4mm的范围内，穿深筋膜至浅层，分布于大腿外侧部上份的皮肤。此神经在股部的长度平均为30.0（4.8~141）mm。

4. 中间支 出现率为40%，横径平均为1.8mm，前后径平均为0.7mm。无主干型中间支在髂前上棘12.2（4.0~16.4）mm处越过腹股沟韧带至股部，行于阔筋膜两层之间，于距髂前上棘63.1（13~126）mm处，髂髌连线内、外侧各约4mm的范围内穿深筋膜至浅层，分布于大腿前外侧部皮肤。此神经在股部的长度为93（42~215）mm。

【病因病理】

1. 由于股外侧皮神经在骨盆内行程长，出骨盆入股部时形成的角度大，穿过缝匠肌的途径有变异，而且在穿腹股沟韧带的纤维性管道和阔筋膜时神经亦相对固定，因此当肢体活动或体位不当时，容易使其受到持续性牵拉、摩擦、挤压等，造成局部组织水肿，瘢痕形成，肌筋膜鞘管增厚，引起神经卡压。此外，肥胖的中老年女性易发生骶髂脂肪疝嵌顿，压迫股外侧皮神经。

2. 骨盆骨折、肿瘤、异物、石膏固定，均可引起股外侧皮神经卡压。

3. 手术切取髂骨时，刺激或局部瘢痕、粘连可压迫神经。

4. 外伤导致的髂腰肌筋膜内血肿，亦可引起卡压。

【临床表现】

患者主诉股前外侧麻木，有针刺或烧灼样疼痛，但不超过膝关节，患侧臀部可有麻木感，无下肢麻木，有些患者还伴有股四头肌萎缩，行走时疼痛加重，卧床休息症状可缓解。

【诊断要点】

髂前上棘内下方有压痛，该处 Tinel 征阳性，股前外侧感觉减退或过敏。后伸髋关节、牵拉股外侧皮神经时，症状加重。为了明确诊断，了解致压原因，应进一步行X线检查以明确腰椎、骨盆及髋部有无骨性病变，或采用其他诊断技术排除肿瘤、结核、炎症或出血导致的股外侧皮神经受压等。

【针刀治疗】

一、治疗原则

依据人体弓弦力学系统理论及疾病病理构架的网眼理论，股外侧皮神经卡压综合征是由于周围软组织卡压神经所致，通过针刀治疗可准确松解卡压。

二、操作方法

1.体位 仰卧位。

2.体表定位 髂前上棘压痛点。

3.消毒 在施术部位，用碘伏消毒2遍，然后铺无菌洞巾，使治疗点正对洞巾中间。

4.麻醉 用1%利多卡因局部浸润麻醉，每个治疗点注药1ml。

5.刀具 Ⅰ型4号直形针刀。

6.针刀操作（图11-24） 针刀松解股外侧皮神经髂前上棘卡压点：在髂前上棘压痛点处定位，针刀体与皮肤垂直，刀口线与下肢纵轴方向一致，按四步进针规程进针刀，针刀经皮肤、皮下组织、筋膜，直达髂前上棘内侧骨面，针刀在骨面上向下铲剥3刀，范围0.5cm。

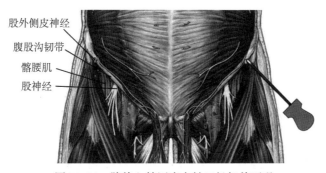

图11-24 髂前上棘压痛点针刀松解前面观

三、注意事项

在做针刀松解时，一定在骨面上进行操作，不可脱离骨面，否则可能刺破腹壁，损伤腹腔内脏器。

【针刀术后手法治疗】

针刀松解术毕，患者取仰卧位，医者用拇指揉按局部2分钟。

【现代研究】

1.采用小针刀合神经阻滞治疗股外侧皮神经卡压综合征 患者取仰卧位，选取股外侧皮神经骨纤维管卡压处的痛点，即定点于髂前上棘下、内各 20mm 以内的压痛点。常规消毒后，以利多卡因 5ml、地塞米松注射液 3mg、注射用水 5ml 组成的复合液 10ml 行局部神经阻滞。要求穿刺针入皮后稍稍上下左右变换针尖位置，诱发麻痛后再注入药物，并在筋膜下、髂前上棘、腹股沟韧带附着部内侧下方注入 10ml 镇痛复合液。麻醉后实施小针刀松解术，刀口线与肢体纵轴方向一致，针刀体与皮面垂直，快速刺入皮肤达骨面。在腹股沟韧带下的缝匠肌起点的硬韧组织中纵行切开 3~5 刀，纵行疏通、横行剥离即可。经上法治疗 1 周后复诊，未痊愈者行第 2 次治疗。共治 65 例，经 1 次治愈 42 例，显效 22 例，无效 1 例。2 次治疗后总治愈 61 例，显效 3 例，无效 1 例。〔刘英民，赵雪竹. 小针刀合神经阻滞治疗股外侧皮神经卡压综合征 65 例分析 [J]. 河北医学. 2017, 7（7）: 954-955.〕

2. 采用弧刃针刀治疗股外侧皮神经卡压综合征　患者取仰卧位。①定点：取股外侧皮神经骨纤维管出口，即腹股沟的外侧，髂前上棘下与腹股沟韧带下缘交点处稍偏内，沿阔筋膜张肌与缝匠肌上缘三角区缝隙向上，逐点沿神经干行叩击试验，如遇大腿前外侧酸沉感或放射感等变化，则该点为灶点，即进针点。一般来说，患者有 1~2 个灶点，以甲紫溶液标记之，并常规消毒铺巾。②定向：以弧刃针刀刃部两个端点连线为刀口线，与股外侧皮神经方向一致。③加压分离：甲缘平行于人体纵轴，拇指端垂直按压。④操作：快速刺入皮下，缓慢深入，寻找异感，连续松解；术中如遇放射感至大腿股外侧皮神经所支配区域，则效佳。⑤术后敷以创可贴，按压片刻。⑥每 1~2 周一次，如仍有症状，则需行第 2 次治疗，3 次为 1 个疗程。共治 37 例，经第 1 次弧刃针刀治疗后，痊愈 17 例，18 例显效，1 例有效，1 例无效。第 2 次治疗后，12 例痊愈，6 例显效，2 例有效。3 次，即 1 个疗程治疗后，除 1 例有效外，余全部痊愈。〔王学昌，刘延青，张董喆，等. 弧刃针刀治疗股外侧皮神经卡压综合征 37 例临床观察 [J]. 中国疼痛医学杂志，2016，22（7）: 556-557.〕

第十五节　腓总神经卡压综合征

【概述】

腓总神经与腓骨小头相邻，各种原因引起的腓骨小头变形或增大，以及解剖的变异，均可导致腓总神经卡压综合征的发生，是下肢较常见的一种周围神经卡压征。患者多有膝关节外伤史、不良体位等诱因或有占位性病变。

【针刀应用解剖】

坐骨神经至大腿下 1/3 处分出胫神经及腓总神经。腓总神经经过腘窝外侧沟后，在腓骨头的后外侧下行，于腓骨头、颈交界部与腓骨骨膜相连，并进入腓管内（图 11-25）。腓管是指腓骨长肌纤维与腓骨颈所形成的骨纤维管道，长度约 27mm，腓管入口为腓骨长肌起始部及腘筋膜，一般均为腱性筋膜。腓管的出口可为腱性纤维，可为肌肉，也可为腱肌联合。在腓管内，腓总神经与腓骨颈的骨膜紧贴在一起。腓总神经在腓管部有 3 个分支，即腓浅神经、腓深神经和胫前返神经。腓浅神经走行于腓骨长短肌之间，其运动支支配小腿外侧肌群；感觉支于小腿中、下 1/3 处穿出筋膜，支配小腿外侧、足背和趾背皮肤。腓深神经走行于胫骨前肌和拇长伸肌之间，其肌支支配小腿胫前肌群，有分支沿胫前血管及足背血管走行，穿出踝前十字韧带后，分出两条分支，一支支配趾短伸肌，另一支沿足背血管支配第 1 趾间隙背侧皮肤感觉。

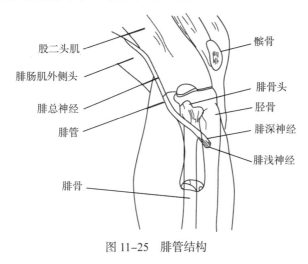

图 11-25　腓管结构

【病因病理】

腓总神经卡压常见的病因如下：

1. 因体位不当而致神经受压　坐姿不正确（如喜架腿坐），或各种体位时膝关节急剧屈曲和下蹲位时使其受压，或腓总神经反复被腓骨长肌纤维弓挤压、摩擦，发生水肿而致受压，局部结缔组织增生会加重卡压症状。

2. 局部的占位性病变　胫腓关节的腱鞘囊肿、腓骨上端的肿瘤、腓肠肌外侧头籽骨、股二头肌腱腱鞘囊肿、外侧半月板囊肿等均可压迫腓总神经而致病。

3. 小腿上端骨折，关节结构紊乱　腓骨颈骨折、胫骨平台骨折等。晚期可在骨痂形成过程中直接或间接地对腓总神经形成压迫。膝关节内侧脱位可引起腓总神经断离。

4. 踝关节内翻位扭伤　由于腓总神经被固定在腓骨颈上方腓骨长肌深面，有力的踝内翻引起突然的牵拉，亦可损伤腓总神经，使之发生水肿而卡压。

5. 医源性损伤　全膝关节成形术后引起的腓总神经麻痹，石膏或小夹板使用不当，在妇科检查或分娩过程中受脚架压迫等。

【临床表现】

患者常有小腿酸软无力、前外侧麻木，或足下垂等临床表现。

【诊断要点】

1. 患者有明确的膝关节外伤史、不良体位等诱因或有占位性病变。

2. 患侧胫前肌、趾长伸肌、拇长伸肌、腓骨长肌肌力减弱，小腿外侧及足背部皮肤感觉减退。

3. 有时患侧局部可扪及肿块，腓骨颈部 Tinel 征呈阳性。

4. 症状严重，出现足下垂者，需高抬膝、髋关节，足向上甩。

5. 对于腓深神经的卡压程度，可通过检测胫前肌的背伸踝关节功能和拇长伸肌、拇短伸肌和 2~4 趾的伸趾功能改变来判断。拇伸功能往往表现为微弱和不完全麻痹，这时可以通过双侧对比来确定。肌电图检查可见无随意活动电位，刺激诱发电位可正常。

6. X 线检查可对本病辅助诊断，并排除膝关节其他病变。

【针刀治疗】

一、治疗原则

依据人体弓弦力学系统理论及疾病病理构架的网眼理论，腓总神经卡压综合征是由于周围软组织卡压神经所致，通过针刀治疗可准确松解卡压。

二、操作方法

1. 体位　仰卧位，患膝屈曲 60°。

2. 体表定位　腓骨头前后。

3. 消毒　在施术部位，用碘伏消毒 2 遍，然后铺无菌洞巾，使治疗点正对洞巾中间。

4. 麻醉　用 1% 利多卡因局部浸润麻醉，每个治疗点注药 1ml。

5. 刀具　Ⅰ 型 4 号直形针刀。

6. 针刀操作（图 11-26）

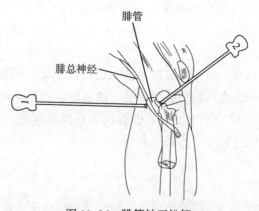

图 11-26　腓管针刀松解

（1）第 1 支针刀切开腓管后部的卡压点：在腓骨头、颈交界的后方定位，针刀体与皮肤垂直，刀口线与腓骨纵轴成 45°角，与腓总神经走行方向一致，按四步进针规程进针刀，经皮肤、皮下组织、筋膜，直达腓骨头、颈交界骨面，针刀向前下方纵疏横剥 3 刀，范围 0.5cm。

（2）第 2 支针刀切开腓管前部的卡压点：在腓骨头、颈交界的前方定位，针刀体与皮肤垂直，刀口线与腓骨纵轴成 45°角，与腓总神经走行方向一致，按四步进针规程进针刀，经皮肤、皮下组织、筋膜，直达腓骨头、颈交界骨面，针刀向前下方纵疏横剥 3 刀，范围 0.5cm。

（3）术毕，拔出针刀，局部压迫止血 3 分钟后，创可贴覆盖针眼。

三、注意事项

在做针刀松解时，针刀先到达腓骨骨面，刀口线方向必须与腓总神经走行方向保持一致，针刀松解一定在腓骨骨面上进行操作，否则可能损伤腓总神经。

【针刀术后手法治疗】

针刀松解术毕，嘱患者伸屈膝关节 2 次。

【现代研究】

采用针刀治疗腓总神经卡压综合征。治疗组：患者取侧卧位，患侧下肢在上，屈曲 80°~90°，双膝之间垫枕，嘱患者放松，在腓骨头、颈交界附近寻找压痛点并做标记，术前常规消毒铺巾，使用 1% 盐酸利多卡因注射液 5ml 在标记处进针，确认抽吸无回血后行局部浸润麻醉，使用汉章牌 I 型 4 号针刀，在标记处与骨面成 45°~60°角进针，刀刃方向和腓总神经走行方向一致，用左手拇指指甲按压标记点处皮肤至骨面，稍微提起，纵行切割 2~3 刀以疏通剥离，然后在骨面上进行横行铲剥 3~5 刀，如果骨面有硬结，纵行切几刀后左右横推几回。出针，再次消毒术区，使用无菌纱布包扎固定。嘱患者患肢 3 天不沾水，减少活动。1 周为 1 个疗程，治疗 2~3 个疗程。对照组：采用封闭治疗，患者取侧卧位，患侧下肢在上，屈曲 80°~90°，膝下垫枕，在腓骨头、颈交界附近寻找压痛点并做标记，常规消毒，配置 2% 盐酸利多卡因注射液 2ml 加曲安奈德 1ml（40mg）和灭菌注射用水 2ml，在标记处注射，确认抽吸无回血后进行注射，完毕后用创可贴覆盖，术后减少活动，1 周为 1 个疗程，治疗 2~3 个疗程。结果：针刀治疗腓总神经卡压综合征的疗效优于封闭治疗，且操作简单、安全可靠、费用低廉，可明显改善患者的生活质量。〔任树军，王龙飞，周宏政，等. 针刀治疗腓总神经卡压综合征的疗效观察［J］. 中国中医骨伤科杂志，2020，28（5）：28-30.〕

第十六节　腓浅神经卡压综合征

【概述】

本病常发生于慢性劳损性骨筋膜室高压或胫、腓骨骨折及筋膜室内出血等因素所致的急性骨筋膜室高压，此时膨大的肌肉引起腓浅神经在穿出筋膜部受压，引发一系列临床表现。

【针刀应用解剖】

腓浅神经来源于腓总神经，绝大部分起始处位于小腿上 1/3 上区腓骨颈处，少数可在上 1/3 中区起始。一般起始后在上 1/3 段，行于腓骨长肌深面与腓骨之间的区域内，然后于上 1/3 下区和中 1/3 上区行于腓骨长、短肌之间的区域内，继而行于前肌间隔的外侧深筋膜的深面，下行至浅出处，腓浅神经主要以主干和分支（足背内侧、中间皮神经）两种形式穿出深筋膜，以前者为主。主干穿出深筋膜的位置主要位于外踝上方、小腿中 1/3 下区和下 1/3 上区。足背内侧皮神经亦主要由该区域穿出深筋膜。足背中间皮神经穿出深筋膜的部位主要位于下 1/3 区的中上区。

【病因病理】

慢性劳损性骨筋膜室高压或胫、腓骨骨折及筋膜室内出血，均可导致此神经受到卡压。此外，许多特发性因素、骨折引起的软组织损伤，足踝跖屈内翻性损伤，也可导致腓浅神经受到卡压。

【临床表现】

该病在临床上较少见，小腿、足背及踝前疼痛是该综合征的主要特征（图 11-27）。疼痛与站立有关，站立抬高患肢时，疼痛可缓解，故又可称之为"站立性"疼痛。患者可有怕走远路等主诉。体检时，可发现小腿外侧有固定压痛点或 Tinel 征阳性。X 线摄片检查无异常，肌电图检查可有腓浅神经感觉传导速度减慢，潜伏期改变。

【诊断要点】

依据临床表现及相关检查，可对本病做出准确的诊断。

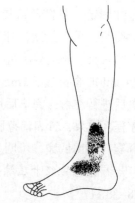

图 11-27　疼痛分布示意图

【针刀治疗】

一、治疗原则

依据人体弓弦力学系统理论及疾病病理构架的网眼理论，腓浅神经卡压综合征是由于周围软组织卡压神经所致。通过针刀治疗可准确松解卡压，治愈该病。

二、操作方法

1. 体位 仰卧位。

2. 体表定位 小腿外侧中下 1/3，Tinel 征阳性点（图 11-28）。

3. 消毒 在施术部位，用碘伏消毒 2 遍，然后铺无菌洞巾，使治疗点正对洞巾中间。

4. 麻醉 用 1% 利多卡因局部浸润麻醉，每个治疗点注药 1ml。

5. 刀具 Ⅰ型 4 号直形针刀。

6. 针刀操作（图 11-29） 针刀松解腓浅神经出筋膜处的卡压点：针刀体与皮肤垂直，刀口线与下肢纵轴方向一致，按四步进针规程进针刀，经皮肤、皮下组织，当刀下有坚韧感，患者有酸、麻、胀感时，已到达腓浅神经出筋膜处的卡压点，纵疏横剥 3 刀，范围 0.5cm。

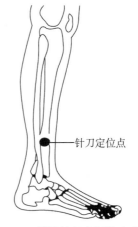

图 11-28　腓浅神经卡压体表定位

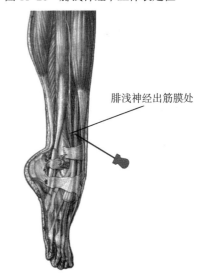

图 11-29　腓浅神经卡压针刀松解

【针刀术后手法治疗】

针刀术后，患者取仰卧位，做踝关节内翻、外翻动作 3 次。

【现代研究】

运用小针刀治疗腓浅神经皮支卡压综合征。患者取仰卧位，膝关节伸直放松，确定痛点并做标记，常规消毒后，使刀口线和胫前肌纤维走向一致刺入皮下，针刀体与手术床面垂直，行纵行疏通剥离 2~3 次，再横行铲剥 2~3 次，剥离粘连筋膜和皮下脂肪。然后用切开剥离法，将刀口刺入该神经的深筋膜下出口处切割，以切断卡压于神经之上的横行筋膜纤维，有效松解受卡压的神经。出针后，压迫针孔止血，并局部封闭针孔，盖以无菌纱布，胶布固定。7 天治疗 1 次，2 次为 1 个疗程，疗程间休息 7 天。共治 30 例，痊愈 20 例，2 个疗程后症状消失，占 66.7%；有效 7 例，2 个疗程后症状基本消失，但后趾间尚遗留不同程度麻木感，占

23.3%；无效 3 例，2 个疗程后症状无改变，占 10.0%；总有效率 90.0%。随访 1 年，复发 3 例。笔者认为小针刀疗法将针法与刀法融合为一体，再结合现代软组织松解术，能剥离粘连组织，改善局部血液循环，松解痉挛的肌腱及筋膜，从根本上扩大狭窄的出口，解除卡压。该法简便安全，止痛效果显著。〔夏铂，龚谨. 小针刀治疗腓浅神经皮支卡压综合征 30 例［J］. 江苏中医药，2011，43（4）：65. 〕

第十七节　跗管综合征

【概述】

本病又称踝管综合征，多发于老年人，多由随年龄增长韧带弹性减低所致。其次，踝关节反复扭伤者也容易发病，这与跗管所在的位置和本身结构有很大关系。该病在临床上常被误诊为风湿脚痹或末梢神经炎。近年来矫形外科用手术疗法切除部分支持带以松解胫后神经的压迫，疗效显著，但较为痛苦，有些尚残留轻微不适。

【针刀应用解剖】

跗管（图 11-30）是在内踝下侧的一个狭窄的骨性通道，上面有分裂韧带（屈肌支持带）覆盖，下面有跟骨内侧面组成的扁形管腔，中间有胫后动脉、胫后神经、拇长屈肌、趾长屈肌通过，屈肌支持带受损伤而挛缩可使管腔更为狭窄。

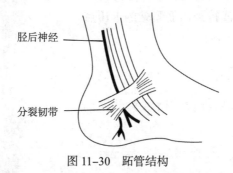

胫后神经

分裂韧带

图 11-30　跗管结构

【病因病理】

发病原因一是平常足部缺乏活动，而突然活动量增大。二是踝关节反复扭伤，使跗管内肌腱摩擦劳损或肌腱部分撕裂，产生慢性少量出血、水肿，日久出现机化、增生、肥厚及瘢痕，造成跗管内容物体积增大。而跗管为骨性纤维管，缺乏伸缩性，不能随之膨胀，因而形成相对狭窄，于是管内压力增高，由此产生胫后神经受压症状。

【临床表现】

初期主要表现为在走路多、久立或劳累后出现内踝后部不适，休息后改善。持续日久，则出现跟骨内侧和足底麻木或有蚁行感。重者可出现足趾皮肤干燥、发亮，汗毛脱落及足部内在肌肉萎缩，走路跛行。

【诊断要点】

1. 痛麻区域局限于跟骨内侧和足底。
2. 叩击内踝后方，足部针刺感可加剧。
3. 做足部极度背伸时，症状加剧。

【针刀治疗】

一、治疗原则

依据人体弓弦力学系统理论及疾病病理构架的网眼理论，跗管综合征是由于胫后神经周围软组织卡压神经所致，通过针刀治疗可准确松解卡压。

二、操作方法

1. 体位 患侧卧位，患侧在下，将患足内踝朝上，沙袋垫平稳。

2. 体表定位 在内踝后缘与足跟骨画一直线，分别在内踝与跟骨内侧定位。

3. 消毒 在施术部位，用碘伏消毒 2 遍，然后铺无菌洞巾，使治疗点正对洞巾中间。

4. 麻醉 用 1% 利多卡因局部浸润麻醉，每个治疗点注药 1ml。

5. 刀具 Ⅰ型 4 号直形针刀。

6. 针刀操作（图 11-31）

（1）第 1 支针刀切开分裂韧带内踝部的起点：在内踝后缘定位，针刀体与皮肤垂直，刀口线与腓骨纵轴成 45°角，按四步进针规程进针刀，针刀经皮肤、皮下组织、筋膜，直达内踝后缘骨面，沿骨面向下探寻，刀下有坚韧感时，即到达分裂韧带的起点，以提插刀法切割 3 刀，范围 0.5cm。

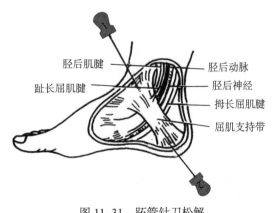

图 11-31 跗管针刀松解

（2）第 2 支针刀切开分裂韧带跟骨内侧的止点：在跟骨内侧面定位，针刀体与肤垂直，刀口线与下肢纵轴成 45°角，按四步进针规程进针刀，针刀经皮肤、皮下组织、筋膜，直达跟骨内侧骨面，沿骨面探寻，刀下有坚韧感时，即到达分裂韧带的止点，向上、下各铲剥切割 3 刀，范围 0.5cm。

（3）术毕，拔出针刀，局部压迫止血 3 分钟后，创可贴覆盖针眼。

【针刀术后手法治疗】

针刀术后，患者仰卧，患肢外旋，医生以一指禅推法或揉法施于小腿内后侧，由上而下推至踝部，重点在跖管局部，沿与跖管纵向肌纤维垂直的方向推、揉5分钟，以通经活血，使跖管压力降低，同时在局部配合弹拨法疏理经筋，最后顺肌腱方向施以擦法。

【现代研究】

1. 采用小针刀配合手法治疗跖管综合征61例　患者取患侧卧位，将患足内踝朝上，沙袋垫平稳。在内踝后缘与足跟骨间画一直线，分别在内踝与跟骨内侧定位。用1%利多卡因局部麻醉。第1支针刀切开分裂韧带内踝部的起点：在内踝后缘定位，针刀体与皮肤垂直，刀口线与腓骨纵轴成45°角，按四步进针规程进针刀，针刀经皮肤、皮下组织、筋膜，直达内踝后缘骨面，沿骨面向下探寻，刀下有坚韧感时，即到达分裂韧带的起点，以提插刀法切割2~3刀，范围不超过0.5cm。第2支针刀切开分裂韧带跟骨内侧的止点：在跟骨内侧面定位，针刀体与皮肤垂直，刀口线与下肢纵轴成45°角，针刀直达跟骨内侧骨面后，沿骨面探寻，遇坚韧感时，即到达分裂韧带的止点，向上、下各铲剥切割2~3刀，范围不超过0.5cm。然后，在分裂韧带起止点之间，选择2~3个压痛点，按上述手法，行纵疏横剥2~3刀。针刀术后再行手法外展、外旋踝关节数次，持续5~10分钟。共治疗61例患者，其中治愈42例，好转17例，未愈2例。〔谈湘森，田心义，陈守平．小针刀配合手法治疗跖管综合征61例临床分析［J］．中医正骨，2013，25（11）：37-39．〕

2. 采用小针刀配合中药熏洗治疗跖管综合征　患者取患侧卧位，健肢伸直，患肢屈曲向前，充分暴露内踝。定位于内踝后下缘及足跟内后缘压痛点处，一般两端各选两点为进针点。常规消毒，铺无菌洞巾。取4号针刀，沿标定进针点分别刺入，切断部分分裂韧带，再在分裂韧带两端沿韧带内缘施以通透剥离法。轻巧操作，避免损伤胫后神经、血管。针刀术后，术者一手握患者足跟，另一手握足掌，用力跖屈、外翻患足数次，以进一步松解粘连。7~10日治疗1次，根据病情治疗1~4次。术后次日行中药熏洗，每日2次，每次30分钟，每剂中药连用2日。每次针刀治疗后用药3剂。共治疗40例患者，其中优19例，良12例，可5例，差4例，优良率为77.5%。〔江开春，李武强．小针刀配合中药熏洗治疗跖管综合征临床研究［J］．中医学报，2012，27（12）：1675-1676．〕

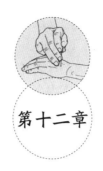

第十二章

常见内科疾病

第一节　中风后遗症

【概述】

中风是以突然昏倒、意识不清、口歪、言謇、偏瘫为主症的一种疾病。包括西医学的脑出血、脑血栓、脑栓塞、短暂性脑缺血发作等病，是一种死亡率较高的疾病。中风后遗症主要是因为脑血管意外之后，脑组织缺血或受血肿压迫、推移、脑水肿等而使脑组织功能受损。常见的后遗症主要有肢体瘫痪、口角歪斜、失语、大小便失禁、性格异常、痴呆等。对于中风后遗症，必须抓紧时间积极治疗。针刀对偏瘫、中枢性瘫痪及口眼歪斜有较好的疗效。

【针刀应用解剖】

脑的代谢每 24 小时约需糖 150g、氧 72L。脑组织中几乎无葡萄糖和氧的储备，脑的能量代谢几乎全部依靠血液供给。成人脑的重量约占体重的 2.5%~3%，而每分钟的血流量为 750~1000ml，占心输出量的 15%~20%。如果脑的血液供给减少至临界水平（约为正常值的 50%）以下时，脑细胞的功能就只能维持数分钟。如血供未及时得到改善，则将产生缺血性脑梗死。

脑部的血液系由 2 条颈内动脉和 2 条椎动脉供给。颈内动脉由颈总动脉分出，入颅后依次分出眼动脉、后交通动脉、脉络膜前动脉、大脑前动脉和大脑中动脉，供应眼部及大脑半球前 3/5 部分（额叶、颞叶、顶叶及基底节等）的血液。椎动脉由两侧的锁骨下动脉发出，在第 6 至第 1 颈椎横突孔内上升，经枕骨大孔入颅后，在脑桥下缘联合成为基底动脉。基底动脉前行至中脑处又分成 2 条大脑后动脉，供应大脑半球后部分（枕叶及颞叶的基底面、枕叶的内侧面及丘脑等）的血液。椎基底动脉在颅内先后分出小脑后下动脉、小脑前下动脉、脑桥支、内听动脉、小脑上动脉等，供应小脑和脑干。两侧大脑前动脉之间由前交通动脉，两侧颈内动脉与大脑后动脉之间由后交通动脉连接起来，构成脑底动脉环（Willis环）。当此环的某一处血供减少或闭塞时，可互相调节血液供应。此外，颈内动脉尚可通过眼动脉的末梢分支与颈外动脉的面、上颌、颞浅及脑膜中动脉的末梢分支吻合。椎动脉与颈外动脉的末梢分支之间以及大脑表面的软脑膜动脉间亦有多处吻合，在某主要供应动脉闭塞时可提供一定程度的侧支循环。脑深部的穿动脉（中央支）虽也有吻合支，但都很细（直径在100μm以下），因此在深部动脉闭塞时（尤其是急性的），此吻合支常不足以使脑组织避免缺血或梗死。

脑部的静脉可分为浅、深两组。浅组有大脑上静脉、大脑中静脉及大脑下静脉，主要汇集大脑半球的回流静脉血液，流入上矢状窦、海绵窦及横窦。深组主要为大脑大静脉，接受两侧大脑内静脉的血液，引流进入直窦。最后均经乙状窦由颈内静脉出颅。主要的静脉窦包括上矢状窦、下矢伏窦、直窦、海绵窦、岩上窦、岩下窦、横窦和乙状窦。

脑血管自动调节功能（Bayliss效应）使脑血液供应在平均动脉压在9.33~22.7kPa（70~170mmHg）范围内发生改变时仍得以保持恒定。但在脑血管病变发作后，局部脑血管的自动调节功能受到损害，局部脑血流随血压的升降被动地增减。高血压患者的脑血管自动调节功能较差。当平均动脉压突然升高，超过平均的40%〔约6.67kPa（50mmHg）〕，脑血管自动调节功能进一步受到影响。在这种情况下，脑血管并不收缩，脑血流量不仅不减少反而显著增加。这种在高血压作用下的过度灌注，导致毛细血管破坏，可引起严重脑水肿和出血，此时应用任何血管扩张剂显然都是有害无益的。脑动脉硬化时，脑血管阻力比正常显著增大，脑血流量和脑氧消耗率均较平时为低。倘若较大动脉管腔变狭，狭窄远端的灌流压就可显著降低。对血管阻力已经明显较高的脑组织，这种灌注压的显著降低，可产生急性缺血性症状。

【病因病理】

中风的基本病因包括血管壁病变、心脏病及侧支循环代偿功能不全等。

1. 引起血管壁病变的主要原因

（1）高血压性动脉硬化：长期高血压状态下，平滑肌出现玻璃样变、坏死；小动脉壁变薄部分，可在高张力下膨出成为微动脉瘤，它的破裂是脑出血的主要原因。高血压还可使较大动脉分叉处形成袋状动脉瘤，合并动脉粥样硬化易形成梭形动脉瘤，均是蛛网膜下腔出血的常见原因。

（2）脑动脉硬化：主要侵犯供应脑的大、中动脉，日久可导致管壁增厚，管腔变窄，内膜增厚，斑块形成，在血流动力学作用下可引起斑块破裂、溃疡、出血、血栓形成，引起动脉闭塞及其供血区脑梗死。

（3）血管先天发育异常和遗传性疾病：包括动脉瘤、动静脉畸形以及各级血管发育不全、狭窄、扩张、迂曲等。这些血管病可引起脑出血、蛛网膜下腔出血，也可导致脑梗死。

（4）各种感染和非感染性动静脉炎：是引起缺血性脑卒中的较常见原因之一。

（5）中毒、代谢及全身性疾病导致的血管壁病变：如血液病、肿瘤、糖尿病、结缔组织疾病、淀粉样变也可以引起出血性或缺血性脑卒中。

2. 心脏方面疾病　如风湿性心瓣膜病、先心病、细菌性心内膜炎、心房颤动等引起的心内栓子脱落是心源性脑栓塞的主要原因。

3. 侧支循环代偿功能不全　如脑底动脉环先天发育缺陷是脑梗死能否发生和导致病情严重程度的重要影响因素。

4. 其他病因　包括吸烟、酗酒、体力活动减少、饮食（如高摄盐量及肉类、动物油的高摄入）、超重、药物滥用、口服避孕药、感染、眼底动脉硬化、无症状性颈动脉杂音、血液病及血液流变学异常所致的血栓前状态或血黏度增加等亦与中风的发生有关。

中风的病理基础主要是脑动脉的粥样硬化和脂肪透明变性、纤维素样坏死，除此之外还有发育畸形、动脉瘤、炎症、淀粉样沉积和动脉分层等。若为继发于脑外的病变，则是从心脏或颅外循环脱落的栓子堵塞脑动脉而致病。血液成分、血流动力学或灌流压的异常也是其病理基础之一。当这些病理过程导致局部脑血流不足以维持脑功能和脑细胞存活时，发生缺血性中风（脑梗死）；导致脑内或蛛网膜下腔内血管破裂时，发生出血性中风（脑出血或蛛网膜下腔出血）。

【临床表现】

中风最主要的临床表现是神志障碍和运动、感觉以及语言障碍。经过一段时间的治疗，除神志清醒外，其余症状依然会不同程度地存在，这些症状称为后遗症。后遗症的轻重因患者的体质和并发症而异。常见的中风后遗症如下：

1. 麻木　患侧肢体，尤其是肢体的末端，如手指或脚趾，或偏瘫侧的面颊部皮肤有蚁爬感觉，或有针刺感，或表现为刺激反应迟钝。麻木常与天气变化有关，天气急剧转变、潮湿闷热，或下雨前后、天气寒冷等情况下，麻木感觉尤其明显。

2. 口角歪斜　一侧眼裂以下的面肌瘫痪。表现为鼻唇沟变浅，口角下垂，露齿，鼓颊和吹哨时口角歪向健侧，流口水，说话时更为明显。

3. 中枢性瘫痪　又称上运动神经元性瘫痪，或称痉挛性瘫痪、硬瘫。是由于大脑皮层运动区锥体细胞及其发出的神经纤维——锥体束受损而产生。由于上运动神经元受损，失去了对下运动神经元的抑制调控作用，使脊髓的反射功能"释放"，导致随意运动减弱或消失，临床上主要表现为肌张力增高，腱反射亢进，出现病理反射，呈痉挛性瘫痪。

4. 偏瘫　又叫半身不遂，是指一侧上下肢、面肌和舌肌下部的运动障碍，它是急性脑血管病的一个常见症状。轻度偏瘫患者虽然尚能活动，但走路时往往上肢屈曲，下肢伸直，瘫痪的下肢走一步画半个圈，即偏瘫步态。病情严重者常卧床不起，丧失生活能力。

5. 失语　是脑血管病的一个常见症状，主要表现为对语言的理解、表达能力丧失，是由于大脑皮层（优势半球）的语言中枢损伤所引起的。在中风病中，最常见的是运动性失语，表现为患者丧失说话能力，不会说话，但能理解别人说话的意思，常用手势或点头来回答问题。其次是感觉性失语，表现为患者仍会说话，而且有时说起话来快而流利，但因不懂别人说话的内容而答非所问。如果两者并存，叫作混合性失语。这种患者自己不会说话，也不理解别人说话的意思，这是病变损及优势半球的额叶、颞叶所致。

除上述情况外，还有一种失语，叫作命名性失语。其特点是，患者理解物品的性质和用途，就是叫不出名字。如指着牙刷问患者："这是什么东西？"他会答："刷牙用的。"拿着茶缸问患者："这叫什么名字？"他会说："喝水用的。"患者心里明白，但就是叫不出名字，所以叫命名性失语。命名性失语时受损的中枢在优势半球颞叶后部和顶叶上部，当这个部位受损时，就会发生上述情况的失语。

【诊断要点】

1. 急性脑血管意外（脑出血、脑血栓、脑栓塞、蛛网膜下隙出血等）经临床救治后，生命体征相对平稳。

2. 中风恢复期一般为脑梗死发病 2 周后或脑出血发病 1 个月后，后遗症为发病半年后，遗留意识、语言、肢体运动功能、感觉功能等诸项神经功能缺损症状。

3. 头部 CT 示软化灶形成或见不同程度脑萎缩。

【针刀治疗】

一、治疗原则

依据人体弓弦力学系统理论及疾病病理构架的网眼理论，中风引起的偏瘫、中枢性瘫痪及口眼歪斜是由于中风后脊柱弓弦力学系统、脊肢弓弦力学系统以及四肢弓弦力学系统的应力异常，在弓弦结合部及弦的行经路线上形成粘连、瘢痕、挛缩而引起畸形。应用针刀整体松解，剥离粘连、挛缩及瘢痕组织，并在针刀术后配合手法，将残余的粘连、瘢痕拉开。

二、操作方法

（一）偏瘫、中枢性瘫痪的针刀治疗

1. 第 1 次针刀松解采用后颈部"T"形针刀整体松解术　参照第八章第一节颈椎病针刀治疗之"T"形针刀整体松解术方法进行。

2. 第 2 次针刀松解　参照第八章第一节颈椎病骨关节移位型第 3 次针刀松解病变颈椎及上、下相邻关节突关节囊与关节突韧带的方法进行。

3. 第3次针刀松解采用"口"字形针刀整体松解术　腰部的整体松解包括L_3~L_5棘上韧带、棘间韧带，左、右L_3~L_5腰椎横突，骶正中嵴上和两侧骶骨后面竖脊肌起点的松解。从各个松解点的分布上看，棘上韧带点，棘间韧带点，左、右L_3~L_5腰椎横突点，骶正中嵴上和两侧骶骨后面竖脊肌起点的连线共同围成"口"字形状，故称之为"口"字形针刀整体松解术（图12-1）。下面具体阐述"口"字形针刀整体松解术的针刀操作方法。

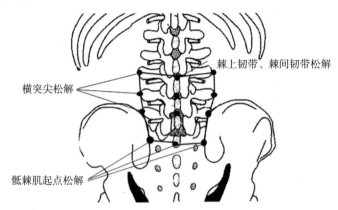

图12-1　"口"字形针刀整体松解术各松解部位

（1）体位：俯卧位，腹部置棉垫，使腰椎前屈角度缩小。

（2）体表定位：L_3、L_4、L_5棘突及棘间，L_3、L_4、L_5横突，骶正中嵴及骶骨后面。

（3）消毒：在施术部位，用碘伏消毒2遍，然后铺无菌洞巾，使治疗点正对洞巾中间。

（4）麻醉：用1%利多卡因局部浸润麻醉，每个治疗点注药1ml。

（5）刀具：Ⅰ型4号直形针刀。

（6）针刀操作：分别参照棘上韧带损伤、棘间韧带损伤、第三腰椎横突综合征、髂腰韧带损伤及竖脊肌下段损伤之针刀松解方法进行。

（7）针刀术后手法治疗：针刀术后行腰部斜扳手法。

4. 第4次针刀松解人体后面相关弓弦结合部的粘连、瘢痕

（1）体位：俯卧位。

（2）体表定位：相关肢带骨软组织附着处。

（3）消毒：在施术部位，用碘伏消毒2遍，然后铺无菌洞巾，使治疗点正对洞巾中间。

（4）麻醉：用1%利多卡因局部浸润麻醉，每个治疗点注药1ml。

（5）刀具：Ⅰ型4号直形针刀。

（6）针刀操作（图12-2）

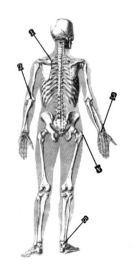

图12-2　针刀松解人体后面相关弓弦结合部

1）第 1 支针刀松解肩胛提肌止点：在肩胛骨内上角处定点，刀口线方向和肩胛提肌肌纤维方向平行，针刀体和背部皮肤成 90°角，按四步进针规程进针刀，针刀经皮肤、皮下组织，达肩胛骨内上角边缘骨面，纵疏横剥 3 刀，然后调转刀口线 90°，向肩胛骨内上角边缘方向铲剥 3 刀，范围 0.5cm。

2）第 2 支针刀松解肱三头肌止点：在尺骨鹰嘴尖处定点，刀口线方向和肩胛提肌肌纤维方向平行，针刀体和背部皮肤成 90°角，按针刀四步进针规程进针刀，针刀经皮肤、皮下组织，达尺骨鹰嘴尖骨面，纵疏横剥 3 刀，然后调转刀口线 90°，在骨面上向四周铲剥 3 刀，范围 0.5cm。

3）第 3 支针刀松解桡腕背侧韧带起点：在桡骨茎突后侧定位，刀口线与前臂纵轴平行，针刀体与皮肤成 90°角，按针刀四步进针规程，从定位处刺入，达桡骨茎突后侧骨面后，沿茎突骨面向下进针刀，当刀下有落空感时，即穿过茎突边缘，退针刀至茎突边缘骨面，调转刀口线 90°，在骨面上铲剥 3 刀，范围 0.5cm。

4）第 4 支针刀松解臀中肌止点：在大粗隆尖臀中肌止点处定位，刀口线与髂胫束走行方向一致，针刀体与皮肤垂直，针刀经皮肤、皮下组织、髂胫束，到达股骨大粗隆尖骨面，调转刀口线 90°，在骨面上铲剥 3 刀，范围 0.5cm。

5）第 5 支针刀松解跟腱止点中部的粘连、瘢痕：在跟腱止点中部定位，刀口线与下肢纵轴平行，针刀体与皮肤成 90°角，按四步进针规程进针刀，针刀经皮肤、皮下组织，当刀下有阻力感时，即到达跟腱，继续进针刀 1cm，纵疏横剥 3 刀，范围 0.5cm，以松解跟腱内部的粘连和瘢痕，然后再进针刀达跟骨骨面，调转刀口线 90°，在骨面上向上铲剥 3 刀，范围 0.5cm，以松解跟腱止点的粘连和瘢痕。

6）术毕，拔出针刀，局部压迫止血 3 分钟后，创可贴覆盖针眼。

（7）针刀术后手法治疗：针刀术后被动屈伸各关节 3 次。

5. 第 5 次针刀松解人体前面相关弓弦结合部的粘连、瘢痕

（1）体位：仰卧位。

（2）体表定位：相关肢带骨软组织附着处。

（3）消毒：在施术部位，用碘伏消毒 2 遍，然后铺无菌洞巾，使治疗点正对洞巾中间。

（4）麻醉：用 1% 利多卡因局部浸润麻醉，每个治疗点注药 1ml。

（5）刀具：Ⅰ型 4 号直形针刀。

（6）针刀操作（图 12-3）

1）第 1 支针刀松解肱二头肌短头的起点：在喙突顶点处定点，针刀体与皮肤垂直，刀口线与肱骨长轴方向一致，按四步进针规程进针刀，直达喙突顶点外 1/3 骨面，提插切割 3 刀，范围 0.5cm。

2）第 2 支针刀松解肘关节前侧筋膜及肱二头肌腱膜的粘连、瘢痕：在肘关节前侧、肱二头肌腱外侧定点，针刀体

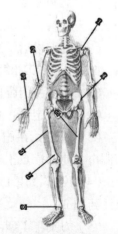

图 12-3　针刀松解人体前面相关弓弦结合部

与皮肤垂直，刀口线与前臂纵轴平行，按四步进针规程进针刀，针刀经皮肤、皮下组织，达硬结处，纵疏横剥3刀，范围0.5cm。

3）第3支针刀松解腕掌掌侧韧带起点：在腕掌侧中部定位，刀口线与前臂纵轴平行，针刀体与皮肤成90°角，按针刀四步进针规程，从定位处刺入，刀下有韧性感时，即到达腕掌掌侧韧带，进针刀2mm，纵疏横剥3刀，范围0.5cm。

4）第4支针刀松解缝匠肌起点：在髂前上棘部位触摸到缝匠肌起点处定点，刀口线与缝匠肌纤维方向一致，针刀体与皮肤垂直刺入，达肌肉起点处，调转刀口线90°，与缝匠肌肌纤维方向垂直，在骨面上向内铲剥3刀，范围0.5cm。

5）第5支针刀松解股直肌与股中间肌行经路线：在大腿前侧正中定点，刀口线与股四头肌纤维方向一致，针刀体与皮肤垂直刺入，达股直肌肌层，纵疏横剥3刀，范围0.5cm，然后进针刀穿过股直肌达股中间肌内，纵疏横剥3刀，范围0.5cm。

6）第6支针刀松解髂胫束及股外侧肌行经路线：在大腿外侧正中定点，刀口线与股四头肌纤维方向一致，针刀体与皮肤垂直刺入，刀下有韧性感时，即到达髂胫束，纵疏横剥3刀，范围0.5cm，然后进针刀穿过髂胫束，达股外侧肌内，纵疏横剥3刀，范围0.5cm。

7）第7支针刀松解股四头肌止点：在髌骨上缘中点定点，刀口线与股四头肌纤维方向一致，针刀体与皮肤垂直刺入，刀下有韧性感时，即到达股四头肌止点，纵疏横剥3刀，范围0.5cm，然后调转刀口线90°，在髌骨面上向上铲剥3刀，范围0.5cm。

8）第8支针刀松解踝关节前方关节囊：触摸足背动脉搏动处，在足背动脉内侧1cm、足背侧横纹线上进针刀，刀口线与下肢纵轴平行，针刀体与皮肤成90°角，针刀经皮肤、皮下组织，当有落空感时，即到达关节腔，用提插刀法切割3刀，范围0.5cm。再调转刀口线90°，用提插刀法切割3刀，范围0.5cm。

9）术毕，拔出针刀，局部压迫止血3分钟后，创可贴覆盖针眼。

（7）针刀术后手法治疗：针刀术后被动屈伸各关节3次。

（二）口角歪斜的针刀治疗

1. 第1次针刀松解采用后颈部针刀整体松解术
参照第八章第一节颈椎病针刀治疗之"T"形针刀整体松解术方法进行。

2. 第2次针刀松解头面部软组织的粘连、瘢痕
（1）体位：仰卧位。

（2）体表定位：眼眶附近、额部、眉弓、鼻部、两颊、唇及口周等处皮下硬结及条索。

（3）消毒：在施术部位，用碘伏消毒2遍，然后铺无菌洞巾，使治疗点正对洞巾中间。

（4）麻醉：用1%利多卡因局部浸润麻醉，每个治疗点注药1ml。

（5）刀具：Ⅰ型4号直形针刀。

（6）针刀操作（图12-4）

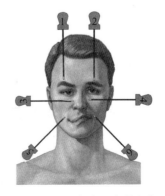

图12-4 针刀松解面部软组织

1）第1支针刀松解右侧眉部皮肤、皮下的硬结和条索：在硬结和条索处定点，刀口线与人体纵轴方向一致，针刀体与皮肤垂直，严格按四步进针规程进针刀，针刀经皮肤、皮下组织、筋膜，到达硬结、条索处，纵疏横剥3刀，然后提插切割3刀。

2）第2支针刀松解左眉部皮肤、皮下的硬结和条索：针刀操作方法与第1支针刀的操作方法相同。

3）第3支针刀松解右侧鼻翼部的硬结和条索：在硬结和条索处定点，刀口线与人体纵轴方向一致，针刀体与皮肤垂直，严格按四步进针规程进针刀，针刀经皮肤、皮下组织、筋膜，到达硬结、条索处，纵疏横剥3刀，然后提插切割3刀。

4）第4支针刀松解左侧鼻翼部的硬结和条索：针刀操作方法与第3支针刀的操作方法相同。

5）第5支针刀松解右侧口角轴的硬结和条索：在硬结和条索处定点，刀口线与人体纵轴方向一致，针刀体与皮肤垂直，严格按四步进针规程进针刀，针刀经皮肤、皮下组织、筋膜，到达硬结、条索处，纵疏横剥3刀，然后提插切割3刀。

6）第6支针刀松解左侧口角轴的硬结和条索：针刀操作方法与第5支针刀的操作方法相同。

7）术毕，拔出针刀，局部压迫止血3分钟后，创可贴覆盖针眼。

（7）针刀术后手法治疗：针刀术后取迎香、颧髎、地仓、颊车、翳风、牵正、合谷进行点穴按摩，每穴点按约30秒，再以大鱼际轻揉前额和面颊5分钟；后用捏拿手法按摩患侧面部肌肉5分钟。

【现代研究】

1. 采用小针刀和康复训练治疗中风后偏瘫侧肩关节疼痛　患者取坐位或侧卧位，选择患者自觉按压或者肩关节活动时偏瘫侧肩关节疼痛的部位，沿着肌肉走行的方向，纵向疏通剥离，加以横向摆动，当针下有比较强烈的阻力感或者有结节时，可以稍微提起针刀纵切2~3刀，行纵向的疏通剥离，有松动感时出针。针刀每周治疗1次，康复训练每日1次，4周为1个疗程。采用VAS视觉模拟疼痛评分及Melle评分观察患者治疗前与治疗后VAS疼痛度与关节活动度改善程度，评定综合疗效。共治30例，治疗后VAS疼痛评分及关节活动度较治疗前明显改善（P<0.01），治愈13例，显效10例，好转7例。表明小针刀配合康复训练对于治疗中风后偏瘫侧肩关节疼痛疗效显著。同时，证明了小针刀治疗和康复训练在中风患者后期康复中的重要作用。〔周紧，李飞．针刀结合康复训练治疗中风后肩关节疼痛临床疗效观察［J］．中医药临床杂志，2017（4）：522-525.〕

2. 采用小针刀治疗脑卒中后遗症踝内外翻　50例患者，随机分为观察组和对照组，各25例。对照组给予常规康复治疗，观察组在对照组的基础上配合小针刀进行治疗。治疗方法如下。对照组在常规康复治疗的基础上配合踝关节矫形器进行治疗。常规康复治疗内容包括肢体摆放训练、床上锻炼、坐位锻炼、站位锻炼、步行锻炼、平衡锻炼、生活能力锻炼等，2次/日，30分钟/次。踝关节矫形器需结合患者的实际情况自制，确保其背伸功能符合患者锻炼需求，除睡眠时间正常佩戴外，睡眠时间以外需持续佩戴 8~10 小时。佩戴间隙可指导被动锻炼，防止踝内外翻，锻炼及佩戴时间在 2 个月左右。观察组采用小针刀进行治疗。先给予小针刀松解术，之后结合患者的病情变化采取不同术式进行治疗，具体操作方法如下。①跟腱延长术：指导患者取仰卧位，局部麻醉下常规消毒跟骨肌腱处，内侧进 4 号针刀，切断 1/3 跟腱后退出，压迫止血，调整踝关节角度，进行功能定位。②胫后肌腱延长术：指导患者取仰卧位，局部麻醉下常规消毒踝内侧舟骨结节处，进 4 号针刀，逐渐向远端切割，松解肌腱深度在 3~5cm，切割肌腱后退出针刀，压迫止血，用胶布固定。③腓骨肌腱延长术：指导患者取仰卧位，局部麻醉下常规消毒外踝处，进 4 号针刀，切断腓骨与肌腱交界处最低点 1/2。接受小针刀治疗的观察组患者术后均给予与对照组相同的康复治疗及踝关节矫形器治疗。比较两组的总有效率、Barthel 评分及不良反应发生率。经治疗，观察组的总有效率显著高于对照组，差异有统计学意义（P<0.05）。观察组治疗后的 Barthel 评分显著高于治疗前及对照组治疗后，差异有统计学意义（P<0.05）。两组的不良反应发生率比较，差异无统计学意义（P < 0.05）。治疗结果表明，小针刀治疗脑卒中后遗症踝内外翻效果确切，可有效改善患者的踝关节活动度，提高生活质量，安全性高，值得临床推广使用。〔徐本磊，杨媛乐，区瑞庆，等．小针刀治疗脑卒中后遗症踝内外翻的效果观察［J］．中国当代医药，2015，22（36）：14-16.〕

3. 采用小针刀配合颞三针治疗脑中风后遗症 45 例患者，其中合并肩痛 6 例，骨质疏松性骨折 2 例，膝紧张 23 例，垂足 27 例，尿失禁 1 例，痴呆 3 例。根据触诊及影像学资料确诊治疗点。治疗点一般位于脊柱各椎体正中旁开 1.5~3cm 棘旁软组织有明显压痛及肥厚结节处。针刀治疗松解椎骨软组织高应力点，劳损处，粘连、卡压处，解除病侧韧带的挛缩，使脊柱两侧生物力学平衡恢复，通过针刀纵行疏通、横行摆动、推动、铲剥等达到松解挛缩的目的，并通过颞三针针刺治疗，一般左侧偏瘫选右侧颞部，右侧偏瘫选左侧颞部，这样通过针刺重建或修复全身各器官的神经传导通路、血流通路。针刀治疗每隔 10 日一次，连续 10 日为 1 个疗程，并常规消炎、活血，配合被动功能训练，每疗程间隔 5 日，一般治疗 4 至 5 个疗程。共治 45 例，治愈 9 例，显效 7 例，有效 29 例。由此可见，小针刀配合颞三针治疗脑中风后遗症疗效好，见效快，疗程短，有效率高，值得推广。〔谈会录，高永学，后晓勤，等．小针刀配合颞三针治疗脑中风后遗症 45 例效果观察［J］．中国农村卫生，2013（11）：66.〕

第二节　面肌痉挛

【概述】

面肌痉挛又称半面痉挛，为半侧面部肌肉阵发性不自主抽搐，中年以上女性较多见。

【针刀应用解剖】

1. 面肌　面肌为扁薄的皮肌，位置浅表，大多起自颅骨的不同部位，止于面部皮肤，主要分布于面部孔裂周围，如眼裂、口裂和鼻孔周围，可分为环形肌和辐射肌两种，有闭合或开大上述孔裂的作用，同时牵动面部皮肤显示喜、怒、哀、乐等各种表情。人类面肌较其他动物发达，这与人类大脑皮质的高度发展，思维和语言活动有关，但人耳周围肌肉已明显退化。

2. 面神经　面神经是 12 对脑神经中的第 7 对，经内耳门、茎乳孔出颅，沿耳廓后沟上行，在耳后发出耳后支支配耳后肌及枕肌，亦发出前穿支至耳郭前面，分出颞支、颧支和下颌支，分别支配表情肌运动、舌前 2/3 味觉和泪腺、下颌下腺及舌下腺分泌。

【病因病理】

原发性面肌痉挛的病因目前尚不明了，可能是由于在面神经传导通路上的某些部位存在病理性刺激所导致。少数病例属于面神经麻痹的后遗症，也有人认为颅内血管压迫面神经可引起面肌痉挛。

【临床表现】

痉挛常自一侧眼轮匝肌起始，后渐扩展到同侧诸表情肌，唯额肌较少受累。抽搐呈间歇性不规则发作，不能自控。疲劳、情绪激动等可诱发或使之加重。多数患者抽搐时面部无疼痛。频繁发作可影响视力、言语与咀嚼功能。偶见患侧面部血管舒缩功能紊乱。镫骨肌受累可致耳鸣和听觉过敏。长期持续痉挛可致面部联动与肌无力。

【诊断要点】

根据临床表现，无其他神经系统体征，肌电图显示有纤维震颤而无失神经支配等即可确诊。X 线颞骨断层、CT、MRI 有助于排除面神经鞘膜瘤、听神经瘤等引起的面肌阵挛。此外尚需与特发性眼睑痉挛、局灶性癫痫、面神经错位再生、面部肌束的轻微颤动（肌颤搐）及儿童面肌习惯性跳动相鉴别。

【针刀治疗】

一、治疗原则

依据人体弓弦力学系统理论及疾病病理构架的网眼理论，面肌痉挛是由于面部弓弦力学系统力平衡失调，形成网络状的病理构架，导致面肌功能异常所致。通过针刀整体松解面部弓弦力学系统软组织的粘连和瘢痕，收到良好疗效。

二、操作方法

（一）第 1 次调节眼轮匝肌、颞肌的应力集中点

1. 体位 仰卧位。

2. 体表定位 眼轮匝肌、颞肌。

3. 消毒 在施术部位，用碘伏消毒 2 遍，然后铺无菌洞巾，使治疗点正对洞巾中间。

4. 麻醉 用 1% 利多卡因局部定点麻醉，每个治疗点注药 1ml。

5. 刀具 Ⅰ型弧形针刀。

6. 针刀操作（图 12-5）

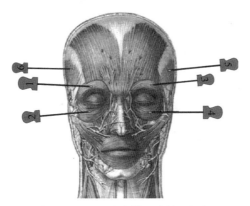

图 12-5　面肌痉挛第 1 次针刀松解

（1）第 1 支针刀定位在右眉的正中点或眶上缘中点正对瞳孔处，刀口线与眼轮匝肌肌纤维平行，刺入后调转刀口线，向眉两旁垂直切断部分肌纤维。

（2）第 2 支针刀在右眶下孔凹陷处松解：以眶下孔凹陷处（四白穴）为进针刀点（此为眶下神经起始部），刀口线与身体横轴平行，针刀体与针刀刺入点皮肤平面垂直，直达骨面，铲剥 3 刀，范围 0.5cm。

（3）第 3、4 支针刀分别松解左侧眼轮匝肌的粘连、瘢痕：针刀操作方法与第 1、2 支针刀操作方法相同。

（4）第 5 支针刀松解左侧颞肌的粘连、瘢痕：在左外眼角上 2cm 再向外 2cm 处定点进针刀，刀口线与身体横轴平行，针刀体与针刀刺入点皮肤平面垂直，针刀经皮肤、皮下组织、筋膜直达骨面，铲剥 3 刀，范围 0.5cm。

（5）第 6 支针刀松解右侧颞肌的粘连、瘢痕：针刀操作方法与第 5 支针刀操作方法相同。

（6）术毕，拔出针刀，局部压迫止血 3 分钟后，创可贴覆盖针眼。

（二）第2次调节口轮匝肌及降眉间肌的应力集中点

1. 体位 仰卧位。

2. 体表定位 口轮匝肌及降眉间肌。

3. 消毒 在施术部位，用碘伏消毒2遍，然后铺无菌洞巾，使治疗点正对洞巾中间。

4. 麻醉 用1%利多卡因局部浸润麻醉，每个治疗点注药1ml。

5. 刀具 Ⅰ型4号弧形防滑针刀。

6. 针刀操作（图12-6）

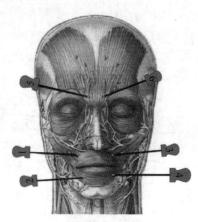

图12-6 面肌痉挛第2次针刀松解

（1）第1支针刀在与右侧鼻翼外缘中点平齐的鼻唇沟向内侧处定一点，刀口线与鼻翼线平行，针刀向内下刺入达骨面，铲剥3刀，范围0.5cm。

（2）第2支针刀在一侧下颌部，下唇的侧方，颏唇沟中央的凹陷处旁开1cm处定点，刀口线与口轮匝肌的肌纤维方向平行，针刀向内下刺入达骨面，铲剥3刀，范围0.5cm。

（3）第3、4支针刀分别松解左侧口轮匝肌的粘连、瘢痕：针刀操作方法与第1、2支针刀操作方法相同。

（4）第5支针刀松解右侧降眉间肌的粘连、瘢痕：在印堂穴向右旁开0.5cm处定点进针刀，刀口线与身体横轴平行，针刀体与针刀刺入点皮肤平面垂直，针刀经皮肤、皮下组织、筋膜直达骨面，向下铲剥3刀，范围0.5cm。

（5）第6支针刀松解左侧降眉间肌的粘连、瘢痕：针刀操作方法与第5支针刀操作方法相同。

（6）术毕，拔出针刀，局部压迫止血3分钟后，创可贴覆盖针眼。

【针刀术后手法治疗】

1. 点穴 患者取仰卧位，面部取阳白、晴明、鱼腰、太阳、瞳子髎、水沟、颊车、承浆、听宫、翳风、风池；循经取合谷、行间、太冲；上述穴位，每穴点按

5 秒。

2. 按揉头面部腧穴　患者取仰卧位，医者用单手拇指指腹按揉面部：从印堂至头维穴；从睛明向上经攒竹、鱼腰、太阳至率谷穴；从睛明向下经四白、球后、瞳子髎至下关穴；从水沟经地仓至颊车穴；从承浆经大迎至听宫穴。每条线反复操作，途经相关穴位时，稍作停留，用力点按各穴，每穴约 5 秒。最后，令患者取坐位，按揉其风池穴结束治疗。

【现代研究】

采用小针刀治疗面肌痉挛。患者取仰卧位，医者戴无菌手套，用碘伏消毒局部皮肤，根据面神经和三叉神经的走向分布规律、面部腧穴和面部痉挛表现确定针刀进针点，对每个手术点进行局部麻醉后，选择 4 号（直径 0.6cm）针刀行针刀松解术。眼部痉挛为主选择眼眶周缘和颧弓上。具体选点为：眉内侧点（攒竹穴）、中间点（鱼腰穴）、外侧点（丝竹空穴），眼裂外侧 3 个点（以瞳子髎穴为中心点，加上、下0.5cm 各 1 个点），颧突 3 个点（以面部颧髎穴为中心点，加左、右 0.5cm 各 1 点），眶下缘中点（四白穴上缘）。以定点为中心向上、向外或向外上、外下行扇形松解术。刀口线始终与皮纹平行，针刀体与皮面垂直，快速刺入皮肤、皮下组织，直达骨面，让刀锋自然浮起，并固定于此位置。调转刀口线 90°，将针柄向尾端倾斜，几于皮面平行，沿骨膜面或向前、向后，或向上、向下做扇形铲剥 3~5 刀，深度 0.1~0.3cm。口角痉挛为主选择咬肌前缘处、口轮匝肌处。具体定点为：下颌角前方 3 个点（以颊车穴为中心点，加左、右 0.5cm 各 1 点），口角口轮匝肌 3 个点（以地仓穴为中心点，加上、下 0.5cm 各 1 点），唇下口轮匝肌 3 个点（以承浆穴中心点，加左、右 0.5cm 各 1 点）。定点后针刀快速刺入皮肤、皮下组织，平刺 2~3 下，不达骨面。对每个手术点出针后要用纱布充分压迫止血，保证不出血，避免产生出血瘀斑。10 天 1 次，3~5 次为 1 个疗程。结果：45 例中，痊愈 20 例，有效 16 例，无效 9 例，总有效率 80.00%。〔来明. 小针刀疗法治疗面肌痉挛 45 例观察［J］. 实用中医药杂志，2015，31（3）：236.〕

第三节　慢性支气管炎

【概述】

本病是由感染或非感染因素引起的气管、支气管黏膜及其周围组织的慢性非特异性炎症。其病理特点是支气管腺体增生、黏液分泌增多。临床出现连续 2 年以上，每年持续 3 个月以上的咳嗽、咳痰或气喘等症状。早期多在冬季发作，春暖后缓解；晚期炎症加重，症状长年存在，不分季节。随着疾病进展，又可并发慢性阻塞性肺气肿、肺源性心脏病，严重影响劳动能力和健康。本病流行与吸烟、地区和环境卫生等有密切关系。

【针刀应用解剖】

肺脏的功能活动主要受迷走神经和从脊髓 T_1~T_5 节段发出的交感神经支配（图 12-7）。

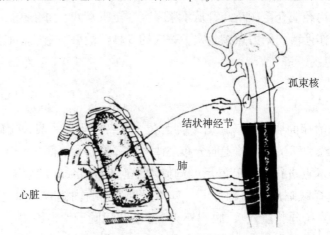

图 12-7　肺脏神经支配示意图

支气管的神经丛主要由肺前丛及肺后丛发出的纤维组成，向上与气管的神经丛相连续。自肺丛入肺的纤维可分布于支气管、肺血管及胸膜脏层。沿大及中等支气管的神经丛也可分为两层，在支气管外膜内有一外膜丛，另有一次级丛为黏膜下丛，位于软骨与平滑肌层之间的黏膜下结缔组织内，两丛间有细密的纤维相联系。在支气管丛内存在着神经节，这种神经节大多位于外膜丛内，黏膜下丛内较少。神经节细胞为多角形，有卫星细胞形成的被囊。神经节一般位于支气管分叉处，或在丛内较大神经纤维束的会合点处。在较小的支气管壁内，两丛合成一个，并可延伸至呼吸细支气管，但有的单支可呈一小束的神经纤维伸展至肺泡的壁内。

支气管丛内含有髓纤维及无髓纤维。许多大的有髓纤维可追踪到上皮或上皮下组织内的感觉神经末梢装置，这种神经分布沿支气管可远达细支气管及肺泡。许多有髓纤维属于内脏传入神经，主要来自迷走神经。另一种终止于丛内神经节细胞的有髓纤维，可能是迷走神经副交感节前纤维。丛内细小的有髓纤维及无髓纤维，可能是交感神经的节后纤维及壁内神经节的节后纤维。这种纤维分布到平滑肌、血管及腺体。支配腺体的纤维主要来自黏膜下丛。

各级支气管的起始部及肺泡壁内，发现有感觉神经的末梢感受器。在初级支气管中，这种感觉神经末梢的形态较复杂，而小支气管的感觉神经末梢形态较简单和细小。自支气管丛来的有髓纤维，以单支或二、三支成一束进入支气管的上皮层。在上皮细胞间神经末梢分成许多细小的分支，显示曲张和膨大，终端可呈小球状。在呼吸性细支气管和肺泡管所见的神经末梢不仅细小，而且终末支弯曲和盘缩在一起，与大支气管所见的伸展和放射现象相反。这种神经末梢被认为是化学感受器，当肺内 CO_2 的张力超过一定程度后，便能感受刺激。此外，在人类支气管各部分的平滑肌内也发现过肌梭。

气管和支气管的平滑肌由丰富的自主神经传出纤维支配，为无髓或薄髓神经纤维。其中许多是壁内神经节细胞发出的副交感节后纤维，也可能有交感神经节后纤维存在。在较大的支气管内，神经纤维束一般与平滑肌束平行，常常见到神经纤维成一单支或一束，并分出许多小支，穿入肌束内，在肌纤维间走行，且不时发出短小分支，其末梢支与肌细胞紧贴。这种自主神经传出纤维束沿支气管向远侧延伸，纤维数逐渐减少，可远达细支气管的平滑肌及肺泡管在肺泡开口处的括约肌状的肌束。支气管的腺体也由自主神经传出纤维支配。分布于气管和支气管的神经至少具有改变平滑肌活动以调节呼吸道的管径和支配黏液腺分泌两种功能。

迷走神经的副交感纤维使支气管平滑肌收缩，支气管的管腔缩小，刺激腺体分泌。生理实验表明，切断迷走神经可引起支气管平滑肌松弛，支气管管腔扩大。如刺激切断的是迷走神经周围端则肌肉收缩，管腔缩小。任意一侧迷走神经被刺激，同侧的支气管管腔明显缩小，而对侧可出现较弱的收缩。这表明迷走神经的纤维不仅分布于同侧，而且在正常情况下，一侧的纤维可至对侧肺丛及支气管丛内。

刺激交感神经可使支气管平滑肌松弛，支气管管腔扩张，抑制腺体分泌。这种交感神经的节前纤维主要经上 3 个胸神经，继而在颈下神经节及胸上神经节内换元，发出节后纤维。切断颈交感干，刺激其胸端，一般可引起一侧或双侧支气管扩张。这种支气管扩张的交感神经纤维也是双侧分布，有一定量的交感神经纤维横越到对侧，进入肺丛及支气管丛。

肺血管的神经支配：支气管动脉及肺动脉都有较丰富的神经分布。在肺门处，可见有相当大的神经干缠绕着较大的肺动脉分支。它们随着血管延伸，常不规则地发出分支，这种分支与动脉平行一段距离，再分成数支，有的支常伸向远侧，有的则向相反方向延伸，各支再分出较小的曲张小支，亦可进一步分支，最后到达血管中层的平滑肌细胞。在肺动脉外膜内也观察到感觉神经末梢装置，与有髓纤维相联系。较小的肺动脉分支有较小的神经束伴行。毛细血管上也有小的神经纤维与之并行，并发小支终止于毛细血管壁，这些情况可在肺泡管及肺泡囊上的血管见到。肺静脉的神经分布较贫乏，神经纤维也分布到管壁中层内的平滑肌。肺血管是由交感神经与副交感神经双重支配，而主要是交感神经。交感神经纤维使肺血管收缩，但也有少数血管扩张纤维来自交感神经。此外，副交感神经内含有血管扩张纤维。一般来说，神经对肺血管的收缩作用较扩张作用明显。

支配胸膜脏层的神经直接来自肺门的神经及伴随支气管动脉的神经。现已发现在胸膜脏层内有游离型神经末梢、复杂无被囊型神经末梢及细小有髓纤维末梢吻合而成的终网。

【病因病理】

以往一直认为慢性支气管炎是支气管发生的感染性和非感染性炎症。从上述关于肺脏与自主神经关系的叙述中，可知肺脏的功能活动是受自主神经控制的，这些自主神经来自迷走神经和 $T_1 \sim T_5$ 节段。针刀医学通过对慢性支气管炎病因、病理的深入研究，并通过大量的临床实践，发现其最根本的原因不在肺脏的本身，而在于控制它的自主神经的功能紊乱，如慢性支气管炎反复发作后，支气管黏膜的迷走神经感受器反应性增高，副交感神经功能亢进，可出现过敏现象而发生喘息。而引起这一自主神经功能紊乱的进一步原因是 T_1~T_5 部位的慢性软组织损伤和骨关节损伤及迷走神经在颈部走行部位的慢性软组织损伤。

【临床表现】

1. 症状 部分患者在起病前有急性呼吸道感染史。常在寒冷季节发病，出现咳嗽、咯痰，尤以晨起为著，痰呈白色黏液泡沫状，黏稠不易咳出。在急性呼吸道感染时，症状加剧，痰量增多，痰的黏稠度增加或为黄色脓性，偶有痰中带血。随着病情发展，终年咳嗽、咳痰不停，秋冬加剧。喘息性支气管炎患者在症状加剧成继发感染时，常有哮喘样发作，气急不能平卧。呼吸困难一般不明显，但并发肺气肿后，随着肺气肿程度增加，则呼吸困难的程度逐渐加剧。

2. 体征 本病早期多无体征。有时在肺底部可听到湿性和干性啰音。喘息性支气管炎患者在咳嗽或深吸气后可听到哮鸣音，发作时有广泛哮鸣音，长期发作的病例可有肺气肿的体征。

用拇指触压 T_3 上、下、左、右可见压痛，软组织可见结节和条索。

根据临床表现，将慢性支气管炎分为单纯性与喘息性两型，前者主要表现为反复咳嗽、咳痰，后者除咳嗽、咳痰外尚有喘息症状，并伴有哮鸣音。

【诊断要点】

慢性支气管炎的诊断主要依靠病史和症状。在排除其他心、肺疾患（如肺结核、尘肺、支气管哮喘、支气管扩张、肺癌、心脏病、心功能不全等）后，临床上凡有慢性或反复的咳嗽、咳痰或伴喘息，每年发病至少持续 3 个月，并连续 2 年或以上者，诊断即可成立。如每年发病持续不足 3 个月，而有明确的客观检查依据（如 X 线、肺功能等）亦可诊断。

血液检查 慢性支气管炎急性发作期或并发肺部感染时，可见白细胞及中性粒细胞增多。喘息型者嗜酸性粒细胞可增多。缓解期多无变化。

痰液检查 痰液培养可见肺炎球菌、流感嗜血杆菌、甲型链球菌及奈瑟球菌等。痰涂片中可见大量中性粒细胞、已破坏的杯状细胞，喘息型者常见较多的嗜酸性粒细胞。

呼吸功能检查 早期常无异常。有小气道阻塞时，最大呼气流速－容积曲线在 75% 和 50% 肺容量时，流量明显降低，闭合容积可增加。发展到气道狭窄或有阻塞时，第 1 秒用力呼气量占用力肺活量的比值减少（＜70%），最大通气量减少（＜预计值的 80%）。

X 线检查 单纯型慢性支气管炎，X 线检查正常，或仅见两肺下部纹理增粗，或呈条索状，这是支气管壁纤维组织增生变厚的征象。若合并支气管周围炎，可有斑点阴影重叠其上。

此外，必须摄以 T_3 为中心的胸椎正侧位 X 线片，根据针刀诊断学的读片方法，仔细阅读 X 线片，检查 T_3 有无旋转移位和前后移位，有无以 T_3 为中心的轻度侧弯。

【针刀治疗】

一、治疗原则

依据人体弓弦力学系统理论及疾病病理构架的网眼理论，该病的根本病因不在支气管和肺脏本身，而是由于颈胸段脊柱弓弦力学系统的力平衡失调后，引起脊柱变形，导致肺及支气管等内脏组织位置异常，引起肺及支气管功能异常。通过针刀对脊背部的软组织损伤进行整体松解，配合手法及适当的药物，有效矫正脊柱形变，使支气管及肺的位置恢复正常，从而恢复肺及支气管功能。

二、针刀操作

（一）第 1 次针刀松解 T_2~T_3、T_3~T_4 周围的粘连、瘢痕

1. 体位　俯卧位，肩关节及髂嵴部置棉垫，以防止呼吸受限。

2. 体表定位　T_2~T_3、T_3~T_4 棘突及周围。

3. 消毒　在施术部位，用碘伏消毒 2 遍，然后铺无菌洞巾，使治疗点正对洞巾中间。

4. 麻醉　用 1% 利多卡因局部浸润麻醉，每个治疗点注药 1ml。

5. 刀具　Ⅰ型 4 号直形针刀。

6. 针刀操作（图 12-8）

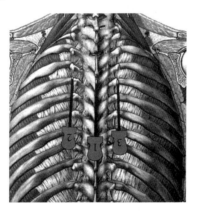

图 12-8　T_2~T_3、T_3~T_4 周围软组织粘连、瘢痕针刀松解

（1）第 1 支针刀松解 T_2~T_3 棘上韧带、棘间韧带及多裂肌止点的粘连瘢痕：在 T_3 棘突顶点处定位，刀口线与人体纵轴方向一致，针刀体先向头侧倾斜 45°，与胸椎棘突成 60°角，按四步进针规程进针刀，针刀经皮肤、皮下组织，直达棘突骨面，纵疏横剥 3 刀，范围 0.5cm。然后将针刀体逐渐向脚侧倾斜，与胸椎棘突走行方向一致，

先沿棘突骨面分别从棘突左、右侧向椎板方向铲剥 3 刀，深度达棘突根部，以松解多裂肌止点的粘连、瘢痕。再退针刀到棘突表面，调转刀口线 90°，从 T_3 棘突上缘骨面向上，沿 T_2 和 T_3 棘间方向用提插刀法切割棘间韧带 3 刀，范围 0.5cm。

（2）第 2 支针刀松解左侧 T_4 肋横突关节囊韧带：在 T_2~T_3 棘间中点旁开 2cm 处定位，刀口线与人体纵轴方向一致，针刀体与皮肤成 90°角，按四步进针规程进针刀，针刀经皮肤、皮下组织、胸腰筋膜浅层、竖脊肌，到达横突骨面，沿横突骨面向外到横突尖部，纵疏横剥 3 刀，范围 0.5cm。

（3）第 3 支针刀松解右侧 T_4 肋横突关节囊韧带：针刀松解方法参照第 2 支针刀松解方法。

（4）T_2~T_3、T_3~T_4 其余部位的粘连、瘢痕的针刀松解参照上述针刀松解方法进行。

（5）术毕，拔出针刀，局部压迫止血 3 分钟后，创可贴覆盖针眼。

7. 注意事项

（1）做胸椎针刀松解术时，为了避免针刀进入椎管而损伤脊髓，在后正中线上松解棘上韧带和棘间韧带时，应按以下步骤进行操作：进针时，针刀体向头侧倾斜 45°，与胸椎棘突成 60°角，针刀直达胸椎棘突顶点骨面；对棘突顶点的病变进行松解时，要进入棘间松解棘间韧带，必须退针刀于棘突顶点的上缘，将针刀体逐渐向脚侧倾斜，与胸椎棘突走行方向一致，才能进入棘突间，切棘间韧带的范围限制在 0.5cm 以内，以免切入椎管，否则针刀操作的危险性明显加大（图 12-9）。

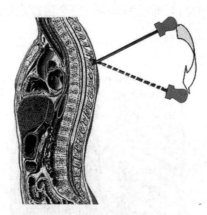

图 12-9 胸椎松解针刀刀体角度变化

（2）凡高热、喘急、声高者，针刀均快速横行；凡无热、喘息无力、声音低微者，针刀均慢速纵行。

（3）如果定位困难，需要在 X 线透视下进行定位后再进行针刀治疗，不能盲目定点行针刀松解，否则可能引起胸腔内器官损伤，造成严重的并发症和后遗症。

（二）第 2 次针刀松解 C_7~T_1、T_1~T_2 周围的粘连、瘢痕

1. 体位 俯卧位，肩关节及髂峰部置棉垫，以防止呼吸受限。

2. 体表定位 C_7~T_1、T_1~T_2 棘突及周围。

3. 消毒 在施术部位，用碘伏消毒 2 遍，然后铺无菌洞巾，使治疗点正对洞巾中间。

4. 麻醉 用 1% 利多卡因局部浸润麻醉，每个治疗点注药 1ml。

5. 刀具 Ⅰ型 4 号直形针刀。

6. 针刀操作（图 12-10）

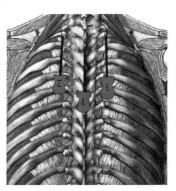

图 12-10　C_7~T_1、T_1~T_2 周围软组织粘连、瘢痕针刀松解

（1）第 1 支针刀松解 C_7~T_1 棘上韧带、棘间韧带及多裂肌止点的粘连、瘢痕：在 T_1 棘突顶点处定位，刀口线与人体纵轴方向一致，针刀体先向头侧倾斜 45°，与胸椎棘突成 60°角，按四步进针规程进针刀，针刀经皮肤、皮下组织，直达棘突骨面，纵疏横剥 3 刀，范围 0.5cm。然后将针刀体逐渐向脚侧倾斜，与胸椎棘突走行方向一致，先沿棘突骨面分别从棘突左、右侧向椎板方向铲剥 3 刀，深度达棘突根部，以松解多裂肌止点的粘连、瘢痕。再退针刀到棘突表面，调转刀口线 90°，从 T_1 棘突上缘骨面向上沿 C_7 和 T_1 棘间方向用提插刀法切割棘间韧带 3 刀，范围 0.5cm。

（2）第 2 支针刀松解左侧 T_1 肋横突关节囊韧带：在 C_7~T_1 棘间上缘旁开 2~3cm 处定位，刀口线与人体纵轴方向一致，针刀体与皮肤成 90°角，按四步进针规程进针刀，针刀经皮肤、皮下组织、胸腰筋膜浅层、竖脊肌，到达横突骨面，沿横突骨面向外到横突尖部，纵疏横剥 3 刀，范围 0.2cm。

（3）第 3 支针刀松解右侧 T_1 肋横突关节囊韧带：针刀松解方法参照第 2 支针刀松解方法。

（4）T_1~T_2 周围的粘连、瘢痕的针刀松解参照第 1 次 T_2~T_3 针刀松解方法进行。

（5）术毕，拔出针刀，局部压迫止血 3 分钟后，创可贴覆盖针眼。

7. 注意事项 与第 1 次针刀松解的注意事项相同。

（三）第 3 次针刀松解 T_4~T_5、T_5~T_6 周围的粘连、瘢痕

1. 体位 俯卧位，肩关节及髂嵴部置棉垫，以防止呼吸受限。

2. 体表定位 T_4~T_5、T_5~T_6 棘突及周围。

3. 消毒 在施术部位，用碘伏消毒 2 遍，然后铺无菌洞巾，使治疗点正对洞巾

中间。

4. 麻醉 用 1% 利多卡因局部浸润麻醉，每个治疗点注药 1ml。

5. 刀具 Ⅰ型 4 号直形针刀。

6. 针刀操作（图 12-11）

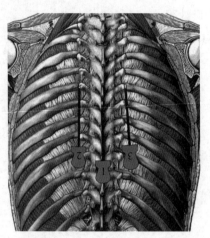

图 12-11 T_4~T_5、T_5~T_6 周围粘连、瘢痕针刀松解

（1）第 1 支针刀松解 T_4~T_5 棘上韧带、棘间韧带及多裂肌止点的粘连、瘢痕：在 T_5 棘突顶点处定位，刀口线与人体纵轴方向一致，针刀体先向头侧倾斜 45°，与胸椎棘突成 60° 角，按四步进针规程进针刀，针刀经皮肤、皮下组织，直达棘突骨面，纵疏横剥 3 刀，范围 0.5cm。然后将针刀体逐渐向脚侧倾斜，与胸椎棘突走行方向一致，先沿棘突骨面分别从棘突左、右侧向椎板方向铲剥 3 刀，深度达棘突根部，以松解多裂肌和回旋肌止点的粘连、瘢痕。再退针刀到棘突表面，调转刀口线 90°，从 T_5 棘突上缘骨面向上沿 T_4 和 T_5 棘间方向用提插刀法切割棘间韧带 3 刀，范围 0.5cm。

（2）第 2 支针刀松解左侧 T_5 肋横突关节囊韧带：在 T_3~T_4 棘间上缘旁开 2~3cm 处定位，刀口线与人体纵轴方向一致，针刀体与皮肤成 90° 角，按四步进针规程进针刀，针刀经皮肤、皮下组织、胸腰筋膜浅层、竖脊肌，到达横突骨面，沿横突骨面向外到横突尖部，纵疏横剥 3 刀，范围 0.2cm。

（3）第 3 支针刀松解右侧 T_5 肋横突关节囊韧带：针刀松解方法参照第 2 支针刀松解方法。

（4）T_5~T_6 周围的粘连、瘢痕的针刀松解参照 T_4~T_5 针刀松解方法进行。

（5）术毕，拔出针刀，局部压迫止血 3 分钟后，创可贴覆盖针眼。

7. 注意事项 与第 1 次针刀松解的注意事项相同。

【针刀术后手法治疗】

针刀术后进行手法治疗，如属于 T_3 关节位置变化者，用俯卧推压整复手法进行整复；如属于 T_3 上、下、左、右有压痛、结节、条索者，在局部用指揉法按揉 1 分钟即可。

【现代研究】

1. 采用针刀整体松解术治疗慢性支气管炎　观察组运用针刀整体松解术对慢性支气管炎进行治疗，对照组运用针灸配合电针的方法进行治疗。针刀治疗主要松解以下部分软组织的粘连、瘢痕：① T_7~T_{10} 棘上韧带、棘间韧带和关节突关节韧带；② T_{11}~T_{12} 棘上韧带、棘间韧带和关节突关节韧带；③ L_2~L_5 棘上韧带、棘间韧带和关节突关节韧带；④左侧第 5~9 肋腋中线部的胸腰筋膜；⑤右侧第 5~9 肋腋中线部的胸腰筋膜；⑥腹直肌起止点。采用 1% 浓度的利多卡因注射液局部退出式麻醉，每个治疗点注射 1ml 麻药。使用 Ⅰ 型 3 号或者 4 号直形针刀进行操作。在上述所选定施术点进针刀，刀口线必须与患者下肢纵轴方向保持一致，针刀体应与皮肤垂直，遵照四步进针刀规程进针刀，针刀经过皮肤、皮下组织、筋膜，当针刀到达病变部位时，运用纵疏横剥或铲剥刀法，松解 2~3 刀，范围不超过 0.5cm。操作完成后，拔出所有针刀，并在施术部位的局部进行按压止血 3 分钟，然后再用创可贴覆盖针刀口。治疗后 1 个月，进行临床疗效和肺通气功能比较。通过比较两组的临床疗效发现，观察组的总有效率达 93.10%，对照组的总有效率为 79.31%，观察组的总有效率明显高于对照组（$P < 0.05$）；对两组的肺通气功能比较发现，两组患者 MVV、Raw、MMF、PIMAX、PEMAX、DLco 等各项指标在进行治疗之后较进行治疗之前均有明显改善（$P < 0.05$），且观察组明显优于对照组（$P < 0.05$）。治疗结果表明，针刀整体松解术能够有效改善慢性支气管炎患者临床症状以及肺通气功能。〔任海涛，张天民. 针刀整体松解术治疗慢性支气管炎 29 例［J］. 中医外治杂志，2016，25（2）：26-27.〕

2. 采用针刀整体松解术治疗慢性支气管炎　分 3 次治疗，第 1 次针刀松解 T_2~T_4 周围的粘连、瘢痕：选取 T_2、T_3、T_4 棘突顶点及其左右两侧的肋横突关节（棘间旁开 2~3cm）共 9 个治疗点。患者取俯卧位，肩关节及髂嵴部置棉垫，每个治疗点以 1% 利多卡因局部麻醉。使用汉章 Ⅰ 型 4 号针刀，按四步进针规程进针刀。第 1 支针刀松解 T_3 棘突顶点：刀口线与人体纵轴方向一致，针刀体先向头侧倾斜 45°，与胸椎棘突成 60°角，针刀经皮肤、皮下组织，直达棘突骨面，纵疏横剥 2~3 刀，范围不超过 0.5cm。然后将针刀体逐渐向脚侧倾斜，与胸椎棘突走行方向一致，先沿棘突骨面分别从棘突左、右侧向椎板方向铲剥 2~3 刀，深度达棘突根部。再退针刀到棘突表面，调转刀口线 90°，沿 T_3 棘突上缘骨面向上用提插刀法切割 2~3 刀，范围不超过 0.5cm。第 2 支针刀松解左侧 T_4 肋横突关节囊韧带：刀口线与人体纵轴方向一致，针刀体与皮肤成 90°角，按四步进针规程进针刀，针刀经皮肤、皮下组织、胸腰筋膜浅层、骶棘肌，到达横突骨面，沿横突骨面向外到横突尖部，纵疏横剥 2~3 刀，范围不超过 2mm。第 3 支针刀松解 T_4 右侧肋横突关节囊韧带：针刀松解方法同第 2 支针刀。其余部位的针刀松解参照上述针刀松解方法进行。第 2 次针刀松解 C_7~T_2 周围的粘连、瘢痕：选取 C_7、T_1 棘突顶点及 T_1 的肋横突关节共 4 个治疗点，针刀操作参照第 1 次针刀松解方法。第 3 次针刀松解 T_4~T_5、T_5~T_6 周围的粘连、瘢痕：选取 T_5、T_6 棘突顶点及其肋横突关节共 6 个治疗点，针刀操作参照第 1 次针刀松解方法。每次针刀治疗后间隔 5 日行下一次针刀治疗，3 次治疗结束后进行疗效评价。结果：26 例中，总有效率为 92.3%。 1 年后随访，总有效率为 96.2%。由此可见，无论是近期还是远期，针刀整体松解术对慢性支气管炎都具有良好的疗效。〔方海洲，祝红梅，石云平，等. 针刀整体松解术治疗慢性支气管炎临床观察［J］. 湖北中医杂志，2014（5）：62-63.〕

第四节　阵发性心动过速

【概述】

本病是一种阵发性、规则而快速的异位性节律，心率一般为 160~220 次 / 分，有突然发作和突然停止的特点，根据异位起搏点的部位不同可分为房性、交界性和室性 3 种，前二者有时极难区别，故统称为室上性阵发性心动过速。室上性阵发性心动过速多发生于功能性心脏病患者，预后多良好，但冠心病、风心病及甲状腺功能亢进者亦可出现。室性心动过速大多发生于患有较严重心脏病者，特别是急性心肌梗死或心肌炎时，亦可发生于低血钾、低血镁及原发性 Q-T 间期延长综合征，以及洋地黄、奎尼丁中毒时。

【针刀应用解剖】

一、心传导系的形态构造（图 12-12）

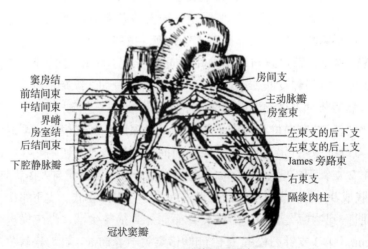

图 12-12　心脏传导系形态

（一）窦房结的形态构造

1. 窦房结的位置和形态　窦房结位于上腔静脉与右心房的连结处，近于界沟上端的心外膜下，表面无心肌覆盖，结的长轴大致与界沟平行。窦房结与心内膜之间有右房心肌相隔。窦的形态呈两端尖、中间粗的梭形或半月形，其前上端位置稍高，可达界沟与右心耳嵴相连处；后下端位置略低。窦房结的位置个体间有差异，有的可伸向右心耳嵴的左侧，有的则偏向右下方。当窦房结动脉以顺时针方向环绕上腔静脉口时，窦房结的位置常靠近界沟上端，而窦房结动脉以逆时针方向环绕上腔静脉口时，结的位置则偏向右下方。结的形态有变异，有的粗短，有的细长，并可见分叉状或中间变窄的哑铃形。窦房结一般长 10~20mm，最宽处为 3~5mm，与心外膜相垂直的最厚处为 1~2mm，结的长径为宽径的 2~3 倍。

在界沟上部，窦房结的外面只距心外膜 1~2mm，而且两者之间无心房肌相隔；而此结的内表面距心内膜则稍远些，且有心房肌纤维隔开。因此，有些疾病如心包炎常累及窦房结，可能与其解剖位置有密切关系。另外，在外科手术中，为了防止损伤窦房结及其供应动脉，避开上腔静脉与右心房交界区是必要的。

2. 窦房结的微细构造　窦房结微细构造的特点之一，是有一条很大的中央动脉或称窦房结支自结的中心（或偏心位）通过。由于窦房结支是冠状动脉主干最先分出的一支，冠状动脉又是升主动脉的第 1 对分支，所以窦房结与其动脉的这种密切关系，对于调节动脉压和脉搏具有重要意义。窦房结动脉的管壁由内膜、内弹力膜以及中膜组成。中膜可见多层环形和纵行的平滑肌纤维，一般环肌层在内，纵肌层居外，有时两者亦可相反。

（二）房室结区的形态构造

根据形态与功能相结合的原则将房室连接区分成 3 个部分：房室结、结间束进入房室结的终末部（或称结前心房区）、房室束的近侧部。这 3 个部分又可分别称为结区、房区和束区（图 12-13）。

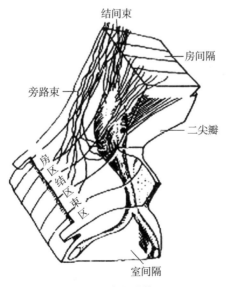

图 12-13　房室连接区

1. 房室结区的位置 房室结区位于房间隔下部的右侧，冠状窦口之前，三尖瓣隔侧尖附着缘之上，卵圆窝的下缘为其上界，室间隔膜部为其前界。下腔静脉瓣向房间隔下部相延续的 Todaro 腱作为上界，冠状窦口的前线作为后界，三尖瓣隔侧尖作为下界所形成的三角形，叫 Koch 三角（图 12-14），房室结区即位于此三角内。房室结恰位于三角形的尖端，结的左下面与中心纤维体（右纤维三角）相邻，结的表面有薄层心房肌和心内膜覆盖。3 条结间束自房室结后上端进入，房室结向前下连于房室束。

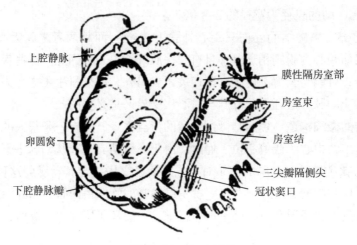

上腔静脉

膜性隔房室部

房室束

房室结

卵圆窝

下腔静脉瓣

三尖瓣隔侧尖

冠状窦口

图 12-14 Koch 三角

2. 房室结区的微细结构 房室结区的微细结构与窦房结相比有两个特点：①在房室结区内没有恒定的中央动脉。房室结动脉常是偏心位，有时在结内存在 1 条或多条小动脉。②房室结的胶原纤维含量较窦房结少，并且分支，相互交织构成迷路状。

房室结区在电镜下可以见到 4 种细胞，即 P 细胞、移行细胞、普肯野细胞和一般心房肌细胞。房室结区的移行细胞数目最多，是该区主要的细胞成分。

（三）房室束和左、右束支的形态构造

1. 房室束的形态结构 房室束亦称希氏束，自房室结深层纤维起始，在右纤维三角内向上，至室间隔膜部后缘，在膜部下方转向前至室间隔肌部的上缘，分为左、右束支，分别沿室间隔的左、右面下降至左、右心室。房室束在右纤维三角内直径稍细，至室间隔膜部时直径稍粗些。偶尔有一些房室束的小分支单独经行于右纤维三角内。

2. 左、右束支的形态结构

（1）左束支（图 12-15）：是一条扁束，沿室间隔左侧面的心内膜下降。左心室的前、后乳头肌根部附近和室间隔的中、下部，这 3 个心内膜区最早兴奋，此与左束支分为 3 组分支向左心室传导是一致的。

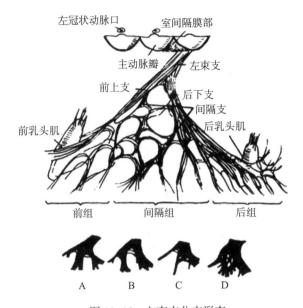

图 12-15　左束支分支形态

A：三分支型（69.67%）；B、C：二分支型（32.22%）；D：网状型（51.11%）

（2）右束支（图 12-16）：实际上是房室束的延续，一般为圆形束。至室间隔的下部，有束支穿经隔缘肉柱（又称节制索）达前乳头肌根附近形成浦肯野纤维丛，自此丛发出分支经心内膜下分布于右心室各部分，末支与一般心室肌相延续。

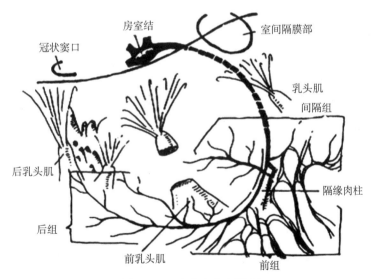

图 12-16　右束支分支形态

（3）浦肯野纤维网：左、右束支的分支在心内膜下互相交织形成心内膜下浦肯野纤维网，并发分支入心室肌构成心肌内网。

心内膜下浦肯野纤维网一般在室间隔的中下部、心尖部以及乳头肌的基底部最丰富。

心肌内网的浦肯野纤维分布是从心内膜下浦肯野纤维网发出纤维以直角或钝角伸

向心室肌内，并呈放射状向心外膜方向散布，构成心肌内网，在经过途中继续分支与心室肌相续。

二、心传导系的血液供应（图 12-17）

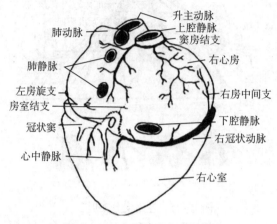

图 12-17　窦房结支和房室结支

（一）窦房结的血供

窦房结由窦房结支供应。由于此动脉分布于腔静脉根部，所以又称为上腔静脉口支。窦房结支除供应窦房结外，尚发分支供给右房或左房心肌的大部分、房间隔以及界嵴等部分血液。因为它是右心房或左心房最恒定的分支，故又称为右房前支或左房前支。

窦房结支从右冠状动脉起始时，多数距冠状动脉起点在 2.5cm 以内。此动脉起始后，经升主动脉右侧，沿右房前壁上行，初被右心耳掩盖，继而穿房间隔前缘，上升至上腔静脉口，以逆时针方向环绕上腔静脉口；第 3 种变异是窦房结支以单支呈顺时针方向环绕上腔静脉口，其终末支可达上腔静脉的内侧。

起始于左冠状动脉的窦房结支，大多数是左房前支的延续，行于左房后壁上，经右肺静脉与下腔静脉之间。向右上达上腔静脉口，进入窦房结。

窦房结支沿途分支供应心房肌，并与其他心房支形成许多吻合，由于窦房结支的行程和起点常有许多变异，在心脏手术切开心房时应注意避免损伤（图 12-18）。

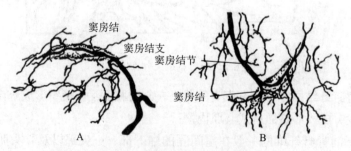

图 12-18　窦房结支在节内的分布
A：正常型；B：异常型

窦房结的静脉无主干，与同名动脉伴行，可见到小静脉直接注入右心房或上腔静脉。

窦房结具有丰富的血液供应，可能与其功能有关。起搏是非常精密的功能，需要充分的血液供应，很可能起搏细胞比一般心房肌细胞的代谢要求高。除了营养功能外，动脉系统在传递自主神经冲动中起着重要作用。窦房结内含有丰富的神经丛，很容易被动脉血压、心率、离子浓度和酸碱平衡改变等所激发。窦房结支的解剖学特点是，窦房结支的起点接近冠状动脉口，窦房结支完全由窦房结组织包裹，动脉穿经窦房结组织时管径变化不大。所有上述解剖学特点对于搏动信息从主动脉传递到结细胞及其神经末梢都是有利的。

（二）房室结区的血液供应

房室结区由房室结支、左房后支以及房间隔前支等供应。

1. 房室结支（或称房室结动脉） 房室结支多为 1 支，2 支者较少见，有时尚可缺如。绝大多数在房室交点处起始于右冠状动脉"U"形弯曲的顶端，从左冠状动脉旋支发出者较少，左、右冠状动脉均发分支供应房室结者，仅占极少数。房室结支起始于右冠状动脉或左冠状动脉旋支，取决于后室间支从哪条动脉发出。右冠状动脉在房室交点处常呈"V"形襻（约占 70%）。有时房室结支主干不入结，只发细小分支供应房室结。

2. 左房后支 多数起于左冠状动脉回旋支，自冠状窦口前方进入房室结区，主要供应房室结区的心房扩展部，也可发细支至房室结。

3. 房间隔前支 从右冠状动脉或左旋支的起始段发出，有时为窦房结动脉的分支，自房间隔的前方分支进入房室结区。

三、心传导系的神经支配

主要是由自脊髓发出的交感神经和迷走神经支配。

（一）窦房结的神经支配

多数学者证实，人的窦房结有丰富的神经支配，结周围有很多含有多数神经节的粗大神经。从这些外周神经节发出的神经进入窦房结，并且分支形成小束与结纤维束平行。继而从这些小束再分出纤细的串珠样神经纤维，并分支支配窦房结的肌细胞。

支配窦房结肌细胞的大多数神经纤维呈螺旋形围绕肌细胞经过，有些神经纤维可沿肌细胞表面经行一段很长的距离。神经纤维保留其髓鞘达神经终末。

窦房结区与普通心房肌相比，具有丰富的肾上腺素能神经和胆碱能神经分布。电子显微镜观察证实，在窦房结神经细胞的轴突终末内积聚着胆碱能和肾上腺素能小泡。并进一步证明，窦房结内的胆碱能神经末梢比心传导系其他任何部位的都丰富。此外，窦房结内尚有 NPY、CGRP、SP、VIP、NP 等肽能神经分布。

（二）房室结区的神经支配

人体心脏的房室结区具有丰富的神经支配。形态学和生理学研究均证实，房室结区的神经大部分是副交感神经，特别是来自左迷走神经的副交感神经。在房室结动脉附近有很多神经节，并且在房室结区的浅层可见神经节细胞群。

在房室结区有大量神经纤维直接进入肌束。并立即分成单根的神经纤维支配各自的肌细胞。神经纤维与肌纤维长轴沿其表面平行经过或分成多数细支包绕肌纤维。房室结区的神经终末形式与窦房结区者相似。这些神经纤维与肌纤维呈直角扇形分布于肌纤维鞘的表面。有的神经终末呈纤细的网状，除支配结肌细胞外，还与邻近毛细血管壁的神经纤维相延续。另外，在房室结区还可见到与横纹肌运动终板相近似的神经终末。

（三）房室束和束支的神经支配

房室束的神经支配和房室结一样丰富，神经纤维伴随左、右束支经行一段很长距离。

四、心的神经分布

心的神经来自心丛。心丛由迷走神经和交感神经的心支组成，分布于心的表面和实质。

1. 心浅丛 位于主动脉弓之下，肺动脉右支的前方。由左交感干颈上神经节发出的心上神经和迷走神经的心下支组成。在心浅丛内经常有一个小的心神经节，位于主动脉弓的下方，动脉韧带的右侧。心浅丛发出分支至心深丛、右冠状丛和左肺前丛。

2. 心深丛 位于气管分叉的前方，主动脉弓的后方，肺动脉分歧点的上方。由颈部和上胸部交感神经节发出的心神经以及迷走神经和喉返神经的心支组成。心深丛右半的分支，部分经右肺动脉的前方至右肺前丛和右冠状丛；另一些分支经右肺动脉后方至右心房和左冠状丛。心深丛左半的分支至左心房和左肺前丛，并参与左冠状丛的构成。

3. 左冠状丛 主要由心深丛左半的分支和部分右半分支构成。伴随左冠状动脉，发出分支至左心房和左心室。

4. 右冠状丛 由心浅丛和心深丛的部分分支构成。伴随右冠状动脉，发出分支至右心房和右心室。

迷走神经的心支和交感神经的心神经均含有传出和传入两种纤维（颈上神经节发出的心神经只含有传出纤维）。

1. 交感神经传出纤维 一般认为，心交感神经节前纤维从脊髓的上 5 个或 6 个胸髓节段侧角起始，经上 5 或 6 个胸神经的白交通支至上胸部 5~6 个交感神经节，或经颈交感干至颈上神经节、颈中神经节和星状神经节，与这些神经节内的节后神经元形成突触。节后神经元发出节后纤维经心神经穿出，分布至升主动脉、肺动脉、心房和心室。交感神经可使心搏加速、冠状动脉舒张等。右侧的交感神经分布至心室肌和心传导系，主要与调节心率有关；左侧心交感神经主要止于心室肌，受刺激时常引起全身血压升高，对心率无明显影响。

2. 交感神经传入纤维 传统的观点认为传导心绞痛的交感神经传入纤维，经行于心中神经、心下神经和心胸神经内，通过白交通支入神经后根，至 T_1~T_5 脊神经节。而新的研究表明，心交感神经传入神经元位于 T_1~T_8 脊神经节。

3. 迷走神经传出、传入纤维 迷走神经节前纤维起始于延髓的疑核、迷走神经背核以及两核之间的中间带；心的迷走神经传入纤维行于迷走神经心支内，感觉神经元胞体位于结状神经节，其中枢突终止于延髓的孤束核，但在孤束核内的定位尚不清楚。心迷走神经传入纤维主要接受心肌的压力或牵张刺激，参与心血管反射活动，与伤害性刺激引起的疼痛无关。

五、心包的神经

心包的神经来源较多，有交感神经、副交感神经和感觉神经。交感神经来自星状神经、主动脉丛、心丛和膈丛；副交感神经来自迷走神经、左喉返神经和食管丛；感觉神经由膈神经和肋间神经分支组成。心包的感觉神经极丰富，进行心包切开、肺和食管手术时，对心包需严密麻醉。由于自主神经丛、迷走神经和膈神经等均位于心包的后面和两侧面，故行心包切开时，从心包前壁纵切为宜。

【病因病理】

迷走神经张力降低、交感神经兴奋性加强均能引起阵发性心动过速。慢性软组织损伤和骨关节损伤导致的自主神经牵拉及卡压均可使自主神经功能紊乱。

【临床表现】

心动过速突然发作和突然中止，其诱发因素多为情绪激动、猛然用力、疲劳或饱餐，亦可无明显诱因。发作时主要症状为心悸、胸闷、头颈部发胀、头晕、乏力、出汗及恶心；室性心动过速发作，尤其是持续时间较长时，大多有明显血流动力学障碍，表现为休克、昏厥、阿-斯综合征发作、急性心力衰竭，甚至猝死，预后严重，应做紧急处理。

【诊断要点】

一、室上性心动过速

心电图表现为心率多在160~220次/分，心律齐，QRS时间在0.10秒以内。如见有P波，P-R > 0.12秒，则为房性心动过速；如每个搏动前或后见到逆行P波，P-R < 0.10秒，则为交界性心动过速。

二、室性心动过速

心电图表现为心率多在 140~180 次 / 分；QRS 波群宽大畸形，间期＞ 0.12 秒，T 波方向与主波方向相反；如能发现 P 波，其频率比心室率慢，且彼此无固定关系；如能发现 P 波传入心室，形成心室夺获（由窦性 P 波下传引起心室激动，QRS 波群为室上性），或室性融合波（分别由窦性 P 波下传激动心室形成 QRS 波群前半部及由异位室性起搏点激动心室形成 QRS 波群后半部分所组成），则诊断更为明确。

三、扑动与颤动

当异位起搏点自律性增高，超过阵发性心动过速频率，便形成扑动或颤动。

1. 心房扑动 频率一般为 250~350 次 / 分，快速而规则，如房室传导比例恒定，心室律总是规则的，多为 2：1 传导或 4：1 传导；传导比例发生改变时，则室律不规则，心电图表现为 P 波消失，代之以 250~350 次 / 分、间隔均匀、形状相同、连续的扑动波（f 波），形如锯齿状；QRS 波呈室上性；心室率随不同房室比例而定，心律可规则或不规则。

2. 心房颤动 较常见，其心电图表现为 P 波消失，代之以大小不等、形态各异、间隔极不规则的颤动波（f 波），其频率为 350~600 次 / 分，QRS 波群间隔极不规则。

3. 心室扑动和心室颤动 心室扑动心电图表现为连续比较规则的大振幅波动，其频率约 250 次 / 分，预后严重，且一般迅速转变为心室颤动。心室颤动时，QRS–T 波群完全消失，代之以形状不一、大小各异、极不均匀的颤动波，其频率为 250~350 次 / 分。

【针刀治疗】

一、治疗原则

依据人体弓弦力学系统理论及疾病病理构架的网眼理论，阵发性心动过速是由于脊柱弓弦力学系统的力平衡失调后，引起胸段及腰胸结合部脊柱变形，导致膈肌移位，进而引起心包错位，最终造成心脏错位而引发临床表现。通过针刀整体松解脊柱周围软组织的粘连和瘢痕，恢复膈肌、心包、心脏的正常位置，从而恢复心脏的正常功能。

二、操作方法

（一）第 1 次针刀松解 T_6~T_7 棘突、棘间、肋横突关节的粘连

1. 体位 俯卧位，肩关节及髂嵴部置棉垫，以防止呼吸受限。

2. 体表定位 T_6~T_7 棘突。

3. 消毒 在施术部位，用碘伏消毒 2 遍，然后铺无菌洞巾，使治疗点正对洞巾

中间。

4. 麻醉 用 1% 利多卡因局部浸润麻醉，每个治疗点注药 1ml。

5. 刀具 Ⅰ 型 4 号直形针刀。

6. 针刀操作（图 12-19）

（1）第 1 支针刀松解 T_6~T_7 棘上韧带、棘间韧带及多裂肌止点的粘连、瘢痕：在 T_7 棘突顶点处定位，刀口线与人体纵轴方向一致，针刀体先向头侧倾斜 45°，与胸椎棘突成 60°角，按四步进针规程进针刀，针刀经皮肤、皮下组织，直达棘突骨面，纵疏横剥 3 刀，范围 0.5cm。然后将针刀体逐渐向脚侧倾斜，与胸椎棘突走行方向一致，先沿棘突骨面分别从棘突左、右侧向椎板方向铲剥 3 刀，深度达棘突根部，以松解多裂肌止点的粘连、瘢痕。再退针刀到棘突表面，调转刀口线 90°，从 T_7 棘突上缘骨面向上沿 T_6 和 T_7 棘间方向用提插刀法切割棘间韧带 3 刀，范围 0.5cm。

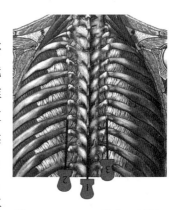

图 12-19　T_6~T_7 棘突、棘间、肋横突关节针刀松解

（2）第 2 支针刀松解左侧 T_7 肋横突关节囊韧带：从 T_6~T_7 棘间中点旁开 2~3cm 处进针刀，刀口线与人体纵轴方向一致，针刀体与皮肤成 90°角，按四步进针规程进针刀，针刀经皮肤、皮下组织、胸腰筋膜浅层、竖脊肌，到达横突骨面，沿横突骨面向外到横突尖部，纵疏横剥 3 刀，范围 0.2cm。

（3）第 3 支针刀松解右侧 T_7 肋横突关节囊韧带：针刀松解方法参照第 2 支针刀松解方法。

（4）术毕，拔出针刀，局部压迫止血 3 分钟后，创可贴覆盖针眼。

（二）第 2 次针刀松解 T_5 上、下、左、右的压痛、结节及条索

1. 体位 俯卧位，肩关节及髂嵴部置棉垫，以防止呼吸受限。

2. 体表定位 T_5 周围压痛点及痛性结节。

3. 消毒 在施术部位，用碘伏消毒 2 遍，然后铺无菌洞巾，使治疗点正对洞巾中间。

4. 麻醉 用 1% 利多卡因局部浸润麻醉，每个治疗点注药 1ml。

5. 刀具 Ⅰ 型 4 号直形针刀。

6. 针刀操作 在 T_5 横突周围的压痛点或结节、条索处定若干点，刀口线均和人体纵轴方向平行，按四步进针规程进针刀，深度可达肋横突关节骨面，如在横突之间，深度也不得超过肋骨的外表面，如在棘突之间，深度达椎管外 3mm 以上，针刀达到相应深度后，在疼痛点进行纵行疏通法和横行剥离法即可，有结节和条索者则采用纵行切开法或切开瘢痕法。术毕，拔出针刀，局部压迫止血 3 分钟后，创可贴覆盖针眼。

在治疗期间，一般 1 周需复诊 1 次，仔细检查，新发现及上一次经过治疗的各个部位的压痛点、结节、条索，需继续治疗，直至其消失为止。

（三）第3次针刀松解胸腰结合部的粘连和瘢痕

针刀操作方法与第八章第三节腰椎间盘突出症第4次针刀治疗相同。

【针刀术后手法治疗】

针刀术后进行手法治疗，属于T_5关节位置变化者，针刀术后，即用有关胸椎整复手法进行整复；属于T_5上、下、左、右有压痛、结节、条索者，针刀术后在局部用指揉法按揉1分钟即可。

【现代研究】

1. 采用小针刀结合酒石酸美托洛尔治疗脊柱源性心律失常60例 治疗组30例，在口服酒石酸美托洛尔的基础上行小针刀软组织松解。对照组30例，给予常规口服酒石酸美托洛尔药物治疗。结果：治疗组优良率（43.3%）和总有效率（90%）高于对照组的优良率（30%）和总有效率（66.6%），$P<0.05$。可见，对脊柱功能紊乱或局部软组织变性导致相关脊柱的自主神经功能紊乱而引起的心律失常，小针刀软组织松解治疗结合抗心律失常药物的治疗效果较佳。〔何正保，陈南萍，马久力，等. 小针刀联合酒石酸美托洛尔片治疗脊柱源性心律失常临床疗效观察［J］. 中国中医药现代远程教育，2016，14（18）：90–92.〕

2. 采用小针刀治疗脊源性心律失常 治疗方法如下。在C_2~T_7棘突旁及膻中穴附近压痛点及软组织硬结处定位，常规消毒皮肤，用Ⅰ型4号小针刀切开后再纵疏横剥2~3下出针。心俞、厥阴俞、膈俞、内关、足三里，每次取6~8个穴位，用Ⅰ型4号小针刀切开。心俞、厥阴俞、膈俞斜向剥向脊柱，纵行疏解，横行剥离，令患者产生强烈针感，以向胸部放射的针感为最佳，遇到硬结时切开。内关、足三里直刺，纵疏横剥2~3次。术后用创可贴敷贴针孔。针刺完毕后用颈部仰卧位牵扳法矫正颈椎微小错位，恢复正常解剖位置。术者左手托住患者枕部，右手扶下颌做颈前倾牵引，将颈椎小关节锁紧后稳力一扳，即可闻及"咔嚓"声，再向左做同样牵扳1次，每7日1次，4次为1疗程。共治28例，治愈16例，占57%；有效10例，占36%；无效2例，占7%；总有效率93%。治疗最短1个疗程，最长4个疗程。结果表明小针刀可疏通松解粘连、挛缩病灶，配合手法矫正椎体微小关节错位，恢复正常解剖关系，使颈、胸交感神经节受到刺激的病因解除，从而达到治愈疾病的目的。〔杨俊荣. 小针刀治疗脊源性心律失常28例［J］. 实用中医药杂志，2013，（8）：673.〕

第五节　贲门失弛缓症

【概述】

贲门失弛缓症（achalasia）又称贲门痉挛、巨食管，是由食管神经肌肉功能障碍所致的疾病，其主要特征是食管缺乏蠕动，食管下端括约肌（LEH）高压和对吞咽动作的松弛反应减弱。在食管运动功能紊乱的疾病中较为常见。临床表现为咽下困难、食物反流和下端胸骨后不适或疼痛。本病为一种少见病（估计每10万人中仅约1人），可发生于任何年龄，但最常见于20~39岁的年龄组。儿童很少发病，男女发病率大致相等，较多见于欧洲和北美。该病治疗不及时有潜在发生食管癌的危险。

【针刀应用解剖】

介于食管末端与十二指肠之间，是消化管最宽大的部分。其大小和形态因胃充盈程度、体位以及体型等状况而不同。成年人胃在中等度充盈时，平均长度（胃底至胃大弯下端）为25~30cm，胃容量约1500ml。

在解剖学上，胃有两口、两壁、两缘和四部。所谓两口，上面连接食道的入口称贲门，下面连接十二指肠的出口称幽门，胃前壁朝向前上方，后壁朝向后下方，前后两壁相连处形成弧形的上下缘，上缘称胃小弯，凹向右上方，胃小弯在近幽门处折弯成角，叫角切迹，下缘称胃大弯，始于贲门切迹，此切迹为食管左缘与胃大弯起始处所构成的锐角，此处的内面，有与切迹一致的黏膜皱襞，称贲门皱襞，该皱襞具有掩盖贲门的作用。胃大弯从起始处呈弧形凸向左上方，形成胃底的上界，此后胃大弯凸向左，继而凸向前下方。胃可分为四部分：贲门部、胃底、胃体和幽门部。在贲门左侧，胃壁向上膨隆的部分为胃底，在角切迹与幽门之间的部分为幽门部。幽门部可分为两部分，紧接幽门缩窄成管状的部分为幽门管，在幽门管与角切迹之间稍膨大的部分叫幽门窦。

胃壁由浆膜、肌层、黏膜下层和黏膜四层组织组成，并有血管、淋巴管和神经分布。胃的动脉供应主要来自腹腔干的胃左动脉、肝总动脉和脾动脉，其中沿胃小弯分布的有胃左动脉和胃右动脉；沿胃大弯分布的有胃网膜左、右动脉；分布至胃底的为胃短动脉。

胃的神经按纤维性质主要分为内脏运动（传出）纤维和内脏感觉（传入）纤维两种。其中前者主要来自交感神经（节前纤维来自脊髓 T_6~T_8 节段的中间外侧核）和迷走神经的副交感神经纤维（节前纤维始于延髓迷走神经背核），后者则是随着这两种神经向中枢传入的内脏感觉纤维。交感神经和副交感神经进入胃壁后，在壁内形成两组神经丛，如在纵、环肌层之间形成细密的肌间神经丛，主要司胃壁的平滑肌活动；在黏膜下层内形成黏膜下神经丛，主要分布于腺体，管理腺体活动。交感神经的节后纤维与右迷走神经腹腔支共同组成若干次级神经丛，伴随腹腔干的分支形成肝丛、脾丛、胃上丛和胃下丛分布至胃的各部。胃下丛分布于胃大弯,脾丛分布于胃大弯及胃底部,胃上丛分布于胃小弯。副交感神经来自迷走神经,其前干发出贲门支、前胃大神经和幽门支,后干发出贲门支、后胃大神经和幽门支。

【病因病理】

本病的病因迄今不明。一般认为本病属神经源性疾病。病变可见食管壁肌层Auerbach神经丛节细胞变性或数目减少或缺失,胆碱能功能减退,食管蠕动减弱或消失,食管下段括约肌痉挛,贲门不能松弛,以致食物淤积,食管扩张、肥厚。有时黏膜充血、炎症,甚至溃疡,长期食物淤积,食管扩张及肥厚。

【临床表现】

1. 咽下困难　无痛性咽下困难是本病最常见及最早出现的症状,占80%~95%。起病多较缓慢,但亦可较急,初起可轻微,仅在餐后有饱胀感觉而已。咽下困难多呈间歇性发作,常因情绪波动、发怒、忧虑、惊骇或进食过冷和辛辣等刺激性食物而诱发。病初咽下困难时有时无,时轻时重,后期则转为持续性。

2. 疼痛　占40%~90%,性质不一,可为闷痛、灼痛、针刺样疼痛、刀割样疼痛或锥样疼痛。疼痛部位多在胸骨后及中上腹;也可在胸背部、右侧胸部、右胸骨缘以及左季肋部。疼痛发作有时酷似心绞痛,甚至舌下含硝酸甘油片后可获缓解。疼痛发生的机制可为食管平滑肌强烈收缩,或食物滞留性食管炎。随着咽下困难的逐渐加剧,梗阻以上食管的进一步扩张,疼痛反可逐渐减轻。

3. 食物反流　发生率可达90%,随着咽下困难的加重,食管的进一步扩张,相当量的内容物可潴留在食管内至数小时或数日之久,而在体位改变时反流出来。从食管反流出来的内容物因未进入过胃腔,故无胃内呕吐物的特点,但可混有大量黏液和唾液。在并发食管炎、食管溃疡时,反流物可含有血液。

除此之外还有体重减轻、出血或贫血等症状。

【诊断要点】

1. 咽下困难、食物反流和胸骨后疼痛为本病的典型临床表现。

2. 上消化道钡餐检查。食管扩大并有液平面,下端呈鸟嘴状,出现逆蠕动。如食管高度扩大,可屈曲呈"S"形。

3. 以第6~8胸椎为中心的X线正侧位片。可见到胸椎骨关节不同程度位移。

【针刀治疗】

一、治疗原则

依据人体弓弦力学系统理论及疾病病理构架的网眼理论,贲门失弛缓症是由于胸段脊柱弓弦力学系统受力异常后,人体通过粘连、瘢痕、挛缩对异常应力进行代偿,形成网络状的病理构架，引起胸段脊柱的变形，使食道及贲门的位置发生改变，进而引发贲门失弛缓症的临床表现。故应用针刀整体松解胸段脊柱、胸腰结合部、颈胸结合部弦的行经路线及弓弦结合部的粘连、瘢痕和挛缩，调节脊柱弓弦力学系统，恢复食道及贲门的正常位置和功能。

二、操作方法

（一）第 1 次针刀松解胸腰结合部的粘连、瘢痕

针刀操作方法参照第八章第三节腰椎间盘突出症第 4 次针刀治疗。

（二）第 2 次针刀松解 T_4~T_5、T_5~T_6 及 T_6~T_7 处棘突、棘间、肋横突关节的粘连和瘢痕

针刀操作方法参照第十二章第四节阵发性心过速第 1 次针刀治疗。

（三）第 3 次针刀松解 C_7~T_1、T_1~T_2 周围的粘连、瘢痕

针刀操作方法参照第十二章第三节慢性支气管炎第 2 次针刀治疗。

【针刀术后手法治疗】

每次针刀松解术后，均进行颈椎对抗牵引手法。

【现代研究】

用针刀治疗食管贲门失弛缓症。定位与操作：一组取 T_3~T_4 连线中间处作一点，通过这一点作一垂直于脊柱纵轴的横线，并从该点沿此横线向两侧各旁开 3 寸为进针点。刀口线和背部皮肤成 80° 夹角刺入，深部达肋骨背面。二组取 T_6~T_8 棘突连线中点，左右各旁开 1.5 寸为进针点。刀口线与人体纵轴平行，针刀体与背部皮肤平面垂直刺入 1cm，纵行剥离 2~3 下，速度宜快。三组取足三里、内关、中脘、膻中为进针点。针刀体与进针点部位皮肤平面垂直刺入，纵行剥离 2~3 下。上述三组交替使用。术后用创可贴贴敷针眼。共治 11 例，临床治愈 5 例，显效 3 例，好转 2 例，无效 1 例。〔吕小桃. 针刀治疗食管贲门失弛缓症 11 例［C］. 全国针刀医学学术交流大会论文集，2006.〕

第六节　慢性胃炎

【概述】

本病系指不同病因引起的胃黏膜的慢性炎症或萎缩性病变，其实质是胃黏膜上皮遭受反复损害后，由于黏膜特异的再生能力，以致黏膜发生改建，且最终导致不可逆

的固有胃腺体的萎缩，甚至消失。本病十分常见，占接受胃镜检查患者的 80%~90%，男性多于女性，随年龄增长发病率逐渐增高。

【针刀应用解剖】

一、胃壁的结构

（一）黏膜（图 12-20）

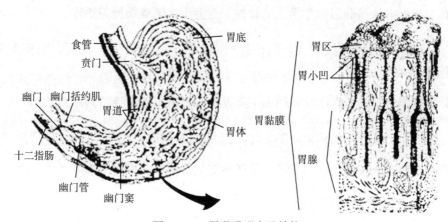

图 12-20　胃黏膜形态及结构

胃黏膜比消化管其他部位厚，为 0.3~1.5mm，其中幽门附近最厚，贲门附近相对较薄。通常胃黏膜柔软，表面平滑，生活状态下呈玫瑰色或浅灰红色，但幽门及贲门附近苍白。沿胃小弯常有 4~5 条呈纵行排列的胃襞，其间的纵沟称为胃道。

胃与十二指肠交界处，由于幽门括约肌的影响，该部黏膜形成环形皱襞，构成幽门窦。当括约肌收缩时，可封闭幽门，阻止胃内容物进入十二指肠。

全部胃黏膜表面均有很多浅沟，并交织成网状，将胃黏膜表面分隔成直径 1~6mm 的小丘，称为胃区。胃区表面还可见许多下陷的小窝，称胃小凹。

胃黏膜表面被覆以单层柱状上皮。食管黏膜的复层扁平上皮在贲门处突然变为单层柱状上皮，其境界非常分明，但二者的黏膜肌层仍相连续。

胃的上皮甚薄，生活时胃黏膜呈淡玫瑰色。上皮细胞顶端有丰富的黏原颗粒，分泌后可在胃黏膜表面形成一层黏滑的保护层。胃上皮向固有膜内凹陷，构成大量的胃腺，即胃底腺、贲门腺和幽门腺。各种胃腺的分泌物经胃小凹底部到达胃内，混合后形成胃液。现分述 3 种胃腺于下：

1. 贲门腺　分布于胃贲门附近 5~30mm 区域的固有膜内。为单管状腺或分支管状腺。胃贲门腺类似食管贲门腺，腺细胞呈柱状，属于黏液腺细胞，细胞核位于细胞基底部。腺细胞间夹有少量壁细胞和胃内分泌细胞。

2. 幽门腺　为分支管状腺，其分支较多，而且卷曲。管腔较大，腺细胞呈柱状，胞质染色浅，细胞的分泌颗粒不显著，属于黏液腺细胞，分泌物呈弱碱性。细胞核呈扁圆形，位于细胞基底部。腺细胞间有时夹杂壁细胞和胃内分泌细胞。

3. 胃底腺（图 12-21） 为单管状腺或有少数分支的管状腺。腺管长度和胃黏膜厚度近似，是产生胃液的主要腺体。胃底腺位于胃底和胃体的固有膜内。胃底腺由多种腺细胞组成，如主细胞、壁细胞、颈黏液细胞和胃内分泌细胞等。腺管开口于胃小凹底部，开口处较为狭窄，称为颈部，中间段称为体部，腺管底部膨大，接近黏膜肌层。

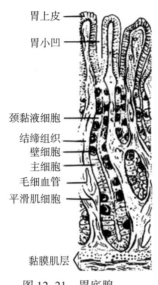

胃上皮
胃小凹
颈黏液细胞
结缔组织
壁细胞
主细胞
毛细血管
平滑肌细胞
黏膜肌层

图 12-21　胃底腺

固有膜为致密结缔组织，夹在胃腺之间，在结缔组织内含有血管、散在的平滑肌纤维、嗜酸性粒细胞、肥大细胞、浆细胞和淋巴细胞，偶见淋巴小结。

黏膜肌层由内环行、外纵行两层平滑肌组成。肌纤维可伸入到固有膜腺体间，有收缩黏膜，促使分泌物排空的作用。

（二）黏膜下层

黏膜下层由疏松结缔组织构成，含有较大的血管、神经和淋巴管。

（三）肌层

胃壁的肌层甚厚，由外纵行、中环行和内斜行三层平滑肌构成。

外纵层是食管纵肌层的延续，肌纤维呈放射状排列，肌纤维束在胃大弯和胃小弯处增厚。

（四）浆膜

胃浆膜是腹膜的连续部分。表面被以间皮，其下为薄层疏松结缔组织，其中有血管和神经通过。在胃大弯、胃小弯的网膜附着处缺少浆膜。另外，在贲门附近的背侧面也缺少浆膜，因为胃壁在该部位与横膈的腹侧面直接相接。

二、胃的血管、淋巴管及神经

（一）胃的血液供应

胃的动脉供应主要来自腹腔干的胃左动脉、肝总动脉和脾动脉，其中沿胃小弯分布的有胃左动脉（直接来自腹腔干）和胃右动脉（来自肝总动脉）；沿胃大弯分布的有胃网膜左动脉（来自脾动脉）和胃网膜右动脉（来自肝总动脉）；分布至胃底的为胃短动脉（来自脾动脉）。以上诸动脉，在浆膜下发出各级分支，除构成浆膜下毛细血管网外，浆膜下小动脉还发分支穿过肌层，在黏膜下层内广泛分支，进行吻合，构成黏膜下微动脉丛。黏膜下动脉丛向肌层及黏膜分别供血。

肌层由黏膜下微动脉丛和浆膜下动脉同时供血，其血管构型主要形成肌层毛细血管网。胃壁各部的浆膜下静脉，依据动脉的供血范围，相应地沿胃小弯汇集成胃左静脉和胃右静脉，沿胃大弯汇集成胃网膜左、右静脉，沿胃底汇集成胃短静脉，最终均直接或间接注入门静脉。

（二）胃的淋巴管及其引流

伴随黏膜内腺管周围毛细血管，有丰富的毛细淋巴管网。该网与固有膜深层的毛细淋巴管汇集，并吻合成网，进入黏膜下层，在血管丛之间，再次吻合成淋巴管网，此时，管内出现新膜；黏膜下淋巴管网汇集成淋巴管，穿过肌层，接受肌层小淋巴管，最后达浆膜下汇集成浆膜下淋巴管网，离开胃壁组成淋巴集合管，伴随胃大、小弯相关的动脉而行，其形态和结构均与小静脉类似。

（三）胃的神经

胃的神经按纤维性质主要分为内脏运动（传出）纤维和内脏感觉（传入）纤维两种。其中前者主要来自交感神经和迷走神经的副交感纤维，后者则是随着这两种神经向中枢传入的内脏感觉纤维。通常胃的痛觉传入纤维，随交感神经传入，而饥饿、恶心和内脏反射的感受，则通过迷走神经传入纤维传导。交感神经和副交感神经进入胃壁后，在壁内形成两组神经丛，如在纵、环肌层之间形成细密的肌间神经丛，相当于肠壁内的 Auerbach 神经丛，主要支配胃壁的平滑肌活动；在黏膜下层内形成黏膜下神经丛，主要分布于腺体，支配腺体活动。它们由近及远端分别移行于食管和肠管的相应神经丛。在该丛内分布有许多神经节细胞。

交感神经节前纤维起自脊髓 $T_6 \sim T_8$ 节段的中间外侧核，随着相应的脊神经的前根，穿过交感干，参与组成内脏大神经，达腹腔神经处；其节后纤维与右迷走神经腹腔支纤维共同组成若干次级神经丛，伴随腹腔干的分支形成肝丛、脾丛、胃上丛和胃下丛，分布至胃的各部。如肝丛，襻附肝总动脉及其分支十二指肠动脉和胃网膜右动脉，组成胃下丛（胃网膜右丛）分布至胃大弯；脾丛襻附脾动脉，随其分支胃短动脉和胃网膜左动脉分布至胃大弯及胃底部；胃上丛或称胃左丛，襻附胃左动脉分布至胃小弯。

副交感神经来自迷走神经，其节前纤维始于延髓迷走神经背核。出颅后，经颈及胸部，伴随食管组成迷走神经前干和后干，经食管裂孔入腹腔，在贲门附近，前干发出肝支和胃支（包括贲门支、前胃大神经和幽门支），后干发出腹腔支和胃支（包括贲门支、后胃大神经和幽门支）。上述诸支均为迷走神经节前纤维，进入胃壁后，与壁内神经节广泛形成突触，再发出节后纤维分布至胃壁平滑肌和腺体。

【病因病理】

慢性胃炎的发生一般认为与周围环境的有害因素及易感体质有关。物理的、化学的、生物性的有害因素长期反复作用于易感人群即可引起本病。病因持续存在或反复发生即可形成慢性病变。

1. 物理因素 长期饮浓茶、烈酒、咖啡，过热、过冷、过于粗糙的食物，可导致胃黏膜的损伤。

2. 化学因素 长期大量服用非甾体类抗炎药如阿司匹林、吲哚美辛等可抑制胃黏膜前列腺素的合成，破坏黏膜屏障；烟草中的尼古丁不仅可影响胃黏膜的血液循环，还可导致幽门括约肌功能紊乱，造成胆汁反流；各种原因的胆汁反流均可破坏黏膜屏障。

3. 生物因素 细菌，尤其是 Hp 感染，与慢性胃炎密切相关，其机制是 Hp 呈螺旋形，具有鞭毛结构，可在黏液层中自由活动，并与黏膜细胞紧密接触，直接侵袭胃黏膜；并可产生多种酶及代谢产物，如尿素酶及其代谢产物氨，过氧化物歧化酶，蛋白溶解酶，磷脂酶 A 等破坏胃黏膜。此外，Hp 抗体可造成自身免疫损伤。

4. 免疫因素 慢性萎缩性胃炎患者的血清中能检出壁细胞抗体（PCA），伴有恶性贫血者还能检出内因子抗体（IFA）。壁细胞抗原和 PCA 形成的免疫复合体，在补体参与下破坏壁细胞。IFA 与内因子结合后阻滞维生素 B_{12} 与内因子结合，导致恶性贫血。

5. 其他 心力衰竭、肝硬化合并门脉高压、营养不良都可引起慢性胃炎。糖尿病、甲状腺疾病、慢性肾上腺皮质功能减退和干燥综合征患者同时伴有萎缩性胃炎较多见。胃部其他疾病如胃息肉、胃溃疡等也常合并慢性萎缩性胃炎。遗传因素也已受到重视。

而根据针刀医学研究，慢性胃炎的根本病因不在胃的本身，而是由于软组织损伤和相应胸椎的位移，使控制胃的交感神经和迷走神经受到牵拉和卡压，导致胃的生理活动功能下降所引起的，或者是由于胃的本身劳损造成胃的微循环障碍和有关组织的挛缩所引起的。

以上方面的问题都可以使胃本身的新陈代谢减慢，因而得不到足够的营养补充。这是它的根本的病理变化，至于它所表现出来的慢性的炎性反应，只是胃的应激反应而已。

441

【临床表现】

慢性胃炎缺乏特异性症状，症状的轻重与胃黏膜的病变程度并非一致。大多数患者常无症状或有程度不同的消化不良症状，如上腹隐痛、食欲减退、餐后饱胀、反酸等。萎缩性胃炎患者可有贫血、消瘦、舌淡、腹泻等，个别伴黏膜糜烂者上腹痛较明显，并可有出血。

【诊断要点】

1. 本病的诊断主要依赖胃镜检查和直视下胃黏膜活组织检查。

（1）浅表性胃炎：黏膜充血、水肿，呈花斑状红白相间的改变，且以红为主，或呈麻疹样表现，有灰白或黄白色分泌物附着，可有局限性糜烂和出血点。

（2）萎缩性胃炎：黏膜失去正常的橘红色，可呈淡红色、灰色、灰黄色或灰绿色，重度萎缩呈灰白色，色泽深浅不一，皱襞变细、平坦，黏膜下血管透视如树枝状或网状。有时在萎缩黏膜上见到上皮细胞增生而成的颗粒。萎缩的黏膜脆性增加，易出血，可有糜烂灶。

（3）慢性糜烂性胃炎：又称疣状胃炎或痘疹状胃炎，它常和消化性溃疡、浅表性或萎缩性胃炎等伴发，亦可单独发生。主要表现为胃黏膜出现多个疣状、膨大皱襞状或丘疹样隆起，直径5~10mm，顶端可见黏膜缺损或脐样凹陷，中心有糜烂，隆起周围多无红晕，但常伴有大小相仿的红斑，以胃窦部多见，可分为持续型及消失型。在慢性胃炎悉尼系统分类中它属于特殊类型胃炎，内镜分型为隆起糜烂性胃炎和扁平糜烂性胃炎。

2. 实验室检查。

（1）胃酸测定：浅表性胃炎胃酸正常或偏低，萎缩性胃炎则明显降低，甚至缺乏。

（2）血液胃泌素含量测定：B型胃炎含量一般正常，A型胃炎常升高，尤其恶性贫血者上升更加明显。

（3）幽门螺杆菌检查：可通过培养、涂片、尿素酶测定等方法检查。

（4）其他检查：萎缩性胃炎患者血清中可出现壁细胞抗体、内因子抗体或胃泌素抗体。X线钡餐检查对慢性胃炎诊断帮助不大，但有助于鉴别诊断。

3. 针刀医学对慢性胃炎的诊断，除了依据西医学检查所提供的胃脏本身的病理变化情况以外，主要在进一步寻求慢性胃炎的根本病因。

（1）要拍摄上胸段的X线正侧位片，看相应节段的胸椎有无位置移动的变化。

（2）触压相应胸椎上、下、左、右的软组织有无压痛和结节，其范围在相应棘突的两侧各旁开3寸之内。

【针刀治疗】

一、治疗原则

依据人体弓弦力学系统理论及疾病病理构架的网眼理论,慢性胃炎是由于胸段及腰段脊柱弓弦力学系统受力异常后,人体通过粘连、瘢痕、挛缩对异常应力进行代偿,形成网络状的病理构架,引起胸段及胸腰段脊柱的变形,使胃的位置发生改变,进而引发胃的功能异常。故应用针刀整体松解胸段脊柱、胸腰结合部弦的行经路线及弓弦结合部的粘连、瘢痕和挛缩,调节脊柱弓弦力学系统,恢复胃的正常位置和功能。

二、操作方法

(一)第 1 次针刀松解 T_4~T_5、T_5~T_6 及 T_6~T_7 处棘突、棘间、肋横突关节的粘连和瘢痕

针刀操作方法参照第十二章第四节阵发性心动过速第 1 次针刀治疗。

(二)第 2 次针刀松解胸腰结合部的粘连和瘢痕

针刀操作方法参照第八章第三节腰椎间盘突出症第 4 次针刀治疗。

(三)第 3 次针刀松解腹白线的粘连、瘢痕

1.体位 俯卧位。

2.体表定位 剑突到耻骨联合连线上。

3.消毒 在施术部位,用碘伏消毒 2 遍,然后铺无菌洞巾,使治疗点正对洞巾中间。

4.麻醉 用 1% 利多卡因局部浸润麻醉,每个治疗点注药 1ml。

5.刀具 Ⅰ型 4 号直形针刀。

6.针刀操作(图 12-22)

(1)第 1 支针刀松解剑突部腹白线的粘连、瘢痕:在剑突顶点处定位,刀口线与人体纵轴方向一致,按四步进针规程进针刀,针刀体与皮肤垂直,针刀经皮肤、皮下组织,直达剑突骨面,纵疏横剥 3 刀,范围 0.5cm,然后调转刀口线 90°,向下铲剥 3 刀。

(2)第 2 支针刀松解腹白线中上部的粘连、瘢痕:在剑突与脐连线中点处定位,刀口线与人体纵轴方向一致,针刀体与皮肤成 90°角,针刀经皮肤、皮下组

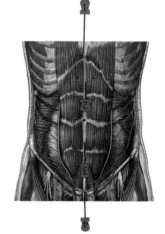

图 12-22 针刀松解腹白线的粘连、瘢痕

织，当针刀下有韧性感时，即到达腹白线的粘连、瘢痕处，提插切割3刀，刀下有落空感时停止。

（3）第3支针刀松解腹白线中下部的粘连、瘢痕：在脐与耻骨联合连线中点处定位，刀口线与人体纵轴方向一致，针刀体与皮肤成90°角，针刀经皮肤、皮下组织，当刀下有韧性感时，即到达腹白线的粘连、瘢痕处，提插切割3刀，刀下有落空感时停止。

（4）第4支针刀松解耻骨联合部腹白线的粘连、瘢痕：在耻骨联合处定位，刀口线与人体纵轴方向一致，按四步进针规程进针刀，针刀体与皮肤垂直，针刀经皮肤、皮下组织，直达耻骨联合软骨骨面，纵疏横剥3刀，范围0.5cm，然后调转刀口线90°，向上铲剥3刀。

【针刀术后手法治疗】

针刀术后进行手法治疗，如属于相关椎体位移，立即进行胸椎整复手法治疗；如属于脊柱区带软组织损伤，在各个进针点处指压20秒，以促进局部的微循环。

【现代研究】

1. 采用针刀治疗慢性非萎缩性胃炎　选择 $T_4 \sim L_1$ 脊柱节段相应的针刀治疗点进行治疗。第1次针刀松解 $T_4 \sim T_7$ 节段棘突、棘间、肋横突关节的粘连；第2次针刀松解 $T_7 \sim T_{10}$ 节段棘突、棘间、肋横突关节的粘连；第3次针刀松解 $T_{10} \sim L_1$ 节段棘突、棘间、肋横突关节及 T_{12}、L_1 关节突关节的粘连。具体针刀操作：患者取俯卧位，选取上述相应脊柱节段的针刀治疗点，用0.5%碘伏消毒2遍，而后铺无菌洞巾，1%利多卡因局部退出式浸润麻醉，每个治疗点注射1%利多卡因1ml，选用Ⅰ型4号直形针刀，进针刀时刀口线与人体纵轴方向一致，按照四步进针规程进针刀。①棘上、棘间韧带的松解以 $T_6 \sim T_7$ 为例。在 T_7 棘突顶点处定位，针刀体先向头侧倾斜，与胸椎棘突根部成60°角，穿过皮肤、皮下，达 T_7 棘突顶点骨面，采用纵疏横剥刀法切割3刀，范围0.5cm以内。然后保持针刀体刀口线方向不变，将针刀体向脚侧逐渐倾斜，直到与胸椎棘突走行方向一致为止。此时先沿 T_7 棘突顶点骨面左侧向椎板方向铲剥3刀，进针刀深度达 T_7 棘突根部，以松解多裂肌止点的粘连、瘢痕；然后退针刀至棘突骨面，保持刀口线方向不变，再沿 T_7 棘突顶点骨面右侧向椎板方向铲剥3刀，深度同左侧，达 T_7 棘突根部。再退针刀到 T_7 棘突顶点骨面，调转刀口线90°，此时刀口线方向与人体横断面一致，从 T_7 棘突上缘骨面向上沿 T_6 和 T_7 棘突间方向用提插刀法切割棘间韧带3刀，范围0.5cm以内。②肋横突关节囊韧带及关节突关节囊韧带的松解以 T_7 为例。从 $T_6 \sim T_7$ 棘突间中点旁开2.5~3cm处进针刀，针刀体与皮肤成90°角，穿过皮肤、皮下、胸腰筋膜浅层、竖脊肌，直达横突骨面，此时针刀体略向棘突方向倾斜，刀刃端沿横突骨面缓慢向外移动，当有落空感时，即到达横突尖部，采用纵疏横剥刀法，切割3刀，范围0.2cm。治疗结束后，拔出全部针刀，针眼处以无菌纱块压迫止血3分钟后，再用0.5%碘伏消毒一遍，创可贴覆盖针眼。每周治疗1次，共治疗3次。对临床疗效进行评定。结果：30例中，治愈19例，显效6例，有效3例，无效2例，愈显率为83.3%，总有效率为93.3%。针刀整体松解术治疗慢性非萎缩性胃炎（CNAG），具有疗效好、疗程短的优点，为CNAG的治疗提供了一种新的有效方法。〔周朝进. 针刀整体松解术治疗慢性非萎缩性胃炎临床研究［D］. 武汉：湖北中医药大学，2015.〕

2. 采用针刀松解术结合穴位埋线法治疗慢性胃炎　①针刀松解术治疗：第1次针刀松解T_5~T_{10}关节突关节囊；第2次针刀松解T_7~T_{12}肋横突关节囊。每周治疗1次，共治疗2次。患者取俯卧位，关节突关节囊以棘间旁开2cm定位，肋横突关节囊以棘间旁开3cm定位。选取上述针刀治疗点，常规消毒、铺洞巾，用1%利多卡因每个治疗点注药1ml行局部浸润麻醉，选用Ⅰ型4号直形针刀治疗。刀口线与人体纵轴方向一致，按四步进针规程进针刀。关节突关节囊的松解以T_5~T_6为例：在T_5~T_6棘间中点左右各旁开2cm处垂直皮肤进针刀，经皮肤、皮下组织，达关节突关节骨面，采用提插刀法切割关节囊韧带3刀。肋横突关节囊的松解以T_7~T_8为例：从T_7~T_8棘间中点左右各旁开3cm处垂直皮肤进针刀，经皮肤、皮下组织、胸腰筋膜浅层、竖脊肌，达横突骨面，沿横突骨面达肋横突关节，纵疏横剥3刀。术毕，拔出全部针刀，局部压迫止血3分钟后，创可贴覆盖针眼。②穴位埋线：于第2次针刀松解术后7日，进行穴位埋线治疗。取中脘、肝俞、胆俞、脾俞、胃俞。操作：中脘穴取仰卧位，其他穴位取俯卧位。局部活力碘常规消毒后，戴口罩及无菌手套，取长约1.5cm的2-0铬制无菌羊肠线，反向穿入12号埋线针针管内前端，刺入穴位，出现针感后，边推针芯，边退针管，将羊肠线埋植在穴位处的肌层内。再次消毒后，针孔处创可贴覆盖，患处保持干燥3日，治疗结束后14日评定疗效。共治57例，有效率96.5%。表明针刀松解术结合穴位埋线治疗慢性胃炎临床疗效明显，值得临床推广。〔龚新宇，饶贞权，张教明，等. 针刀松解术结合穴位埋线治疗慢性胃炎临床观察［J］. 中医药临床杂志，2016，28（1）：83-85.〕

第七节　慢性前列腺炎

【概述】

慢性前列腺炎是男性泌尿生殖系统的常见病，发病率高，占泌尿科男性患者的35%~40%，发病年龄高峰在30~40岁和61~70岁。本病发病缓慢，经久难愈。分为细菌性慢性前列腺炎和非细菌性慢性前列腺炎两种，且以后者较多见。

【针刀应用解剖】

前列腺是位于膀胱与尿生殖膈之间的不成对的实质性器官，由腺组织和肌组织构成。表面包有筋膜鞘，称为前列腺囊。囊与前列腺之间有前列腺静脉丛。前列腺的分泌物是精液的主要组成部分。前列腺呈前后稍扁的栗子形，上端宽大，称为前列腺底，邻接膀胱颈。下端尖细，位于尿生殖膈上，称为前列腺尖。底与尖之间的部分称为前列腺体。体的后面较平坦，在正中线上有一纵行浅沟，称为前列腺沟。男性尿道在腺底近前缘处穿入前列腺，经腺实质前部，由前列腺尖穿出。近底的后缘处，有一对射精管穿入前列腺，开口于尿道前列腺部后壁的精阜上。前列腺的排泄管开口于尿道前列腺部的后壁。前列腺有阴部内动脉、膀胱下动脉、直肠下（中）动脉的分支分布；前列腺底及两侧分布有前列腺静脉丛，此丛经膀胱下静脉入髂内静脉；前列腺淋巴管较发达，主要入髂内淋巴和骶淋巴结；前列腺有下腹下神经丛下部（盆丛）的分支分布，并构成前列腺神经丛。

前列腺一般分为 5 个叶，即前叶、中叶、后叶和两侧叶（图 12-23）。中叶呈楔形，位于尿道与射精管之间。40 岁以后，中叶可变肥大，向上凸顶膀胱，使膀胱明显隆起，并压迫尿道引起排尿困难。两侧叶的肥大可从两侧压迫尿道，而致尿潴留。

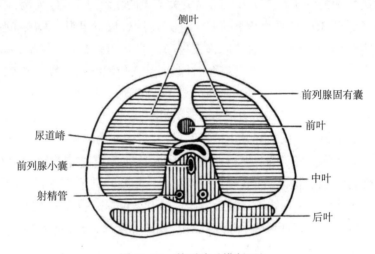

图 12-23　前列腺（横断面）

前列腺为复管泡状腺，腺周围有结缔组织和平滑肌组成的被膜，并伸入腺内构成隔，其内含有大量平滑肌，收缩时可促进腺体分泌。腺腔较大，多皱襞，上皮高低不一，呈立方、扁平、柱状或假复层柱状，分别对应各种不同阶段的分泌活动。前列腺分泌物系黏稠蛋白液，呈碱性，具有特殊臭味。男性激素睾酮可促进前列腺的生长发育，摘除睾丸后，前列腺有相应的改变，分泌物消失。

【病因病理】

一、病因

慢性前列腺炎可分为两种类型，即细菌性慢性前列腺炎和非细菌性慢性前列腺炎。

1. 细菌性慢性前列腺炎　多数由尿道的逆行感染所致。前列腺分内层与周围层，内层腺管为顺行性，而周围层腺管为逆行倒流。因此，在射精时如后尿道有感染，可使大量致病菌挤向周围层腺管。下尿路或结肠的炎症也可通过淋巴管感染前列腺。另外，性欲过旺、前列腺充血、会阴部及尿道损伤，以及其他泌尿生殖系统病变，如尿道狭窄、前列腺增生、下尿路梗阻，都可成为慢性细菌性前列腺炎的诱因。

2. 非细菌性慢性前列腺炎　盆腔充血、中断性交、长途骑车、经常坐位工作常可诱发，使前列腺经常反复或长时间充血，而引发非细菌性慢性前列腺炎。

二、病理

慢性前列腺炎的病理变化为腺泡、腺管和间质呈炎性反应，有多核细胞、淋巴细胞、浆细胞和巨噬细胞浸润及结缔组织增生，坏死灶纤维化、腺管管径狭窄或小管被脓细胞或上皮细胞堵塞引起腺泡扩张，使腺体结构破坏、皱缩、纤维化，而变小变硬。细菌性前列腺炎患者前列腺周围层可见大量致病菌。因多数抗生素不能透入前列腺，故本病不易根治。

三、针刀医学的病因病理

从病因和组织结构的病理变化来看，该病由内因和外因两方面共同作用而引起。

1. 内因　性生活过度，前列腺频繁强烈收缩，使前列腺及周围组织发生疲劳性损伤，大量瘢痕组织堆积，导致前列腺腺体增大，外层包膜增生。增生的包膜又可刺激前列腺，使其变硬变厚，失去弹性。增大的前列腺腺体会压迫尿道和精道管，使之缩窄，甚至堵塞。

2. 外因　机体抵抗力下降，致病菌的侵害。内因反复作用可引起非细菌性慢性前列腺炎，内外因共同作用就可引起细菌性慢性前列腺炎。

【临床表现】

一、症状

1. 排尿症状　由于存在后尿道炎，可引起尿频，轻度尿急，尿痛或尿道烧灼感，并可放射到阴茎头部。严重者出现排尿困难，甚至尿潴留。可见终末血尿。细菌性慢性前列腺炎患者清晨尿道口有黏液、黏丝及脓液分泌。

2. 局部症状　后尿道、会阴部和肛门部钝痛，肛门坠胀感，下蹲或大便时加重。下腰部有反射痛，可放射至阴茎、精索、睾丸、腹股沟部、耻骨上区、大腿内侧、臀部等处。

3. 性功能障碍　性欲减退或消失，射精痛，血精，阳痿，遗精，早泄以及不育。

4. 精神症状　患者情绪低落，甚或并发神经官能症，表现为乏力、头晕、眼花、失眠、精神抑郁。

二、体征

肛门指诊可扪及前列腺表面大小不同的结节。它可以有一定弹性和活动度，或完全硬固，腺体周围粘连固定，大多数有轻度压痛。

三、实验室及其他检查

慢性前列腺炎的临床症状和体征比较复杂而又无特异性，仅根据症状和体征作出诊断是不可靠的。实验室及其他检查对提高慢性前列腺炎诊断水平有决定性的意义。

1. 尿液检查 尿的常规检查和培养意义不大。尿三杯试验有较大诊断价值。前列腺炎常在第一杯出现碎屑，第二杯清晰，第三杯继续有碎片、白细胞及上皮细胞。

2. 前列腺液检查 对慢性前列腺炎的诊断目前仍以前列腺液中白细胞的多少作为主要依据。正常前列腺液镜检，每高倍视野白细胞不超过 10 个，还可看到许多黄色屈光的卵磷脂小体；若每高倍视野细胞超过 10 个，即可诊断，此时卵磷脂小体也显著减少或消失。

3. 前列腺液培养 在慢性前列腺炎诊断，特别是鉴别细菌性或非细菌性前列腺炎方面有一定价值。

4. 尿液或前列腺液分段定位培养和菌落计数（Meares–Stamey 检查法） 按要求在无菌操作下，分别收集按摩前列腺前首先排出的 10ml 尿（VB1），代表尿道标本；排尿 200ml 弃去，留取 10ml 中段尿（VB2），代表膀胱标本；经按摩后排出的纯前列腺液（EPS）以及前列腺按摩后立即排出的 10ml 尿（VB3），代表前列腺及后尿道标本。将收集的各标本做培养及定量菌落计数和药敏试验。若 VB2 菌落数多，超出1000 个 /ml，为膀胱炎；VB1 菌落之最高污染极限为 100 菌落 /ml，在 VB2 无菌时，VB1 菌落数明显 >EPS 或 VB3，为尿道炎；若 VB1 及 VB2 阴性，或 <3000 个菌落数/ml，而 EPS 或 VB3 超过 5000 菌落数 /ml，即 VB3 超过 VB2 2 倍时，就可诊断为细菌性前列腺炎；VB1 等 4 个标本均无菌时可诊断为非细菌性前列腺炎。

5. 精液检查 前列腺感染严重时，在精液中可发现大量脓细胞和细菌，对不愿做前列腺按摩或按摩失败者，精液检查有一定参考价值。

6. 前列腺液 pH 测定 目前一般认为前列腺液的 pH 为 6~7，即呈弱酸性。慢性前列腺炎时，前列腺液 pH 则明显增高；并观察到前列腺治愈之程度和前列腺液 pH 恢复程度成正比。因此前列腺液 pH 的测定不仅可作为慢性前列腺炎诊断的参考，而且还可作为衡量疗效的一项指标。

7. 前列腺液免疫球蛋白测定 在慢性前列腺炎患者的前列腺液中，3 种免疫球蛋白都有不同程度的增加，其中 IgA 增加最明显，其次为 IgG，而且这种增加在细菌性前列腺炎比非细菌性前列腺炎更明显。

8. 尿流动力学检查 慢性前列腺炎中层最高尿流率偏低，尿流曲线高峰多呈锯齿状，曲线升线和降段呈长斜坡状。

【诊断要点】

本病诊断主要依据病史、症状、体征，辅以实验室检查。一般来说，如果无尿路感染及全身症状，而前列腺液检查每高倍视野有 10 个以上白细胞，前列腺液培养找到一定量的致病菌即可作出细菌性前列腺炎诊断；若症状像慢性前列腺炎，前列腺液有白细胞增多，但前列腺液涂片及培养都没有细菌，尿液检查细菌阴性者，则可诊断为无菌性慢性前列腺炎。

【针刀治疗】

一、治疗原则

依据针刀医学关于慢性内脏软组织损伤的理论，用针刀治疗局部软组织损伤和松解穴位，配合药物，予以治疗。

二、操作方法

（一）第 1 次针刀松解相关穴位

1. 中极穴　在脐正下方 4 寸，刀口线与身体纵轴平行，针刀体与进针刀点皮肤表面垂直刺入 0.5~1cm，行纵行疏通剥离 2~3 刀，速度宜慢（图 12-24）。

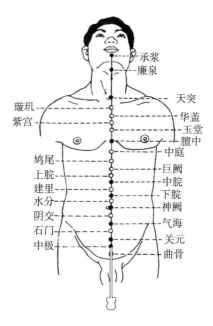

图 12-24　从中极穴处进针刀

2. 三阴交穴　在双侧小腿内侧面的下部，内踝尖缘上 3 寸，刀口线与下肢纵轴平行，针刀体与进针刀点皮肤平面垂直刺入，纵行疏通剥离 2~3 刀（图 12-25）。

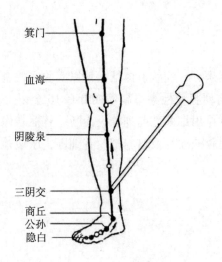

图 12-25　从三阴交穴处进针刀

3. 秩边穴　在双侧臀部第 4 骶椎下方凹陷旁开 3 寸，刀口线与脊柱纵轴平行，针刀体与进针部位皮肤垂直刺入 1.2cm，纵行疏通剥离 2~3 刀，速度宜慢（图 12-26）。

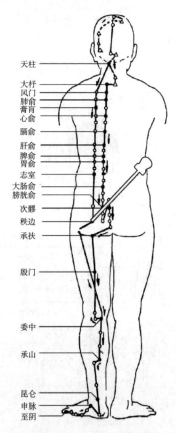

图 12-26　从秩边穴处进针刀

4. 水道穴　在脐下 3 寸，前正中线左右各旁开 2 寸，刀口线与人体前正中线平行，针刀体与腹部皮肤平面垂直刺入 1.2cm，纵行疏通剥离 2~3 下，速度宜慢（图 12-27）。

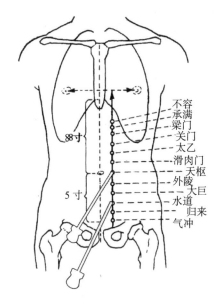

图 12-27　从水道、天枢穴处进针刀

5.天枢穴　在平脐左右各旁开 2 寸，刀口线与前正中线平行，针刀体与腹部皮肤平面垂直刺入 1.2cm，行横行剥离 2~3 刀（图 12-27）。

如伴有下腹坠胀、精神疲惫，可加用：

1.关元穴　在脐正下方 3 寸，刀口线与身体纵轴平行，针刀体与进针刀点皮肤表面垂直刺入 0.5~1cm，在此纵行疏通剥离 2~3 刀，速度宜慢（图 12-28）。

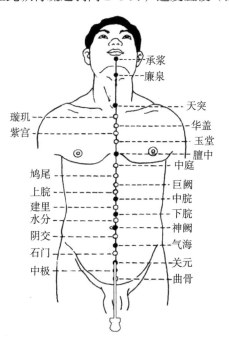

图 12-28　从关元穴处进针刀

2. 脾俞穴　在第 11 胸椎棘突下向左右各旁开 1.5 寸，刀口线与脊柱纵轴平行，针刀体与背部平面垂直刺入 1cm，纵行剥离 2~3 刀，速度宜慢（图 12-29）。

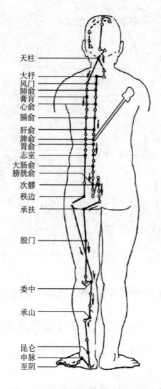

图 12-29　从脾俞穴处进针刀

如会阴部酸胀，分泌物减少，前列腺硬化，可加如下治疗：

1. 血海穴　屈膝，在大腿内侧，髌底内侧端上 2 寸，当股四头肌内侧头的隆起处，刀口线与大腿纵轴平行，针刀体垂直于进针部位皮肤刺入，纵行剥离 2~3 刀（图 12-30）。

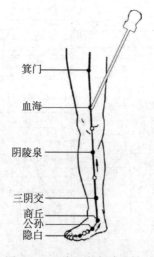

图 12-30　从血海穴处进针刀

2. 行间穴 在足背侧，当第1、2趾间，趾蹼缘的后方赤白肉际处，刀口线方向与跖骨纵轴方向平行，针刀体与皮肤平面垂直刺入0.3cm，纵行剥离2~3刀，速度易慢（图12-31）。

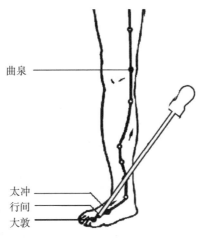

图8-31 从行间穴处进针刀

3. 会阴穴 患者取跪位，充分露会阴囊根部与肛门连线的中点处，备皮后严格消毒，刀口线与其连线方向平行，针刀体与进针部位皮肤垂直进针，深度2~3cm，横行剥离2~3刀（图12-32）。

（二）第2次针刀松解前列腺包膜的挛缩

1. 体位 俯卧位。

2. 体表定位 下腹部。

3. 消毒 在施术部位，用碘伏消毒2遍，然后铺无菌洞巾，使治疗点正对洞巾中间。

4. 麻醉 用1%利多卡因局部浸润麻醉，每个治疗点注药1ml。

5. 刀具 Ⅰ型4号针刀。

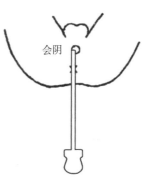

图12-32 从会阴穴处进针刀

6. 针刀操作 医生左手食指从肛门插入即可触到前列腺，用食指将前列腺推顶至小腹腹壁，用针刀刺穿腹壁，刀口线和腹中线平行，针刀体和进针部位垂直，刀锋达前列腺表面，纵行切开3~4刀，即将前列腺表面张力很大的包膜切开。拔出针刀后，用力压迫针孔3~5分钟，小便可顿时通畅。

【针刀术后手法治疗】

针刀术后进行手法治疗，按摩前列腺，每周1次，以促进前列腺内炎性分泌物的排出，改善前列腺血液循环，加速炎症的吸收和消退。

前列腺按摩术：通常采用膝胸位或直立前伏位（下肢分开站立，胸部伏于检查台上），体质虚弱者可用侧卧位或仰卧位。按摩前嘱患者排净小便。术者立于患者左侧，

第十二章 常见内科疾病

指套及肛门处涂以石蜡油，末节指腹轻压肛门，同时嘱患者张口呼吸，以缓解肛门括约肌痉挛。食指伸入直肠约5cm深，摸到前列腺后，分别从左右两叶外侧由上而下向中线按压，再沿中线向尿道方向推挤。如此反复2~3次，即可见前列腺液由尿道外口滴出。操作时用力要轻柔均匀，每次3~5分钟，若患者疼痛难忍，应停止操作。每周1次，6~8次为1个疗程。

急性前列腺炎时，按摩可促使炎症扩散，应当禁忌。

【现代研究】

针刀治疗慢性前列腺炎。针刀一般选用中极、关元、水道、三阴交、秩边、脾俞、肾俞穴等，双侧治疗。治疗方法：先在脐下4寸、3寸（即中极、关元穴）处进针刀，刀口线与脊柱纵轴平行，针刀体与皮肤垂直刺入0.5~1cm，纵行缓慢剥离2~3下后退出针刀。然后在脾俞穴处进针刀，刀口线与脊柱纵轴平行，针刀体与皮肤垂直刺入1cm，纵行剥离2~3下后退出针刀。再在肾俞穴处进针刀，操作如脾俞穴处。接着在水道穴、秩边穴和三阴交穴处进针刀，刀口线与肢体纵轴平行，针刀体与皮肤垂直刺入1~2cm，纵行剥离2~3下后退出针刀。针刀治疗5日后若不愈，可再次进行治疗，一般3次可治愈。运用针刀治疗前列腺疾病的方法简便，疗效确实，且治疗费用低，复发率低，值得研究推广。〔杨忠玉，周兆敬，管莉善. 针刀治疗慢性前列腺病的体会［C］. 中华中医药学会针刀医学分会2009年度学术会议论文集，2009.〕

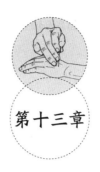

第十三章

常见妇科疾病

第一节　痛　经

【概述】

凡在经期前后或行经期出现下腹疼痛或其他不适，影响工作及生活者，称为痛经。痛经分为原发性及继发性两种。前者是生殖器官无器质性病变者，后者是指由生殖器官器质性病变而致的痛经。本节主要叙述原发性痛经。

【针刀应用解剖】

一、盆腔韧带

盆腔韧带有连接盆腔器官并支持各器官的位置的功能，主要是由结缔组织增厚而成，有的韧带中含有平滑肌。

（一）主韧带

又称子宫颈横韧带。位于子宫两侧阔韧带基底部，从内侧子宫颈阴道上部的侧方，向外侧达骨盆壁。其中含有宽厚的结缔组织和平滑肌纤维，与盆膈膜的上筋膜相连，这一部分组织非常坚韧，对维持、固定子宫颈的位置起主要作用。其上缘为子宫动、静脉。

（二）圆韧带

从两侧子宫角的前面，输卵管起始部的内下方开始，在阔韧带内向前下方伸展到骨盆侧壁，再经腹股沟管止于大阴唇内。其作用是维持子宫前倾位置。此韧带呈扁圆索状，较坚硬，全长约 12~14cm，由结缔组织和来自子宫肌纤维的平滑肌组成，其内有细小的血管、淋巴管及神经纤维。其作用是将子宫颈向后及向上牵引，协助维持子宫正常位置。

（三）阔韧带

呈翼状，由两层腹膜及其内的结缔组织所组成。从子宫两侧开始，向外直达骨盆侧壁，将骨盆腔分为前后两部，其上缘内侧 2/3 覆盖输卵管，外侧的 1/3 由输卵管伞端向外上方延展到骨盆侧壁，称为骨盆漏斗韧带，因其支持卵巢，故又称卵巢悬韧带。其中有卵巢的动、静脉和淋巴管通过。在输卵管以下，卵巢附着处及卵巢固有韧带以上的部分，称为输卵管系膜。阔韧带后层与卵巢相接处，称为卵巢系膜。其余的大部分称为阔韧带基底部。在子宫和子宫颈两侧的阔韧带内，有大量疏松结缔组织，称为子宫旁组织。

（四）膀胱宫颈与膀胱耻骨韧带

盆腔腹膜外组织在子宫颈、阴道前壁两侧与膀胱之间，增厚成为纤维束，形成膀胱宫颈韧带。输尿管的最后一段埋存于其中。在膀胱与耻骨弓后壁之间亦有筋膜相连，形成膀胱耻骨韧带，有支持膀胱底的作用。

（五）子宫骶韧带

自子宫颈后上侧方，相当于从宫颈内口处开始，向后绕过直肠两侧，呈扇形止于第 2、3 骶椎前的筋膜上。此韧带内含有结缔组织和少量平滑肌。

二、盆腔腹膜、筋膜、肌肉

（一）盆腔腹膜

系指覆盖盆壁及盆腔器官的腹膜。前腹壁腹膜向下行至膀胱顶，继续向后、向下覆盖膀胱上面及后壁，在子宫与膀胱之间形成浅的腹膜皱褶，称为子宫膀胱凹。再顺序经子宫底、子宫后壁、阴道后壁顶部反折至直肠前壁，形成较深的凹陷，称为子宫直肠窝，继续上行覆盖直肠上部及两侧盆壁，大约在第 3 骶椎水平，腹膜从直肠转折到骶骨前面，沿中线上行，超出骶骨岬与后腹膜相连。盆腔腹膜于子宫两侧形成阔韧带。骶骨上部的腹膜之后，有疏松的结缔组织，其中含有骶前神经和淋巴、血管等。子宫直肠窝为盆腔最低部位，若腹腔内有渗出液、血液或脓液时，常集聚于此处。它与阴道后穹隆仅隔一层阴道壁，故临床上可采用后穹隆穿刺，检查积液的性质，以明确诊断。

（二）盆腔筋膜

盆腔内各器官的外围，皆有一层坚实的筋膜包裹，筋膜层位于腹膜和该器官的肌层之间，并与盆膈的筋膜相连。它对维持盆腔器官正常位置有一定的作用，子宫和阴道的筋膜来源于盆膈的筋膜，在子宫颈周围此筋膜坚韧有力，其两侧与主韧带及子宫骶骨韧带相连，当上行至子宫体时，逐渐变薄而不明显。直肠阴道筋膜位于阴道后壁与直肠前壁之间、子宫直肠窝以下和盆膈以上。

（三）膀胱筋膜

后下方较厚，前侧方与侧脐韧带及膀胱上动脉相连，附着在耻骨联合后面。膀胱下部的筋膜，有加强耻骨和子宫颈之间联系的作用，在相当于尿道内口处，膀胱筋膜与阴道筋膜相融合。在后方，膀胱筋膜与直肠筋膜较薄且疏松，至直肠上部逐渐变得不明显。

（四）盆腔肌肉

骨盆前侧壁为闭孔内肌（起于骶骨的前面，经坐骨大孔，止于股骨大转子尖），骨盆出口为多层肌肉及筋膜构成的骨盆底。

三、盆腔血管

女性生殖器官的血流主要来自卵巢动脉、子宫动脉、阴道动脉及阴部内动脉。

（一）卵巢动脉

由腹主动脉前壁分出，左侧可来自左肾动脉，在腹膜后沿腰大肌前缘向下行至盆腔，并跨越输尿管及髂外动脉的外侧，然后经骨盆漏斗韧带向内再经卵巢系膜达卵巢，并在输卵管系膜内分出若干支供应输卵管。

（二）子宫动脉

系髂内动脉的分支，在腹膜后沿盆腔侧壁向下向前走行，经阔韧带基底部、子宫旁组织到达子宫外侧，在距子宫颈（内口水平）2cm处跨过输尿管，此后分出两支：第1支为子宫颈阴道支，分布到子宫颈、阴道及膀胱的一部分，第2支为子宫体支，走向子宫峡部，并沿子宫外侧蜿蜒上行，至子宫角处分为子宫底支、卵巢支及输卵管支，分布于输卵管。

（三）阴道动脉

系髂内动脉的一个分支，分布于阴道中下段前后两面，与子宫动脉的阴道支和阴部内动脉的分支相吻合。因此，阴道上段由子宫动脉的子宫颈阴道支供给，中段由阴道动脉供给，下段主要由痔中动脉和阴部内动脉供给。

（四）阴部内动脉

是髂内动脉前干的终支，经坐骨大孔的梨状肌下孔穿出骨盆腔，绕过坐骨棘的背面，再经坐骨小孔到达会阴及肛门，阴部内动脉分出4支：①痔下动脉，供给直肠下段及肛门部；②会阴动脉，分布在会阴浅部；③阴唇动脉，分布在阴唇；④阴蒂动脉，分布到阴蒂及前庭球。

四、神经

（一）内生殖器官

主要由交感神经与副交感神经所支配。交感神经在腹主动脉前面形成含有神经节的腹主动脉丛。自上而下再分出：

卵巢丛	经卵巢门进入卵巢，并在阔韧带内形成小支，分布于输卵管。	**骶前神经丛**	又称上腹下神经丛，由腹主动脉丛的主要部分形成，在骶骨岬前方下行进入骨盆腔，分布于子宫、直肠和膀胱。
下腹下神经丛	位于直肠壶腹后面，分为左右两束，其中少量神经纤维分布于子宫，主要部分形成骨盆神经丛。	**骨盆神经丛**	除由上述交感神经纤维所组成外，还有来自第2、3、4骶神经的副交感神经纤维。大部分盆腔器官由骨盆神经丛支配，如子宫体、子宫颈、阴道、直肠及膀胱上部等。生殖器官除了有离心传导的交感、副交感神经外，也有向心传导的感觉神经，能将子宫的冲动传向中枢，从而反射性引起子宫收缩。

（二）外生殖器官

外阴部皮肤及盆底随意肌系由阴部神经支配。阴部神经由第2、3、4骶神经的分支组成，与阴部内动脉并行，在坐骨结节内侧下方分成3支：

会阴神经	又分深、浅两支，分布在会阴、大阴唇及会阴部肌肉，如会阴深、浅横肌，球海绵体肌，坐骨海绵体肌等。	**阴蒂背神经**	为许多的小支，分布于阴蒂及包皮。	**肛门神经**	又称痔下神经，分布于肛门周围。

【病因病理】

引起痛经的因素有多种，如神经精神因素、卵巢内分泌因素以及子宫因素等。

子宫肌肉强烈收缩，子宫血流量减少，宫腔内压力增高而引起疼痛。子宫血流量减少，缺血缺氧也会引发剧烈的疼痛。此外，痛经还与前列腺素（PG）含量的升高有关。原发性痛经的子宫肌肉过强收缩与 $PGF_{2\alpha}$ 大量释放有关。原发性痛经妇女的经血和子宫内膜中 PG 含量比正常人明显增多，严重痛经患者子宫内膜中 PG 含量比正常人高 10 多倍。$PGF_{2\alpha}$ 活性明显增加，引起子宫过强收缩，导致痛经，尤其在经期初 36 小时内。月经来潮时，子宫内膜的 PG 经子宫肌与阴道壁血管、淋巴管被吸收进入血液，引起胃肠、泌尿道和血管平滑肌的收缩，而产生一系列全身症状，如恶心、呕吐、腹泻、晕厥等。PG 活性丧失后，症状消失。

其他因素还包括血管升压素、子宫神经与神经递质等内分泌物质。

针刀医学认为痛经的主要原因是人体电生理线路功能紊乱，引起人体内生化成分的改变所致。

【临床表现】

下腹疼痛是痛经的主要症状，疼痛常于经前数小时开始，逐渐或迅速加剧，呈阵发性绞痛、痉挛性、瘀血性或进行性加重，持续时间长短不一，多于 2~3 日后缓解，严重者疼痛可放射到外阴、肛门、腰骶部，并伴有恶心、呕吐、腹痛、腹泻、头痛、烦躁、四肢厥冷、面色苍白等全身症状。

【诊断要点】

参照《中药新药临床研究指导原则》的有关内容：行经前后或月经期出现下腹疼痛、坠胀，伴腰酸或其他不适，严重影响生活和工作质量，经妇科检查（未婚者行肛诊）及 B 超检查生殖器官无明显器质性病变，多发生于月经初潮后 2~3 年的青春期少女或未生育的年轻妇女。

【针刀治疗】

一、治疗原则

依据人体弓弦力学系统理论及疾病病理构架的网眼理论，痛经是由于盆底部软组织慢性损伤后引起盆底脊柱弓弦力学系统力平衡失调，形成网络状的病理构架，经期及其前后子宫收缩，引起腰腹部软组织痉挛而引发的疼痛。通过针刀整体松解腰腹部软组织的粘连和瘢痕，可解除腰腹部软组织的痉挛。本疗法不适合器质性病变引起的痛经。

二、操作方法

（一）第 1 次针刀整体松解腰段脊柱弓弦力学系统软组织的粘连、瘢痕

针刀治疗方法参照第十二章第一节中风后遗症第 3 次针刀松解术。

（二）第 2 次针刀松解腹白线及腹肌的粘连和瘢痕

1. 体位 仰卧位。
2. 体表定位 剑突顶点，耻骨联合点，双髂嵴中点。
3. 消毒 在施术部位，用碘伏消毒 2 遍，然后铺无菌洞巾，使治疗点正对洞巾

中间。

4. 麻醉 用 1% 利多卡因局部浸润麻醉，每个治疗点注药 1ml。

5. 刀具 Ⅰ型 4 号直形针刀。

6. 针刀操作（图 13-1）

（1）第 1 支针刀松解剑突部腹白线的粘连、瘢痕：在剑突顶点处定位，刀口线与人体纵轴方向一致，按四步进针规程进针刀，针刀体与皮肤垂直，针刀经皮肤、皮下组织，直达剑突骨面，纵疏横剥 3 刀，范围 0.5cm，然后调转刀口线 90°，向下铲剥 3 刀。

（2）第 2 支针刀松解耻骨联合部腹白线的粘连、瘢痕：在耻骨联合处定位，刀口线与人体纵轴方向一致，按四步进针规程进针刀，针刀体与皮肤垂直，针刀经皮肤、皮下组织，直达耻骨联合软骨骨面，纵疏横剥 3 刀，范围 0.5cm，然后调转刀口线 90°，向上铲剥 3 刀。

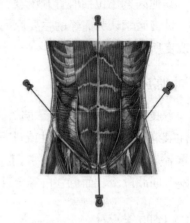

图 13-1　针刀松解腹白线及腹肌的粘连和瘢痕

（3）第 3 支针刀松解右侧腹肌在髂嵴中份止点的粘连、瘢痕：在右侧髂嵴中点处定位，刀口线与人体纵轴方向一致，按四步进针规程进针刀，针刀体与皮肤垂直，针刀经皮肤、皮下组织，直达髂嵴骨面，纵疏横剥 3 刀，范围 0.5cm，然后调转刀口线 90°，沿髂嵴骨面铲剥 3 刀，刀下有落空感时停止。

（4）第 4 支针刀松解左侧腹肌在髂嵴中份止点的粘连、瘢痕：针刀操作方法参照第 3 支针刀。

（5）术毕，拔出针刀，局部压迫止血 3 分钟后，创可贴覆盖针眼。

【针刀术后手法治疗】

针刀术后嘱患者主动弯腰伸腰 3 次。

【现代研究】

1. 采用针刀整体松解术治疗原发性痛经 29 例 分 3 次治疗。第 1 次针刀整体松解腰段脊柱软组织的粘连、瘢痕：患者取俯卧位，腹部置棉垫。在 L_3、L_4、L_5 棘突、棘间、横突，骶正中嵴及骶骨后面定点，每个治疗点用 1% 利多卡因注射液 1ml 局部浸润麻醉。松解棘突及棘间时，使用汉章Ⅰ型 4 号针刀，刀口线与脊柱纵轴方向一致，按四步进针规程进针刀，经皮肤、皮下组织，直达棘突骨面，纵疏横剥 3 刀，然后贴骨面向棘突两侧分别用提插刀法切割 3 刀，深度 0.5cm；再退针刀到棘突表面，调转刀口线 90°，沿棘突上缘用提插刀法切割 3 刀，深度 0.5cm。松解横突时，使用汉章Ⅰ型 3 号针刀，刀口线与人体纵轴方向一致，针刀经皮肤、皮下组织、胸腰筋膜浅层、骶棘肌，达横突骨面，沿横突骨面向外到横突尖部，沿骨缘用提插刀法切割 3 刀，深度 0.5cm。松解骶正中嵴及骶骨后面时，使用汉章Ⅰ型 4 号针刀，刀口线与脊柱纵轴方向一致，针刀经皮肤、皮下组织，直达骶骨骨面，纵疏横剥 3 刀。第 2 次针刀松解腹白线及腹肌的粘连、瘢痕：患者取仰卧位，选取剑突顶点、耻骨联合点、双髂嵴中点定点，每个治疗点 1% 利多卡因注射液 1ml 局部麻醉，使用汉章Ⅰ型 4 号针刀。针刀松解时，刀口线与人体纵轴方向一致，按四步进针规程进针刀，针刀经皮肤、皮下组织，直达骨面，纵疏横剥 3 刀，范围不超过 0.5cm；然后剑突部位的针刀调转刀口线 90°，向下铲剥 3 刀，耻骨联合部位的针刀调转刀口线 90°，向上铲剥 3 刀，髂嵴中点的针刀分别调转刀口线 90°，沿髂嵴骨面铲剥 3 刀，范围均不超过 0.5cm。第 3 次针刀松解调节人体电生理线路：患者取仰卧位，选取气海、关元、中极、足三里（双）、三阴交（双）穴定点。选用汉章Ⅰ型 4 号针刀，刀口线与人体纵轴方向一致，按四步进针规程进针刀，针刀经皮肤、皮下组织、筋膜，达肌肉层，纵疏横剥 3 刀，范围不超过 0.5cm。第 1 次针刀治疗后间隔 5 天行第 2 次针刀治疗，每次治疗后均常规予抗生素预防感染 3 天。3 次治疗结束后进行疗效评定。结果：29 例患者中，治愈 16 例，显效 7 例，有效 4 例，无效 2 例，总有效率 93.1%。〔孟波，张平. 针刀整体松解术治疗原发性痛经临床观察［J］. 实用中医药杂志，2017，33（9）：1075.〕

2. 采用针刀配合中药治疗原发性痛经　治疗组采用针刀配合口服中药汤剂治疗，对照组采用口服中药汤剂治疗，全部患者连续治疗 2 个月经周期，治疗结束后 3 个月根据随访结果，进行疗效评价。①针刀治疗方法：针刀选择苏州医疗用品厂有限公司生产的华佗牌针刀，直径 0.5mm，长度 50mm。在经前 2~3 日开始治疗，1 周治疗 1 次，连续治疗 2 个月经周期。患者采用俯卧位和仰卧位，常规消毒。主穴选择肾俞、足三里、三阴交、中极；配穴可选择归来、天枢、阳陵泉、脾俞、肝俞等。治疗时，除主穴外可随证加减 2~3 个配穴。施行针刀松解术。除肝俞、脾俞穴斜刺入 0.5 寸左右外，其他穴位均垂直刺入 1 寸左右，达骨骼肌、骨骼或韧带之间，与针灸穴位所至之处基本一致，纵行扇形切割 2~3 刀，局部仅有酸、麻、胀的感觉。针刀术毕，拔出全部针刀，创可贴覆盖针眼。嘱患者创口处保持干燥。②中药汤剂治疗方法：口服中药采用温经汤加减，每日 1 剂，分早晚 2 次饭后 1 小时温服。在经前 2~3 日开始服用，连服 7 日，连续治疗 2 个月经周期。24 例患者经治疗后总有效率为 95.83%。〔遇雯. 针刀配合中药治疗原发性痛经 24 例疗效观察［J］. 世界中西医结合杂志，2017，12（9）：1245-1248.〕

第二节　闭　经

【概述】

闭经是妇科疾病的常见症状，可分为原发性和继发性两类。前者是指女性年过 18 岁，月经尚未来潮者，后者是指女性在建立了正常月经周期后，停经 6 个月以上者。

【针刀应用解剖】

见本章第一节痛经的针刀应用解剖。

【病因病理】

下丘脑 – 垂体 – 卵巢轴的任何一个环节发生故障都可以导致闭经。

1. 子宫性闭经　患者的卵巢功能和垂体促性腺激素分泌功能正常，但子宫内膜不能对卵巢激素产生正常的反应。

2. 卵巢性闭经　若卵巢缺如或发育不良，卵巢损坏或早衰，致体内无性激素产生时，子宫内膜既不能生长，也不能发生周期性变化和剥脱，故月经不能来潮。

3. 脑垂体性闭经　脑垂体前叶功能失调可影响促性腺激素的分泌，继而影响卵巢功能而引起闭经。

4. 丘脑下部性闭经　丘脑下部的功能失调可影响垂体，进而影响卵巢引起闭经。可引起丘脑下部功能失调的有神经精神因素，消耗性疾病或营养不良，药物抑制综合征，闭经泌乳综合征以及其他内分泌腺功能的异常。

【临床表现】

一、子宫性闭经

1. 先天性无子宫或子宫发育不良　都为原发性闭经，外生殖器和第二性征发育良好，无阴道或仅有很浅的隐窝，如已婚，常诉性交困难，妇科检查可扪及偏小的子宫，或只有残迹。

2. 子宫内膜粘连　常引起继发性闭经，伴有周期性下腹或腰背痛，外生殖器和第二性征正常。

二、卵巢性闭经

1. 先天性卵巢发育不良　原发性闭经，身材矮，蹼颈，桶胸，肘外翻，后发际线低，第二性征不发育，生殖器呈幼稚型，常并发主动脉狭窄与泌尿系统异常。先天性卵巢发育不良的另一种表现是身材高大，骨骺闭合延迟，阴毛少，乳房小，骨盆狭窄。

2. 无反应性卵巢综合征　原发性闭经，第二性征发育不良，腋毛、阴毛稀少或缺如，外阴及乳房发育较差，其临床表现酷似单纯性卵巢发育不全。

3. 卵巢功能早衰　此症多发生在 20~30 岁妇女，患者可有正常生育史，然后突然出现闭经；也可先有月经过少而后长期闭经。少数病例在月经初潮后有 1~2 次月经即出现闭经。由于雌激素水平低落，出现阴道干枯，性交困难，面部潮热，出汗烦躁等围绝经期综合征症状和体征。

三、垂体性闭经

垂体前叶功能减退症最早出现和最常见的症状是产后无乳，然后出现产后闭经，性欲减退，第二性征逐渐消退，生殖器萎缩。如果促甲状腺素及促肾上腺素的分泌也受到影响，患者除闭经外，还可出现乏力、怕冷，毛发脱落，反应迟钝，心动过缓，血压降低等症状。

四、丘脑下部性闭经

症状有嗜睡或失眠，多食、肥胖或顽固性厌食、消瘦，发热或体温过低，多汗或不出汗，手足发绀，括约肌功能障碍，精神变态，喜怒无常。如为肥胖性生殖无能营养不良症，除闭经外，还有生殖器官及第二性征发育不全和脂肪分布集中于躯干、大腿及肩臂，膝肘以下并不肥胖。如同时出现尿崩症，肢端肥大或溢乳症等，提示病变在下丘脑。

五、其他内分泌腺功能异常

如肾上腺皮质功能和甲状腺功能异常。

【诊断要点】

根据病史、临床表现、体格检查、药物实验及相关的实验室检查可明确诊断。

【针刀治疗】

一、治疗原则

依据人体弓弦力学系统理论及疾病病理构架的网眼理论，闭经是由于盆底部软组织慢性损伤后引起盆底段脊柱弓弦力学系统力平衡失调，形成网络状的病理构架，导致子宫及附件的位置异常。通过针刀整体松解腰段脊柱弓弦力学系统软组织的粘连和瘢痕，可恢复子宫及附件的正常位置及功能。

二、操作方法

（一）第1次针刀整体松解腰段脊柱弓弦力学系统软组织的粘连和瘢痕

针刀治疗方法参照第十二章第一节中风后遗症第3次针刀松解术。

（二）第2次针刀松解髂嵴骨面软组织的粘连、瘢痕

1.体位 俯卧位。

2.体表定位 双侧髂嵴前、中、后份，共6点。

3.消毒 在施术部位，用碘伏消毒2遍，然后铺无菌洞巾，使治疗点正对洞巾

中间。

4. 麻醉　用 1% 利多卡因局部浸润麻醉，每个治疗点注药 1ml。

5. 刀具　Ⅰ型 4 号直形针刀。

6. 针刀操作（图 13-2）

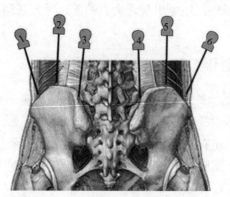

图 13-2　针刀松解双侧髂嵴上软组织

（1）第 1 支针刀松解左侧髂嵴前份软组织的粘连和瘢痕：刀口线与人体纵轴方向一致，按四步进针规程进针刀，针刀体与皮肤垂直，针刀经皮肤、皮下组织，直达髂嵴骨面，纵疏横剥 3 刀，范围 1cm，然后调转刀口线 90°角，沿髂嵴骨面铲剥 3 刀，刀下有落空感时停止。

（2）第 2 支针刀松解左侧髂嵴中份软组织的粘连和瘢痕。

（3）第 3 支针刀松解左侧髂嵴后 1/3 交界点软组织的粘连和瘢痕。

（4）第 4 支针刀松解右侧髂嵴后份软组织的粘连和瘢痕。

（5）第 5 支针刀松解右侧髂嵴中 1/3 交界点软组织的粘连和瘢痕。

（6）第 6 支针刀松解右侧髂嵴前 1/3 交界点软组织的粘连和瘢痕。

第 2~6 支针刀操作方法与第 1 支针刀相同。

（7）术毕，拔出针刀，局部压迫止血 3 分钟后，创可贴覆盖针眼。

【针刀术后手法治疗】

针刀术后嘱患者主动弯腰伸腰 3 次。

第三节　慢性盆腔炎

【概述】

本病指内生殖器（包括子宫、输卵管和卵巢）及其周围结缔组织、盆腔腹膜的炎症，可局限于某部位，也可涉及整个内生殖器，常因急性期未经彻底治疗而转为慢性。

【针刀应用解剖】

女性盆腔内，前为膀胱，后为直肠，二者之间是子宫、卵巢、输卵管和阴道。

一、子宫

子宫为空腔器官，呈倒置梨形，成年妇女子宫长 7~8cm，宽 4~5cm，厚 2~3cm，重约 50g，宫腔容量约 5ml。位于宫腔中央，依靠圆韧带、阔韧带、主韧带、宫骶韧带 4 对韧带的作用固定。子宫上部较宽，称子宫体，上端隆突部分称子宫底，宫底两侧为子宫角，与输卵管相通，子宫下部较窄，呈圆柱状，称子宫颈。子宫体与子宫颈之间为子宫峡部，非孕期长约 1cm，分娩时可伸展拉长至 7~10cm，成为产道的一部分。子宫壁很厚，由外层浆膜层、中层肌层、内层黏膜层即子宫内膜组成，子宫内膜从青春期到围绝经期，受卵巢激素的影响，有周期性改变并产生月经。

二、卵巢

卵巢位于子宫底的后外侧，与盆腔侧壁相接，为女性生殖腺，左右各一，灰红色，呈扁平的椭圆形。卵巢属于腹膜内位器官，完全被子宫阔韧带后叶包裹形成卵巢囊。卵巢与子宫阔韧带间的腹膜皱襞，名卵巢系膜，很短，内有至卵巢的血管、淋巴管和神经通过。

卵巢由卵巢动脉和子宫动脉的卵巢支供血。卵巢动脉和子宫动脉的卵巢支，从卵巢门进入髓质，形成螺旋状分支，并呈辐射状伸入皮质，在卵泡膜和黄体内形成毛细血管网，再由毛细血管网集合成微静脉，然后在髓质内汇成小静脉，经卵巢门离开。小静脉在卵巢系膜内构成卵巢静脉丛，最后汇集成卵巢静脉，与同名动脉伴行。左侧卵巢静脉注入左肾静脉，右侧直接注入下腔静脉。卵巢的神经来自卵巢神经丛和子宫神经丛。

三、输卵管

为一对细长的管状器官，全长 7.4~13.2cm，直径（外径）约 0.5cm。输卵管位于子宫底的两侧，子宫阔韧带的上缘内，外端达卵巢的上方，游离于腹腔内。每侧输卵管有两个开口，一个开口于子宫腔，另一个开口于腹膜腔。输卵管常因阴道、子宫的上行感染或腹膜腔的炎症而受累。

输卵管环绕卵巢的上下端和前缘，在卵巢系膜、卵巢固有韧带与输卵管之间，有由子宫阔韧带形成的输卵管系膜，其内含有至输卵管的血管、淋巴管和神经等。左输卵管与小肠和乙状结肠相邻；右侧者与小肠和阑尾（蚓突）接触。因此，临床上右侧输卵管炎与阑尾炎的鉴别诊断比较困难，其原因是二者的解剖位置很接近。

腹腔内的腹膜经骨盆上口向下移行于盆腔内的腹膜，并被覆于盆腔各壁和盆腔脏器，形成许多皱襞和凹陷。由于女性盆腔内子宫和阴道的存在，直肠前面的腹膜向前返折到阴道后壁的上部（阴道后穹隆），并向上盖于子宫颈和体的后面，继而绕过子宫底，沿子宫前面下降至子宫峡部，转至膀胱。在直肠与子宫之间，腹膜移行形成的凹陷称直肠子宫陷凹，陷凹的底部距肛门约5.5cm，为站立和坐位时女性腹腔的最底部位，腹膜腔内的炎性渗出液、脓液和血液，常因重力作用聚集于此。在子宫前面与膀胱上面之间，腹膜返折形成的浅凹，称膀胱子宫陷凹。子宫前、后面的腹膜在子宫旁侧愈合成子宫阔韧带，并延至盆侧壁。

【病因病理】

一般为混合感染，致病菌如溶血性链球菌、厌氧链球菌、葡萄球菌、大肠埃希菌、变形杆菌、沙眼衣原体等，通过血液、淋巴或直接扩散引起盆腔器官及结缔组织产生粘连、增厚、瘢痕，有时炎性渗出液未被吸收而形成囊性包块。

【临床表现】

本病一般由急性期未经彻底治疗转化而来，大多数患者全身症状不明显，下腹坠胀、疼痛及腰骶部疼痛，在劳累、性生活后和经期加剧，常伴有月经不调，白带增多。子宫活动受限，在子宫及输卵管一侧或双侧可能触及囊状物，并有轻度压痛，盆腔结缔组织炎时，一侧或双侧有结节状增厚、压痛或可扪到包块。

【诊断要点】

根据以上的临床表现及辅助检查的情况，可以确诊。

需要与子宫内膜异位症、盆腔瘀血症及盆腔结核等相鉴别。

【针刀治疗】

一、治疗原则

依据人体弓弦力学系统理论及疾病病理构架的网眼理论，慢性盆腔炎是由于盆底部软组织慢性损伤后引起盆底段脊柱弓弦力学系统力平衡失调，形成网络状的病理构架，导致子宫、膀胱、直肠失去正常的位置。通过针刀整体松解腰骶段脊柱弓弦力学系统软组织的粘连和瘢痕，可恢复子宫、膀胱及直肠的正常位置及功能。

二、操作方法

（一）第1次针刀整体松解腰段脊柱弓弦力学系统软组织的粘连和瘢痕

针刀治疗方法参照第十二章第一节中风后遗症第3次针刀松解术。

（二）第2次针刀松解髂嵴骨面软组织的粘连和瘢痕

针刀治疗方法参照本章第二节闭经第2次针刀松解术。

（三）第 3 次针刀松解骶髂部软组织的粘连和瘢痕

1. 体位 俯卧位。

2. 体表定位 髂后上棘，骶骨第 2 棘突结节，尾骨尖上 1cm。

3. 消毒 在施术部位，用碘伏消毒 2 遍，然后铺无菌洞巾，使治疗点正对洞巾中间。

4. 麻醉 用 1% 利多卡因局部浸润麻醉，每个治疗点注药 1ml。

5. 刀具 Ⅰ型 4 号直形针刀。

6. 针刀操作（图 13-3）

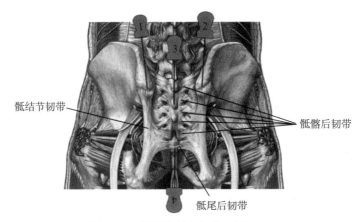

骶结节韧带　　　　　　　　　　　　　　　骶髂后韧带

骶尾后韧带

图 13-3　骶髂部软组织针刀松解

（1）第 1 支针刀松解左侧骶结节韧带的粘连、瘢痕：在左侧髂后上棘处定位，刀口线与脊柱纵轴平行，针刀体与皮肤垂直，针刀经皮肤、皮下组织，直达髂后上棘骨面，纵疏横剥 3 刀，调转刀口线 90°，在骨面上向上铲剥 3 刀，范围 0.5cm。

（2）第 2 支针刀松解右侧骶结节韧带的粘连、瘢痕：针刀操作方法参照第 1 支针刀。

（3）第 3 支针刀松解骶髂后韧带的粘连、瘢痕：在骶骨第 2 棘突结节处定位，刀口线与脊柱纵轴平行，针刀体与皮肤垂直，针刀经皮肤、皮下组织，直达骨面，纵疏横剥 3 刀，调转刀口线 90°，沿棘突结节分别向左右铲剥 3 刀，范围 0.5cm。

（4）第 4 支针刀松解骶尾后韧带的粘连、瘢痕：在尾骨尖上 1cm 处定位，刀口线与脊柱纵轴平行，针刀体与皮肤垂直，针刀经皮肤、皮下组织，直达骨面，纵疏横剥 3 刀，调转刀口线 90°，沿棘突结节分别向左右铲剥 3 刀，范围 0.5cm。

【针刀术后手法治疗】

针刀术后应根据患者的具体情况决定是否配合手法治疗：

1. 如属于相关椎体位移，针刀术后立即进行手法治疗。

2. 如属于脊柱区带软组织损伤，针刀术后在各个进针点处指压 20 秒，以促进局

第十三章　常见妇科疾病

部的微循环。

【现代研究】

1. 采用益气扶正高位灌肠法结合针刀治疗慢性盆腔炎 ①根据影像学检查找到病变椎体，在此椎体上下的棘间韧带、左右关节囊处定6个点，刀口线与人体纵轴平行，垂直刺入，按骨关节移位方法进行松解。②如在病理区范围内，或者在骶尾孔周围有阳性压痛点、条索结节，可以在此处进针刀，刀口线和阳性物纵轴平行，垂直刺入，条索和硬结者务必切开、刮碎。③未发现骨关节移位，也未找到阳性物者，属于单纯生理功能紊乱，在脐下方3寸处定一点，刀口线和人体纵轴平行，针刀体与皮肤平面垂直刺入0.8cm，纵行剥离2~3下。每日1次，连续治疗10日。在针刀治疗的基础上采用自拟中药汤剂，方剂组成：马鞭草9g、油枯灯草9g、垂盆草27g、白花蛇舌草20g、苦参15g、淫羊藿10g、没药10g、红花10g、苏木10g、土鳖虫1摊、白术9g、桂枝9g、透骨草9g、皂角刺12g、天花粉9g。煎汁150ml，凉至药温不烫手。待患者排空大小便后取左侧卧位，双膝屈曲，臀部抬高20cm，用石蜡油棉签润滑肛门周围，将导尿管插入患者肛门，深约20cm，将药液缓缓注入。保留时间越长越好。1次/日，10日为1个疗程，经期停止灌肠治疗。结果：75例患者，经治疗后总有效率为92%（69/75）。〔杨晓梅. 益气扶正高位灌肠法结合针刀治疗慢性盆腔炎临床疗效观察［J］. 河北医学，2017，23（5）：852-854.〕

2. 运用针刀治疗慢性盆腔炎 依据胸腰段X线片，了解T_{12}、L_1、L_2椎体有无移位情况，找到病变椎体，在此椎体上、下棘间韧带，左、右关节突关节囊定6个点，刀口线与人体纵轴平行，垂直刺入，按骨关节移位方法进行松解；如果在T_{12}、L_1、L_2病理区带范围内，或者在骶骨孔周围有阳性压痛点、条索结节，可以在此处进针刀，刀口线和阳性点纵轴平行，垂直刺入，条索和硬结者切开、刮碎。136例患者经针刀治疗后，临床治愈86例，显效36例，好转14例，显效率达89.7%，总有效率100%。〔成树江，周翔，史晨晓. 针刀治疗慢性盆腔炎临床研究［C］. 全国针刀医学学术交流大会论文集，2005：387-391.〕

第四节　乳腺囊性增生病

【概述】

本病也称慢性囊性乳腺病（简称乳腺病），是乳腺间质的良性增生。如增生发生于腺管周围，可伴有大小不等的囊肿形成；如增生发生于腺管内，可表现为上皮的乳头样增生，并伴有乳腺管囊性扩张；也可见增生发生于小叶实质者。本病是妇女多发病之一，常见于25~40岁之间。由于本病的临床表现有时与乳腺癌相似，因此，本病的正确诊断非常重要。

【针刀应用解剖】

女性乳房为哺育婴儿的器官，位于胸前壁浅筋膜内，其深层为胸大肌、前锯肌、腹外斜肌筋膜、胸肌筋膜及腹直肌前鞘上端的外面，约在第2~6肋之间。乳房的中央有乳头，位于第4肋间隙或第5肋水平。乳头周围环形区皮肤的色泽较深，为乳晕。乳头和乳晕的皮肤均较薄弱，易于损伤，哺乳期尤应注意，以防感染。

一、女性乳房结构

女性乳房主要由脂肪组织和乳腺构成（图13-4）。

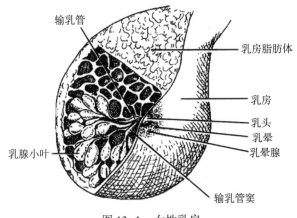

图 13-4 女性乳房

（一）脂肪组织

乳房内的脂肪组织包于乳腺周围，呈囊状，称为脂肪囊，或称为乳房脂肪体。脂肪囊中有不同走向的结缔组织纤维束，由腺体基底部连于皮肤或胸部浅筋膜，形成分隔乳腺叶的隔障和支柱，称为乳房悬韧带，对乳房的位置有固定作用。在乳腺癌患者中，由于该韧带相对缩短，牵引皮肤向内凹陷，致使皮肤表面出现多数小凹，呈橘皮样改变。

（二）乳腺

乳腺为复泡管状腺（图13-5），由15~20个叶组成。叶外有结缔组织包绕，叶内又被结缔组织分隔形成若干小叶，乳腺导管分小叶内导管、小叶间导管和总导管（输乳管）三级，小叶内导管上皮由单层立方或柱状上皮构成，后两者由复层柱状上皮构成，并与表皮乳头上皮相连续。

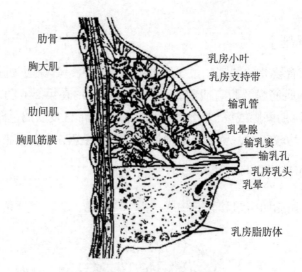

图 13-5 女性乳房矢状面

乳腺结构与年龄和功能状态有关，青春期开始发育，妊娠末期及哺乳期可分泌乳汁，称为活动性乳腺，无分泌功能的乳腺称为静止期乳腺。静止期乳腺导管不发达，一般缺少腺泡，排卵后在孕酮和卵泡素的作用下，导管末端增生扩大形成少量腺泡，结缔组织和脂肪组织含量丰富。妊娠期乳腺受大量激素作用而迅速增大。卵泡素促进导管增生，孕酮可使腺泡数目增多，腺泡呈圆形或卵圆形，大小不等，上皮为立方或矮柱状。哺乳期的乳腺，在催乳素作用下，腺体更加发达，腺泡和导管大量增生，结缔组织减少，脂肪细胞可以消失。小叶内充满不同分泌周期的腺泡。断乳后，腺上皮停止分泌，贮积的乳汁渐被吸收，腺泡缩小，细胞变性而自溶，或被巨噬细胞吞噬而清除。结缔组织和脂肪细胞增生，腺体又恢复至静止状态。绝经期后，卵巢激素水平下降，腺体萎缩退化，大部分腺泡和导管逐渐消失。整个腺体逐渐被结缔组织所代替。

二、乳房血管分布

乳房血管分为浅、深两组。浅静脉在乳头周围皮下组织内形成乳头静脉丛。因乳房皮肤较薄，故静脉在体表清楚可见。浅静脉汇入腋静脉及胸廓内静脉；深静脉与同名动脉伴行汇入较大的静脉。

三、乳房淋巴循环

乳房淋巴很丰富，相互吻合成淋巴管丛。乳头和乳晕皮肤内的淋巴管丛，汇入乳晕下丛。深淋巴管起自腺泡周围间隙，在叶间隙和输乳管壁内合成淋巴管丛。深淋巴管除与皮肤的浅淋巴广泛吻合外，主要沿输乳管向乳头聚集，并同乳晕下丛连接。乳房外侧部及中部淋巴管可引流入腋淋巴结的胸肌群（前群）、肩胛下群（后群）及中央淋巴结，进而引入锁骨下淋巴结；乳房上部的淋巴管贯穿胸大肌，注入腋淋巴结的尖淋巴结或直接流入锁骨下淋巴结和胸肌间淋巴结；乳房内侧部的淋巴管，一部分沿胸廓内动脉穿支，穿胸壁流入胸骨淋巴结或与胸膜淋巴管吻合，另一部分与对侧乳房的淋巴管相吻合。乳房下部和内侧部的淋巴管与腹直肌鞘上部的淋巴管丛交通。此外，乳房淋巴管与膈和肝的淋巴管也常有吻合。

由于乳房的淋巴回流主要流入腋淋巴结，故乳腺炎或乳房癌肿，多首先侵及腋淋巴结，使之肿大。临床查体时可以触知。

四、乳房神经分布

主要由锁骨上神经分支及第4~6肋间神经前皮支的乳房内侧支和该肋间神经的外侧皮支的乳房外侧支支配。交感神经纤维沿胸外侧动脉和肋间动脉分布至乳房，分布于乳房皮肤、血管、乳头和乳晕的平滑肌及腺组织等。乳腺的分泌活动受卵巢和垂体激素的控制。

【病因病理】

针刀医学认为，本病是由情绪性损伤和药物性损伤（使用含性激素或影响性激素的药物），引起下丘脑－垂体－卵巢轴功能异常，导致人体内分泌功能紊乱和乳腺软组织代谢障碍所致。

【临床表现】

一、症状

1. 乳房胀痛 具有周期性，常于月经前期发生或加重，少数患者也可无周期性加重。

2. 乳房肿块 常为多发性，见于一侧或两侧。可较局限，或可分散于整个乳房，月经期后可减少或消失。

3. 乳头溢液 约有15%的患者可见乳头溢液。

二、体征

查体可见肿块呈结节状，大小不一，质韧而不硬，活动度好，但与周围组织分界不清楚。腋窝淋巴结不肿大。

【诊断要点】

1. 乳房有不同程度的胀痛、刺痛或隐痛，可放射至腋下、肩背部，与月经、情绪变化有相关性，连续3个月或间断疼痛3~6个月不缓解。

2. 一侧或两侧乳房出现单个或多个大小不等、形态多样的肿块，肿块可分散于整个乳房，与周围组织界限不清，与皮肤或深部组织不粘连，推之可动，可有触痛，可随情绪及月经周期的变化而消长，部分患者可有乳头溢液或瘙痒。

3. 影像学检查如彩超等可帮助明确诊断。

【针刀治疗】

一、治疗原则

依据人体弓弦力学系统理论及疾病病理构架的网眼理论，乳腺囊性增生是由乳腺软组织代偿性增生所形成的肿块。针刀闭合性手术治疗将肿块包膜刺破，使肿块内容物进入组织间隙，人体将其作为异物吸收。需要注意的是针刀治疗前，必须对肿块做穿刺活检，以排除乳腺癌。

二、操作方法

针刀刺破乳腺肿块。

1.体位 坐位。

2.体表定位 乳腺肿块。

3.消毒 在施术部位，用碘伏消毒2遍，然后铺无菌洞巾，使治疗点正对洞巾中间。

4.麻醉 用1%利多卡因局部浸润麻醉，每个治疗点注药1ml。

5.刀具 Ⅰ型4号直形针刀。

6.针刀操作

（1）乳腺肿块较小者，可用1支针刀以一点三孔方式切破肿块包膜（图13-6）：摸准肿块，用一手固定，针刀于12点处定位，刀口线与乳腺管方向一致，针刀体与皮肤成90°角，按四步进针规程进针刀，通过皮肤达皮下组织，刺破囊壁，即有一落空感，此时，缓慢进针刀，在囊腔中纵疏横剥3刀，范围0.5cm。当刀下再有一突破感时，即刺破对侧囊壁，退针刀到囊腔中，用扇形提插刀法切割3刀，以刺破对侧囊壁为准。术毕，拔出针刀，局部压迫止血3分钟后，创可贴覆盖针眼。

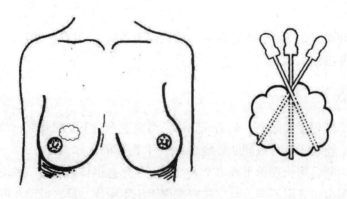

图13-6　一点三孔针刀切割术

（2）对乳腺肿块较大者，用4支针刀分别切破肿块四周的包膜（图13-7）：摸准肿块，用一手固定。

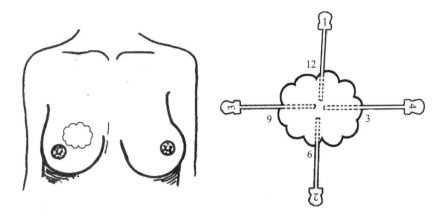

图 13-7　乳腺肿块针刀切割术

1）第 1 支针刀于 12 点处定位，刀口线与乳腺管方向一致，针刀体与皮肤成 90°角，按四步进针规程进针刀，通过皮肤达皮下组织，刺破囊壁，即有一落空感，此时，缓慢进针刀，在囊腔中纵疏横剥 3 刀，范围 0.5cm。

2）第 2 支针刀于 6 点处定位，刀口线与乳腺管方向一致，针刀体与皮肤成 90°角，按四步进针规程进针刀，通过皮肤达皮下组织，刺破囊壁，即有一落空感，此时，缓慢进针刀，在囊腔中纵疏横剥 3 刀，范围 0.5cm，与第 1 支针刀"会师"。

3）第 3 支针刀于 9 点处定位，刀口线与乳腺管方向一致，针刀体与皮肤成 90°角，按四步进针规程进针刀，通过皮肤达皮下组织，刺破囊壁，即有一落空感，此时，缓慢进针刀，在囊腔中纵疏横剥 3 刀，范围 0.5cm。

4）第 4 支针刀于 3 点处定位，刀口线与乳腺管方向一致，针刀体与皮肤成 90°角，按四步进针规程进针刀，通过皮肤达皮下组织，刺破囊壁，即有一落空感，此时，缓慢进针刀，在囊腔中纵疏横剥 3 刀，范围 0.5cm，与第 3 支针刀"会师"。

5）术毕，拔出针刀，局部压迫止血 3 分钟后，创可贴覆盖针眼。

【针刀术后手法治疗】

针刀术后一般无需手法治疗。

【现代研究】

1. 采用针刀联合消乳散结胶囊治疗乳腺增生　患者取仰卧位，双手抱头，使两侧乳房充分暴露，确定乳腺肿块中央或压痛点最明显处定点标记，常规消毒，选用Ⅰ型针刀，双手配合，左手固定肿块，食指压紧定点部位皮肤，刀口线与乳腺导管方向平行，右手持针刀沿左手食指指甲边缘加压刺入，通透剥离和纵行剥离 2~3 下；在两乳头连线中点处定点，刀口线与前正中线平行，针刀体垂直刺入达骨面，横行剥离 2~3下，出针后压迫针孔，无菌纱布覆盖。每周 2 次，4 周为 1 个疗程。口服中成药消乳散结胶囊 1.2g，日 3 次，4 周为 1 个疗程。124 例患者经治疗后总有效率 93.54%。〔类玮玮. 针刀联合消乳散结胶囊治疗乳腺增生的临床研究［J］. 光明中医，2017，

2. 采用超微针刀治疗乳腺增生 115 例　针刀组：基础治疗：心理疏导及口服中成药消乳散结胶囊，3 粒 / 次、3 次 / 日。超微针刀：治疗点：① T_3、T_4 同侧棘突旁；②膻中穴附近筋节点；③乳房下方乳根穴附近筋节点。选用 0.4 mm × 25 mm 的超微针刀，暴露治疗部位，常规消毒，双手配合，左手按压结节点，右手持刀，进针刀深度 0.5cm，切断筋膜结节，出针刀后用干棉球按压伤口 1 分钟，每周 2 次，治疗周期为 5 周。常规组采用心理疏导及口服中成药消乳散结胶囊，方法及药物同针刀组。两组临床随访观察周期为 5 周，5 周后行乳腺触诊、红外线乳透、乳腺彩超检查。针刀组总有效率为 85.2%，常规组总有效率为 68.5%。〔徐宏 . 超微针刀治疗乳腺增生临床疗效观察［J］. 航空航天医学杂志，2015，26（8）：921-922.〕

3. 采用小针刀联合艾灸治疗乳腺增生症　①小针刀：患者取仰卧位，双手抱头，两侧乳房充分暴露，在两侧各选择 1 处压痛最显著的包块定位，常规消毒、局麻后，戴无菌手套、铺无菌洞巾，使用一次性 0.8 mm × 50 mm 无菌平刃小针刀操作（操作时避免损伤周围血管和神经），医生在定位处将平刃小针刀穿刺进入皮肤，根据肿块的形态、大小，继续进针将针刀刺入病灶，然后沿着刀口线的纵轴方向连续切割 3~5 刀，每次切割后停顿约 10 秒后再进行下一针刀的切割，感觉针刀处放松后即可拔出针刀，用无菌纱布按压针孔防止出血，无出血后用胶带粘贴，无菌敷料固定，24 小时之内防止沾水，同时防止治疗部位出汗过多，保持针孔清洁。每周进行 1 次针刀治疗，连续 3 周为 1 个疗程。1 个疗程后休息 1 周，总共治疗 3 个疗程。行小针刀操作时需避开月经期。②艾灸：准确定位膻中、乳根、肩井、少泽、期门穴，在距离穴位皮肤大约 1.5~3.0 cm 处用一端燃烧的艾条熏灼，使局部皮肤毛细血管扩张及患者出现温热感，避免出现烧灼疼痛感觉，每个穴位每次熏灼 10~15 分钟。每月连续灸 10 日为 1 个疗程，1 个疗程结束后休息至下个疗程开始，总共 3 个疗程。治疗组共 35 例，总有效率 100%，其中痊愈 19 例，显效 14 例，有效 2 例。〔彭桂平，叙春 . 小针刀联合艾灸治疗乳腺增生症 35 例［J］. 福建中医药，2014，45（5）：45.〕

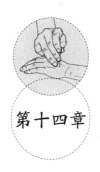

第十四章

常见儿科疾病

第一节　痉挛性脑瘫

【概述】

脑性瘫痪简称脑瘫，是指出生前到出生后 1 个月内因各种原因所致的非进行性脑损伤，主要表现为中枢性运动障碍及姿势异常。痉挛性脑瘫占脑瘫患者的 70%，其引起的肢体畸形、关节功能障碍严重影响了患者的生活质量。中医康复治疗痉挛性脑瘫虽然取得了一定效果，但见效缓慢，治疗周期长，疗效不确切；西医矫形外科治疗该病手术创伤大，康复周期长，往往还会导致矫枉过正。针刀整体松解治疗痉挛性脑瘫创伤小、见效快、疗效确切，还避免了矫枉过正，是近年发展起来治疗该病的一种新方法。

【针刀应用解剖】

髋关节内收畸形参照第九章第三节股骨头坏死的针刀应用解剖；膝关节屈曲畸形参照第八章第四节膝关节骨性关节炎的针刀应用解剖；马蹄足畸形参照第八章第六节踝关节陈旧性损伤的针刀应用解剖。

【病因病理】

针刀医学认为，虽然脑损伤是非进行性的，但运动障碍及姿势异常却是进展性的，这是由于肢体软组织的长期慢性损伤后，肌肉、韧带、关节囊、筋膜紧张、挛缩，引起关节力学传导异常，最终造成四肢弓弦力学系统、脊肢弓弦力学系统、脊柱弓弦力学系统的损害，超过了人体的自我代偿和自我修复限度，导致关节畸形、步态异常。

【临床表现】

痉挛性脑瘫的临床表现主要是肌张力增强、腱反射亢进、踝阵挛和巴氏征阳性。又由于屈肌的张力通常比伸肌群的张力高，而出现屈、伸肌力不平衡，呈现特有的姿态与肢体畸形；患者走路的步态也由于屈肌张力增高严重痉挛之故而表现为独特步态。损伤部位主要在大脑皮层运动区和锥体束。

一、肌张力增强

肌张力过高是脑性瘫痪的重要表现，根据检查时肢体痉挛产生的阻力，可将其分为三级：

1. 重度痉挛 这类患儿全身肌肉处于高度共同收缩状态，也就是说，躯干和四肢都处于痉挛状态。在重度痉挛的患儿身上可以发现某些典型的痉挛外形，较常见的一种是：上肢完全屈曲，肘、腕和各指关节处呈屈曲状，肩韧带收缩，肩关节内旋、内收，肘部腕尺关节也内旋，下肢呈伸展状态，患儿头部常后仰，并转向一侧。在有些患儿，肘关节也可以伸展为主，他们的肩韧带往往是拉长的，下肢的伸展状态表现为髋关节伸展、内旋，膝关节也伸展，踝关节跖屈，脚掌内翻，整个下肢内收，甚至出现剪刀样交叉。当然，每个患儿尚存在着各种个体差异。重度痉挛不仅累及上、下肢，还必然累及躯干。背部肌群的痉挛可导致躯干运动缺乏，由于背部两侧肌群痉挛程度不同，还可引起脊柱侧弯。腰大肌的痉挛不仅会导致腿部的屈曲，而且还会引起腰椎前突，抑制腰部肌群的活动。

2. 中度痉挛 患儿在静止的状态下，出现的痉挛状态是中度的。当患儿企图运动时，特别是患儿平衡受到威胁，而做出反应性运动时，其肌张力会急剧增高。这类患儿的动作往往显得迟缓、笨拙。病理性原始反射可能存在，但不像重度痉挛的患儿那样容易引出。若痉挛状态不能改善，挛缩与畸形可能会逐渐产生，并趋于严重。

3. 轻度痉挛 患儿在静止状态下或处于各种容易掌握的运动时，肌张力基本正常或轻度增高。当做难度较大的运动时，肌张力会相对增高，并可出现关联运动。做精细动作时，会显得笨拙，动作协调性差。这类患儿常不易引出病理性原始反射，并均能引出一定的自动反应。

二、姿势异常

1. 上肢异常姿态 较严重的上肢痉挛性瘫痪时才会出现异常姿态，由于胸大肌、肱二头肌、旋前圆肌、腕屈肌、拇收肌、屈指肌等的张力高于伸肌，导致患肢出现肩部外展、肘部屈曲、前臂旋前、屈腕、拇收屈指握拳姿态。

2. 下肢常见痉挛肌群 小腿三头肌挛缩；髋部屈肌群（髂腰肌、股直肌、缝匠肌、阔筋膜张肌）挛缩；内收肌群（大收肌、长收肌、短收肌、股薄肌、耻骨肌）挛缩。

3. 站立姿态 严重的双下肢痉挛性脑瘫患者往往不能独立站立，需要扶持或靠墙站立，此时患者呈前倾、屈髋、屈膝、双足交叉、足跟不能着地的典型姿态。根据病情的严重程度上述畸形或轻或重。

三、步态异常

1. 轻度尖足步态 为了缓解挛缩的小腿三头肌，足尖着地后足跟抬起，足趾伸肌收缩，拇趾呈鹅头状行走。开始着地是整个足底，膝关节保持屈曲状态以缓解痉挛，当向前跨越伸膝时足跟立即抬起，用前足支撑移动健肢，重心在距骨头，在以上过程中踝关节运动极少，只是在正着地的前足部做蹬地运动，使身体抬起。

2. 高度尖足步态 如形成固定性尖足，即不能背屈，足底不再着地，足跟也不再着地。矢状面观：双足支撑时，足的蹬地由足尖进行，急剧离地，从后向前，伸直性痉挛变为失调性收缩，膝强烈过屈，接着足尖再次着地。呈明显的跳跃步态，在垂直方向大幅度运动。此外，可以看到患者头部交替向前方探出，有人称其为"鸡样"或"鸽样"步态。

3. 屈髋、屈膝、尖足步态 在正常步行中，矢状面上主要是髋、膝、踝三大关节反复地进行屈曲和伸展运动，尖足将永久地引起膝与髋的屈曲挛缩，从而丧失了步行中的伸展期。步行时，患者身体向前倾斜，呈一种持续鞠躬姿势，为的是使足从后方迈到前方，呈典型鸡样步态。

4. 痉挛性全身障碍步态 患者基本上是以四肢瘫、三肢瘫、双下肢瘫为主。患者不能用足跟站立，看似轻微尖足，但其在腰椎前凸、屈髋、内收、屈膝状态下走路。

四、锥体束损害特有反射

1. 巴宾斯基征阳性 此反射是检查大脑皮质运动区及其皮质脊髓束纤维受损害时的重要依据之一。

2. 霍夫曼征阳性 是判断锥体束损害的依据。

五、腱反射阵挛

腱反射出现阵挛表现也是锥体束损害类脑性瘫痪的体征之一，通常以踝阵挛出现率最高，其次是髌阵挛，腕阵挛也可偶尔见到。

【诊断要点】

按 1988 年全国小儿脑瘫座谈会制定的标准，脑性瘫痪是指出生前至出生后 28 天内发育时期非进行性脑损伤所致的综合征。主要表现为中枢性运动障碍及姿势异常，如果符合以下几条，即可确诊：

1. 婴儿期出现的中枢性瘫痪。
2. 可伴有智力低下、惊厥、行为异常、感觉障碍及其他异常。
3. 需除外进行性疾病所致的中枢性瘫痪及正常儿一过性运动发育落后。

另外，2000 年 9 月第六届全国小儿脑性瘫痪学术交流暨国际交流会上重新确定，脑瘫的定义应按照《脑瘫流行病学》（英文版）规定为从出生前至出生后 3 岁以前，大脑非进行性损伤引起的姿势运动障碍。此外，超早期脑瘫的诊断要点如下：

1. 高危因素。

2. 五大症状。①头后背等姿势异常；②异常哭闹；③少动；④惊厥；⑤哺乳困难。

3. 体检三要素。①肌张力异常（高或低）；② Vojta 姿势反射异常（5~7 项）；③原始反射异常（减弱、亢进、不对称）。

4. CT 或脑干听觉诱发电位异常。

痉挛性脑瘫的诊断要符合上述脑性瘫痪的诊断要点，并具有痉挛性脑瘫的临床特点，即可确诊。

【针刀治疗】

一、治疗原则

依据针刀医学关于人体弓弦力学系统及疾病病理构架的网眼理论，痉挛性脑瘫所造成的关节畸形及软组织的紧张、挛缩是由于脊柱、脊肢及四肢弓弦力学系统的力平衡失调所致。通过针刀整体松解关节周围软组织的粘连、瘢痕，调节关节内张力、拉力和压力平衡，有效矫正畸形及软组织的挛缩，从而达到治疗目的。

二、操作方法

（一）第 1 次针刀松解采取"口"字形针刀整体松解术

参照第十二章第一节中风后遗症第 3 次针刀松解方法进行。

（二）第 2 次针刀松解胸腰筋膜

参照第八章第三节腰椎间盘突出症第 2 次针刀松解方法进行。

（三）第 3 次针刀松解髋关节内收肌起点的粘连、瘢痕

1. 体位 仰卧位。

2. 体表定位 耻骨上下支。

3. 消毒 在施术部位，用碘伏消毒 2 遍，然后铺无菌洞巾，使治疗点正对洞巾中间。

4. 麻醉 用 1% 利多卡因局部浸润麻醉，每个治疗点注药 1ml。

5. 刀具 Ⅱ型弧形针刀。

6. 针刀操作（图 14-1）

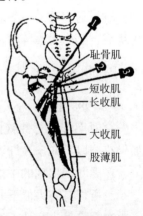

耻骨肌

短收肌

长收肌

大收肌

股薄肌

图 14-1　髋关节内收肌起点
针刀松解

（1）第 1 支针刀松解耻骨肌起点：在耻骨上支触摸到呈条索状的耻骨肌起点处的压痛点，刀口线与耻骨肌纤维方向一致，针刀体与皮肤垂直刺入，达肌肉起点处，调转刀口线 90°，与耻骨肌肌纤维方向垂直，在耻骨上支骨面上向内铲剥 2 刀，范围 0.5cm。

（2）第 2 支针刀松解长收肌起点：在耻骨结节处摸到条索状的长收肌起点处的压痛点，刀口线与该肌肌纤维方向一致，针刀体与皮肤成 90°角刺入，针刀经皮肤、皮下组织，直达骨面，在骨面上向内铲剥 2 刀，范围 0.5cm，以松解肌肉与骨面的粘连和瘢痕。

（3）第 3 支针刀松解短收肌和股薄肌起点：在耻骨下支处摸到条索状的短收肌和骨薄肌起点后定位，刀口线与两肌肌纤维方向一致，针刀经皮肤、皮下组织，达骨面，在骨面上向内铲剥 2 刀，范围 0.5cm，以松解肌肉与骨面的粘连和瘢痕。

（4）术毕，拔出针刀，局部压迫止血 3 分钟后，创可贴覆盖针眼。

（四）第 4 次针刀松解髋关节内收肌止点的粘连、瘢痕

1. 体位　患侧卧位。

2. 体表定位　挛缩的内收肌止点。

3. 消毒　在施术部位，用碘伏消毒 2 遍，然后铺无菌洞巾，使治疗点正对洞巾中间。

4. 麻醉　用 1% 利多卡因局部浸润麻醉，每个治疗点注药 1ml。

5. 刀具　Ⅰ型直形针刀。

6. 针刀操作（图 14-2）

（1）第 1 支针刀松解短收肌止点：在大腿中上段内侧触摸到呈条索状的短收肌止点处的压痛点，刀口线与下肢纵轴方向一致，针刀体与皮肤垂直刺入，达肌肉在股骨的止点处，贴骨面向内后铲剥 2 刀，范围 0.5cm。

（2）第 2 支针刀松解长收肌止点：在大腿中上段内侧触摸到呈条索状的长收肌止点处的压痛点，刀口线与下肢纵轴方向一致，针刀体与皮肤垂直刺入，达肌肉在股骨的止点处，贴骨面向内后铲剥 2 刀，范围 0.5cm。

（3）第 3 支针刀松解大收肌止点：在大腿中段内侧触摸到呈条索状的大收肌止点处的压痛点，刀口线与下肢纵轴方向一致，针刀体与皮肤垂直刺入，达肌肉在股骨的止点处，贴骨面向内后铲剥 2 刀，范围 0.5cm。

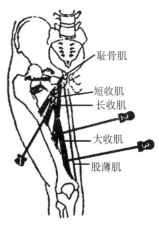

图 14-2　短收肌、长收肌、大收肌止点针刀松解

耻骨肌
短收肌
长收肌
大收肌
股薄肌

（4）术毕，拔出针刀，局部压迫止血3分钟后，创可贴覆盖针眼。

（五）第5次针刀松解髂胫束浅层附着部的粘连和瘢痕

1.体位 健侧卧位，患侧在上。

2.体表定位 髂嵴。

3.消毒 在施术部位，用碘伏消毒2遍，然后铺无菌洞巾，使治疗点正对洞巾中间。

4.麻醉 用1%利多卡因局部浸润麻醉，每个治疗点注药1ml。

5.刀具 Ⅰ型直形针刀。

6.针刀操作（图14-3）

（1）第1支针刀松解髂胫束浅层附着区前部的粘连、瘢痕：在髂前上棘后2cm处定位，刀口线与髂胫束走行方向一致，针刀体与皮肤垂直，针刀经皮肤、皮下组织，达髂嵴前部髂胫束浅层附着区前部骨面，调转刀口线90°，在髂骨翼骨面上向下铲剥2刀，范围1cm。

（2）第2支针刀松解髂胫束浅层附着区中部的粘连、瘢痕：在髂嵴最高点处定位，刀口线与髂胫束走行方向一致，针刀体与皮肤垂直，针刀经皮肤、皮下组织，达髂嵴髂胫束浅层附着区中部骨面，调转刀口线90°，在髂骨翼骨面上向下铲剥2刀，范围1cm。

（3）第3支针刀松解髂胫束浅层附着区后部的粘连、瘢痕：在髂嵴最高点向后2cm处定位，刀口线与髂胫束走行方向一致，针刀体与皮肤垂直，针刀经皮肤、皮下

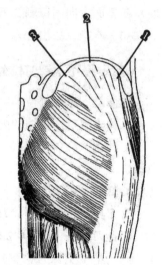

图14-3 髂胫束浅层针刀松解

组织，达髂嵴髂胫束浅层附着区后部骨面，调转刀口线90°，在髂骨翼骨面上向下铲剥2刀，范围1cm。

（4）术毕，拔出针刀，局部压迫止血3分钟后，创可贴覆盖针眼。

（六）第6次针刀松解髂胫束行经路线的粘连和瘢痕

1.体位 健侧卧位，患侧在上。

2.体表定位 髂胫束。

3.消毒 在施术部位，用碘伏消毒2遍，然后铺无菌洞巾，使治疗点正对洞巾中间。

4.麻醉 用1%利多卡因局部浸润麻醉，每个治疗点注药1ml。

5.刀具 Ⅰ型直形针刀。

6.针刀操作（图14-4）

（1）第1支针刀松解髂胫束上段的粘连、瘢

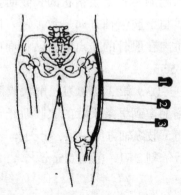

图14-4 髂胫束行经路线针刀松解

痕：在大腿外侧上段定位，刀口线与髂胫束走行方向一致，针刀体与皮肤垂直，针刀经皮肤、皮下组织，当刀下有韧性感时，即到达髂胫束，再向内刺入 1cm，纵疏横剥 2 刀，范围 1cm。

（2）第 2 支针刀松解髂胫束中段的粘连、瘢痕：在大腿外侧中段定位，刀口线与髂胫束走行方向一致，针刀体与皮肤垂直，针刀经皮肤、皮下组织，当刀下有韧性感时，即到达髂胫束，再向内刺入 1cm，纵疏横剥 2 刀，范围 1cm。

（3）第 3 支针刀松解髂胫束下段的粘连、瘢痕：在大腿外侧下段定位，刀口线与髂胫束走行方向一致，针刀体与皮肤垂直，针刀经皮肤、皮下组织，当刀下有韧性感时，即到达髂胫束，再向内刺入 1cm，纵疏横剥 2 刀，范围 1cm。

（4）术毕，拔出针刀，局部压迫止血 3 分钟后，创可贴覆盖针眼。

7. 针刀术后手法治疗 术后患者取仰卧位，在患侧下肢处于最大屈髋屈膝位时，医生将手压在膝关节髌骨外下缘，向对侧肩关节方向弹压 2 次。

（七）第 7 次针刀松解腓肠肌与比目鱼肌内外侧缘之间的粘连、瘢痕

1. 体位 俯卧位。

2. 体表定位 跟腱周围。

3. 消毒 在施术部位，用碘伏消毒 2 遍，然后铺无菌洞巾，使治疗点正对洞巾中间。

4. 麻醉 用 1% 利多卡因局部浸润麻醉，每个治疗点注药 1ml。

5. 刀具 Ⅰ型直形针刀。

6. 针刀操作（图 14-5）

（1）第 1 支针刀在跟腱止点上方 5cm，跟腱内侧定点，刀口线与下肢纵轴平行，针刀体与皮肤成 90°角，针刀经皮肤、皮下组织，当刀下有阻力感时，即到达跟腱，针刀沿跟腱内缘向内下探寻，当刀下有落空感时，即到达跟腱内缘，向内侧转动针刀体，使针刀体与冠状面平行，针刀刃端从内向外，沿跟腱内侧前缘与比目鱼肌的肌间隙进针刀，一边进针刀，一边纵疏横剥，每次纵疏横剥范围 1cm，直至小腿后正中线。

（2）第 2 支针刀在跟腱止点上方 5cm，跟腱外侧定点，刀口线与下肢纵轴平行，针刀体与皮肤成 90°角，针刀经皮肤、皮下组织，当刀下有阻力感时，即到达跟腱，针刀沿跟腱外缘向外下

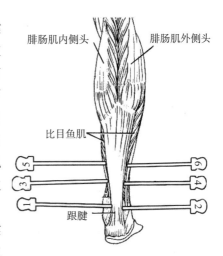

腓肠肌内侧头　　腓肠肌外侧头

比目鱼肌

跟腱

图 14-5　针刀松解腓肠肌与比目鱼肌内外侧缘之间的粘连、瘢痕

探寻，当刀下有落空感时，即到达跟腱外缘，向外侧转动针刀体，使针刀体与冠状面平行，针刀刃端从外向内，沿跟腱外侧前缘与比目鱼肌的肌间隙进针刀，一边进针刀，一边纵疏横剥，每次纵疏横剥范围 1cm，直至小腿后正中线，与第 1 支针刀

会合。

（3）第3支针刀在第1支针刀上方2cm，腓肠肌内侧定点，刀口线与下肢纵轴平行，针刀体与皮肤成90°角，针刀经皮肤、皮下组织，刀下有阻力感时，即到达腓肠肌，针刀沿腓肠肌内侧向内下探寻，当刀下有落空感时，即到达腓肠肌内缘，向内侧转动针刀体，使针刀体与冠状面平行，针刀刃端从内向外，沿腓肠肌内侧前缘与比目鱼肌的肌间隙进针刀，一边进针刀，一边纵疏横剥，每次纵疏横剥范围1cm，直至小腿后正中线。

（4）第4支针刀在第2支针刀上方2cm，腓肠肌外侧定点，刀口线与下肢纵轴平行，针刀体与皮肤成90°角，针刀经皮肤、皮下组织，刀下有阻力感时，即到达腓肠肌，针刀沿腓肠肌外侧向内下探寻，当刀下有落空感时，即到达腓肠肌外缘，向内侧转动针刀体，使针刀体与冠状面平行，针刀刃端从外向内，沿腓肠肌外侧前缘与比目鱼肌的肌间隙进针刀，一边进针刀，一边纵疏横剥，每次纵疏横剥范围1cm，直至小腿后正中线，与第3支针刀会合。

（5）第5支针刀在第3支针刀上方2~3cm，腓肠肌内侧定点，刀口线与下肢纵轴平行，针刀体与皮肤成90°角，针刀经皮肤、皮下组织，刀下有阻力感时，即到达腓肠肌，此处的腓肠肌与比目鱼肌的间隙比较模糊，应仔细体会刀下的感觉，针刀沿腓肠肌内侧缓慢向内下探寻，当刀下有落空感时，即到达腓肠肌内缘，向内侧转动针刀体，使针刀体与冠状面平行，针刀刃端从内向外，沿腓肠肌内侧前缘与比目鱼肌的肌间隙进针刀，一边缓慢进针刀，一边纵疏横剥，每次纵疏横剥范围1cm，针刀操作深度2cm。

（6）第6支针刀在第4支针刀上方2~3cm，腓肠肌外侧定点，刀口线与下肢纵轴平行，针刀体与皮肤成90°角，针刀经皮肤、皮下组织，当刀下有阻力感时，即到达腓肠肌，此处的腓肠肌与比目鱼肌的间隙比较模糊，应仔细体会刀下的感觉，针刀沿腓肠肌外侧缓慢向内下探寻，当刀下有落空感时，即到达腓肠肌外缘，向外侧转动针刀体，使针刀体与冠状面平行，针刀刃端从外向内，沿腓肠肌内侧前缘与比目鱼肌的肌间隙进针刀，一边缓慢进针刀，一边纵疏横剥，每次纵疏横剥范围1cm，针刀操作深度2cm。

（7）术毕，拔出针刀，局部压迫止血3分钟后，创可贴覆盖针眼。

（八）第8次针刀松解跟腱周围的粘连、瘢痕

1. 体位 俯卧位。

2. 体表定位 跟腱周围。

3. 消毒 在施术部位，用碘伏消毒2遍，然后铺无菌洞巾，使治疗点正对洞巾中间。

4. 麻醉 用1%利多卡因局部浸润麻醉，每个治疗点注药1ml。

5. 刀具 弧形针刀和Ⅰ型直形针刀。

6. 针刀操作（图14-6）

（1）第1支针刀松解跟腱止点中部的粘连、瘢

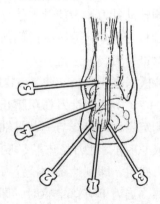

图14-6 针刀松解跟腱周围的粘连、瘢痕

痕：在跟腱止点中点处定位，刀口线与下肢纵轴平行，针刀体与皮肤成90°角，针刀经皮肤、皮下组织，当刀下有阻力感时，即到达跟腱，继续进针刀1cm，纵疏横剥2刀，范围0.5cm，以松解跟腱内部的粘连和瘢痕，然后进针刀达跟骨骨面，调转刀口线90°，在骨面上向上铲剥2刀，范围0.5cm，以松解跟腱止点的粘连和瘢痕。

（2）第2支针刀松解跟腱止点内侧的粘连、瘢痕：在第1支针刀内侧0.5cm处定位，刀口线与下肢纵轴平行，针刀体与皮肤成90°角，针刀经皮肤、皮下组织，当刀下有阻力感时，即到达跟腱，继续进针刀1cm，纵疏横剥2刀，范围0.5cm，以松解跟腱内部的粘连和瘢痕，然后进针刀达跟骨骨面，调转刀口线90°，在骨面上向上铲剥2刀，范围0.5cm，以松解跟腱止点内侧的粘连和瘢痕。

（3）第3支针刀松解跟腱止点外侧的粘连、瘢痕：在第1支针刀外侧0.5cm处定位，刀口线与下肢纵轴平行，针刀体与皮肤成90°角，针刀经皮肤、皮下组织，当刀下有阻力感时，即到达跟腱，继续进针刀1cm，纵疏横剥2刀，范围0.5cm，以松解跟腱内部的粘连和瘢痕，然后进针刀达跟骨骨面，调转刀口线90°，在骨面上向上铲剥2刀，范围0.5cm，以松解跟腱止点外侧的粘连、瘢痕。

（4）第4支针刀松解跟腱与内侧软组织之间的粘连、瘢痕：在第2支针刀上面1.5~2cm处定位，刀口线与下肢纵轴平行，针刀体与皮肤成90°角，针刀经皮肤、皮下组织，刀下有阻力感时，即到达跟腱，针刀沿跟腱内缘向外探寻，当刀下有落空感时，即到达跟腱与内侧软组织之间的粘连、瘢痕处，调转刀口线90°，用提插刀法切割跟腱内侧部2刀，然后纵疏横剥2刀，范围0.5cm。

（5）第5支针刀松解跟腱与内侧软组织之间的粘连、瘢痕：在第4支针刀上面1.5~2cm处定位，刀口线与下肢纵轴平行，针刀体与皮肤成90°角，针刀经皮肤、皮下组织，当刀下有阻力感时，即到达跟腱，针刀沿跟腱内缘向外探寻，当刀下有落空感时，即到达跟腱与内侧软组织的粘连、瘢痕处，调转刀口线90°，用提插刀法切割跟腱内侧部2刀，然后纵疏横剥2刀，范围0.5cm。

（6）术毕，拔出针刀，局部压迫止血3分钟后，创可贴覆盖针眼。

（九）第9次针刀松解踝关节内侧的粘连、瘢痕

1. 体位　俯卧位，踝关节中立位。

2. 体表定位　踝关节内侧。

3. 消毒　在施术部位，用碘伏消毒2遍，然后铺无菌洞巾，使治疗点正对洞巾中间。

4. 麻醉　用1%利多卡因局部浸润麻醉，每个治疗点注药1ml。

5. 刀具　弧形针刀和Ⅰ型直形针刀。

6. 针刀操作（图14-7）

（1）第1支针刀松解三角韧带的起点：使用专用弧形针刀，从内踝尖部进针刀，刀口线

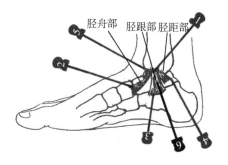

图14-7　踝关节内侧针刀松解

与下肢纵轴平行，针刀体与皮肤成90°角，按四步进针规程进针刀，针刀经皮肤、皮下组织，到达内踝尖骨面，调转刀口线90°，使针刀的弧形面与内踝尖骨面相吻合，贴骨面向下铲剥2刀，范围0.5cm。然后退刀至皮下，针刀体分别向前、向后至内踝尖前部及后部，在骨面上向下铲剥2刀，范围0.5cm。

（2）第2支针刀松解胫舟韧带：使用专用弧形针刀，在内踝尖部前方2~3cm处，摸清楚距舟关节间隙，从关节间隙进针刀，刀口线与下肢纵轴平行，针刀体与皮肤成90°角，针刀经皮肤、皮下组织，到达舟骨骨面，调转刀口线90°，使针刀的弧形面与舟骨骨面相吻合，在骨面上向下铲剥2刀，范围0.5cm。

（3）第3支针刀松解胫跟韧带：使用专用弧形针刀，从内踝尖部下方2~3cm、跟骨内侧进针刀，刀口线与下肢纵轴平行，针刀体与皮肤成90°角，针刀经皮肤、皮下组织，到达跟骨骨面，调转刀口线90°，使针刀的弧形面与跟骨骨面相吻合，在骨面上向上铲剥2刀，范围0.5cm。

（4）第4支针刀松解胫距后韧带：使用专用弧形针刀，从内踝尖部后下方2~3cm处进针刀，刀口线与下肢纵轴平行，针刀体与皮肤成90°角，针刀经皮肤、皮下组织，到达距骨骨面，调转刀口线90°，使针刀的弧形面与距骨骨面相吻合，在骨面上向上铲剥2刀，范围0.5cm。

（5）第5支针刀松解踝关节前方关节囊部：使用Ⅰ型4号针刀，触摸足背动脉搏动处，在足背动脉内侧1cm、足背侧横纹线上进针刀，刀口线与下肢纵轴平行，针刀体与皮肤成90°角，针刀经皮肤、皮下组织，当有落空感时即到关节腔，用提插刀法切割2刀，范围0.5cm。再调转刀口线90°，用提插刀法切割2刀，范围0.5cm。

（6）第6支针刀松解胫跟韧带行经线路：使用Ⅰ型4号针刀，从第1支针刀下方1~2cm处进针刀，刀口线与下肢纵轴平行，针刀体与皮肤成90°角，针刀经皮肤、皮下组织，当刀下有阻力感时，即到达胫跟韧带，再向下进针刀1mm，行纵疏横剥2刀，范围0.5cm。

（7）术毕，拔出针刀，局部压迫止血3分钟后，创可贴覆盖针眼。

（十）第10次针刀松解跗跖关节周围的粘连、瘢痕

1.体位　仰卧位，踝关节中立位。

2.体表定位　踝关节，跗跖关节。

3.消毒　在施术部位，用碘伏消毒2遍，然后铺无菌洞巾，使治疗点正对洞巾中间。

4.麻醉　用1%利多卡因局部浸润麻醉，每个治疗点注药1ml。

5.刀具　弧形针刀。

6. 针刀操作（图 14-8）

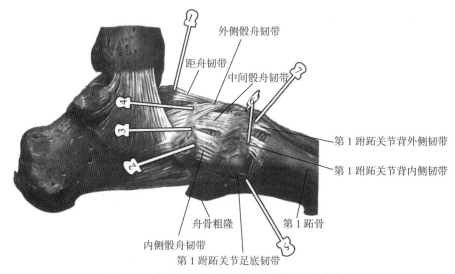

图 14-8　针刀松解跗跖关节周围的粘连、瘢痕

（1）第 1 支针刀松解距舟关节囊、距舟韧带起点及周围的粘连、瘢痕：使用专用弧形针刀，先用记号笔将足背动脉走行路线标记出来，以避损伤。在胫距关节背侧，足背动脉内侧 0.5cm 处定位，刀口线与足纵轴平行，针刀体与皮肤成 90° 角，按四步进针规程进针刀，针刀经皮肤、皮下组织，到达距骨骨面，调转刀口线 90°，使针刀的弧形面与距骨骨面相吻合，贴骨面向前下铲剥 2 刀，范围 0.5cm，然后分别向内、向后外做扇形铲剥，范围 0.5cm。

（2）第 2 支针刀松解内侧舟楔关节囊、内侧骰舟背侧韧带起点处的粘连、瘢痕：使用专用弧形针刀，摸清楚内侧舟楔关节间隙，在关节间隙处进针刀，刀口线与下肢纵轴平行，针刀体与皮肤成 90° 角，按照四步进针规程进针刀，针刀经皮肤、皮下组织，到达舟骨骨面，调转刀口线 90°，使针刀的弧形面与舟骨骨面相吻合，在骨面上向舟楔关节间隙铲剥 2 刀，范围 0.5cm。

（3）第 3 支针刀松解中间舟楔关节囊、中侧骰舟背侧韧带起点处的粘连、瘢痕：使用专用弧形针刀，摸清楚内侧舟楔关节间隙，在第 2 支针刀外侧 0.5~1cm 处进针刀，刀口线与下肢纵轴平行，针刀体与皮肤成 90° 角，按照四步进针规程进针刀，针刀经皮肤、皮下组织，到达舟骨骨面，调转刀口线 90°，使针刀的弧形面与舟骨骨面相吻合，在骨面上向舟楔关节间隙铲剥 2 刀，范围 0.5cm。

（4）第 4 支针刀松解外侧舟楔关节囊、外侧骰舟背侧韧带起点处的粘连、瘢痕：使用专用弧形针刀，摸清楚内侧舟楔关节间隙，在第 3 支针刀外侧 0.5~1cm 处进针刀，刀口线与下肢纵轴平行，针刀体与皮肤成 90° 角，按照四步进针规程进针刀，针刀经皮肤、皮下组织，到达舟骨骨面，调转刀口线 90°，使针刀的弧形面与舟骨骨面相吻合，在骨面上向舟楔关节间隙铲剥 2 刀，范围 0.5cm。

（5）第 5 支针刀松解第 1 跗跖关节足底韧带及第 1 跗跖关节囊的粘连、瘢痕：使

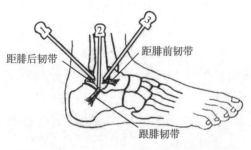

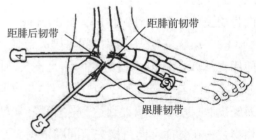

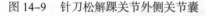

用专用弧形针刀，摸清楚第 1 附跖关节间隙，从第 1 跗跖关节内侧进针刀，刀口线与足纵轴平行，针刀体与皮肤成 90°角，按照四步进针规程进针刀，针刀经皮肤、皮下组织，到达第 1 跗跖关节跖骨头，调转刀口线 90°，使针刀的弧形面与距骨头骨面相吻合，在骨面上向第 1 跗跖关节间隙铲剥 2 刀，范围 0.5cm。

（6）第 6 支针刀松解第 1 跗跖关节背内侧韧带及第 1 跗跖关节囊的粘连、瘢痕：使用专用弧形针刀，摸清楚第 1 跗跖关节间隙，从第 1 跗跖关节背内侧进针刀，刀口线与足纵轴平行，针刀体与皮肤成 90°角，按照四步进针规程进针刀，针刀经皮肤、皮下组织，到达第 1 跗跖关节跖骨头，调转刀口线 90°，使针刀的弧形面与距骨头骨面相吻合，在骨面上向第 1 跗跖关节间隙铲剥 2 刀，范围 0.5cm。

（7）第 7 支针刀松解第 1 跗跖关节背外侧韧带及第 1 跗跖关节囊的粘连、瘢痕：使用专用弧形针刀，摸清楚第 1 跗跖关节间隙，从第 1 跗跖关节背外侧进针刀，刀口线与足纵轴平行，针刀体与皮肤成 90°角，按照四步进针规程进针刀，针刀经皮肤、皮下组织，到达第 1 跗跖关节跖骨头，调转刀口线 90°，使针刀的弧形面与距骨头骨面相吻合，在骨面上向第 1 跗跖关节间隙铲剥 2 刀，范围 0.5cm。

（8）术毕，拔出针刀，局部压迫止血 3 分钟后，创可贴覆盖针眼。

（十一）第 11 次针刀松解踝关节外侧关节囊、相关韧带及周围的粘连、瘢痕

1. 体位　仰卧位，踝关节中立位。

2. 体表定位　踝关节外侧。

3. 消毒　在施术部位，用碘伏消毒 2 遍，然后铺无菌洞巾，使治疗点正对洞巾中间。

4. 麻醉　用 1% 利多卡因局部浸润麻醉，每个治疗点注药 1ml。

5. 刀具　弧形针刀。

6. 针刀操作（图 14-9、图 14-10）

图 14-9　针刀松解踝关节外侧关节囊　　　　图 14-10　针刀松解外踝周围韧带

（1）第 1 支针刀松解踝关节后侧关节囊、距腓后韧带起点的粘连、瘢痕：在外踝尖后上方 1cm 处定位，使用专用弧形针刀，刀口线与足纵轴平行，针刀体与皮肤成 90°角，按四步进针规程进针刀，针刀经皮肤、皮下组织，到达外踝后侧腓骨骨面，调转刀口线 90°，使针刀的弧形面与外踝后缘骨面相吻合，贴骨面向后下铲剥 2 刀，当刀下有落空感时停止，然后分别向上、向下做扇形铲剥，范围 0.5cm。

（2）第 2 支针刀松解踝关节外侧关节囊、跟腓韧带起点的粘连、瘢痕：在外踝尖处定位，使用专用弧形针刀，刀口线与足纵轴平行，针刀体与皮肤成 90°角，按四步进针规程进针刀，针刀经皮肤、皮下组织，到达外踝尖骨面，调转刀口线 90°，使针刀的弧形面与外踝尖骨面相吻合，贴骨面向后下铲剥 2 刀，当刀下有落空感时停止，然后分别向前、向后外做扇形铲剥，范围 0.5cm。

（3）第 3 支针刀松解踝关节前侧关节囊、距腓前韧带起点的粘连、瘢痕：在外踝尖前上方 1cm 处定位，使用专用弧形针刀，刀口线与足纵轴平行，针刀体与皮肤成 90°角，按四步进针规程进针刀，针刀经皮肤、皮下组织，到达外踝前侧腓骨骨面，调转刀口线 90°，使针刀的弧形面与外踝前缘骨面相吻合，贴骨面向前下铲剥 2 刀，当刀下有落空感时停止，然后分别向上、向下做扇形铲剥，范围 0.5cm。

（4）第 4 支针刀松解距腓后韧带止点的粘连、瘢痕：在第 1 支针刀后方 2cm 处定位，使用专用弧形针刀，刀口线与足纵轴平行，针刀体与皮肤成 90°角，按四步进针规程进针刀，针刀经皮肤、皮下组织，到达距骨骨面，调转刀口线 90°，使针刀的弧形面与距骨骨面相吻合，贴骨面向前下铲剥 2 刀，范围 0.5cm，然后分别向上、向下做扇形铲剥，范围 0.5cm。

（5）第 5 支针刀松解跟腓韧带止点的粘连、瘢痕：在外踝尖下后方 2~3cm 处定位，使用专用弧形针刀，刀口线与足纵轴平行，针刀体与皮肤成 90°角，按四步进针规程进针刀，针刀经皮肤、皮下组织，到达外跟骨骨面，调转刀口线 90°，贴骨面向上铲剥 2 刀，然后分别向前、向后外做扇形铲剥，范围 0.5cm。

（6）第 6 支针刀松解距腓前韧带止点的粘连、瘢痕：在第 3 支针刀前下方 2~3cm 处定位，使用专用弧形针刀，刀口线与足纵轴平行，针刀体与皮肤成 90°角，按四步进针规程进针刀，针刀经皮肤、皮下组织，到达距骨骨面，调转刀口线 90°，使针刀的弧形面与距骨面相吻合，贴骨面向后铲剥 2 刀，范围 0.5cm，然后分别向内、向外做扇形铲剥，范围 0.5cm。

（7）术毕，拔出针刀，局部压迫止血 3 分钟后，创可贴覆盖针眼。

7. 针刀术后手法治疗　针刀术毕，先做踝关节对抗牵引 3 分钟，然后做踝关节外翻、外旋运动 3 次。

（十二）第 12 次针刀松解腓骨长、短肌之间的粘连、瘢痕

1. 体位　仰卧位。

2. 体表定位　以腓骨为骨性标志选择性定点。

3. 消毒　在施术部位，用碘伏消毒 2 遍，然后铺无菌洞巾，使治疗点正对洞巾中间。

4. 麻醉　用 1% 利多卡因局部浸润麻醉，每个治疗点注药 1ml。

5. 刀具　Ⅰ型直形针刀。

6. 针刀操作（图 14-11、图 14-12）

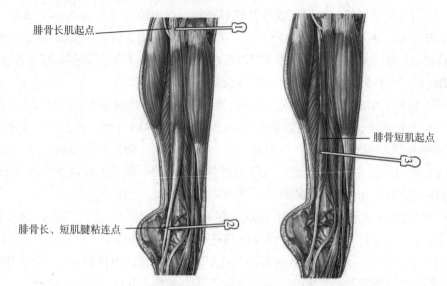

图 14-11　腓骨长肌起点及腓骨长、
短肌腱粘连、瘢痕针刀松解

图 14-12　腓骨短肌起点粘连、
瘢痕针刀松解

（1）第 1 支针刀松解腓骨长肌起点处的粘连、瘢痕：在腓骨头外下 3cm 处定点，针刀体与皮肤垂直，刀口线与小腿纵轴平行，按照四步进针规程进针刀，针刀经皮肤、皮下组织，达腓骨骨面，纵疏横剥 2 刀，范围 1cm。

（2）第 2 支针刀松解腓骨长、短肌腱的粘连、瘢痕：在外踝后方扪到腓骨长、短肌腱硬结处定点，针刀体与皮肤垂直，刀口线与小腿纵轴平行，按照四步进针规程进针刀，针刀经皮肤、皮下组织，仔细寻找到腓骨长、短肌腱之间的间隙后，纵疏横剥 2 刀，范围 1cm。

（3）第 3 支针刀松解腓骨短肌起点处的粘连、瘢痕：在腓骨中下 1/3 外侧定点，针刀体与皮肤垂直，刀口线与小腿纵轴平行，按照四步进针规程进针刀，针刀经皮肤、皮下组织，达腓骨骨面，纵疏横剥 2 刀，范围 1cm。

（4）术毕，拔出针刀，局部压迫止血 3 分钟后，创可贴覆盖针眼。

7. 注意事项　松解腓骨长、短肌腱的粘连、瘢痕时，需注意当针刀不同程度刺入皮肤、皮下组织后，针刀刃端向前后摆动，寻找两肌腱的间隙，再进行针刀操作，不能做提插切割刀法，否则可能切断肌腱，引起医疗事故。

【针刀术后手法治疗】

针刀术后做踝关节内外翻被动活动。

【现代研究】

1. 采用针刀治疗痉挛性脑瘫　使用直形针刀及弧形针刀，分别行腰部"口"字形针刀整体松解术，脊柱胸段周围软组织针刀整体松解术，颈部"T"形针刀松解术，跟腱针刀整体松解术，踝关节周围韧带针刀松解术，腓肠肌、比目鱼肌针刀松解术，髋关节周围软组织针刀松解术，内收肌针刀松解术，股薄肌、髂胫束针刀松解术。5~7日治疗1次，共治疗12次。治疗结果：优2例，良4例，可1例。优良率为85.7%。〔崔清国，张天民，吴绪平，等. 针刀整体松解术治疗痉挛性脑瘫7例［C］. 2011年全国第三届微创针刀学术年会论文汇编，2011：182-184.〕

2. 采用针刀调整电生理线路及脊神经触激术治疗痉挛性脑瘫　①脊神经触激术：依靠骨性标志，在第2腰椎间隙以下及脊柱后正中线分别放置金属标志物（标志物要求以龙胆紫涂均，用胶布固定至皮肤上，目的是在体表留下标记），拍腰椎正位X线平片。在腰椎正位X线平片上等比例测量带有标志线的后正中线至椎板外切迹或小关节内外缘、小关节间隙的横向距离及横标志线距进针刀点的纵向距离，根据在X线平片上测量的数据进行体表定点。患者取俯卧位，在定点处针刀垂直皮肤刺入，触及脊神经后患者治疗侧下肢可产生不自主颤动，即刻退出针刀至皮外，压迫针孔1~3分钟。观察无渗血、无脑脊液外溢，创可贴外敷。②交感神经触激术：下肢痉挛，定点在腹股沟韧带下方，股动脉外侧，针刀沿股动脉搏动处外侧垂直刺入，出现异感后退出针刀至皮外，创可贴外敷；上肢痉挛，定点在甲状软骨外缘，颈总动脉搏动处，针刀沿颈动脉搏动处外侧垂直刺入，出现异感后退出针刀至皮外，创可贴外敷。③切割松解纠畸术：足跖屈畸形，行跟腱延长术；膝屈曲畸形，行腘绳肌止点切割术；髋内收畸形，行股内收肌切割松解术；髋屈曲挛缩畸形，切割松解挛缩的缝匠肌、股直肌、阔筋膜张肌；前臂旋前挛缩（由旋前圆肌挛缩或旋前方肌痉挛引起），行旋前圆肌肌腱起止点切割松解；拇指掌心位畸形，针刀切割松解拇长屈肌、拇短屈肌、拇展肌和第1骨间背侧肌，从而纠正畸形。每6日治疗1次，5次为1个疗程，连续治疗2个疗程。结果：治疗36例，近愈17例，好转15例，未愈4例，有效率88.9%。〔任月林，任旭飞. 针刀调整电生理线路治疗痉挛型脑瘫的临床研究报告［J］. 世界科学技术，2006（4）：107-109.〕

第二节　小儿先天性斜颈

【概述】

小儿先天性斜颈是一侧胸锁乳突肌发生纤维性挛缩后形成的畸形，一般认为发病原因是一侧胸锁乳突肌在分娩时受伤，发生出血、机化，以致纤维变性后引起该肌挛缩。

【针刀应用解剖】

参见第五章第三节胸锁乳突肌肌腱炎的针刀应用解剖。

【病因病理】

过去认为该病是由于难产及使用产钳等因素使一侧胸锁乳突肌产生血肿，肌纤维形成瘢痕、挛缩而引起，但经过对大样本斜颈患儿胸锁乳突肌的局部肿块进行组织观察，并未发现任何陈旧性出血痕迹，并且一些正常分娩婴儿也发现有斜颈，故目前认为产伤并非斜颈的主要因素。有学者提出：斜颈是由于子宫内的压力异常所致，胎儿在宫内头颈偏向一侧或局部受压而导致肌内局部血运障碍，发生缺血性纤维变性，使患儿在出生时胸锁乳突肌已产生挛缩。

【临床表现】

婴儿出生后，在一侧胸锁乳突肌内，可摸到梭形的肿块，质硬而较固定。约 3~4 个月后，肿块逐渐消失而发生挛缩，出现斜颈（但亦有部分患儿由于病情较轻，不发生显著挛缩，亦无畸形出现）。到 1 周岁左右，斜颈畸形更为明显，头部向一侧倾斜，下颌转向健侧。如勉强将头摆正，可见胸锁乳突肌紧张而突出于皮下，形如硬索。在发育过程中脸部逐渐不对称，健侧饱满，患侧短小，颈椎侧凸，头部运动受限制。若不及时治疗，畸形可随年龄的增长而加重。

【诊断要点】

1. 畸形表现为头颈倾向患侧，而脸转向对侧并后仰。

2. 新生儿胸锁乳突肌挛缩，可触及梭形纤维肿块，肿块可在胸锁乳突肌内自行消退，胸锁乳突肌变短并挛缩。随年龄增长，上述畸形加重，而且邻近器官产生继发畸形。

3. 头面五官不对称，如双眼不在同一水平，甚至大小不等，患侧颅骨发育扁平而小，颈胸椎出现代偿性侧弯，双肩不平等一系列畸形。

4. 先天性肌性斜颈诊断并不困难，但应与其他原因所致的斜颈相鉴别。如应注意排除骨关节疾患或损伤所致的斜颈；通过 X 线片排除先天性颈椎畸形、颈椎半脱位、高肩胛症、颈椎外伤、结核、类风湿关节炎等；亦应排除肌炎、淋巴结炎、眼病引起的斜颈，某些神经性疾患和痉挛性斜颈以及姿势异常等引起的斜颈。

【针刀治疗】

一、治疗原则

依据人体弓弦力学系统理论及疾病病理构架的网眼理论，先天性斜颈一是由于胸锁乳突肌起止点的粘连、瘢痕，其肌腹挛缩，二是由于该肌的病变引起其附近的软组织也产生网络状的粘连、瘢痕，且病变侧的粘连、挛缩引起拉力异常，从而形成一个病理构架。故治疗应通过针刀整体松解颈部及胸锁乳突肌的粘连和瘢痕，从而纠正畸形。

二、操作方法

（一）第1次针刀松解颈部软组织的粘连和瘢痕

参照第八章第一节颈椎病软组织损伤型之"T"形针刀整体松解术方法进行。

（二）第2次针刀整体松解胸锁乳突肌起止点及行经途中的粘连、瘢痕

1.体位 侧卧位，头偏向对侧。

2.体表定位 胸锁乳突肌起止点，肌腹部。

3.消毒 在施术部位，用碘伏消毒2遍，然后铺无菌洞巾，使治疗点正对洞巾中间。

4.麻醉 用1%利多卡因局部浸润麻醉，每个治疗点注药1ml。

5.刀具 Ⅰ型4号直形针刀。

6.针刀操作（图14-13）

（1）第1支针刀松解胸锁乳突肌胸骨头起点：触压到肌肉起点处的压痛点，刀口线与胸锁乳突肌肌纤维方向一致，针刀体与皮肤成60°角刺入，达胸骨肌肉起点处，调转刀口线90°，与胸锁乳突肌肌纤维方向垂直，在骨面上向内铲剥2刀，范围0.5cm。

（2）第2支针刀松解胸锁乳突肌锁骨部起点：触压到肌肉锁骨头起点处的压痛点，刀口线与胸锁乳突肌肌纤维方向一致，针刀体与皮肤成90°角刺入，达胸锁乳突肌锁骨起点处，调转刀口线90°，与胸锁乳突肌肌纤维方向垂直，在骨面上向内铲剥2刀，范围0.5cm。

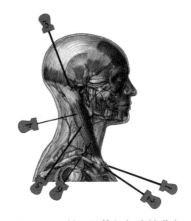

图14-13 针刀整体松解胸锁乳突肌起止点及行经路线的粘连、瘢痕

（3）第3支针刀松解胸锁乳突肌止点：在胸锁乳突肌止点处的压痛点进针刀，针刀体与枕骨面成90°角刺入，达乳突骨面后，调转刀口线90°，在乳突骨面上向乳突尖方向铲剥2刀，范围0.5cm。

（4）第4支针刀松解肌腹部上1/3交界点的粘连、瘢痕：在胸锁乳突肌肌腹部上1/3交界点处定位，刀口线与胸锁乳突肌肌纤维方向一致，针刀体与皮肤成90°角刺入，有一落空感后，再刺入肌肉内，纵疏横剥2刀，范围0.5cm。

（5）第5支针刀松解肌腹部中点的粘连、瘢痕：在胸锁乳突肌肌腹部中点处定位，针刀操作方法与第4支针刀相同。

（6）第6支针刀松解肌腹部下1/3交界点的粘连和瘢痕：在胸锁乳突肌肌腹下1/3交界点处定位，针刀操作方法与第4支针刀相同。

（7）术毕，拔出针刀，局部压迫止血3分钟后，创可贴覆盖针眼。

7.注意事项 在做肌腹部针刀松解时，应注意不要损伤胸锁乳突肌中段后侧的颈

外静脉，具体方法是在针刀定位时，用手指按压锁骨上窝，显露颈外静脉在胸锁乳突肌中段后侧的充盈程度，用定点笔标出静脉走行方向，针刀松解时避开血管走行路径即可。

【针刀术后手法治疗】

1. 针刀治疗后即刻手法 每次针刀治疗后均须立刻行手法治疗。主要的方法为分筋、理筋及肌抗阻力牵拉。

2. 针刀间隔期手法 以传统的推拿按摩手法为主，目的是帮助恢复肌肉的血液循环，解除硬结，增加弹性。

【现代研究】

1. 运用小针刀治疗小儿肌性斜颈 以患侧胸锁乳突肌胸骨端、锁骨端、肌腹、乳突端为进针点，每次选择2~4个点。患者取仰卧位，头稍后仰，偏向健侧，嘱患儿家属分别固定头、胸部，常规消毒局麻后，在左手示指、中指的指示下，用小针刀逐渐切割胸锁乳突肌肌腱或肌束至完全松解，肌张力减低或消失后出刀，创可贴包扎伤口。术后可配合手法治疗，让患者家属固定患儿肩部，术者用双手捧住患儿头部，然后轻轻用力将患儿头推向健侧，感到有阻力后即可放松，重复3~5次。再捧住患儿头，将其颜面部转向患侧，直到有阻力出现，重复操作3~5次。以上侧扳、侧旋手法均须轻柔、缓和，用力循序渐进，逐渐加大颈部活动度，切忌使用暴力，以免造成新的损伤，颈部纵轴上不可有牵引力，防止颈椎关节脱位。每周治疗1次。结果：共治19例，痊愈12例，好转5例，无效2例，总有效率为89.5%。〔龙春尧，王晓枚，刘萍，等. 小针刀治疗小儿肌性斜颈19例〔C〕. 2011中国针灸学会年会论文集，2011：10.〕

2. 运用经皮小针刀治疗斜颈 患者患侧胸锁乳突肌有不同程度挛缩，呈条索状，与周围组织粘连，颈部深筋膜、颈阔肌也有不同程度挛缩。根据挛缩轻重，松解切断胸锁乳突肌的胸骨头及锁骨头或乳突的附着点。患者取仰卧位，颈部适当垫高，头偏向健侧，稍用力。根据患者年龄采用不同麻醉方法，年龄较大且能配合者，采用局麻或臂丛神经阻滞麻醉；年龄小且不能配合者，则采用全身麻醉。找到胸锁乳突肌的乳突止点、胸骨头及锁骨头起点，消毒后进针刀，行骨膜下剥离松解，深度不可超过起止点的厚度。对挛缩的颈阔肌及颈部深筋膜，在紧张处也做适当松解。注意勿损伤神经、血管及重要组织。松解后检查畸形是否过度矫正或功能位、解剖位的改善情况。对部分年龄较大的患儿，面部发育不对称，甚至有颈椎旋转畸形者，一般不强求1次完全矫正，可再行2~3次针刀治疗。术后2~3天疼痛消除后，可进行功能锻炼，如颈部伸展练习，向患侧后上方主动运动，以消除粘连。每周治疗2~3次。随访6个月至14年，结果81例中，优70例，良6例，差5例，优良率为93.83%。〔洪剑飞，夏冰，毕擎，等. 经皮小针刀治疗斜颈81例临床分析〔J〕. 中医正骨，2011，23（11）：55.〕

第三节　小儿膝内翻

【概述】

小儿膝内翻（即 O 型腿）是由于婴儿时期缺乏维生素 D，以致骨质缺钙、变软、骨骺发育障碍引起的肢体畸形。近年来，由于营养条件的改善和采取各种预防措施，典型病例总体已不多见，但该病在我国贫困山区和农村仍并不少见，亦有为先天性，可能与胎位不正等外在因素有关。

【针刀应用解剖】

参见第八章第四节膝关节骨性关节炎的针刀应用解剖。

【病因病理】

本病常因缺乏维生素 D 和日光照射，或肠道疾病，及食物中钙、磷缺乏所致。上述因素均可引起血清中钙、磷不足，钙磷乘积下降，造成骨骼钙化障碍，骨质普遍软化，受压或负重后产生骨骼畸形。

在临床上亦有不少并无缺钙因素的 O 型腿婴幼儿病例，其病因与胎位、出生后哺育不当等有关系。因幼儿骨骼正在迅速发育期，如卧床、站立时没有注意下肢体位，即可造成 O 型腿。

【临床表现】

因 1 岁以内小儿可有生理性弯曲，故仅 1 岁以上的小儿才出现明显下肢畸形。膝内翻，双下肢伸直或站立时，两膝之间形成空隙，严重者近似"O"形，故称为 O 型腿。

【诊断要点】

膝内翻根据典型的 O 型腿畸形等临床症状和体征，结合血生化改变及 X 线改变可做出正确诊断。

辅助检查：①血清钙稍降低，血磷明显降低，钙磷乘积亦低（常 < 30mg/dl），碱性磷酸酶增高。② X 线检查：干骺端临时钙化带模糊或消失，呈毛刷样，并有杯口状改变，骨骺软骨明显增宽，骨骺与干骺端的距离加大，骨质普遍稀疏，密度减低，可有骨干弯曲。

【针刀治疗】

一、治疗原则

依据人体弓弦力学系统理论及疾病病理构架的网眼理论，小儿膝内翻是由于膝关节前内侧软组织的粘连、瘢痕所引起的关节畸形。应用针刀将膝关节周围软组织所产生的粘连、瘢痕进行整体松解，使膝部的力学平衡得到恢复，从而矫正畸形。本法适用于年龄在 10 周岁以内的患儿和未患过小儿麻痹症者。

二、操作方法

（一）第 1 次针刀松解

参照第八章第四节膝关节骨性关节炎针刀治疗进行。

（二）第 2 次针刀松解胫侧副韧带的粘连和瘢痕

1. 体位　仰卧伸膝位。

2. 体表定位　膝关节内侧副韧带行经路线。

3. 消毒　在施术部位，用碘伏消毒 2 遍，然后铺无菌洞巾，使治疗点正对洞巾中间。

4. 麻醉　用 1% 利多卡因局部浸润麻醉，每个治疗点注药 1ml。

5. 刀具　Ⅱ型直形针刀。

6. 针刀操作（图 14-14）

（1）第 1 支针刀松解胫侧副韧带行经路线的粘连、瘢痕：在膝关节内侧间隙上缘处定点，针刀体与皮肤垂直，刀口线与小腿纵轴平行，按四步进针规程进针刀，经皮肤、皮下组织，当刀下有韧性感时，即到达胫侧副韧带，刺入韧带，纵疏横剥 2 刀，范围 0.5cm。

（2）第 2 支针刀松解胫侧副韧带行经路线的粘连、瘢痕：在膝关节内侧间隙下缘处定点，针刀体与皮肤垂直，刀口线与小腿纵轴平行，按四步进针规程进针刀，经皮肤、皮下组织，当刀下有韧性感时，即到达到胫侧副韧带，刺入韧带，纵疏横剥 2 刀，范围 0.5cm。

（3）术毕，拔出针刀，局部压迫止血 3 分钟后，创可贴覆盖针眼。

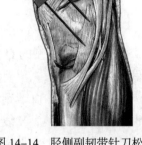

图 14-14　胫侧副韧带针刀松解

7. 注意事项　对典型的患者，还需配合药物治疗，每日口服维生素 D 5000~10000IU，连服 1 个月后改为预防量，即每日 500~1000IU。需大量长期服用维生素 D 制剂时，宜用纯维生素 D 制剂而不宜用鱼肝油，以防维生素 A 中毒。对人工喂养的婴儿，每日服用维生素 D 500~1000IU。对早产儿，出生后 3 个月内，给予较大量的维生素 D，可达 2000IU。同时应注意环境卫生和保证足够的阳光照射。

【针刀术后手法治疗】

每次针刀术毕，均做短暂膝关节对抗牵引，以进一步拉开粘连和挛缩，但由于儿童在生长期，不能使用暴力牵引，应循序渐进。否则，可能造成膝关节骨折等严重并发症。

【现代研究】

采用针刀整体松解术治疗膝关节内翻畸形。治疗方法包括两步，第一步，针刀松解腰骶部软组织，调节腰部软组织和髋关节软组织对双下肢力线的影响。患者取俯卧位，腹部垫枕。第 1 次针刀松解腰部软组织，在 L_1~L_5 棘突及横突尖、两侧髂嵴后份共定 17 点；第 2 次针刀松解胸腰结合部软组织，在 T_9~T_{12} 棘突、胸肋关节、第 12 肋尖共定 14 点；第 3 次针刀松解骶部软组织，在骶骨骨面、骶正中嵴、骶髂关节共定 13 点。使用 1% 利多卡因局部麻醉，每个治疗点注药 1ml。选用 I 型 4 号直形针刀，针刀垂直于体表，刀口线与人体纵轴方向一致，直刺，针刀经过皮肤、皮下、筋膜、肌肉、筋膜到达骨面，如果在棘突顶点，则沿着棘突顶点向棘突两侧各铲剥 2 刀，再调转刀口线 90°，提插切割 2 刀；如果在横突尖，则沿着横突尖骨面向外侧铲剥 2 刀，调转刀口线 90°，向横突尖上缘及下缘分别铲剥 2 刀；如果在胸肋关节，则沿着骨面向胸肋关节间隙铲剥 2 刀；如果在第 12 肋尖，则沿着骨面向两侧铲剥 2 刀，调转刀口线 90°，向下铲剥 2 刀；如果在骶骨骨面或骶正中嵴，则行十字提插切开 2~3 刀；如果在骶髂关节，则沿着骶髂关节间隙铲剥 2 刀；如果在髂嵴后份，则刀口线方向不变，沿着髂嵴上缘有落空感时提插切开 2 刀。第二步，针刀松解膝关节软组织，调节膝关节自身软组织对其下肢力线的影响。患者取仰卧位，屈膝 90°。第 1 次针刀松解膝关节前内侧软组织，选用 II 型 4 号直形针刀，在髌骨内侧缘、髌骨上下缘、髌内侧支持带、内侧副韧带及膝关节囊前内侧面共定 9 点。针刀垂直于体表，刀口线与下肢纵轴方向一致，直刺，针刀经过皮肤、皮下，到达髌韧带、髌内侧支持带、内侧副韧带等韧带组织处，行十字提插切开 2 刀。第 2 次针刀松解膝关节前外侧软组织，选用 II 型 4 号燕尾针刀，在髌骨外侧缘的髌外侧支持带、外侧副韧带处及膝关节囊共定 9 点。刀口线与下肢纵轴方向一致，针刀到达髌外侧支持带、外侧副韧带等韧带组织处，行十字提插切开 2 刀，再穿过韧带，到达关节囊，行十字提插切开 2 刀。第 3 次针刀松解膝关节后面软组织，患者取俯卧位，选用 II 型 4 号燕尾针刀，在股骨内外侧髁、胫骨内外侧髁后面及膝关节囊后面共定 9 点。刀口线与腘动脉走行方向一致，直刺，到达韧带组织及关节囊处，行十字提插切开 2 刀。每次针刀术毕，压迫止血 3 分钟，碘伏消毒后纱布覆盖针刀口。结果：治愈 7 例，显效 4 例，有效 1 例，总有效率 100.00%。〔明星. 针刀整体松解术治疗膝关节内、外翻畸形的临床疗效观察［D］. 武汉：湖北中医药大学，2020.〕

第四节　小儿膝外翻

【概述】

小儿膝外翻（即 X 型腿），是指膝关节以下向外翻转，股骨下面关节向外倾斜，患儿双膝靠拢后，两侧内踝之间有一距离。其发病机制和病因与 O 型腿同，所应用的矫形器也和 O 型腿同，固定方法稍有差异。

【针刀应用解剖】

参见第八章第四节膝关节骨性关节炎的针刀应用解剖。

【病因病理】

参照本章第三节小儿膝内翻的病因病理。

【临床表现】

膝外翻，与膝内翻相反，双下肢伸直时，两足内踝分离而不能并拢，严重者近似"X"形，故称为 X 型腿。

【诊断要点】

膝外翻根据典型的 X 型腿畸形等临床症状和体征，结合辅助检查，可做出正确诊断。辅助检查同小儿膝内翻。

【针刀治疗】

一、治疗原则

依据人体弓弦力学系统理论及疾病病理构架的网眼理论，小儿膝外翻是由于膝关节前外侧软组织的粘连、瘢痕所引起的关节畸形。应用针刀将膝关节周围软组织所产生的粘连、瘢痕进行整体松解，使膝部的力学平衡得到恢复，从而矫正畸形。

二、操作方法

（一）第 1 次针刀松解术

参照第八章第四节膝关节骨性关节炎针刀治疗进行。

（二）第2次针刀松解髂胫束的粘连、瘢痕

1.体位 仰卧伸膝位。

2.体表定位 髂胫束行经路线。

3.消毒 在施术部位，用碘伏消毒2遍，然后铺无菌洞巾，使治疗点正对洞巾中间。

4.麻醉 用1%利多卡因局部浸润麻醉，每个治疗点注药1ml。

5.刀具 Ⅱ型直形和弧形针刀。

6.针刀操作（图14-15）

（1）第1支针刀松解髂胫束止点的粘连、瘢痕：在胫骨外侧髁处定点，使用Ⅱ型弧形针刀，刀口线与下肢纵轴方向一致，针刀体与皮肤成90°角，按四步进针规程进针刀，经皮肤、皮下组织、筋膜，到达骨面，调转刀口线90°，弧形向下，然后向上铲剥2刀，范围0.5cm。

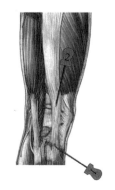

（2）第2支针刀松解髂胫束行经路线的粘连、瘢痕：在股骨外侧髁处定点，使用Ⅱ型直形针刀，刀口线与下肢纵轴方向一致，针刀体与皮肤成90°角，按四步进针规程进针刀，经皮肤、皮下组织，刀下有韧性感时提插切割2刀，深度 0.5cm。

图14-15 髂胫束针刀松解

【针刀术后手法治疗】

每次针刀术毕，均做短暂膝关节对抗牵引，以进一步拉开粘连和挛缩，但由于儿童在生长期，不能使用暴力牵引，应循序渐进。否则，可能造成膝关节骨折等严重并发症。

【现代研究】

采用针刀整体松解术治疗脑瘫膝外翻畸形。第1次针刀松解膝关节前内侧软组织：患者取仰卧位，屈膝90°，在髌骨内侧缘、髌骨上下缘、髌内侧支持带、内侧副韧带及膝关节囊前内侧面共定9点。使用1%利多卡因局部麻醉，每个治疗点注药1ml。选用Ⅰ型4号直形针刀，针刀垂直于体表，刀口线与下肢纵轴方向一致，直刺，针刀经过皮肤、皮下，到达髌韧带、髌内侧支持带、内侧副韧带等韧带组织处，行十字提插切开2刀。第2次针刀松解膝关节前外侧软组织：在髌骨外侧缘的髌外侧支持带、外侧副韧带及膝关节囊前外侧共定9点。患者取仰卧位，屈膝90°。选用Ⅱ型4号燕尾针刀，针刀垂直于体表，刀口线与下肢纵轴方向一致，直刺，到达髌外侧支持带、外侧副韧带等韧带组织处，行十字提插切开2刀，再穿过韧带，到达关节囊，行十字提插切开2刀。第3次松解膝关节后面软组织：患者取俯卧位。在腘窝将腘动脉用记号笔标出，在股骨内外侧髁、胫骨内外侧髁后面及膝关节囊后面共定9点。选用

Ⅱ型 4 号燕尾针刀，针刀垂直于体表，刀口线与腘动脉走行方向一致，直刺，到达韧带组织及关节囊，行十字提插切开 2 刀。每 3 日治疗 1 次，共 3 次，每次针刀术毕，压迫止血 3 分钟，碘伏消毒后纱布覆盖针刀口。结果：共 12 例，治愈 7 例，显效 3 例，有效 1 例，无效 1 例，总有效率为 91.00%。〔杨菊，张天民. 针刀整体松解术治疗脑瘫膝外翻畸形的临床效果［J］. 中国医药导报，2020，17（9）：156-159.〕

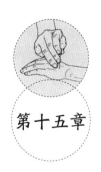

第十五章

常见五官科疾病

第一节　颈性失明

【概述】

本病是针刀医学独特的诊疗疾患之一，其表现为不明原因的视力极度下降甚至全盲，眼科检查无特殊病理性改变，但用针刀影像学诊断读片法可在颈椎 X 线平片上见寰椎、枢椎有移位。

【针刀应用解剖】

参见第八章第一节颈椎病的针刀应用解剖。

【病因病理】

根据脊柱区带病因学可知，本病是由寰椎与（或）枢椎的移位所致。

【临床表现】

1. 眼部无任何器质性改变，表现为单纯性视力极度下降甚至全盲。
2. 体格检查示颈部后群肌肉、软组织紧张；触诊第 1 颈椎横突双侧位置不对称。
3. 用针刀医学影像学诊断读片法发现颈椎 X 线平片上寰椎、枢椎有明显移位。

【诊断要点】

根据临床症状、体征，颈椎 X 线平片示寰、枢椎有移位，并排除其他致盲疾病，即可诊断为颈性失明。

【针刀治疗】

一、治疗原则

依据针刀医学关于人体弓弦力学系统及疾病病理构架的网眼理论，颈性失明是由于颈段弓弦力学系统力平衡失调引起椎动脉供血不足，使眼部供血减少所致。通过针刀整体松解颈段弓弦力学系统软组织的粘连、瘢痕，可恢复眼部的血供。

二、操作方法

（一）第1次"T"形针刀整体松解术

参照第八章第一节颈椎病软组织损伤型"T"形针刀整体松解术进行。

（二）第2次针刀松解寰椎横突头上斜肌起点和头下斜肌止点的粘连和瘢痕

1. 体位 俯卧低头位。

2. 体表定位（图15-1） 以乳突为参照点，在乳突后下方摸到的骨突部即为寰椎横突。

3. 消毒 在施术部位，用碘伏消毒2遍，然后铺无菌洞巾，使治疗点正对洞巾中间。

4. 麻醉 用1%利多卡因局部浸润麻醉，每个治疗点注药1ml。

5. 刀具 Ⅰ型直形针刀。

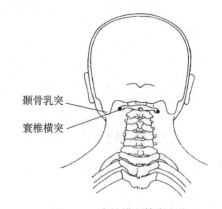

图15-1 寰椎横突体表定位

6. 针刀操作（图15-2） 以左侧为例，先摸到左侧乳突，在乳突的后下方摸到的骨突部就是寰椎横突。刀口线与人体纵轴方向一致，针刀体先向头侧倾斜45°，与寰椎横突成60°角，针刀从正侧面乳突下进针，针刀经过皮肤、皮下组织、头最长肌、胸锁乳突肌后部，直达寰椎横突尖骨面，然后针刀体逐渐向脚侧倾斜，与寰椎横突平行，在骨面上铲剥3刀，范围不超过0.1cm。右侧寰椎横突针刀松解与左侧相同。术毕，拔出针刀，局部压迫止血3分钟后，创可贴覆盖针眼。

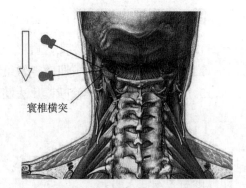

图15-2 寰椎横突针刀松解

7. 注意事项 此部位的针刀操作，进针时，针刀体先向头侧倾斜45°，到达骨面，针刀不会进入椎管和横突孔，但此时针刀刀法无法施行，所以，在有骨面作为参照物的情况下，将针刀体逐渐向脚侧倾斜，与寰椎横突平行，就可以进行针刀的铲剥了。横突尖到横突孔的距离在 0.2cm 以上，所以，范围不超过 0.1cm，不会进入横突孔。

【针刀术后手法治疗】

针刀术后，患者取俯卧位，一助手牵拉肩部，术者正对患者头项，右肘关节屈曲并托住患者下颌，左手前臂尺侧压在患者枕骨，随颈部的活动施按揉法。用力不能过大，以免造成新的损伤。最后，提拿两侧肩部，并从患者肩至前臂反复揉搓数次。

第二节　过敏性鼻炎

【概述】

本病是一种吸入外界过敏性抗原而引起的以鼻痒、喷嚏、流涕等为主要症状的疾病。由于过敏原呈季节性增减或持续存在，其发病呈季节性（俗称枯草热）或常年性。与吸入性哮喘一样，患者往往有明显的遗传过敏体质，在疾病发作时尚可伴有眼结膜、上腭及外耳道等处的发痒。

【针刀应用解剖】

一、鼻腔

鼻腔为一顶窄底宽、前后径大于左右径的不规则狭长腔隙。前起自前鼻孔，后止于后鼻孔并通鼻咽部。鼻腔被鼻中隔分成左右两侧，每侧鼻腔又分为位于最前段的鼻前庭和位于其后占鼻腔绝大部分的固有鼻腔。

（一）鼻前庭

是相当于鼻翼内面的空间，前界即前鼻孔，后界为鼻阈，后者是在相当于大翼软骨外侧脚上缘处向内形成的弧形隆起，是鼻前庭最狭窄处，亦称鼻内孔。鼻前庭外侧壁即鼻翼之内面，鼻前庭之内侧壁即鼻中隔最前部——鼻小柱。鼻前庭覆盖皮肤，是外鼻皮肤的延续，在鼻阈处向后则移行为固有鼻腔的黏膜。鼻前庭皮肤布有鼻毛，并富含皮脂腺和汗腺。

（二）固有鼻腔

通常简称鼻腔，前起自鼻内孔（即鼻阈），后止于后鼻孔。有内、外侧和顶、底4壁。

内侧壁即鼻中隔。由软骨和骨组成，分别为鼻中隔软骨、筛骨正中板（又称筛骨垂直板）和犁骨。软骨膜和骨膜外覆有黏膜。鼻中隔最前下部的黏膜内动脉血管汇聚成丛，称利特尔区，该区是鼻出血的好发部位，故又称"易出血区"。

外侧壁是解剖学最为复杂的部位，也是最具生理和病理意义的部位（图15-3、图15-4）。其由诸多骨骼组成，但主要部分是筛窦和上颌窦的内侧壁。鼻腔外侧壁从下向上有3个呈阶梯状排列、略呈贝壳形的长条骨片，外覆黏膜，分别称为下、中、上鼻甲，其大小依次缩小约1/3，其前端的位置则依次后移约1/3。3个鼻甲之上缘均附加于鼻腔外侧壁，游离缘皆向内下悬垂于鼻腔内，故每一鼻甲与鼻腔外侧壁均形成一间隙，分别称为下、中、上鼻道。

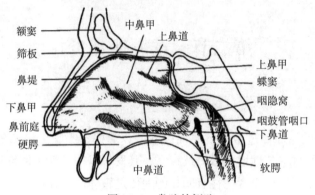

图15-3　鼻腔外侧壁

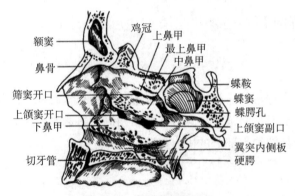

图15-4　鼻性鼻腔外侧壁

1. 下鼻甲和下鼻道　下鼻甲为一独立骨片，是3个鼻甲中最大者，其前端接近鼻前庭，后端则距咽鼓管咽口仅1~1.5cm。

2. 中鼻甲和中鼻道　中鼻甲属筛骨的一个结构。中鼻甲前方的鼻腔外侧壁上有一丘状隆凸，谓鼻堤，通常含1~4个气房。中鼻甲后端的后上方、近蝶窦底处的鼻腔外侧壁上有一骨孔，谓蝶腭孔，向后通翼腭窝，是蝶腭神经及同名血管出入鼻腔之处。

中鼻道外侧壁上有两个隆起，前下者呈弧形嵴状隆起，名钩突；其后上的隆起，名筛泡，内含1~4个较大气房，均属筛窦结构。两者之间有一半月形裂隙，名半月裂孔，长约10~20mm，宽约2~3mm。半月裂孔向前下和外上逐渐扩大的漏斗状空间，名筛漏斗，额窦经鼻额管开口于其最上端，其后便是前组筛窦开口，最后为上颌窦开口。

中鼻甲、中鼻道及其附近区域解剖结构的生理异常和病理改变在鼻和鼻窦炎性疾病的发病机制中最为关键，该区域被称为"窦口鼻道复合体"。

3. 上鼻甲和上鼻道 上鼻甲亦属筛骨结构，是最小的鼻甲，位于鼻腔外侧壁上后部。因中鼻甲位于其前下方，故前鼻镜检查一般窥视不到上鼻甲。上鼻甲后端的后上方有蝶筛隐窝，位于筛骨（上）和蝶窦前壁（下）形成的角内，是蝶窦开口所在。后组筛窦则开口于上鼻道。

以中鼻甲游离缘水平为界，其上方鼻甲与鼻中隔之间的间隙称为嗅沟或嗅裂；在该水平以下，鼻甲与鼻中隔之间的不规则腔隙则称为总鼻道。

顶壁很窄，呈穹隆状。前段倾斜上升，为鼻骨和额骨鼻突构成；后段倾斜向下，即蝶窦前壁；中段水平，即为分隔颅前窝的筛骨水平板，属颅前窝底的一部分，板上多孔（筛孔），故又名筛板，容嗅区黏膜的嗅丝通过抵达颅内，筛板菲薄而脆，外伤或在该部位施行鼻腔手术时较易损伤。

底壁即硬腭的鼻腔面，与口腔相隔。前 3/4 由上颌骨腭突、后 1/4 由腭骨水平部构成。

前鼻孔由鼻翼的游离缘、鼻小柱和上唇围绕而成。

后鼻孔主要由蝶骨体、蝶骨翼突内侧板、腭骨水平部后缘、犁骨后缘围绕而成；外覆黏膜，形略椭圆，较前鼻孔大。

（三）鼻腔黏膜

鼻腔黏膜与鼻泪管、鼻窦和鼻咽的黏膜相连续，分为嗅区黏膜和呼吸区黏膜两部分。

1. 嗅区黏膜 范围较小，主要分布在上鼻甲内侧面和与其相对应的鼻中隔部分，小部分可延伸至中鼻甲内侧面和与其相对应的鼻中隔部分。

2. 呼吸区黏膜 占鼻腔大部分，表面光滑湿润，黏膜内具有丰富的静脉海绵体。接近鼻前庭处为鳞状上皮和移行上皮，中、下鼻甲前端以及鼻中隔下部前约 1/3 段为假复层柱状上皮，其余部位均为假复层纤毛柱状上皮。

（四）鼻腔血管

动脉主要来自眼动脉和颌内动脉。

1. 眼动脉 来自颈内动脉，在眶内分成筛前动脉和筛后动脉。两者穿过相应的筛前孔和筛后孔进入筛窦，均紧贴筛顶横行于骨嵴形成的凹沟或骨管中，然后离开筛窦，经一短暂的颅内过程后穿筛板进入鼻腔。筛前动脉供应前、中筛窦和额窦以及鼻腔外侧壁和鼻中隔的前上部。筛后动脉则供应后筛窦以及鼻腔外侧壁和鼻中隔的后上部。

筛前、后动脉是识别筛顶和额窦开口部位的解剖标志，术中应注意识别，避免损伤。此外，筛前动脉明显粗于筛后动脉，一旦损伤，出血较剧，断端缩回眶内可致眶内血肿等并发症。另外，经眶结扎筛前动脉常是治疗因筛前动脉出血所致严重鼻出血的有效手段。

2. 颌内动脉 在翼腭窝内相继分出蝶腭动脉、眶下动脉和腭大动脉供应鼻腔，其中蝶腭动脉是鼻腔血供的主要动脉。

静脉回流：鼻腔前部、后部和下部的静脉最后汇入颈内、外静脉，鼻腔上部静脉则经眼静脉汇入海绵窦，亦可经筛静脉汇入颅内的静脉和硬脑膜窦（如上矢状窦）。鼻中隔前下部的静脉亦构成丛，称克氏静脉丛，也是该部位出血的重要来源。老年人下鼻道外侧壁后部近鼻咽处有表浅扩张的鼻后侧静脉丛，称为吴氏鼻–鼻咽静脉丛，常是后部鼻出血的主要来源。

二、鼻窦

鼻窦是围绕鼻腔、藏于某些面颅骨和脑颅骨内的含气空腔，一般左右成对，共有4对，依其所在颅骨命名，即上颌窦、筛窦、额窦和蝶窦。各窦的形态大小不同，发育常有差异。窦内黏膜与鼻腔黏膜连接，各有窦口与鼻腔相通。

【病因病理】

一、病因

除强调精神因素为本病重要诱因外，主要因素可归纳为以下几个方面：

| 变应性体质 | 常与其他变应性疾病，如支气管哮喘、荨麻疹等同时或交替发作，多有家族史，可能与遗传有关。 | 变应原接触 | 吸入物：如尘埃、花粉、真菌、动物皮毛、化学粉末等。食入物：许多食物均可以引起过敏，如面粉、牛奶、鸡蛋等；药物如水杨酸、磺胺类和抗生素等。细菌及其毒素。注射物：如血清、青霉素、链霉素等。接触物：如油漆、皮毛、氨水等致敏原。 |
| 其他因素 | 如冷热变化、温度不调、阳光或紫外线的刺激等，还可能有内分泌失调，或体液酸碱平衡失调等内在因素，如肾上腺素缺少，甲状腺素、卵巢素及垂体素失调或体液偏于碱性等。 | | |

二、病理

常年性变态反应性鼻炎，早期鼻黏膜水肿呈灰色，病变属可逆性，此时病理检查，可见上皮下层显著水肿，组织内有嗜伊红细胞浸润，鼻分泌物中亦含有嗜伊红细胞。如过敏反应演变为炎性反应，组织改变即较显著，如上皮变形、基膜增厚和水肿，有血管周围浸润和纤维变性，腺体肥大、膨胀、阻塞，可有囊肿样变性。慢性炎症的病变更显著，有上皮增生，甚至乳头样形成。有继发感染者，病变黏膜呈颗粒状，分泌物转为脓性，多形核细胞增多，黏膜下有细胞浸润及纤维组织增生。

季节性变态反应性鼻炎的病理主要为鼻黏膜水肿，有嗜伊红细胞浸润，分泌物呈水样，可有息肉形成。

针刀医学认为本病的病因是鼻腔内有劳损（可为炎症性损伤），鼻窦附近有微循环障碍。

【临床表现】

发病时鼻痒、连续打嚏、流大量水样清涕，有时尚伴有眼结膜、上腭部甚至外耳道部的奇痒等为本病的临床特征。由于鼻黏膜的肿胀，患者常有鼻塞和嗅觉减退现象。症状通常早、晚加重，日间及运动后好转。患者通常全身症状不明显，但如并发鼻窦炎，可有发热，面颊部胀痛，乏力和纳滞等症状。

患者得病后常常伴有鼻黏膜的高敏状态，发病季节内，任何强烈的气味、污染的空气，乃至气候温度的变化都可能导致症状的反复，本病的后期患者常可发展成对多种抗原与刺激因素过敏而呈一种终年易鼻塞、流涕的状态。

患者在发作期常呈一种张口呼吸的面容（儿童尤其明显），由于经常因鼻痒而搓揉，可见鼻梁部皮肤的横纹，鼻翼部分肥大，伴过敏性结膜炎者尚可见结膜的轻度充血与水肿。窥鼻镜检查可见本症患者鼻黏膜多苍白水肿，分泌物甚多，大都呈水样，镜下检查可见大量嗜酸性粒细胞。

实验室检查方面，患者对相应的抗原皮肤试验常呈阳性速发型反应（反应常在10~15分钟内发生）。在体外用放射性过敏原吸附试验（RAST）或酶联免疫吸附测定（ELISA），也能自患者血清内检出特异性 IgE 的存在。

本症患者中仅 30%~40% 有总 IgE 的升高，而嗜酸性粒细胞仅稍增高或不增高。

【诊断要点】

1.根据症状、体征和实验室检查，可做出诊断。本病需与常年变应性鼻炎、嗜酸粒细胞增多性非变应性鼻炎及血管运动性鼻炎相鉴别。

2.常年变应性鼻炎有个人及家族史，是由Ⅰ型变态反应所引起，鼻痒和喷嚏的症状较重，鼻分泌物量较多，鼻涕少数倒流，鼻黏膜无充血，有水肿，鼻分泌物中有少量的嗜酸性粒细胞。嗜酸性粒细胞增多性非变应性鼻炎的发病原因尚不清楚，鼻痒和喷嚏的症状较重，鼻分泌物量多，鼻黏膜无充血并呈轻度苍白色，鼻黏膜有水肿，无个人及家族史。血管运动性鼻炎是由血管反应性增强所引起，鼻痒和喷嚏的症状不重，鼻分泌物量少，有较多鼻涕倒流，鼻黏膜充血但颜色不苍白，有或无水肿，鼻分泌物无嗜酸性粒细胞，无个人及家族史。

3.其主要并发症有变应性鼻炎、支气管哮喘和分泌性中耳炎等。

【针刀治疗】

一、治疗原则

依据针刀医学关于人体弓弦力学系统及疾病病理构架的网眼理论，过敏性鼻炎是由于鼻腔内软组织的粘连和瘢痕，导致鼻腔的功能异常，应用针刀可松解局部的粘连。

二、操作方法

1.体位 仰卧位。

2.体表定位 鼻腔黏膜。

3.消毒 在施术部位，用碘伏消毒 2 遍，然后铺无菌洞巾，使治疗点正对洞巾中间。

4.麻醉 用 1% 利多卡因局部浸润麻醉，每个治疗点注药 1ml。

5.刀具 Ⅰ型直形针刀。

6.针刀操作（图 15-5）

（1）针刀由一侧鼻孔进入，沿鼻腔内侧壁刺穿黏膜，紧贴鼻中隔软骨于黏膜下纵疏横剥 3 刀，范围 0.5cm。然后松解对侧鼻腔内侧壁，方法相同。

（2）针刀由一侧鼻孔进入，沿鼻腔外侧壁刺入中鼻甲，紧贴中鼻甲骨质表面于黏膜下纵疏横剥 3 刀，范围 0.5cm。然后松解对侧鼻腔外侧壁，方法相同。

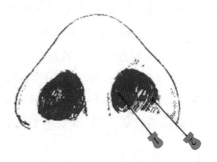

图 15-5　过敏性鼻炎针刀松解

（3）术毕，拔出针刀，局部压迫止血 3 分钟后，创可贴覆盖针眼。

【针刀术后手法治疗】

局部治疗术后，用手在鼻腔外侧按压 1 分钟。

【现代研究】

采用小针刀联合氯雷他定片治疗过敏性鼻炎。治疗组 30 例患者在采用口服氯雷他定片治疗的基础上，进行小针刀松解疗法。治疗前常规消毒铺单，小针刀规格为 0.6mm×50mm，佩戴无菌手套。治疗时按照从上到下的顺序，采用小针刀依次沿着枕下部、颈部前侧、颈部侧方位、颈椎以及胸椎棘突等旁开 2~4cm 处进行治疗。其中，枕下部治疗点为：头上、下项线之间左右间隔 2cm 位置，各定 3 个点；颈部前侧治疗点为：沿着胸锁乳突肌间隔 2cm 位置定 5 个点；颈部侧方位治疗点为：由乳突处开始朝下间隔 2cm 位置定 6 个点；颈椎治疗点为：第 1、第 2 颈椎棘突旁开 2cm

与4cm位置各定1个点，左右一共4个点。找到局部骨性标志后，在与局部骨面垂直的方向缓慢进针，施加压力后刺入，与骨面接触后停止；然后松解剥离软组织，剥离时沿着骨缘进行。治疗深度以有突破感或者针下有松动感为度。还需注意的是，在印堂位置进针时要朝着对侧鼻翼方向斜向刺入，至骨面刺激为止，以患者眼内湿润或者出眼泪为佳。对颈椎横突进行松解时，注意准确定位结节，或可在B超引导下进行松解。共治疗3个疗程。结果：显效18例，有效9例，无效3例，总有效率90.00%。〔卢圣友，唐嘉良，谢雪萍，等. 小针刀松解与氯雷他定口服在过敏性鼻炎患者中的应用效果对比［J］. 医学理论与实践，2022，35（21）：3683-3686.〕

第三节　慢性咽炎

【概述】

本病为咽部黏膜、黏膜下及淋巴组织的弥漫性炎症，常为上呼吸道炎症的一部分。本病为常见病，多发于成年人。

【针刀应用解剖】

一、咽部的体表标志

咽是呼吸道和消化道的共同通道，全长约12cm，上起颅底，下至第6颈椎，前后扁平，上宽下窄略呈漏斗形。前面与鼻腔、口腔和喉相通，后壁与椎前筋膜相邻。以软腭及会厌上缘为界，可分为鼻咽、口咽及喉咽3个部分（图15-6）。

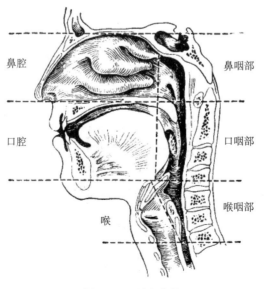

图 15-6　咽腔分段

1. 咽鼓管咽口　位于下鼻甲后端平面，略呈三角形，其上界和后界为咽鼓管圆枕。

2. 咽隐窝　位于鼻咽侧壁，紧靠咽鼓管咽口，呈深窝状。

3. 管腭皱襞　从管口前唇向下至腭形成一小皱襞。

4. 管咽皱襞　咽鼓管咽口的后方，有一垂直向下的黏膜皱襞，为管咽皱襞。

5. 咽鼓管扁桃体　正对咽鼓管开口后方的黏膜内的一小团淋巴组织。

6. 扁桃体窝　呈三角形，前壁为舌腭弓，其下有片状薄膜，覆盖扁桃体的前下方，称为三角皱襞。

7. 腭弓　为口咽外侧壁两条突起的皱襞，前方称为腭舌弓，后方称为腭咽弓。

8. 软腭　是一片能活动的黏膜皱襞，悬于硬腭的后缘，在口咽和鼻咽之间向后下方倾斜。

9. 梨状隐窝　位于喉口的两侧，外侧面是甲状软骨和甲状舌骨膜，内侧是杓状会厌襞。

10. 喉口　倾斜地位于喉咽的前部，上界是会厌，下界是喉的杓状软骨，两侧为杓状会厌襞。

二、咽部组成结构（图 15-7、图 15-8）

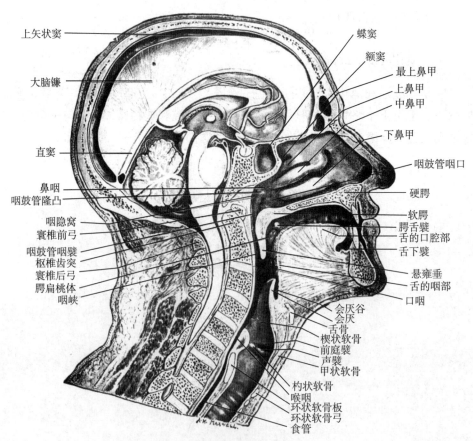

图 15-7　咽部正中矢状面

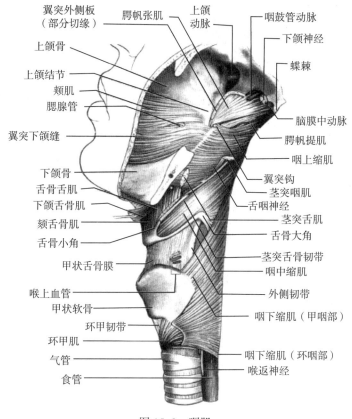

图 15-8　咽肌

1. 顶后壁的骨性结构　主要由蝶骨体、枕骨底部和第 1、2 颈椎构成。

2. 硬腭　由上颌骨腭突和腭骨水平部所构成。骨面上有黏骨膜附着较紧，上面为鼻腔黏骨膜，下面的黏骨膜很厚，黏膜下层含有很多黏液腺和涎腺，称为脚腺。

3. 腭腱膜　为一薄层纤维性的腭腱膜，可加强软腭，其由腭帆张肌延伸的肌腱构成。

4. 咽颅底筋膜　支持咽黏膜的纤维层在咽上缩肌上方增厚形成。

5. 颊咽筋膜　肌外膜较薄，覆盖于咽上缩肌，且向前越过翼突下颌缝并覆盖颊肌的筋膜。

6. 软腭　由表面覆有黏膜的弧形肌腱膜所构成。软腭前部略呈水平，后部斜向后下方，称为腭帆，从腭帆向两侧移行成前后两个弓形皱襞，前面皱襞称为舌腭弓，达于舌根侧缘；后面皱襞称为咽腭弓，达于咽后壁。由舌腭弓、悬雍垂、腭帆后缘及舌根围成的孔道称为咽峡，为口腔与咽之通道。

7. 腭帆提肌　位于腭帆张肌的后内侧，呈扁圆柱形，其肌纤维附着于腭腱膜的上侧，在中线并与对侧的肌纤维结合。起自颞骨岩部下面、颈动脉管外口的前方及咽鼓管软骨内侧，向前内下方走行，之后行于二束咽腭肌之间，在软腭中散开。腭帆提肌有提起腭帆的作用，也提高咽鼓管的底部，当肌纤维缩短、增粗时，使咽口变小、阻力增加，以致管腔的宽度减少。

8. 腭帆张肌 位于翼内肌内侧，为三角形的薄肌，起于咽鼓管软骨外侧、翼突舟状窝及蝶骨嵴内侧，渐形成肌腱和肌束，垂直向下成直角绕过翼突钩。腭帆张肌有开大咽鼓管口的作用。

9. 腭舌肌 为一小的肌纤维束，其表面有黏膜覆盖，形成舌腭弓。起于腭腱膜的下面，与对侧的肌肉连续，向下、向前在扁桃体前面附着于舌的外侧。有使腭帆下降的作用，两侧同时收缩时，使咽峡缩小。

10. 悬雍垂肌 起于腭骨的后鼻嵴和腭腱膜，两侧悬雍垂肌位于此腱膜两层之间，肌纤维向后下伸入悬雍垂黏膜下，止于其尖端，有使悬雍垂上提和缩短的作用。

11. 腭咽括约肌 位于腭帆提肌的外侧，起于腭腱膜上表面的前外侧部，并向内与咽上缩肌的上缘融合，受副神经颅部咽丛支配。两侧腭咽肌同时收缩可将咽拉向上、前和内侧，因此吞咽时可使咽缩短。腭咽肌靠近腭咽弓，并能将其拉向前。

12. 咽上缩肌 前端附着于翼沟、翼突下颌缝的后缘，以及下颌骨的下颌舌骨肌线后端，止于枕骨基底部的咽结节。由副神经颅部经咽丛支配。主要收缩咽的上部。

13. 咽中缩肌 向前附着于舌骨小角和茎突舌骨韧带下部及整个舌骨大角上缘，所有纤维止于咽缝。受副神经颅部咽丛支配。在吞咽时可收缩咽的中部。

14. 咽下缩肌 可分为甲咽肌和环咽肌两部分。甲咽肌起自甲状软骨板的斜线、甲状软骨板斜线后方的带和来自甲状软骨下角的一条小带；环咽肌起自环甲肌附着点与甲状软骨下角的关节面之间的环状软骨侧缘。甲咽肌和环咽肌都向后内行，与对侧的同名肌会合。环咽肌在咽最狭窄的地方与食管的环形纤维融合，甲咽肌止于正中咽缝。均受副神经颅部咽丛支配。环咽肌还受喉返神经及喉上神经外支支配。环咽肌主要是在喉咽与食管的连接处起括约肌的作用，甲咽肌主要是收缩咽的下部。

三、咽部的血管、神经

1. 咽部的血液供应 来自颈外动脉系统，有咽升动脉、颈外动脉的扁桃体支、腭升支、腭降支、颌内动脉的腭后支等。静脉则回流到咽缩肌和颈咽筋膜间的咽静脉丛，注入颈内静脉。

2. 神经支配 迷走神经、舌咽神经及交感神经的分支组成咽丛，司咽部感觉及肌肉运动。鼻咽顶部及两侧的神经来自蝶腭神经节。腭帆张肌由三叉神经下颌支所支配。

【病因病理】

一、病因

其发病主要有局部、全身和职业性几个方面。

1. 局部因素 ①急性咽炎反复发作，以致转为慢性。②患有各种慢性鼻病，因鼻塞而长期张口呼吸及鼻涕后流，经常刺激咽部；或受慢性扁桃体炎及口腔牙病等的影响，也可引起本病。③外来刺激因素如烟酒过度，常食辛辣食物，以及粉尘、化学气体的刺激，都可引起本病。

2. 全身因素　各种慢性病，如贫血、便秘、消化不良、心脏病等可因血液循环障碍导致咽部淤血而继发本病，慢性支气管炎、支气管哮喘、风湿病、肾脏病、肝硬化等也有引发本病的倾向。

3. 职业因素　教师、演员等职业性用嗓工作者，因长期多语言和演唱可刺激咽部，引起慢性充血而致病。

二、病理

1. 慢性单纯性咽炎　咽部黏膜层慢性充血，小血管扩张，黏膜下层结缔组织及淋巴组织增生，黏液腺肥大，黏液性分泌物增多，血管周围有淋巴细胞浸润。

2. 慢性肥厚性咽炎　咽部黏膜充血肥厚，黏膜下有广泛的结缔组织及淋巴组织增生，甚至侵及咽肌。淋巴组织围绕黏液腺增生，在咽后壁形成颗粒状隆起，黏液腺管口可被淋巴组织压迫，以致发生感染，使颗粒状的淋巴滤泡肿胀。黏液腺管内含有炎性分泌物，形成囊状白点，位于淋巴滤泡的顶部，如破裂外溢，则为黄白色分泌物。若咽侧索淋巴组织增生，则咽后壁呈条索状增厚。

3. 萎缩性咽炎　黏膜层及黏膜下层萎缩变薄，上皮细胞退化变性，腺体和杯状细胞退化萎缩，分泌减少，分泌物变稠厚，咽后壁有痂皮附着。严重者咽腱膜及肌肉亦可受累。

以上是西医学对本病的认识，针刀医学认为本病的病因是咽部的慢性刺激，造成咽部软组织之间形成粘连、瘢痕，由此引发临床表现。

【临床表现】

一、症状

咽部可有各种不适感觉，如灼热、干燥、微痛、异物感、痰黏感，习惯以咳嗽清除分泌物，常在晨起用力清除分泌物时，有作呕不适。通过咳嗽，清除出稠厚的分泌物后症状缓解。上述症状因人而异，轻重不一，一般全身症状多不明显。

二、体征

1. 慢性单纯性咽炎　检查时，咽部反射亢进，易引起恶心，咽黏膜弥漫性充血，色暗红，咽后壁有散在的淋巴滤泡增生，其周围有扩张的血管网，且常附有少量黏稠分泌物。

2. 慢性肥厚性咽炎　咽黏膜增厚，弥漫充血，色深红，小血管扩张，咽后壁淋巴滤泡增生、充血、肿胀隆起呈点状分布或相互融合成块状，或可见 1~2 个淋巴滤泡顶部有黄白色小点，严重者两侧咽侧索、咽腭弓等处有充血肥厚（实际就是咽部软组织损伤后的增生）。

3. 萎缩性咽炎　检查时咽部感觉及反射减退，可见咽黏膜菲薄、干燥；萎缩较重者，黏膜薄如发光的蜡纸，咽部吞咽运动时黏膜出现皱纹，咽后壁隐约可见颈椎体轮廓；萎缩更重者，黏膜表面常附有片状深灰色或棕褐色干痂（实际就是咽部软组织损伤后的变性挛缩）。

【诊断要点】

1. 本病呈慢性发作，病程长，咽部有干、痒、隐痛、异物感等症状。

2. 检查有咽黏膜慢性充血、肥厚，淋巴滤泡肿大，或咽黏膜萎缩变薄等局部体征。但慢性咽炎有时仅为一继发病变，或与慢性咽炎相似的症状，常是许多全身疾病的局部表现，故须详问病史，重视对鼻腔、鼻窦、喉腔、下呼吸道、消化道以及全身疾病的检查，找出病源，以便进行去因治疗。本病尤其应注意与咽部梅毒、麻风、结核、狼疮、肿瘤、咽神经官能症、食道癌、丙种球蛋白缺乏症、颈症候群、茎突过长症等进行鉴别。

3. 颈椎 X 线片显示颈椎关节有旋转移位。

【针刀治疗】

一、治疗原则

依据针刀医学关于人体弓弦力学系统的理论及疾病病理构架的网眼理论，慢性咽炎是由于颈段弓弦力学系统受损所引起的咽喉功能异常，应用针刀整体松解颈段弓弦力学系统及咽部软组织的粘连和瘢痕。

二、操作方法

（一）第 1 次"T"形针刀整体松解术

参照第八章第一节颈椎病软组织损伤型"T"形针刀整体松解术进行。

（二）第 2 次针刀松解咽部软组织的粘连、瘢痕

1. 体位　仰卧仰头位，闭口。

2. 体表定位　舌骨。

3. 消毒　在施术部位，用碘伏消毒 2 遍，然后铺无菌洞巾，使治疗点正对洞巾中间。

4. 麻醉　用 1% 利多卡因局部浸润麻醉，每个治疗点注药 1ml。

5. 刀具　Ⅰ型直形针刀。

6. 针刀操作（图 15-9）

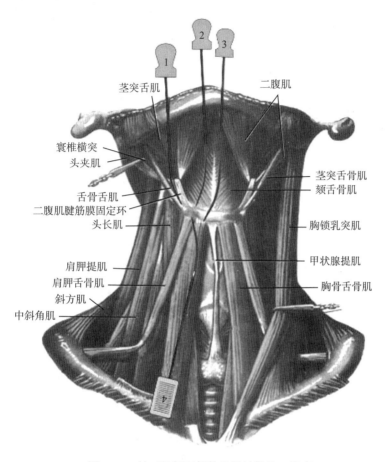

图 15-9　针刀松解咽部软组织的粘连、瘢痕

（1）第 1 支针刀松解茎突舌骨肌弓弦结合部的粘连、瘢痕：于舌骨体与舌骨大角拐弯处进针刀，刀口线与人体纵轴方向一致，针刀体与皮肤垂直，严格按四步进针规程进针刀，针刀经皮肤、皮下组织、筋膜，达舌骨骨面，纵疏横剥 3 刀，然后贴舌骨骨面向下铲剥 3 刀，范围 0.5cm。

（2）第 2 支针刀松解颏舌骨肌弓弦结合部的粘连、瘢痕：在第 1 支针刀内侧0.5cm 处定点进针刀，刀口线与人体纵轴方向一致，针刀体与皮肤垂直，严格按四步进针规程进针刀，针刀经皮肤、皮下组织、筋膜，达舌骨骨面，纵疏横剥 3 刀，然后贴舌骨骨面向上铲剥 3 刀，范围 0.5cm。

（3）第 3 支针刀松解胸骨舌骨肌弓弦结合部的粘连、瘢痕：在第 2 支针刀内侧0.5cm 处定点进针刀，刀口线与人体纵轴方向一致，针刀体与皮肤垂直，严格按四步进针规程进针刀，针刀经皮肤、皮下组织、筋膜，达舌骨骨面，纵疏横剥 3 刀，然后贴舌骨骨面向下铲剥 3 刀，范围 0.5cm。

（4）第 4 支针刀松解肩胛舌骨肌弓弦结合部的粘连、瘢痕：在第 2 支针刀下

0.5cm 处定点进针刀，刀口线与人体纵轴方向一致，针刀体与皮肤垂直，严格按四步进针规程进针刀，针刀经皮肤、皮下组织、筋膜，达舌骨骨面，纵疏横剥 3 刀，然后贴舌骨骨面向下铲剥 3 刀，范围 0.5cm。

（5）术毕，拔出针刀，局部压迫止血 3 分钟后，创可贴覆盖针眼。

（三）第 3 次针刀松解颈部筋膜

1. 体位　仰卧位，闭口。

2. 体表定位　喉结平面。

3. 消毒　在施术部位，用碘伏消毒 2 遍，然后铺无菌洞巾，使治疗点正对洞巾中间。

4. 麻醉　用 1% 利多卡因局部浸润麻醉，每个治疗点注药 1ml。

5. 刀具　Ⅰ型 4 号直形针刀。

6. 针刀操作（图 15–10、图 15–11）　术者在第 7 颈椎平面，用押手拇指钝性分开内脏鞘（甲状腺、气管、食管）与颈血管神经鞘间隙，刺手持针刀，贴押手拇指背面，从内脏鞘与颈血管神经鞘间隙进针刀，刀口线和人体纵轴方向一致，加压分离，到达内脏鞘与颈血管神经鞘间隙后，一边进针刀，一边纵疏横剥 3 刀，达椎前筋膜。术毕，拔出针刀，局部压迫止血 3 分钟后，创可贴覆盖针眼。

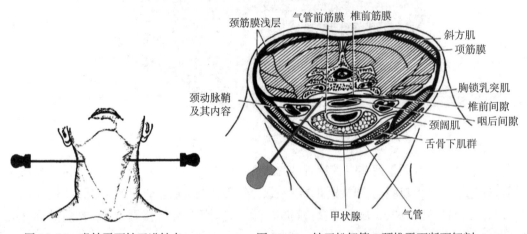

图 15-10　喉结平面针刀进针点　　　　图 15-11　针刀松解第 7 颈椎平面断面解剖

7. 注意事项　初学者或者对颈部生理解剖不熟悉的医生，不能做此处的针刀松解，以防止损伤重要神经、血管。针刀治疗过程中，要缓慢进针刀，控制进针刀速度，如纵疏横剥过程中，患者出现剧痛，可能为针刀刺伤颈部血管，应立即停止针刀操作，退针刀 1cm 后，稍调整方向继续进针刀，纵疏横剥的范围不能超过 0.5cm。

【针刀术后手法治疗】

针刀术后，嘱患者取俯卧位，一助手牵拉肩部，术者正对患者头项，右肘关节屈曲并托住患者下颌，左手前臂尺侧压在患者枕骨，随颈部的活动施按揉法。用力不能过大，以免造成新的损伤。最后，提拿两侧肩部，并从患者肩至前臂反复揉搓 3 次。

【现代研究】

采用针刀整体松解术治疗慢性咽炎。观察组 25 例患者采用针刀总体松解术治疗。将选定的治疗点用记号笔标明，局部常规消毒，用 1% 利多卡因局部浸润麻醉，每个治疗点注药 1ml。选取 I 型 4 号直形针刀，严格按照四步进针规程进针刀。第一次：针刀松解上段颈部软组织的粘连和瘢痕，参照颈椎病软组织损伤型"T"形针刀整体松解术进行。患者取俯卧低头位，横线为 5 个点，中点为枕外隆凸，在上项线上距离后正中线向两侧旁开 2.5cm、5cm 分别定两点。刀口线与人体纵轴方向一致，针刀体向脚侧倾斜 45°，与枕骨垂直。针刀达枕骨骨面后，纵疏横剥 3 刀，然后调转刀口线 90°，向下铲剥 3 刀，然后提针刀于皮下组织，向左右呈 45° 贴枕骨向下铲剥 3 刀，以松解斜方肌起点和头半棘肌止点。竖线为 6 个点，分别为 C_2~C_7 棘突顶点。刀口线与人体纵轴方向一致，针刀体向头侧倾斜 45°，与棘突呈 60°，针刀经皮肤、皮下组织、项筋膜，达 C_2 棘突顶点骨面后，纵疏横剥 3 刀，然后将针刀体逐渐向脚侧倾斜，与 C_2 棘突走行方向一致，调转刀口线 90°，沿棘突上缘向内切 2 刀，以切开棘间韧带。第二次：针刀松解咽部软组织的粘连、瘢痕。患者取仰卧仰头位，闭口。第 1 支针刀松解茎突舌骨肌弓弦结合部的粘连、瘢痕，在舌骨体与舌骨大角拐弯处进针刀；第 2 支针刀松解颏舌骨肌弓弦结合部的粘连、瘢痕，在第 1 支针刀内侧 0.5cm 处定点进针刀；第 3 支针刀松解胸骨舌骨肌弓弦结合部的粘连、瘢痕，在第 2 支针刀内侧 0.5cm 处定点进针刀；第 4 支针刀松解肩胛舌骨肌弓弦结合部的粘连、瘢痕，在第 2 支针刀下 0.5cm 处定点进针刀。刀口线与人体纵轴方向一致，针刀体与皮肤垂直，进针刀达舌骨骨面，纵疏横剥 3 刀，然后贴舌骨骨面向下铲剥 3 刀。第三次：针刀松解颈部筋膜，患者取仰卧位，闭口。术者在第 7 颈椎平面，用押手拇指分开内脏鞘（甲状腺、气管、食管）与颈血管神经鞘间隙，刺手持针刀，贴押手拇指背面，从内脏鞘与颈血管神经鞘间隙进针刀，刀口线和人体纵轴方向一致，加压分离，到达间隙后一边进针刀，一边纵疏横剥 3 刀，达椎前筋膜。每次术毕，拔出针刀，局部压迫止血 3 分钟后，创可贴覆盖针眼。每周治疗 1 次，分 3 周进行治疗。结果：治愈 11 例，好转 12 例，未愈 2 例，总有效率 92.00%。〔彭易雨，殷文俊，黄移生. 针刀整体松解术治疗慢性咽炎的临床疗效观察［C］. 新时代 新思维 新跨越 新发展——2019 中国针灸学会年会暨 40 周年回顾论文集，2019：459-462.〕

第四节　颞下颌关节紊乱

【概述】

本病为因器质性病变导致长期开口困难或完全不能开口，严重者称为颞下颌关节强直。临床上可分为两类：第一类是由于一侧或两侧关节内发生病变，最后造成关节内的纤维性或骨性粘连，称为关节内强直，简称关节强直，也有人称真性关节强直；第二类病变是在关节外上下颌间皮肤、黏膜或深层组织，称为颌间挛缩或关节外强直，也有人称假性关节强直。

【针刀应用解剖】

颞下颌关节又称下颌关节，由下颌骨的下颌头与颞骨的下颌窝和关节结节构成。其关节面表面覆盖的是纤维软骨。关节囊松弛，上方附着于下颌窝和关节结节的周围，下方附着于下颌颈，囊外有从颧弓根部至下颌颈的外侧韧带予以加强。囊内有纤维软骨构成的关节盘，关节盘呈椭圆形，上面如鞍状，前凹后凸，与关节结节和下颌窝的形状相对应。盘的周缘与关节囊相接，将关节腔分成上、下两部。关节囊的前部较薄弱，因此，下颌关节易向前脱位。

关节的运动：两侧颞下颌关节必须同时运动，所以属于联合关节。下颌骨可做上提和下降、前进和后退以及侧方运动。其中，下颌骨上提和下降的运动发生在下关节腔，前进和后退的运动发生在上关节腔。侧方运动是一侧的下颌头对关节盘做旋转运动，而对侧的下颌头和关节盘一起对关节窝做前进的运动。张口是下颌骨下降并伴向前的运动，故大张口时，下颌骨体下降向下后方，而下颌头随同关节盘滑至关节结节的下方，如张口过大，关节囊过分松弛，下颌头可滑至关节结节的前方，而不能退回关节窝，造成下颌关节脱位。复位时，必须先将下颌骨拉向下，超过关节结节，再将下颌骨向后推，才能将下颌头纳回下颌窝内。闭口则是下颌骨上提并伴有下颌头和关节盘一起滑回关节窝的运动。

【病因病理】

下颌关节的损伤，造成关节囊挛缩；或因周围肌肉、皮肤等的损伤、挛缩造成下颌关节运动受限。

【临床表现】

一、关节内紊乱

1. 开口困难　主要症状是进行性开口困难或完全不能开口，病史较长，一般在数年以上。开口困难的程度因强直的性质而变化。如属纤维性强直，一般可有一定的开口度；而完全骨性强直则完全不能开口。有时骨性强直的患者，尤其是儿童，用力开口时，下颌骨仍可有数毫米的活动度，但这并非关节的活动，而是下颌体的弹性及颅颌联接处不全骨化的结果。开口困难可造成进食困难，通常只能由磨牙后间隙处缓慢吸入流汁或半流汁，或从牙间隙用手指塞入小块软食。

2. 面下部发育障碍畸形　多发生于儿童。由于咀嚼功能的减弱和下颌的主要生长中心髁状突被破坏所致。下颌畸形一般随年龄的增长而日益明显，表现为面容两侧不对称，颏部偏向患侧。患侧下颌体、下颌乚支短小，相应面部反而丰满；健侧下颌由于生长发育正常，相应面部反而扁平、狭长，因而常常容易误诊。双侧强直者，由于整个下颌发育障碍，下颌内缩、后退，而正常上颌却向前突，形成特殊的下颌畸形面容（图 15-12）。发病年龄愈小，颜面下部发育障碍畸形愈严重。尤其是幼儿，由于下颌发育受阻，形成下颌畸形和下颌后缩，使下颌骨及其相应的组织，特别是舌和舌骨均处于后缩位置，即与咽后壁间的距离缩小，造成上呼吸道狭窄，以至引起阻塞性睡眠呼吸暂停综合征。这种综合征患者在入睡后，可有严重鼾声，并有呼吸暂停，而频繁的呼吸暂停和缺氧可引起一系列心肺功能障碍，有的伴有精神障碍，甚至可危及生命。

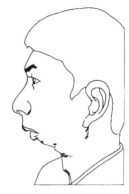

图 15-12　双侧颞下颌关节强直的下颌畸形面容

除有下颌发育障碍外，下颌角前切迹明显凹陷，下颌角显著向下突出。发生角前切迹的一般解释是，由于患者经常力图开口，长期地下颌升颌肌群向上牵引与下颌体上的降颌肌群向下牵拉而形成。

3. 咬合关系错乱　下颌骨发育障碍造成面下部垂直距离变短，牙弓变小而狭窄。因此，牙的排列和垂直方向生长均受阻碍，结果造成咬合关系明显错乱：下颌磨牙常倾向舌侧，下颌牙的颊尖咬于上颌牙的舌尖，甚至无接触；下颌切牙向唇侧倾斜，呈扇形分离。如果关节强直发病于成年人或青春发育期以后，因下颌骨已发育正常或基本正常，则面部无明显畸形，仅有开口受限。

4. 髁状突活动减弱或消失　用两手小指末端放在两侧外耳道内，拇指放在颧骨部做固定，请患者做开闭口运动和侧方运动，此时通过外耳道前壁，不仅能查明髁状突有无活动度，并且可对比两侧髁状突运动的差别，以便确定诊断。关节内强直侧没有活动或者活动度极小（纤维性强直），而健侧则活动明显。

5. X 线检查　在关节 X 线侧位片上，可见 3 种类型：第 1 种类型可见正常关节解剖形态消失，关节间隙模糊，关节窝及髁状突骨密质有不规则破坏，临床上可有轻度开口运动，此种类型多属纤维性强直。第 2 种类型可见关节间隙消失，髁状突和关节窝融合成很大的致密团块，呈骨球状。第 3 种类型可见致密的骨性团块波及乙状切迹，使正常喙突、颧弓乙状切迹影像消失，在下颌升支 X 线侧位片上，下颌升支和颧弓甚至可完全融合呈"T"型。

二、关节外紊乱

1. 开口困难　主要症状也是开口困难或完全不能开口。在询问病史时，常有因坏疽性口炎引起的口腔溃烂史，或上、下颌骨损伤史，或放射治疗等病史。开口困难的程度因关节外瘢痕、粘连的程度而有所不同。由于病理变化发生在关节外部，而不侵及下颌骨的主要生长发育中心，因此，即使在生长发育期前患病，一般患者面下部发育障碍畸形和咬合关系错乱，均较关节内强直为轻。

2. 口腔或颌面部瘢痕挛缩或缺损畸形　颌间挛缩常使患侧口腔龈颊沟变浅或消失，并可触到范围不等的条索状瘢痕区，但当瘢痕发生在下颌磨牙后区以后的部位时，则不易被查到。由坏疽性口炎引起者，常伴有软组织缺损畸形，牙排列错乱。由于损伤或灼伤引起的颌间瘢痕或缺损畸形，诊断比较容易。

3. 髁状突活动减弱或消失　与关节内强直比较，多数挛缩的瘢痕较关节内强直的骨性粘连有伸缩性，所以开颌运动时，患侧髁状突尚可有轻微活动，尤其在侧方运动时，活动更为明显；但如颌间瘢痕已骨化，呈骨性强直时，则髁状突的活动也可以消失。

4. X 线检查　在关节 X 线侧位片上，髁状突、关节窝和关节间隙清楚可见。在下颌骨或颧骨 X 线后前位片上，有些病例可见到上颌与下颌 L 支之间的颌间间隙变窄，密度增高。有时可见大小不等的骨化灶，甚至上、下颌骨之间或下颌与颧骨、颧弓之间形成骨性粘连，这时可称为骨性颌间挛缩。

三、混合性紊乱

临床上可见关节内和关节外强直同时存在的病例，其症状为二者症状的综合，称为混合型强直。

【诊断要点】

根据上述病史、症状、体征和 X 线表现可做出诊断。

【针刀治疗】

一、治疗原则

依据针刀医学关于人体弓弦力学系统的理论及疾病病理构架的网眼理论，颞下颌关节紊乱是由于颞下颌关节弓弦力学系统受损所引起的关节功能异常，可应用针刀整体松解颞下颌关节弓弦力学系统软组织的粘连和瘢痕。

二、操作方法

（一）第 1 次针刀松解两侧咬肌的粘连、瘢痕和挛缩

1. 体位　仰卧仰头位，闭口。

2. 体表定位　两侧咬肌起止点及硬结条索，以右侧为例，介绍针刀治疗方法。

3. 消毒　在施术部位，用碘伏消毒 2 遍，然后铺无菌洞巾，使治疗点正对洞巾中间。

4. 麻醉　用 1% 利多卡因局部浸润麻醉，每个治疗点注药 1ml。

5. 刀具　Ⅰ 型 4 号弧形针刀。

6. 针刀操作（图 15-13）

（1）第 1 支针刀松解右侧咬肌起点的粘连、瘢

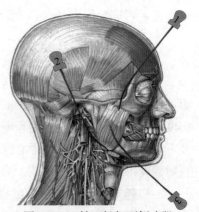

图 15-13　针刀松解两侧咬肌

痕：在颧弓咬肌起点处定点，刀口线与人体纵轴方向平行，针刀体与皮肤垂直，严格按四步进针规程进针刀，针刀经皮肤、皮下组织，直达骨面，纵疏横剥3刀，范围0.5cm，然后调转刀口线90°，沿骨面向下铲剥3刀，范围0.5cm。

（2）第2支针刀松解右侧咬肌止点的粘连、瘢痕：在下颌角咬肌止点处定点，刀口线与人体纵轴方向平行，针刀体与皮肤垂直，严格按四步进针规程进针刀，针刀经皮肤、皮下组织，直达骨面，纵疏横剥3刀，范围0.5cm，然后调转刀口线90°，沿骨面向上铲剥3刀，范围0.5cm。

（3）第3支针刀松解右侧咬肌行经路线的粘连、瘢痕：在咬肌表面硬结和条索处定点，刀口线与咬肌肌纤维方向平行，针刀体与皮肤垂直，严格按四步进针规程进针刀，针刀经皮肤、皮下组织，刀下有韧性感时，即到达病变处，再进针刀0.5cm，纵疏横剥3刀，范围0.5cm。

（4）术毕，拔出针刀，局部压迫止血3分钟后，创可贴覆盖针眼。

（二）第2次针刀松解两侧颞下颌关节关节囊及韧带的粘连、瘢痕和挛缩

1.体位 仰卧仰头位，闭口。

2.体表定位 张嘴触摸到颞下颌关节凹陷两侧的骨突定点，以右侧为例，介绍针刀治疗方法。

3.消毒 在施术部位，用碘伏消毒2遍，然后铺无菌洞巾，使治疗点正对洞巾中间。

4.麻醉 用1%利多卡因局部浸润麻醉，每个治疗点注药1ml。

5.刀具 Ⅰ型4号弧形针刀。

6.针刀操作（图15-14）

（1）第1支针刀松解右侧颞下颌关节关节囊颞骨起点处的粘连、瘢痕：张口触摸到颞下颌关节凹陷上缘颞骨关节窝处定点，刀口线与人体纵轴方向平行，针刀体与皮肤垂直，严格按四步进针规程进针刀，针刀经皮肤、皮下组织，直达颞骨骨面，纵疏横剥3刀，范围0.5cm，然后调转刀口线90°，沿骨面向下铲剥3刀，范围0.5cm。

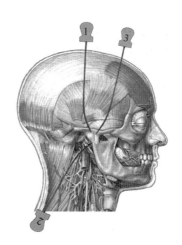

图15-14　针刀松解两侧颞下颌关节关节囊及韧带

（2）第2支针刀松解右侧颞下颌关节关节囊颞骨止点处的粘连、瘢痕：张口触摸到颞下颌关节凹陷下缘下颌骨髁状突处定点，刀口线与人体纵轴方向平行，针刀体与皮肤垂直，严格按四步进针规程进针刀，针刀经皮肤、皮下组织，直达颞骨骨面，纵疏横剥3刀，范围0.5cm，然后调转刀口线90°，沿骨面向上铲剥3刀，范围0.5cm。

（3）第3支针刀松解右侧颞下颌外侧韧带起点的粘连、瘢痕：在第1支针刀前0.8cm处定点，刀口线与人体纵轴方向平行，针刀体与皮肤垂直，严格按四步进针规程进针刀，针刀经皮肤、皮下组织，直达颞骨骨面，纵疏横剥 3 刀，范围 0.5cm，然后调转刀口线 90°，沿骨面向下铲剥 3 刀，范围 0.5cm。

（4）术毕，拔出针刀，局部压迫止血 3 分钟后，创可贴覆盖针眼。

【针刀术后手法治疗】

针刀术毕，做颞下颌关节推压放松手法。患者取正坐位，术者立于患者后侧，将患者的头部紧贴术者的胸壁，双手四指托住下颌体，双拇指顶在两侧下颌角，拇指先用力向前推压颞下颌关节，然后其余四指用力向后推压颞下颌关节，以进一步松解病变部位残余的粘连和瘢痕。反复推压 3 次。

【现代研究】

采用针刀联合 3M 康复技术治疗颞下颌关节紊乱综合征。操作者戴一次性手套，左手在面颊部（咬肌、翼内/外肌）、上颈部（姿势肌）、颞部（颞肌）触诊寻找结节，左手拇指按压在结节处固定，右手持微针刀（乐灸牌，规格为 0.4mm×25.0mm），刀口垂直于结节，沿左手拇指甲缘下刀，每处行扇形切割 2~3 刀，深度 3~5mm，当左手拇指下结节松解后即可出刀，若有出血，用棉签按压止血。隔天治疗 1 次，共治疗 3 次。3M 康复技术治疗：①物理因子疗法：用超声波治疗仪进行治疗，患者取侧卧位，操作者将超声波声头贴紧皮肤做环形缓慢滑动，每次 8 分钟，每天 1 次。②手法治疗：患者取侧卧位，操作者对患者面颊部、上颈部、颞部肌肉进行轻柔的手法放松。患者取仰卧位，张口并放松，操作者戴一次性手套，一手拇指探入患者口腔，其余 4 指固定好下颌，另一手掌根稳定住患侧颧骨，对颞下颌关节进行前向、长轴向牵引和侧向滑动，注意操作过程中感受颞下颌关节的松动情况，每次 5 分钟，每天 1 次。③运动治疗：患者保持上下牙齿 3mm 距离，行下颌各向等长收缩训练，每个动作维持 5 秒，6 次为 1 组，每天 5 组。以上共治疗 1 周。结果：53 例中，治愈 40 例，好转 13 例，有效率 100.00%。〔王媛，单玲玲，杜信. 探讨微针刀联合 3M 康复技术治疗颞下颌关节紊乱综合征的疗效分析［J］. 中国现代医生，2022，60（24）：32–35.〕

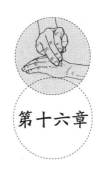

第十六章

常见肛肠科疾病

第一节　溃疡性结肠炎

【概述】

溃疡性结肠炎又称慢性非特异性溃疡性结肠炎，是种原因不明的慢性结肠炎，病变主要位于结肠的黏膜层，可累及直肠和结肠远端，甚至遍布整个结肠。主要症状有腹痛、腹泻、脓血便和里急后重，病程漫长，反复发作。本病用目前常见的中西方法治疗收效甚微，针刀医学根据其四大基本理论对该病进行了长期的研究，找到了它的病因所在，用针刀配合药物治疗，取得了满意的疗效。

【针刀应用解剖】

一、结肠的分部及其毗邻

结肠是围绕在小肠周围，介于盲肠和直肠之间的部分。按其所处位置和形态，可分为升结肠、横结肠、降结肠和乙状结肠四个部分。其中升及降结肠为腹膜间位，借结缔组织附着于腹后壁，因而较为固定，而横结肠及乙状结肠均为腹膜内位，具有明显的肠系膜，因而活动幅度较大。

（一）升结肠

升结肠全长约 18.6cm，在右髂窝内由盲肠延续而成，沿腰方肌和右肾前面上升，至右季肋区，于肝右叶下面转向左前下方，移行于横结肠。升结肠大部分位于右腹外侧区，较降结肠稍接近躯干正中线。其在腰背部的投影，相当于腰椎的横突附近。

升结肠的后面借疏松结缔组织连于右髂腰筋膜和右肾筋膜前层的下外侧部与右肾相接，在该部结缔组织内，有股外侧皮神经、髂腹下神经、髂腹股沟神经和第四腰动脉横过；其内面与小肠袢相邻；前及外面与腹前壁、腹外侧壁或大网膜右缘及部分小肠袢相邻。当肠腔空虚时，其近段的前面，可完全被小肠袢遮盖。结肠右曲位于右肾与肝右叶之间，因直接与肝右叶相接，故在肝右叶下面常形成压迹；其前内侧与十二指肠降部及胆囊底相接；前面与第 10 肋软骨相对。

（二）横结肠

横结肠长约 50cm，在右季肋区起自结肠右曲，起初向左下前方延伸，逐渐转向左上后方，直至左季肋区，构成一向下的弓形弯曲。在脾门的下侧，横结肠由后向前转向下，形成结肠左曲，或称脾曲。

横结肠的起始端为腹膜间位，前面由腹膜覆盖，后面则借结缔组织连于十二指肠降部，胰头的前面，而其余部分直到脾曲，均为腹膜内位，完全被腹膜包裹，并且沿着系膜带，两层腹膜构成宽阔的横结肠系膜，把横结肠悬系在胰体的前面。

横结肠的毗邻：上方由右向左依次与肝右叶、胆囊、胃大弯和脾相邻；下方邻小肠袢；前面与腹前壁之间有大网膜相隔；后面与十二指肠降部、胰、十二指肠空肠曲及部分小肠袢相邻。结肠脾曲前面被肋骨掩盖，上方与胰尾及脾内面的下部相接，后内侧借腹膜和腹膜后结缔组织与左肾前筋膜相连。

（三）降结肠

降结肠于左季肋区结肠左曲开始，沿左肾外侧缘和腰方肌的前面下行，达髂嵴平面，移行为乙状结肠。降结肠位于左腹外侧区，较升结肠距中线稍远，位置深，管径相对稍小。前面完全被小肠袢遮盖。

降结肠后面与腹内筋膜、腰方肌、腹横肌和左肾外缘等相接触，其间尚有左肋下血管、左侧髂腹下神经、左髂腹股沟神经和左侧第 4 腰动脉等通过。前方被小肠袢覆盖。

（四）乙状结肠

乙状结肠是位于降结肠和直肠之间的一段肠管。因该段肠常呈"乙"字形弯曲，故而得名。乙状结肠始端在左髂嵴处与降结肠相移行。起初向内下方延至盆腔入口，于腰大肌的内缘再转向内上，形成此段肠管的第 1 个弯曲，肠管向内上方越过髂总动脉分叉处，急转向下，形成第 2 个弯曲，至第 3 骶椎高度续为直肠。

乙状结肠亦为腹膜内位器官，因此，腹膜包裹肠管后，形成幅度较宽的乙状结肠系膜。乙状结肠连于左髂窝和小骨盆后壁，系膜根的附着线常呈"人"字形。

当肠腔空虚时，乙状结肠的前方常被小肠袢遮盖；当充盈扩张时，则可直接与腹前壁相接，或伸入小肠袢之间；乙状结肠的外侧与左侧的髂外动、静脉，闭孔神经，股神经，生殖股神经，股外侧皮神经和精索内动、静脉相邻；后面接左侧髂内动、静脉，输尿管，梨状肌和骶丛。第 1 个弯曲伸入盆腔，在男性紧邻膀胱，在女性则与子宫底、左输卵管和卵巢相接。

二、结肠的组织结构

结肠壁由 4 层膜组成。

1. 黏膜 表面光滑，无环状皱襞和绒毛，有很多肠腺的开口，柱状细胞间夹有大量杯状细胞。固有膜较厚，与小肠的结构基本相似。固有膜内有较多的淋巴小结，常向黏膜下层侵入。黏膜肌层较发达，由内环行、外纵行两层平滑肌组成。

2. 黏膜下层 在疏松结缔组织中含有较多脂肪细胞。有较大的血管、淋巴管和黏膜下神经丛。

3. 肌层 由内环行、外纵行两层平滑肌组成。纵肌层聚集成束，形成 3 条结肠带。每条结肠带约宽 12mm。在各条结肠带之间，纵肌层薄弱，并且不完整。在环、纵两肌层间有肠肌丛。

4. 浆膜 结肠表面大部分被浆膜覆盖。沿结肠带附近的浆膜，有堆积成群的脂肪细胞，形成结肠周围的脂肪垂。

三、结肠神经支配

（一）各部分的神经支配

支配升结肠和横结肠的神经来自肠系膜上丛，也包括交感及迷走神经两种纤维。人体降结肠、乙状结肠及直肠近侧部的交感神经来自肠系膜下丛；而副交感神经是由骶部脊髓第 2~4 骶节发出的纤维，经两侧盆内脏神经、左下腹下丛，再上升至这些部分。直肠远侧部的交感神经由下腹下丛发出的纤维，伴直肠上、下动脉而来。骶节的副交感纤维，也经盆内脏神经、盆丛分布至这部分。阴部神经的肛神经运动神经纤维支配肛门外括约肌。其感觉纤维分布至肛管远侧部。

（二）消化管壁内的神经支配

消化管壁内的神经构成丛状结构，有肠肌丛，位于纵行肌和环行肌之间；及黏膜下丛，位于黏膜下层。肠肌丛及黏膜下丛中包含许多神经节，这些神经节与外来进入管壁的神经纤维及其他壁内神经节发出的纤维相互联系。迷走神经或骶副交感神经的传出性节前纤维，进入管壁，与这些神经节细胞发生突触联系。而交感神经进入管壁的纤维，已是节后纤维，直接终止于效应组织。

消化管壁内的神经丛是壁内的神经丛，在消化管的不同部分存在某些差异。在咽壁，除咽丛外，一般没有壁内神经丛。

肠肌丛是由丰富的神经纤维组成的丛状结构，可包括 3 种丛网：初级、次级及三级丛。初级丛是比较粗大的结构，它的网眼大小与形式有较大的变化，呈纵行排布。次级丛与初级丛紧密相连，由较细的神经纤维束形成。三级丛是非常精细的纤维束网，与次级丛相联系，与环形肌密切邻接。肠肌丛发纤维终止于肌层内的细胞。丛内的神经节位于节点内。在肠系膜附着区域制作的切片上，外来神经的支可追踪到肠肌丛神经节；某些纤维终止于进入的第一个神经节；而其他的纤维，可能穿经此节与丛内另外的神经节接触，或至黏膜下丛的纤维束。自肠肌丛伸展入黏膜下丛的支是由节点发出，或直接自肠肌丛内的神经节发出，包括外来的神经纤维及壁内神经节的纤维。神经纤维行于环行肌纤维之间，到达黏膜下丛。

黏膜下丛是由相当细小的纤维束组成的网状结构，丛内有细小的神经节，也位于节点。丛的神经纤维在黏膜下层内，有的接近环行肌，有的接近黏膜肌层。自肠肌丛来的小支入黏膜下丛，可以追踪到终止在此丛内的神经节，或穿经此节在黏膜下丛内延续到更远处。也有单支或呈小束的纤维自黏膜下丛到黏膜肌层，这种纤维穿过黏膜肌层，并在黏液腺之间分支，或延续进入小肠绒毛，终止于小肠绒毛内的肌纤维。

在肠肌丛及黏膜下丛内有许多神经节，大多数神经节位于节点处。节的形状呈扁平或晶体状，这与它们相联系的纤维排列有关。

肠管壁内神经节细胞是多极细胞，但也有报道双极及假单极的神经细胞。

在肠肌丛及黏膜下丛的神经节内，存在着神经节内纤维的缠绕，一部分是该神经节细胞的突起，另一部分是外来纤维参与形成的。这种细胞间神经丛的纤维，在肠肌丛神经节内比黏膜下丛神经节内更为丰富。在肠肌丛神经节内细胞周围丛中大多数细小的纤维，为迷走神经节前纤维的末梢支，这种节前纤维在细胞间神经丛内与神经节细胞发生突触联系。而交感神经的节后纤维经肠肌丛不参与构成细胞间神经丛，直接终止于平滑肌和血管。

（三）消化管的传入神经

消化管的传入纤维，混合在交感（内脏大、小神经，最小神经，腰内脏神经等）及副交感神经（迷走神经、盆内脏神经）中到达脏器。其神经元胞体存在于脊神经节和脑神经节内。现认为，经交感神经传入的纤维传递痛刺激信号，特别是内脏的不适感和痛觉，而经副交感神经传入的纤维则传递非感觉信号（与胃肠反射有关的传入信号），但也有例外，如盆腔脏器的痛刺激可通过盆内脏神经向中枢传递。结肠的传入纤维经行于腰及胸内脏神经。有人发现，切除右侧交感神经以后，横结肠系膜或横结肠系膜的邻近部，其痛觉丧失，向尾侧可达横结肠中部；阑尾及阑尾系膜也失去痛觉，但在横结肠、结肠左曲及降结肠上部，其疼痛觉仍可存在。切除左侧交感神经则反应相反，髂嵴以上腹腔左侧结肠及其系膜的疼痛觉消失；而牵拉或电刺激盲肠、阑尾、结肠右曲和横结肠右半仍可引起疼痛，并在右下腹引起牵涉痛。这种传导疼痛纤维的配布，和胃的痛觉传入纤维相似，不是按原始肠管的左右，而是按肠管转位以后的解剖定位分左右侧。在交感神经切除后，由降结肠向下的一段肠管丧失痛觉，至肛门以上16cm处（相当于直肠与乙状结肠连接处的水平高度）；在此高度以下痛觉仍存在。直肠的痛觉传入纤维及反射性质的感觉纤维都经行于盆内脏神经，而不是交感神经。

【病因病理】

本病病因尚不完全清楚，但和下列几种因素有关：遗传因素、过敏因素、感染因素、自身免疫因素。结肠黏膜常常只有炎症性改变而未或不形成肉眼可见的溃疡病变，或溃疡愈合，只遗留肉眼可见的炎症性病变。病变分布在直－乙状结肠的病例，可达98%。以上是西医学对本病的认识，针刀医学认为，该病是由于脊柱病理区带的病理变化影响而产生的一系列表现。

【临床表现】

一、症状

溃疡性结肠炎一般起病缓慢，病情轻重不一，易反复发作。发作的诱因有精神刺激、过度疲劳、饮食失调、继发感染等。大便量少而黏滞带脓血，大便次数增多或便秘，里急后重，有些患者出现便前左下腹痉挛性疼痛，便后疼痛缓解的规律。其他症状可见上腹饱胀不适、嗳气、恶心。重症患者因长期营养丢失及厌食，可出现体重减轻，体力下降。

二、体征

1. 左下腹或全腹有压痛，伴有肠鸣音亢进，常可触及硬管状的乙状结肠和降结肠，提示肠壁增厚。
2. 肛门指检，可有压痛或带出黏液、脓血。

三、辅助检查

1. 血常规检查　贫血属于轻或重度，白细胞计数活动期高，以中性粒细胞增多为主。

2. 粪便检查　有黏液及不同量的红细胞、白细胞，在急性发作期涂片可见大量的多核巨噬细胞，粪便培养阴性。

3. X线检查　钡灌肠检查，肠管边缘模糊，黏膜皱襞失去正常形态；结肠袋消失；铅管状结肠；结肠局部痉挛性狭窄和息肉；还可见到溃疡引起的锯齿样影像。

4. 纤维内窥镜检查　对本病的诊断价值最大，除可对病变的范围、分布情况、炎症情况和溃疡等进行直接观察，还可取活体组织，进行病理鉴别诊断，并可做细胞化学、培养、生化测定和免疫学研究等项目。注意此检查对于急重症患者，一般暂缓进行，以免穿孔或引起大量的出血。

【诊断要点】

本病诊断根据3项条件：
1. 临床上有既往病史或持续、反复发作的腹泻、黏液血便等症状。

2. 手术标本病理、肠黏膜活检组织病理、内窥镜检查和 X 线检查，有 4 种证据之一即可。

3. 除外肠道特异性感染如寄生虫、结核和肠道肿瘤，以及其他肠道炎症性疾病如克罗恩病和免疫异常性疾病等。

【针刀治疗】

一、治疗原则

根据对本病的病因病理的认识，可用针刀解除脊柱区带病理变化的影响。

二、操作方法

1. 椎体有移位者，参考 X 线片，观察 $T_{11} \sim L_1$ 有否上、下、左、右的移位，在病变椎体与其上、下相邻的椎体棘突连线的中点，以及相对应的左、右旁开 1~1.5cm 处定点，共 6 点。刀口线方向与脊柱纵轴平行，垂直刺入，松解棘间韧带，两旁刺入深度达骨面，纵行切开关节突关节囊。

2. 属于脊柱区带有阳性反应物者，在 $T_{11} \sim L_1$ 的上、下、左、右触及到压痛条索、结节者，在此处进针刀，刀口线方向与阳性反应物方向一致，纵行剥离 2~3 下，并将条索和结节切开，进针刀深度达 2~3cm。

3. 属于单纯电生理功能紊乱者，用针刀松解下列穴位。

（1）体位：松解足三里取仰卧位；松解大肠俞取俯卧位。

（2）体表定位：①足三里：外膝眼下 3 寸，距胫骨前外缘侧一横指；②大肠俞：在 L_4 棘突下向左、右各旁开 1.5 寸处。

（3）消毒：在施术部位，用碘伏消毒 2 遍，然后铺无菌洞巾，使治疗点正对洞巾中间。

（4）麻醉：用 1% 利多卡因局部浸润麻醉，每个治疗点注药 1ml。

（5）针刀操作

1）松解足三里：刀口线与下肢长轴方向一致，针刀体与皮肤垂直，针刀经皮肤、皮下组织，当患者有酸、麻、胀感时，快速纵行疏通剥离 2~3 刀（图 16-1）。

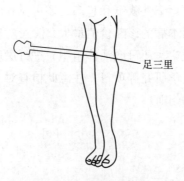

图 16-1 从足三里进针刀

2）松解大肠俞穴：刀口线和人体纵轴平行，刺入 1.5cm，纵行剥离 2~3 刀（图 16-2）。

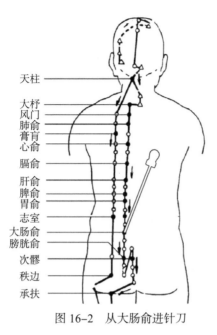

天柱
大杼
风门
肺俞
膏肓
心俞
膈俞
肝俞
脾俞
胃俞
志室
大肠俞
膀胱俞
次髎
秩边
承扶

图 16-2　从大肠俞进针刀

【针刀术后手法治疗】

1. 脊柱区带有阳性反应物者，出针刀后在进针处按压 3 分钟。

2. 椎体有移位者，患者取俯卧位，腰部肌肉放松，患者双手拉住床头，一助手立于床尾，两手握两踝部牵引，在牵引的基础上，用力上下抖动数下，连续做 3~5 遍，术者立于患者躯干一侧，双手重叠放于 T_{12}~L_1 棘突上，当助手用力牵引时，术者向下弹压 1 次。此手法可隔 2~3 日进行 1 次。

【现代研究】

1. 采用针刀配合枝川注射液治疗慢性溃疡性结肠炎　治疗方法如下。沿小腿前胫腓骨间足阳明胃经行经路线上触摸肌硬结，予以标记定位，如无硬结则在足三里穴处定位。按照四步进针规程进针刀，于硬结处及足三里部进行纵向疏剥 2~3 刀即出针，每周 1 次。针刀治疗的部位大多位于肾俞、气海俞、大肠俞、关元俞、天枢等穴附近。经小针刀治疗 2~4 次，枝川注射治疗 1~3 次，共治 31 例，近期治愈 18 例，占58.1%；好转 11 例，占 35.5%；无效 2 例，占 6.52%；总有效率 93.6%。〔叶新苗，杨威凤，孟永久. 枝川疗法加小针刀治疗慢性溃疡性结肠炎 31 例 [J]. 浙江中医药大学学报，2003，27（2）：63. 〕

2. 运用针刀治疗溃疡性结肠炎　于患者 T_{12}~L_1 棘突中间各定一点，于 L_1~L_2 棘突左、右旁开 3cm 处各定一点，行针刀闭合性手术。隔 7 日 1 次，共治疗 5 次。同时口服中药六味地黄汤加桃仁 10g、红花 10g、枳壳 20g，服用 30 剂后病愈。随访 3 年，

未复发。〔车兆勤，刘运法，苏伟，等. 针刀配中药治疗内科病举隅［C］. 中医药学术发展大会论文集，2005：426.〕

第二节　便　秘

【概述】

便秘是指排便不顺利的状态，包括粪便干燥、排出不畅和粪便不干亦难排出两种情况。一般每周排便少于 2~3 次（所进食物的残渣在 48 小时内未能排出）即可称为便秘。

正常人的排便习惯差别很大，这与个体差异、生活习惯尤其是饮食习惯有关。一般情况下，正常人每天排便 1~2 次，有的 2~3 天 1 次（只要无排便困难及其他不适均属正常），但大多数人（约占 60% 以上）为每天排便 1 次。

【针刀应用解剖】

大肠是消化管的最后一段，长约 1.5m，起自右髂窝，终于肛门，可分为盲肠、结肠和直肠 3 段。大肠的主要功能是吸收水分，将不消化的残渣以粪便的形式排出体外。盲肠是大肠的起始部，位于右髂窝内，左接回肠，上通升结肠。在盲肠的后内壁伸出一条细长的阑尾，其末端游离，内腔与盲肠相通，它是盲肠末端在进化过程中退化形成的。结肠围绕在空、回肠的周围，可分为升结肠、横结肠、降结肠和乙状结肠 4 个部分。升结肠是盲肠向上延续的部分，至肝右叶下方弯向左形成横结肠。横结肠左端到脾的下部，折向下至左髂嵴的一段叫降结肠。左髂嵴平面起以下的一段结肠位于腹下部和小骨盆腔内，肠管弯曲，叫乙状结肠，在第 3 骶椎平面续于直肠。

直肠位于盆腔内，全长 15~16cm，从第 3 骶椎平面起贴骶尾骨前面下行，穿盆膈终于肛门，盆以下的一段直肠又叫肛管，长约 3~4cm。直肠的肌层和其他部分一样，也是由外纵行、内环行两层平滑肌构成。环形肌在肛管处增厚，形成肛门内括约肌。肛门内括约肌的周围有横纹肌构成的肛门外括约肌围绕，括约肌收缩可阻止粪便的排出。

【病因病理】

急性便秘的原因多为器质性，如脊椎的急性损伤、肠扭转、肠绞窄等。慢性便秘的原因比较多，有器质性的，包括肿瘤（如结、直肠癌）、炎症（如肠结核、克罗恩病、溃疡性结肠炎等）、肠粘连、慢性阻塞性肺气肿、甲状旁腺功能亢进症、甲状腺功能减退症、糖尿病合并神经病变、硬皮病、长期服用抗抑郁药或镇静剂等；有功能性的，如进食量太少或食物中纤维含量太少，造成粪便量不足引起的单纯性便秘，如由肠神经系统功能障碍引起的肠易激综合征。临床上，慢性便秘原因中最多见的还是功能性便秘。

【临床表现】

便秘的临床表现与引起便秘的病因有关，有时便秘患者的表现只有粪便干硬、排便费力。另外，由于用力排出干硬粪便会引起肛裂，有些患者还可能有腹胀、恶心、食欲减退、乏力、头昏等症状，但这些症状均缺乏特异性。在为便秘患者做体格检查时，常可在其左下腹触及粪块和痉挛的结肠。

【诊断要点】

1.有关病史 仔细的病史询问对便秘的诊断有极重要的价值。便秘病程长，若患者在体重、食欲、体力方面无明显变化，常提示为功能性便秘；食量过少和食物过于精细，常与单纯性便秘有关；由精神因素、生活形态改变、长途旅行等原因引起的便秘常与肠易激综合征有关；腹部手术后的肠粘连也与便秘有关。

2.粪便常规检查和潜血试验 可观察到粪便的性状、数量及有无脓血和黏液等；潜血试验则有助于发现肠道的少量出血。

3.X 线检查 腹部正位 X 线片如有肠道扩张，且伴有液体平面时，应考虑肠梗阻的可能；如发现肠道内有粪便潴留，尤其是粪便潴留于乙状结肠内时，要考虑结肠的排便异常。

4.钡剂肠摄影及大肠镜检查 可观察结肠、直肠内有无狭窄和阻塞。

【针刀治疗】

一、治疗原则

根据针刀医学关于脊柱相关疾病的理论、慢性软组织损伤病因病理学理论和软组织损伤病理构架的网眼理论，长期便秘是由于支配胃肠的内脏神经在行经途中被卡压，使肠道长期处于半麻痹状态。依据上述理论，针刀整体松解腰部软组织慢性损伤的粘连、瘢痕，可解除被卡压的内脏神经，恢复肠道的动态平衡。

二、操作方法

（一）第 1 次针刀松解上腰段关节突关节韧带的粘连、瘢痕、挛缩和堵塞

1.体位 俯卧位。

2.体表定位 L_1~L_2，L_2~L_3 关节突关节（图 16-3）。

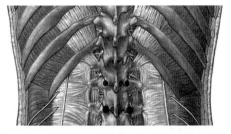

图 16-3 上腰段关节突关节韧带松解体表定位

3. 消毒 在施术部位，用碘伏消毒 2 遍，然后铺无菌洞巾，使治疗点正对洞巾中间。

4. 麻醉 用 1% 利多卡因局部浸润麻醉，每个治疗点注药 1ml。

5. 刀具 Ⅰ型直形针刀。

6. 针刀操作（图 16-4） 以松解右侧 $L_1 \sim L_2$ 关节突关节韧带为例。在 L_1 棘突顶点下缘旁开 2cm 处进针刀，刀口线与脊柱纵轴平行，针刀体与皮肤垂直，针刀经皮肤、皮下组织、胸腰筋膜浅层、骶棘肌，到达骨面。刀刃在骨面上向外移动，可触及一骨突部，此为 L_1 的下关节突。再向外移动，刀下有韧性感时，即到达 $L_1 \sim L_2$

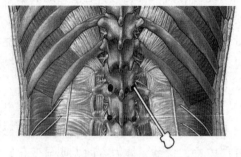

图 16-4 上腰段关节突关节韧带针刀松解

关节突关节韧带，在此用提插刀法切割 2~3 刀，深度不超过 0.5cm，以松解关节突关节韧带的挛缩、粘连和瘢痕。术毕，拔出针刀，局部压迫止血 3 分钟后，创可贴覆盖针眼。其他节段关节突关节韧带松解方法与此相同。

（二）第 2 次针刀调节足三里穴

1. 体位 坐位。

2. 体表定位 外膝眼下 3 寸，距胫骨前外缘侧一横指。

3. 消毒 在施术部位，用碘伏消毒 2 遍，然后铺无菌洞巾，使治疗点正对洞巾中间。

4. 麻醉 用 1% 利多卡因局部浸润麻醉，每个治疗点注药 1ml。

5. 刀具 Ⅰ型直形针刀。

6. 针刀操作 在足三里穴进针刀，刀口线与下肢长轴方向一致，针刀体与皮肤垂直，针刀经皮肤、皮下组织，当患者有酸、麻、胀感时，快速纵行疏通 2~3 刀。术毕，拔出针刀，局部压迫止血 3 分钟后，创可贴覆盖针眼。

【针刀术后手法治疗】

腰部针刀术后进行抖牵法。患者取俯卧位，腰部肌肉放松，患者双手拉住床头，一助手立于床尾，两手握两踝部牵引，在牵引的基础上，用力上下抖动数下，连续做 3~5 遍，术者立于患者躯干一侧，双手重叠放于 $L_1 \sim L_2$ 棘突上，当助手用力牵引时，术者向下弹压 1 次。此手法可隔 2~3 日进行 1 次。

【现代研究】

采用小针刀结合生物反馈疗法治疗耻骨直肠肌综合征所致便秘。①小针刀疗法：患者取右侧卧位，常规消毒铺巾，局部麻醉。医者右手持Ⅳ型小针刀，选择尾骨尖前距肛缘 1.5cm 中点的皮肤为刺入点，沿肛管直肠后侧闭合性纵深插入，然后将左手食指伸入肛管直肠腔内作引导，首先触及尾骨尖，确定耻骨直肠肌上缘的标志，顺之将肥厚的呈硬板状的耻骨直肠肌全束向上托顶，加强固定在直肠后壁。右手持小针刀从直肠后壁处闭合性纵行切开肥厚的耻骨直肠肌1.5~2cm，此时左手食指有明显的松弛感，随之用力向后加压，钝性扩大已切断的耻骨直肠肌，再用双手食指交叉向前后左右进行扩肛，防止术后耻骨直肠肌纤维粘连，从原路退出小针刀，肛门外用塔形纱布压迫固定。②生物反馈疗法：小针刀治疗后第2日即可行生物反馈治疗。使用生物反馈治疗仪，采用3种模式行生物反馈治疗，即被动电刺激、肌电主动触发电刺激和放松训练。患者取半仰卧位（约135°），医者将治疗电极插入其肛管和直肠，根据屏幕指示肌电曲线，用通俗易懂的语言，指导患者学会观察屏幕上肌电变化，指出其不良动作，每次治疗30分钟，每日1次，共治疗20次。治疗10次后进行Glazer评估，最终根据不同病情优化组合治疗方案。共治疗37例，总有效率91.9%。表明小针刀结合生物反馈疗法是治疗耻骨直肠肌综合征所致便秘的有效方法。〔张义，徐静. 小针刀结合生物反馈疗法治疗耻骨直肠肌综合征所致便秘的临床观察［J］. 中国肛肠病杂志，2013，33（9）：20-21.〕

第三节　痔　疮

【概述】

痔疮又叫痔，是一种常见病，随年龄增长而发病率增高，是齿状线两侧直肠上、下静脉丛曲张而成的静脉团块。常会因反复机械性损伤而出血、栓塞或脱出。

【针刀应用解剖】

直肠黏膜在壶腹部呈现数条半月状的横皱襞，称直肠横襞，有阻挡粪便的作用。直肠颈因肠腔突然变窄，黏膜出现8~16条纵行皱襞，称为肛柱或直肠柱。在肛柱的黏膜下均有动、静脉丛分布，当柱内静脉丛曲张时，则形成了原发性内痔。肛柱下端的半月形的黏膜皱襞称为肛瓣，又称直肠瓣。沿着肛瓣的附着线构成一条波状的环形线，称为齿状线或梳状线。由于齿状线附近的上皮附着十分牢固，直肠黏膜脱垂时，常跨过该线而脱出。由齿状线向下延伸约1.5cm的幅度，围绕固有肛管表面形成一环形隆起，称肛梳或痔环。此区由未角化的复层扁平上皮覆盖，其深部含有痔外静脉丛，有时在齿状线以下，沿着肛门内括约肌内面遗留一层灰白色环形的肛直带，为导致低位直肠颈狭窄和痔发生的形态学基础。

齿状线以上，直肠颈黏膜为复层立方上皮，其血液供应来自直肠上动脉，于黏膜下有丰富的痔静脉丛，该丛汇集成直肠上静脉，最后汇入门静脉系；该部的淋巴引流，经髂内及髂总淋巴结达腰淋巴结；其神经支配主要来自自主神经盆丛（包括肠系膜下神经丛、腹上丛和腹下丛等），由于内脏感觉神经对刺激的敏感性差，内痔、直肠癌或置入检查器械时，常无痛觉。

齿状线以下上皮为复层扁平上皮，其血液来自肛动脉，皮下组织内也含丰富的痔静脉丛，该丛汇集成肛静脉，最后引入下腔静脉；该部淋巴管主要注入腹股沟淋巴结；有躯体神经分布，主要来自第 3、4 骶神经前支组成的肛门神经，通常躯体神经对刺激较敏感，故外痔或常有痛感。由于肛门和膀胱的神经均来自第 4 骶神经，有肛门疾患时，疼痛可向会阴、臀部和股部放射，有时可发生反射性的尿闭。相反，膀胱颈部疾患，也可反射性地引起里急后重等症状。

直肠颈及固有肛管周围有肛门内括约肌和肛门外括约肌。前者为直肠壁的环行平滑肌层在直肠颈及固有肛管处增厚而成；后者围绕着直肠颈的全长，常被分为皮下部、浅部和深部 3 个部分。外括约肌深部和皮下部由痔下神经支配，浅部由第 4 骶神经的会阴支支配，由于肌束方向各异，故其作用力方向相反，3 部分外括约肌由各自的神经支配，故可交替收缩，如此一缩一舒的蠕动运动，将粪块排出体外。此外，肛提肌的部分纤维也参与排便，

直肠黏膜肥厚，肠腺较长，固有膜内有很多淋巴小结，侵入黏膜下层，黏膜肌层由 2~3 层平滑肌组成，黏膜下层有丰富的弹力纤维网，在直肠柱的黏膜下层内有丰富的血管丛，其中静脉丛迂曲，腔大壁薄，缺少静脉瓣，故在直肠下端容易形成局部的静脉曲张，即所谓"痔"。

直肠的肌层分为内环、外纵两层。内环肌在肛管处增厚，形成肛门内括约肌。当它收缩时可压迫肛管，帮助排便，并且有助于痔静脉丛内的血液回流。另外，在肛门缘处有肛门外括约肌，属于横纹肌，能缩紧肛门。

直肠的血液供应来源较广，上部由直肠上动脉供血，直肠颈及固有肛管部则由直肠下动脉和肛动脉供血。上述各动脉向肠壁内发出分支，并且在肌层、黏膜下层及黏膜层内分别形成相应的微血管构型。在直肠柱的上皮下及固有层内有两层微血管结构，浅层者在上皮下为简单稀疏的桥形毛细血管袢，深层为管径粗大而丰富的静脉丛，即痔内静脉丛。桥形毛细血管袢的动脉端与来自黏膜下丛的毛细血管前微动脉相续，而静脉端则汇入深部静脉丛。在肛梳的皮下则缺乏毛细血管层，偶尔可见毛细血管袢，固有层内具有丰富的静脉丛，即痔外静脉丛。痔内与痔外静脉丛之间相互延续，无明显分界，而管径则粗细不匀，极度迂曲，为痔形成的基础。

【病因病理】

肛管上端和齿线上下有直肠黏膜下的静脉丛，为平滑肌纤维及弹性结缔组织所包绕，形似海绵状组织块。肛管关闭时，呈"Y"形裂隙，而将四周组织分为 3 个部分。排便时静脉丛内血液充盈，易受粪便挤压与损伤。另外，因直肠静脉无静脉瓣，长期站立或端坐可使直肠静脉回流困难，加之直肠上、下静脉丛壁薄位浅，而容易形成痔。

一、病因

1. 习惯性便秘 长时间用力排便使直肠上、下静脉丛静脉内压长时间增高，逐渐破坏包绕在其外的平滑肌纤维和弹性结缔组织，使静脉逐渐曲张而成痔。坚硬的粪块反复损伤其表面的黏膜或皮肤，引起微血管破裂出血。

2. 腹内压增高 妊娠、盆腔肿瘤、肝硬化和排便时用力等均可使腹内压增高，影响门静脉和下腔静脉回流，导致直肠上、下静脉丛瘀血。

3. 直肠下端和肛管的慢性感染 直肠的局部感染可引起排便次数增加，使静脉本身及周围组织纤维化和失去弹性。

4. 其他 年老体弱或长期疾病引起营养不良，使局部组织萎缩无力，也易引起静脉扩张。长期饮酒及喜食大量辛辣刺激性食物可因局部充血而引发痔。

二、分类和分期

痔根据其所在部位不同可以分为以下 3 类：

内痔 是直肠上静脉丛的曲张静脉团块，位于齿状线以上，表面为直肠黏膜所覆盖，常见于左侧、右前及右后 3 处。

外痔 是直肠下静脉丛的曲张静脉团块，位于齿状线以下，表面为肛管皮肤所覆盖。单纯外痔见于肛门周围，常因静脉内血栓形成而突出在外。

混合痔 由于直肠上、下静脉丛互相吻合，互相影响，因而痔块位于齿状线上下，表面同时为直肠黏膜和肛管皮肤所覆盖，成为混合痔。

痔初期以内痔多见。由于静脉曲张不断加重，四周组织不断破坏和萎缩，因而痔块逐渐长大。痔块常由于表面黏膜或皮肤受损而出血、感染或形成血栓。严重者，痔块因脱出肛门外又为痉挛的括约肌所嵌顿，以致瘀血、水肿，呈暗紫色甚至坏死。

针刀医学认为多种原因可引起局部慢性软组织损伤，出现 4 种病理表现（包括粘连、瘢痕、挛缩、堵塞），痔就是堵塞后形成的病理产物。

【临床表现】

1. 排便时出血 内痔或混合痔最常见的症状是便血，其特点是便时无痛、血色鲜红，且为间歇性。出血量一般不大，但有时也可较大，呈喷射状，以致患者严重贫血，但便后血止。便秘、粪便干硬、大便次数增多、饮酒及进食刺激性食物等是痔出血的诱因。

2. 痔块脱出 内痔或混合痔发展到一定程度（第二、三期）即可脱出肛门外。痔块脱出会影响劳动。

3. 疼痛 单纯性内痔无疼痛感，而外痔和混合痔则有疼痛感。痔常因表浅黏膜或皮肤受损后感染或血栓形成，或脱出后嵌顿引起水肿、感染和坏死，而出现疼痛症状。局部疼痛是血栓性外痔的特点。

4. 瘙痒 由于痔块脱出及括约肌松弛，黏液流出肛门外而刺激周围皮肤，引起瘙痒甚至皮肤湿疹。内痔或混合痔脱出时，可在肛门周围见到痔块。血栓性外痔可在肛门周围见一突出的暗紫色长圆形肿块，有时可见出血点。不脱出的痔块需借助指检和肛镜检查方可查到。另外，指检不但可以排除其他病变，且可用来判断肛镜检查是否可以进行。

【诊断要点】

1. 内痔的临床表现和分度 内痔的主要临床表现是出血和脱出，可伴发血栓、绞窄、嵌顿以及排便困难。

内痔根据最新的诊断要点，分为四期：

（1）一期内痔：便时带血、滴血或者喷射状出血，无内痔痔核脱出，便后出血可以自行停止。

（2）二期内痔：便血呈滴血或者喷射状出血，伴有内痔脱出，便后可自行回纳。

（3）三期内痔：便时带血或者滴血，伴有内痔脱出或者久站、咳嗽、劳累、负重的时候内痔脱出，需要用手回纳。

（4）四期内痔：内痔脱出不能回纳，可伴有内痔嵌顿，表现为肛门周围的水肿。

2. 外痔的主要临床表现 肛门不适、潮湿不洁、异物感，如发生血栓及皮下血肿则有剧痛。

3. 混合痔的主要临床表现 内痔和外痔的症状可同时存在，严重时表现为环状痔脱出。

【针刀治疗】

一、治疗原则

依据人体弓弦力学系统理论及疾病病理构架的网眼理论，痔疮是由于腰骶部软组织慢性损伤引起腰骶段脊柱弓弦力学系统力平衡失调，形成网络状病理构架，导致直肠静脉回流障碍所致，通过针刀整体松解腰骶段脊柱弓弦力学系统软组织的粘连和瘢痕及病变静脉团。

二、操作方法

（一）第 1 次针刀松解腰骶段脊柱弓弦力学系统软组织的粘连和瘢痕

针刀治疗方法参照第十二章第一节中风后遗症第 3 次针刀治疗。

（二）第 2 次针刀松解痔疮部位

1. 体位 膝胸卧位。

2. 体表定位 痔核。

3. 消毒 在施术部位，用碘伏消毒 2 遍，然后铺无菌洞巾，使治疗点正对洞巾中间。

4. 麻醉 用 1% 利多卡因局部浸润麻醉，每个治疗点注药 1ml。

5. 刀具 Ⅰ型 4 号直形针刀。

6. 针刀操作（图 16-5） 在痔核处进针刀，刀口线与直肠纵轴方向一致，针刀体与皮肤垂直，严格按四步进针规程进针刀，针刀经痔核部皮肤、皮下组织，在痔核基底部行通透剥离 3 刀。术毕，拔出针刀，局部压迫止血 3 分钟后，创可贴覆盖针眼。如痔核大或脱出者，应进行局部治疗。用针刀在痔核基底部行通透剥离，痔核会自行枯萎、脱落。

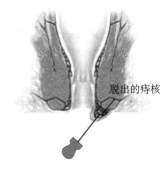

脱出的痔核

图 16-5 针刀松解痔疮部位

【针刀术后手法治疗】

针刀术毕，做腰部斜扳手法。

【现代研究】

采用小针刀治疗痔疮。患者共 68 例，其中内痔 46 例，混合痔 20 例，肛窦炎 2 例。操作过程：用紫药水在双侧手横纹上 4 寸，桡、尺骨内侧（即二白穴）做好进针部位的定点记号。铺无菌洞巾，用小针刀行纵行疏通剥离后出针，注意避开血管和正中神经。出针后，创面消毒，用创可贴外敷。整个手术时间为 4~5 分钟，患者痛苦少，简单快捷，不出血。结果：68 例患者基本上 1 次治愈，1 年后随访，有不同程度复发者 3 例，复发者多和饮酒、劳累有关，经第 2 次治疗后，疗效满意，治愈率 97.10%。〔吴忱. 小针刀治疗痔疮 68 例［J］. 湖南中医杂志，1999（6）：24.〕

第四节　肛　裂

【概述】

本病是指肛管后正中部（少数在前正中部）由反复损伤和感染引起的皮肤全层裂开，以致形成溃疡，经久不愈，并有典型症状。患者多有长期便秘史，且肛管后正中部位皮肤裂伤多见。

【针刀应用解剖】

参见本章第三节痔疮的针刀应用解剖。

【病因病理】

多数患者由于大便干燥，排便时用力过猛，而引起肛管皮肤出现纵向裂口或椭圆形溃疡，或合并感染的裂口，即肛裂。有少数肛裂患者起始于后正中部位的肛窦炎。反复损伤使肛管裂伤深及全层皮肤，并无法愈合。肛裂形成后必然继发感染，因此更不易愈合。

肛管后正中部位是肛裂的常见部位，因其皮肤较为固定，且有弯曲，易于受损。发生在肛管其他部位的表浅性裂伤很快自愈，且无症状。

肛管反复损伤与感染，使基底变硬，肉芽增生，色灰白，时间较长的可形成一突出肛门外的袋状皮垂，很像外痔，俗称"前哨痔"。肛裂、前哨痔和齿状线上乳头肥大同时存在时，称为肛裂"三联征"。

针刀医学认为，本病是由于各种原因引起的局部软组织慢性损伤，其病理过程也表现出典型的粘连、瘢痕、挛缩和堵塞。

【临床表现】

肛裂初起时，仅在肛管皮肤上形成一个小的裂隙，裂口表浅，颜色鲜红。继之发展，可以裂到皮下组织，甚或一直裂到肛门括约肌。

疼痛　　疼痛的轻重，因肛裂的大小、深浅，患病时间长短以及个人的敏感性不同而有所不同。经常因为排便而引起阵发性疼痛。

出血　　只在排便以后，有几滴鲜血滴出，或者在粪便上、便纸上染有少许血液，有时血与黏液混杂在一起。

便秘　　患者因为恐惧排便时的疼痛，不敢大小便而致便秘，又因为便秘使得肛裂加重，从而形成恶性循环。

瘙痒　　因为肛裂有分泌物，刺激肛门部皮肤可致瘙痒。

【诊断要点】

1. 大便时阵发性肛门疼痛。
2. 大便时出血。
3. 可伴有便秘。

【针刀治疗】

一、治疗原则

依据人体弓弦力学系统理论，肛裂是腰骶段弓弦力学系统力平衡失调，导致内脏弓弦力学系统失去平衡所致。依据疾病病理构架的网眼理论，通过针刀整体松解腰骶段弓弦力学系统相关软组织，同时松解局部病变的粘连、瘢痕和挛缩，可治愈该病。

二、操作方法

（一）第 1 次针刀松解——"口"字形针刀整体松解术

参见第十二章第一节中风后遗症第 3 次针刀松解方法进行。

（二）第 2 次针刀松解肛门局部的粘连、瘢痕和挛缩

1.体位　截石位。

2.体表定位　距肛裂下方 1cm。

3.消毒　在施术部位，用碘伏消毒 2 遍，然后铺无菌洞巾，使治疗点正对洞巾中间。

4.麻醉　用 1% 利多卡因局部麻醉。

5.刀具　Ⅰ型 4 号直形针刀。

6.针刀操作（图 16-6）　在定点处进针刀，刀口线方向和直肠纵轴平行，针刀体和皮肤成 90°角，按四步进针规程进针刀，针刀经皮肤、皮下组织，当刀下有韧性感时，提插切割 3 刀，范围 1cm。术毕，拔出针刀，局部压迫止血 3 分钟后，创可贴覆盖针眼。

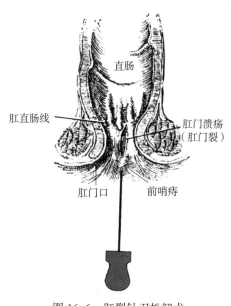

直肠

肛直肠线

肛门溃疡
（肛门裂）

肛门口　　　前哨痔

图 16-6　肛裂针刀松解术

7. 注意事项 针刀操作在局部粘连和瘢痕组织中进行，不能穿过肠壁，进入肛管，以免引起局部感染；每天用 1 ： 5000 高锰酸钾液坐浴 3 次。大便前后再分别增加坐浴 1 次。

【现代研究】

采用地榆黄参汤熏蒸联合小针刀括约肌部分切断术治疗肛裂。观察组患者采取左侧卧位，常规麻醉消毒，明确括约肌间沟位置，选取截石位 3 点或 9 点的内括约肌位置刺入小针刀。刀刃向内，进入皮下区域后放慢速度。仔细从外到内切开部分内括约肌，以切断内括约肌下缘为准，切到齿状线平面，取出小针刀。注意不要刺穿肛门皮肤和黏膜。左手指在手术部位可感到明显的黏膜松弛和凹陷，手指侧面按压以止血。电刀止血，铺凡士林纱布，加压包扎，术毕。术后第 2 天，常规更换凡士林纱布，1次 / 天，直到创口愈合。排便后及换药前均采用地榆黄参汤熏蒸：防风 20g，地榆、侧柏叶、苍术、苦参各 15g，芒硝、川椒各 6g，五倍子、大黄各 10g，上药水煎成约 500ml 汤剂，倒入熏蒸椅中局部熏蒸 15 分钟，用清水洗净后烘干。结果：共 41 例，治愈 21 例，好转 18 例，无效 2 例，总有效率 95.12%。〔姚文俊. 地榆黄参汤熏蒸联合小针刀括约肌部分切断术治疗肛裂 41 例［J］. 中国肛肠病杂志，2022，42（12）：36–38.〕

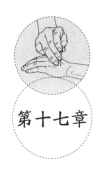

第十七章

常见皮肤科疾病

第一节　斑　秃

【概述】

斑秃，俗称"鬼剃头"，是一种骤然发生的局限性斑片状的脱发性毛发病。其病变处头皮正常，无炎症及自觉症状。本病病程经过缓慢，可自行缓解和复发。若整个头皮毛发全部脱落，称全秃；若全身所有毛发均脱落，称普秃。该病与免疫力失调、压力突然加大有一定关系。

中医学认为本病与气血两虚，肝肾不足，血瘀毛窍有关。发为血之余，气虚则血难生，毛根不得濡养，故发落成片；肝藏血，肾藏精，精血不足则发无生长之源；阻塞血路，新血不能养发，故发脱落。辨证分为：心脾气虚、肝郁血瘀、气血两虚、肝肾不足等型（图 17-1）。

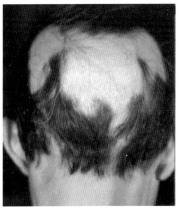

图 17-1　斑秃

【针刀应用解剖】

一、颅顶部表面解剖

覆盖于此区的软组织，由浅入深依次为：皮肤、浅筋膜（皮下组织）、帽状腱膜及枕额肌、腱膜下疏松组织和颅骨外膜。其中，浅部三层紧密连接，难以将其各自分开，因此常将此三层合称"头皮"。了解此部分表面解剖对于针刀的诊断、治疗以及康复治疗都有相当重要的指导作用。

（一）**骨性标志**（图17-2、图17-3）

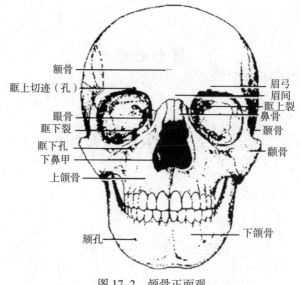

额骨
眶上切迹（孔）
眼骨
眶下裂
眶下孔
下鼻甲
上颌骨
颏孔

眉弓
眉间
眶上裂
鼻骨
颧骨
颧骨
下颌骨

图 17-2　颅骨正面观

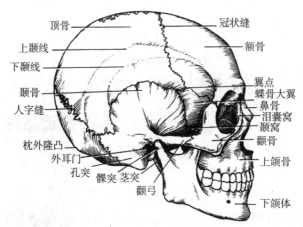

顶骨
上颞线
下颞线
颞骨
人字缝
枕外隆凸
外耳门
孔突　髁突 茎突
颧弓

冠状缝
额骨
翼点
蝶骨大翼
鼻骨
泪囊窝
颞窝
颧骨
上颌骨
下颌体

图 17-3　颅骨侧面观

　　1. 眉弓　位于眶上缘上方，额结节下方的弓状隆起，男性隆起较明显。眉弓适对大脑额叶下缘。

　　2. 眶上切迹　有时成孔，位于眶上缘的内、中 1/3 相交处，距正中线 2.5cm，眶上血管及神经由此通过，用力按压时可引起明显疼痛。

　　3. 翼点　位于颧弓中上方约两横指处，额、顶、颞、蝶四骨在此相接，多呈"H"形，翼点是颅骨最薄弱部分，内有脑膜中动脉前支通过。

　　4. 颧弓　由颞骨的颧突和颧骨的颞突共同组成，全长均可触。颧弓上缘，相当于大脑半球颞叶前端的下缘。

　　5. 前囟点　为冠状缝与矢状缝的相交点，故又名冠矢点，在新生儿，此处的颅骨因骨化尚未完成，仍为结缔组织膜性连接，呈菱形，称为前囟，在 1~2 岁时闭合。

6. 人字点　为矢状缝的后端与人字缝的相交点。有人此处呈一陷凹，可以触之。新生儿的后囟即位于此处。后囟较前囟为小，呈三角形，生后不久即闭合。佝偻病和脑积水时，前后囟门均闭合较晚。

7. 枕外隆凸　是位于枕骨外面正中的最突出的隆起，与枕骨内面的窦汇相对应。其下方有枕骨导血管。

8. 上项线　位于枕外隆凸的两侧，内面平对横窦。

（二）对比关系

利用以上骨性标志可以确定 6 条标志线（图 17-4）。

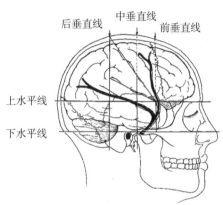

图 17-4　头部 6 条标志线

1. 下水平线　通过眶下缘与外耳门上缘的直线。

2. 上水平线　通过眶上缘，与下水平线平行的直线。

3. 矢状线　从鼻根经颅顶中点至枕外隆凸的弧线。

4. 前垂直线　通过颧弓中点，与水平线相垂直的线。

5. 中垂直线　经髁突中点，与水平线相垂直的线。

6. 后垂直线　经乳突基部后缘，与水平线相垂直的线。

二、静态弓弦力学单元（图 17-5）

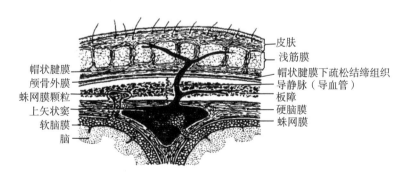

图 17-5　颅顶静态弓弦力学单元

（一）弓：颅顶骨

颅顶骨在胚胎发育时期是膜内化骨，出生时尚未完全骨化，因此，在某些部位仍保留膜性结构，如前囟和后囟等处。

颅顶各骨均属扁骨。前方为额骨，后方为枕骨。在额、枕骨之间是左、右顶骨。两侧前方小部分为蝶骨大翼；后方大部分为颞骨鳞部。颅顶各骨之间以颅缝相结合，发生颅顶内压增高时，在小儿骨缝可稍分离。

成人颅顶骨厚度约为0.5cm，最厚的部位可达1cm，最薄的为颞区，仅有0.2cm。颅顶骨呈圆顶状，并有一定的弹性，其分为外板、板障和内板三层。外板较厚，对张力的耐受性较大，而弧度较内板为小。内板较薄，质地亦较脆弱，又称玻璃样板。板障是内、外板的骨松质，含有骨髓，并有板障静脉位于板障管内。

（二）弦

1. 浅筋膜 由致密的结缔组织和脂肪组织构成，并有许多结缔组织小梁，使皮肤和帽状腱膜紧密相连，将脂肪分隔成无数小格，内有血管和神经穿行。感染时渗出物不易扩散，早期压迫神经末梢引起剧痛。此外，小格内的血管，多被周围结缔组织固定，创伤时血管断端不易自行收缩闭合，故出血较多，常需压迫或缝合止血。

浅筋膜内的血管和神经，可分为前、后两组。

（1）前组：距正中线约2cm处，有滑车上动、静脉和滑车上神经。距正中线约2.5cm处，尚有眶上动、静脉和眶上神经。两动脉均为眼动脉的终支；伴行静脉末端汇合成为内眦静脉；同名神经为三叉神经的第一支，即眼神经的分支。

（2）后组：有枕动、静脉和枕大神经等，分布于枕区。枕动脉为颈外动脉的分支；枕静脉汇入颈外静脉；枕大神经来自第2颈神经的后支。

2. 帽状腱膜 前连额肌，后连枕腹，两侧逐渐变薄，续于颞筋膜。头皮裂伤，伴有帽状腱膜横向断裂时，因枕额肌的收缩，创口裂开较大。缝合头皮时，应将腱膜仔细缝合，以减少皮肤张力，有利于创口的愈合。

3. 腱膜下疏松结缔组织 此层又称腱膜下间隙，是位于帽状腱膜与骨膜之间的薄层输送结缔组织。此隙范围较广，前至眶上缘，后达上项线。头皮借此层与颅骨外膜疏松连接，故移动性较大，开颅时可经此间隙将皮瓣游离后翻起，头皮撕脱伤也多沿此层分离。腱膜下间隙出血，易广泛蔓延，形成较大的血肿，瘀斑可出现于鼻根及上眼睑皮下。此间隙内的静脉，经导静脉与颅骨的板障静脉及颅内的硬脑膜静脉窦相通，若发生感染，可经上述途径继发颅骨骨髓炎或向颅内扩散，因此腱膜下间隙被认为是颅顶部的"危险区"。

4. 颅骨外膜 由致密结缔组织构成，借少量结缔组织与颅骨表面相连，二者易于剥离。严重的头皮撕脱伤，可将头皮连同部分骨膜一并撕脱。骨膜与颅缝紧密愈着，骨膜下血肿，常局限于一块颅骨的范围内。

三、动态弓弦力学单元

颅顶部动态弓弦力学单元由颅顶部静态弓弦力学单元加颅顶肌组成。静态弓弦力学单元如上所述。

1. 枕肌 两块，呈四方形，起于枕骨上项线，止于帽状腱膜的后缘，收缩时拉腱膜向后。

2. 额肌 两块，接帽状腱膜的前缘，在前下方附着于额部皮肤，收缩时拉眉部皮肤向上，使睑裂增大，并使额部皮肤形成横行皱纹。

四、辅助装置

皮肤：此区皮肤厚而致密，并有两个显著特点，一是含有大量毛囊、汗腺和皮脂腺，为疖肿或皮脂腺囊肿的好发部位；二是具有丰富的血管，外伤时易致出血，但创口愈合较快。

【病因病理】

目前斑秃病因尚不明确。神经精神因素被认为是一个重要原因。不少病例发病前有神经精神创伤，如长期焦急、忧虑、悲伤、精神紧张和情绪不安等现象。有时在病程中，这些精神因素可使病情迅速加重。近年来研究表明，斑秃的原因与下列因素有关。

1. 遗传过敏 约 10%~20% 的病例有家族史。有报告单卵双生者同时在同一部位发生斑秃，还有报告一家 4 代均有斑秃，认为本病是遗传缺陷性疾病。从临床累积的病例看出，具有遗传过敏性体质的人易伴发斑秃。美国统计患斑秃的儿童中 18% 有湿疹或哮喘，或者两者兼有；成人斑秃患者约占 9%；全秃的儿童患者比例更高，占 23%。日本统计的斑秃患者有遗传过敏体质者占 10%，荷兰则高达 52.4%。不过荷兰确立遗传过敏体质的依据，是把阳性皮肤试验和遗传过敏家族史者也包括进来了。由于各国家及地区对遗传过敏体质的诊断要点不同，数据也无法进行比较。国内陈盛强做的一项斑秃与人白细胞抗原的相关研究表明：斑秃患者的 HLA-A9 抗原频率（16.67%）较正常人（32.65%）显著降低，从实验的角度支持斑秃的遗传过敏因素。

2. 自身免疫 斑秃患者伴有一些自身免疫性疾病的概率比正常人群高。如伴甲状腺疾病者占 0%~8%；伴白癜风者占 4%（正常人仅 1%）。而斑秃患者中有关自身抗体的研究报告不一，有说存在的，也有说未找到的。国内张信江的一项关于 T 细胞亚群及 β2 微球蛋白的研究提示，斑秃患者存在着 T 细胞网络紊乱及体液免疫失调。目前尚不能肯定斑秃就是自身免疫性疾病，但其可伴发自身免疫性疾病，对皮质激素暂时有效等，提示倾向于自身免疫学说。

斑秃的病理表现：毛囊周围及下部有淋巴细胞浸润，部分可侵入毛囊壁，并有发基质细胞的变性。在已脱落毛发的毛囊中可有新的毳毛形成。新长的毛发缺少色素。晚期毛囊、毛球及其真皮乳头均缩小，位置也上移。周围基质明显缩小，周围结缔组织血管变性，血管内有血栓形成。日久毛囊数目也减少，此时细胞浸润也不明显。

针刀医学认为，斑秃的原因是颈段弓弦力学系统的应力异常后，引起头部的软组织如帽状腱膜以及头部的肌肉应力异常，形成网格状的粘连和瘢痕，这些粘连和瘢痕卡压了行经其间的血管，使头皮的血供减少，引起脱发。运用针刀整体松解头颈部粘连、瘢痕点，破坏了疾病的病理构架，从而可治愈该病。

【临床表现】

斑秃可发生在从婴儿到老年的任何年龄，但以中年人为多，性别差异不明显。本病常于无意中发现或被他人发现，无自觉症状，少数病例在发病初期患处可有轻度异常感觉。初起为 1 个或数个边界清晰的圆形或椭圆形脱发区，直径 1~2cm 或更大。脱发区的边缘处常有一些松而易脱的头发，有的已经折断，近侧端的毛发往往萎缩。如将该毛发拔出，可以看到该毛发上粗下细，且下部的毛发色素也脱失。这种现象是进展期的征象。脱发现象继续增多，每片亦扩展，可互相融合形成不规则形。如继续进展可以表现为全秃。严重者眉毛、睫毛、腋毛、阴毛和全身毳毛也都脱落，即普秃。脱发也可停止，此时脱发区范围不再扩大，边缘毛发也较牢固，不易拔出，经过若干月份，毛发可逐渐或迅速长出。也有的患者先长出白色茸毛，以后逐渐变粗变黑，长长，成为正常头发。脱发的头皮正常、光滑，无炎症现象，有时看上去较薄稍凹，这是头发和发根消失之故，而非真正头皮变薄。

【诊断要点】

根据突然发生圆形或椭圆形脱发，脱发区头皮正常，不难诊断，但仍需与白癣、梅毒性秃发、假性斑秃相鉴别。

1. 白癣 不完全脱发，毛发多数折断，残留毛根不易被拔出，附有鳞屑。断发中易查到霉菌。好发于儿童。

2. 梅毒性秃发 虽也呈斑状秃发，头发无瘢痕形成，但边缘不规则，呈虫蛀状。脱发区脱发也不完全，数目众多，好发于后侧。伴有其他梅毒症状，梅毒血清学检查阳性。

3. 假性斑秃 患处头皮萎缩，光滑而带有光泽，看不见毛囊开口，斑片边缘处无上粗下细的脱发。

【针刀治疗】

一、治疗原则

依据人体弓弦力学系统理论及疾病病理构架的网眼理论，斑秃是由于颈段及头面部弓弦力学系统力平衡失调导致头皮的血供和神经支配障碍所致，用针刀调节颈段及头面部弓弦力学系统软组织的粘连和瘢痕，恢复头部软组织的营养供应，使头发再生。

二、操作方法

（一）第 1 次针刀松解后颈部软组织的粘连、瘢痕

参照第八章第一节颈椎病软组织损伤型之"T"形针刀整体松解术进行。

（二）第 2 次针刀松解头面部软组织的粘连、瘢痕

1. 体位 坐位。

2. 体表定位

（1）前额部正中发际线边缘，以及此点向左、右各旁开 3cm，共 3 点。

（2）枕外隆凸上 2cm，以及此点向左、右各旁开 3cm，共 3 点。

3. 消毒 在施术部位，用碘伏消毒 2 遍，然后铺无菌洞巾，使治疗点正对洞巾中间。

4. 麻醉 用 1% 利多卡因局部浸润麻醉，每个治疗点注药 1ml。

5. 刀具 Ⅰ型 4 号直形或弧形针刀。

6. 针刀操作（图 17-6、图 17-7）

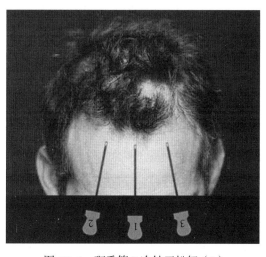
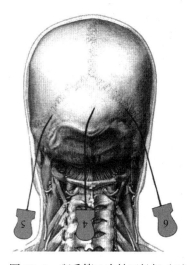

图 17-6 斑秃第 2 次针刀松解（1）   图 17-7 斑秃第 2 次针刀松解（2）

（1）第 1 支针刀从前额部正中上缘定点处进针刀，刀口线与脊柱纵轴平行，针刀经皮肤、皮下组织，直达额骨骨面，先纵疏横剥 3 刀，范围 0.5cm，然后调转刀口线 90°，贴骨面向头顶方向铲剥，深度 0.5cm。

（2）第 2 支针刀从第 1 支针刀向右旁开 3cm 处进针刀，刀口线与脊柱纵轴平行，针刀经皮肤、皮下组织，直达额骨骨面，先纵疏横剥 3 刀，范围 0.5cm，然后调转刀口线 90°，贴骨面向头顶方向铲剥，深度 0.5cm。

（3）第 3 支针刀从第 1 支针刀向左旁开 3cm 处进针刀，刀口线与脊柱纵轴平行，针刀经皮肤、皮下组织，直达额骨骨面，先纵疏横剥 3 刀，范围 0.5cm，然后调转刀

口线 90°，贴骨面向头顶方向铲剥，深度 0.5cm。

（4）第 4 支针刀从枕外隆凸上 2cm 定点处进针刀，刀口线与脊柱纵轴平行，针刀经皮肤、皮下组织，直达枕骨骨面，先纵疏横剥 3 刀，范围 0.5cm，然后调转刀口线 90°，贴骨面向头顶方向铲剥，深度 0.5cm。

（5）第 5 支针刀从枕外隆凸上 2cm 向左 3cm 处进针刀，刀口线与脊柱纵轴平行，针刀经皮肤、皮下组织，直达枕骨骨面，先纵疏横剥 3 刀，范围 0.5cm，然后调转刀口线 90°，贴骨面向头顶方向铲剥，深度 0.5cm。

（6）第 6 支针刀从枕外隆凸上 2cm 向右 3cm 处进针刀，刀口线与脊柱纵轴平行，针刀经皮肤、皮下组织，直达枕骨骨面，先纵疏横剥 3 刀，范围 0.5cm，然后调转刀口线 90°，贴骨面向头顶方向铲剥，深度 0.5cm。

（7）术毕，拔出针刀，局部压迫止血 3 分钟后，创可贴覆盖针眼。

【针刀术后手法治疗】

针刀术后行点穴、按摩治疗，选取百会、印堂、风池、曲池、合谷、足三里、三阴交、涌泉。头部腧穴采用推按、叩击手法，其他腧穴采用指压法，每穴 2 分钟，均匀用力，轻重适当，以患者感觉全身发热，酸麻胀感明显为止，每日 1 次，每次 30 分钟左右。

第二节　腋　臭

【概述】

本病俗称狐臭，是身体大汗腺分泌物中含有一种特殊气味的丁异酸戊酯而引起的病症。

【针刀应用解剖】

参见第十八章第一节黄褐斑的针刀应用解剖。

【病因病理】

汗液经体表的细菌，主要是葡萄球菌分解，产生不饱和脂肪酸。由于大汗腺到青春期才开始活动，老年时逐渐退化，故腋臭主要见于青壮年。女性多于男性，与遗传有关。

【临床表现】

腋窝的大汗腺分泌的汗液臭味明显，其汗液可呈黄、绿、红或黑色。

【诊断要点】

1. 主要发生于腋下，出汗多且有臭味。
2. 多有遗传性，夏季加重。
3. 青春期症状加重。

【针刀治疗】

一、治疗原则

依据人体弓弦力学系统理论及疾病病理构架的网眼理论，腋臭是由于腋部的皮肤汗腺分泌异常物质所致，通过针刀破坏大汗腺的基底部，调节汗腺的分泌功能，达到治疗目的。

二、操作方法

（一）第 1 次针刀操作——"十"字针刀松解术

1. 体位 仰卧位，肩关节外展 90°。

2. 体表定位 腋窝部"十"字定位。

3. 消毒 在施术部位，用碘伏消毒 2 遍，然后铺无菌洞巾，使治疗点正对洞巾中间。

4. 麻醉 用 1% 利多卡因局部浸润麻醉，每个治疗点注药 1ml。

5. 刀具 Ⅰ型 4 号直形针刀。

6. 针刀操作（图 17-8）

（1）第 1 支针刀从腋窝前侧进针，针刀体与皮肤平面成 90°角，按四步进针规程进针刀，经皮肤，达真皮层，调转针刀体，使针刀体与汗腺集中部的皮肤平行，针刀向汗腺集中部真皮层方向切割到病变中央。

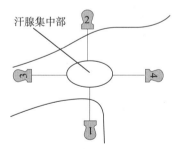

图 17-8 腋窝部"十"字针刀松解术

（2）第 2 支针刀从腋窝后侧进针，针刀体与皮肤平面成 90°角，按四步进针规程进针刀，经皮肤，达真皮层，调转针刀体，使针刀体与汗腺集中部的皮肤平行，针刀向前侧（即汗腺集中部）真皮层方向切割到病变中央，与第 1 支针刀相接。

（3）第 3 支针刀从腋窝远端进针，针刀体与皮肤平面成 90°角，按四步进针规程进针刀，经皮肤，达真皮层，调转针刀体，使针刀体与汗腺集中部的皮肤平行，针刀向汗腺集中部真皮层方向切割到病变中央。

（4）第 4 支针刀从腋窝近端进针，针刀体与皮肤平面成 90°角，按四步进针规程进针刀，经皮肤，达真皮层，调转针刀体，使针刀体与汗腺集中部的皮肤平行，针刀向远端（即汗腺集中部）真皮层方向切割到病变中央。与第3支针刀相接。

（5）术毕，拔出针刀，局部压迫止血3分钟后，创可贴覆盖针眼。

（二）第2次针刀操作——大汗腺松解术

1.体位 仰卧位，肩关节外展90°。

2.体表定位 腋窝汗腺区内找到比正常毛囊大、色素沉着的毛囊孔，一次3~4个治疗点。

3.消毒 在施术部位，用碘伏消毒2遍，然后铺无菌洞巾，使治疗点正对洞巾中间。

4.麻醉 用1%利多卡因局部浸润麻醉，每个治疗点注药1ml。

5.刀具 Ⅰ型4号直形针刀。

6.针刀操作（图17-9） 在定点处按四步进针规程进针刀，经扩大的毛囊孔刺入，达真皮层，用提插刀法切割3刀，然后在真皮下做扇形提插刀法切割，范围0.5cm。术毕，拔出针刀，局部压迫止血3分钟后，创可贴覆盖针眼。

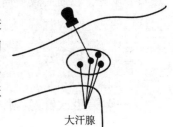

大汗腺

图17-9 大汗腺针刀松解

【现代研究】

1.采用小针刀结合药物治疗腋臭 用自制镰刀型微型刀扎入腋下，于真皮深层及浅筋膜间进行铲、剥、推、拉，待皮瓣表面出现淡紫色后停止，并冲洗掉腔内脂肪球，同时注入8万U庆大霉素注射液。并给予患者柴胡清肝利湿汤治疗。结果显示，46例患者中，痊愈40例，占87%，显效5例，占10.9%，有效1例，占2.2%，总有效率100%。〔尤涛.小针刀与电离子机治疗腋臭疗效比较［J］.内蒙古中医药，2014，28：83-84.〕

2.采用针刀治疗腋臭 第1次行"十"字针刀松解术，在腋窝部"十"字定位，用Ⅰ型4号针刀分别从腋窝前侧、后侧、远端、近端刺入皮肤，经皮肤达真皮层，调转刀体，使针刀体与汗腺集中部位平行，针刀向汗腺集中部真皮层方向切割到病变中央。1周后行第2次大汗腺松解术，在腋窝汗腺区内找到比正常毛囊大、色素沉着的毛囊孔，每次选取3~4个治疗点。选用Ⅰ型4号直形针刀经扩大的毛囊孔刺入达真皮层，用提插刀法切割3刀，然后在真皮下做扇形提插刀法切割，范围0.5cm。如1次未愈，1周后进行第2次治疗，但最多不超过2次。1个月后评定疗效。共治35例患者，治愈20例，占57.41%，显效3例，占8.6%，有效9例，占25.71%，总有效率74.29%。〔王丹，曹家桃，杨大业.针刀治疗腋臭35例观察［J］.实用中医药杂志，2015，31（9）：847.〕

第三节　带状疱疹后遗神经痛

【概述】

带状疱疹是由水痘–带状疱疹病毒感染引起的一种病毒性皮肤病，沿周围神经分布有群集疱疹，并以神经痛为特征。

【针刀应用解剖】

参见第十八章第一节黄褐斑的针刀应用解剖。

【病因病理】

本病的病原体水痘–带状疱疹病毒有亲神经和皮肤的特性。对该病毒无免疫力或有低免疫力的人群（多数是儿童）感染后，病毒经呼吸道黏膜侵入人体内，使人发生水痘或呈隐性感染。以后病毒侵入皮肤的感觉神经末梢，可长期潜伏于脊髓神经后根或脑神经节的神经元内。当宿主的免疫功能减退时，如患某些感染（如感冒）、恶性肿瘤，使用某些免疫抑制剂，经放射治疗、器官移植，发生外伤，处于月经期以及过度疲劳等，神经节内的病毒即被激发活化，使受累神经节发炎或坏死，产生神经痛。同时，病毒沿感觉神经通路到达皮肤，即在该神经支配区内发生特有的节段性疱疹。

针刀医学认为，水痘–带状疱疹病毒易潜伏于人体，导致的电生理线路电流量的改变若处在人体能调节的范围内，可不发病。当人体由于长期不正确姿势导致脊柱疲劳性损伤、积累性损伤及日常生活中的隐蔽性损伤等，使脊柱区带软组织损伤或骨关节移位，造成沿相应节段的感觉神经受压、牵拉、卡压，从而导致该感觉神经支配区电生理线路系统电流量异常增加，表现出沿神经分布区的疱疹性改变。此外，药物性损害、射线的侵害性损伤等都可进一步激活人体已处隐蔽状态的电生理线路，此时电流量异常增加，也可导致疱疹病毒活跃，使电生理线路毫线终端电流受阻，形成皮肤损害。如果不是这样，即使有病毒的侵害，也不能导致皮肤和神经等软组织的病损。

【临床表现】

本病好发于皮肤与黏膜交界处，特别是口角、唇缘、鼻孔周围。患处往往先有感觉过敏和神经痛，随后出现潮红斑，继而变化为成簇而不融合的粟粒至黄豆大水疱，疱液澄清或混浊。陆续发疹，常依次沿神经呈带状分布，各簇水疱群之间皮肤正常。数日后水疱干涸、结痂，愈后遗留暂时性淡红斑或色素沉着。全程 2~3 周。皮损常发生在身体的一侧，沿某一周围神经分布区排列，一般不超过中线。多见于肋间神经或三叉神经第 1 分支区，亦可见于腰腹部、四肢及耳部等。

【诊断要点】

根据簇集性水疱、带状排列、单侧分布及伴有明显的神经痛等特点，可以诊断。有时需与单纯疱疹相鉴别，后者好发于皮肤、黏膜交界处，疼痛不著，且有反复发作倾向。

【针刀治疗】

一、治疗原则

依据人体弓弦力学系统理论及疾病病理构架的网眼理论，本病是由于病毒引起的肋间神经卡压所致，通过针刀治疗可准确松解卡压。

二、操作方法

（一）第 1 次针刀松解肋间神经周围的粘连、瘢痕、挛缩和堵塞

1. 体位 根据病变部位取仰卧位或俯卧位。

2. 体表定位 沿病变肋间神经行经路线。以第 9 肋间神经病变为例。

3. 消毒 在施术部位，用碘伏消毒 2 遍，然后铺无菌洞巾，使治疗点正对洞巾中间。

4. 麻醉 用 1% 利多卡因局部浸润麻醉，每个治疗点注药 1ml。

5. 刀具 I 型 4 号直形针刀。

6. 针刀操作（图 17–10）

（1）第 1 支针刀松解肋角部肋间神经的卡压：在第 9 肋肋角部定点，刀口线与肋骨平行，针刀体与皮肤成 90°角，按四步进针规程进针刀，针刀经皮肤、皮下组织，达肋骨骨面，沿肋骨骨面向下至肋骨下缘，贴骨面纵行疏通 3 刀，范围 0.5cm。

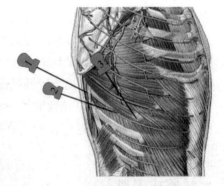

图 17–10　针刀松解第 9 肋间神经病变

（2）第 2 支针刀松解第 9 肋中部肋间神经的卡压：在距第 1 支针刀向外 3cm 处定点，刀口线与肋骨平行，针刀体与皮肤成 90°角，按四步进针规程进针刀，针刀经皮肤、皮下组织，达肋骨骨面，沿肋骨骨面向下至肋骨下缘，贴骨面纵行疏通 3 刀，范围 0.5cm。

（3）第 3 支针刀松解第 9 肋中后部肋间神经的卡压：在距第 2 支针刀向外 3cm 处定点，刀口线与肋骨平行，针刀体与皮肤成 90°角，按四步进针规程进针刀，针刀经皮肤、皮下组织，达肋骨骨面，针刀沿肋骨骨面向下至肋骨下缘，贴骨面纵行疏通

3 刀，范围 0.5cm。

（4）术毕，拔出针刀，局部压迫止血 3 分钟后，创可贴覆盖针眼。

（二）第 2 次针刀松解各痛性结节、条索的粘连、瘢痕、挛缩和堵塞

1. 体位 根据病变部位取侧卧、仰卧或俯卧位。

2. 体表定位 痛性结节、条索部。

3. 消毒 在施术部位，用碘伏消毒 2 遍，然后铺无菌洞巾，使治疗点正对洞巾中间。

4. 麻醉 用 1% 利多卡因局部浸润麻醉，每个治疗点注药 1ml。

5. 刀具 Ⅰ型 4 号直形针刀。

6. 针刀操作 在痛性结节、条索部定点，刀口线与人体主要神经、血管走行方向一致，针刀体与皮肤成 90°角，按四步进针规程进针刀，针刀经皮肤、皮下组织，达结节、条索部，纵行疏通 3 刀，范围 0.5cm。术毕，拔出针刀，局部压迫止血 3 分钟后，创可贴覆盖针眼。

（三）第 3 次针刀治疗调节下列穴位

1. 体位 仰卧位。

2. 体表定位 曲池、合谷、阳陵泉穴。

3. 消毒 在施术部位，用碘伏消毒 2 遍，然后铺无菌洞巾，使治疗点正对洞巾中间。

4. 麻醉 无需麻醉。

5. 刀具 Ⅰ型针刀。

6. 针刀操作

以患侧肢体的穴位为主要针刀调节对象。

（1）曲池穴：屈患肘 90°，在上肢肘横纹桡侧的尽头处定点，刀口线与桡骨纵轴平行，针刀体与进针部位皮肤平面垂直，按四步进针规程进针刀，刺入 1cm，横行剥离 3 刀，速度宜快（图17–11）。

（2）合谷穴：在患侧手背第 1、2 掌骨之间，平第 2 掌骨中点处定点，刀口线与第 2 掌骨纵轴平行，针刀体与进针部位皮肤平面垂直，按四步进针规程进针刀，刺入 1cm，横行剥离 3 刀，速度宜快（图 17–12）。

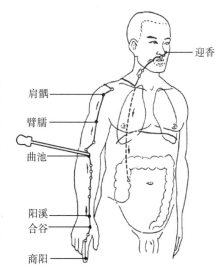

图 17–11　针刀调节曲池穴

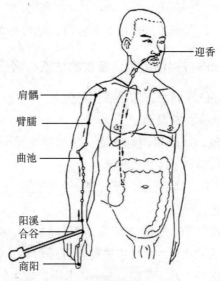

迎香

肩髃

臂臑

曲池

阳溪
合谷

商阳

图 17-12　针刀调节合谷穴

（3）阳陵泉穴：在腓骨小头前下方凹陷处定点，刀口线与小腿纵轴方向一致，针刀体与进针部位皮肤平面垂直，按四步进针规程进针刀，刺入 1cm，横行剥离 3 刀，速度宜快（图 17-13）。

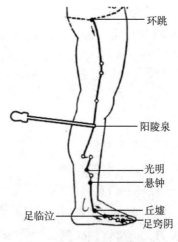

环跳

阳陵泉

光明
悬钟

足临泣

丘墟
足窍阴

图 17-13　针刀调节阳陵泉穴

【针刀术后手法治疗】

1. 属于颈、胸、腰椎骨关节位置变化者，针刀术后即用颈、胸、腰椎整复手法。

2. 属于脊椎区带软组织损伤者，针刀术后立即在局部用指揉法按揉 1 分钟即可。

【现代研究】

小针刀松解配合疏肝活血汤治疗带状疱疹后遗神经痛。治疗组 40 例采用针刀松解夹脊穴和病变局部环形松解配合疏肝解郁汤治疗，对照组 40 例采用维生素 B$_1$20mg、维生素 B$_{12}$50mg 口服，每日 3 次，连续治疗 3 周，观察两组患者治疗前后的疼痛、疗效评分的变化。结果：治疗组总有效率 95.00%，对照组总有效率 72.50%。可见针刀配合疏肝活血汤治疗疗效更佳。〔贺利锋，董博，欧国峰，等. 小针刀松解配合疏肝活血汤治疗带状疱疹后遗神经痛 40 例［J］. 陕西中医药大学学报，2018，41（3）：30-33.〕

第四节　神经性皮炎

【概述】

神经性皮炎又名慢性单纯性苔藓，是以阵发性瘙痒和皮肤苔藓样变为特征的慢性炎症性皮肤病。

【针刀应用解剖】

参见第十八章第一节黄褐斑的针刀应用解剖。

【病因病理】

本病的病因还不十分清楚，西医学认为，本病与大脑皮层兴奋与抑制过程平衡失调有关。精神因素被认为是主要的诱因，精神紧张、神经衰弱、焦虑都可促使皮损发生或复发。根据临床观察，多数患者伴有头晕、失眠、烦躁易怒、焦虑不安等神经衰弱的症状。如神经衰弱的症状得到改善，神经性皮炎的症状有可能好转。另外，可能也与胃肠道功能障碍和局部刺激有关。

其病理变化为局部反复摩擦，由于各种原因导致的瘙痒而经常搔抓，致使皮肤角化过度，棘层肥厚，表皮突延长，也可伴有轻度海绵形成。真皮部毛细血管增多，管壁增厚，血管周围有淋巴细胞浸润，成纤维细胞增生，呈纤维化，重则波及皮下组织。

针刀医学认为，本病是由于各种情绪性损伤、理化及环境性损伤引起局部皮肤角化过度，使真皮组织及皮下结缔组织纤维化、局部血液循环障碍，表现为瘢痕、挛缩、堵塞的病理改变。

【临床表现】

本病依其受累范围大小，可分为局限性及播散性。

1. 局限性　多见于青年或中年，常发生于颈侧、项部、背部、肘窝、腰、股内侧、会阴、阴囊等部。初发时局部先有瘙痒，由于搔抓或摩擦等产生机械性刺激。典型皮损为多数针头或稍大的正常皮色或淡红、褐黄色扁平丘疹，表面光滑或有少量鳞屑。多数丘疹密集成片，形成苔藓样变。患部皮肤干燥，浸润肥厚，脊沟明显，表面可有抓伤、血痂及轻度色素沉着；自觉阵发性瘙痒。

2. 播散性 好发于成人及老年。皮损呈多数苔藓样变，散发全身多处。

本病病程迁延，长期难愈，易于复发，可因搔抓继发毛囊炎、疖及淋巴结炎等。

【诊断要点】

1. 本病中青年多见，好发于颈后两侧、肘膝关节及腰骶部、腘窝、外阴。

2. 自觉阵发性剧烈瘙痒，尤以夜间及安静时为重。本病病程较长，易反复发作。

3. 常先有局部瘙痒，经反复搔抓摩擦后，局部出现粟粒状绿豆大小的圆形或多角形扁平丘疹，呈皮色、淡红或淡褐色，稍有光泽，以后皮疹数量增多且融合成片，成为典型的苔藓样皮损，皮损大小形态不一，四周可有少量散在的扁平丘疹。

【针刀治疗】

一、治疗原则

根据针刀医学慢性软组织损伤病理构架的网眼理论，针刀整体松解病变局部软组织的粘连、瘢痕和挛缩，疏通微循环，本病即可治愈。

二、操作方法

1. 体位 根据病情，采取不同的体位。

2. 体表定位 神经性皮炎病变处及相关穴位。

3. 消毒 在施术部位，用碘伏消毒2遍，然后铺无菌洞巾，使治疗点正对洞巾中间。

4. 麻醉 1%利多卡因局部定点麻醉。

5. 刀具 Ⅰ型4号直形针刀

6. 针刀操作

（1）病变部位松解以左膝部神经性皮炎为例。行"十"字针刀松解术（图17-14）。

1）第1支针刀从病变部位的内侧进针刀，针刀体与皮肤平面成90°角，针刀经皮肤，达真皮层，在真皮层内向病变对侧用提插切割刀法切割，直至病变中央。

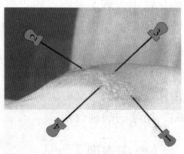

图17-14 左膝神经性皮炎"十"字针刀松解术

2）第2支针刀从病变部位的外侧进针刀，针刀体与皮肤平面成90°角，针刀经皮肤，达真皮层，在真皮层内向病变对侧用提插切割刀法切割，直至病变中央，与第1支针刀相接。

3）第3支针刀从病变部位的上面进针刀，针刀体与皮肤平面成90°角，针刀经皮肤，达真皮层，在真皮层内向病变对侧用提插切割刀法切割，直至病变中央。

4）第4支针刀从病变部位的下面进针刀，针刀体与皮肤平面成90°角，针刀经皮肤，达真皮层，在真皮层内向病变对侧用提插切割刀法切割，直至病变中央，与第3支针刀相接。

（2）相关穴位松解。属于人体单纯性系统功能紊乱者，针刀宜纵行剥离，速度宜快。

1）肾俞穴：在第2腰椎与第3腰椎棘突连线的中点旁开1寸半处定一点，刀口线与脊柱纵轴平行，针刀体与进针部位皮肤平面垂直，刺入2cm，纵行剥离3刀。

2）关元穴：在人体前正中线、肚脐下3寸处定一点，刀口线与前正中线平行，针刀体与进针部位皮肤平面垂直，刺入1cm，纵行剥离3刀。

3）大椎穴：在第7颈椎与第1胸椎棘突连线的中点处定一点，刀口线与脊柱纵轴平行，针刀体与脊柱下段成60°角，刺入1cm，纵行剥离3刀。

4）三阴交穴：在下肢的内侧面、内踝上3寸处左、右各定一点，刀口线与下肢纵轴平行，针刀体与进针部位皮肤平面垂直，刺入2cm，纵行剥离3刀。

（3）术毕，拔出针刀，局部压迫止血3分钟后，创可贴覆盖针眼。

【针刀术后手法治疗】

针刀术后一般无需手法治疗。

【现代研究】

采用针刀闭合松解术治疗神经性皮炎。患者取适当体位，充分暴露病变皮肤处，局部用碘伏常规消毒后，术者戴手术帽、口罩及无菌手套，铺孔巾，用0.5%利多卡因注射液根据病灶面积大小，于病变皮肤处实施皮下浸润麻醉。然后取一次性小针刀，沿病灶分界线边缘，针刀体与皮肤成30°角刺入皮内，再放平针体沿皮肤水平进针，直至针尖达对侧病灶分界线边缘。接着取第二支小针刀，与之前进针处间隔0.5~1.0cm，平行于前者，同前操作，直至病变皮肤区域均操作到位，然后依次出针压迫止血。再取小针刀，垂直于之前进针路线，依前法依次进针操作，整体皮内穿刺路线呈"井"字状或围棋格状分布，然后再依次出针压迫止血，再次皮肤常规消毒，覆盖无菌纱布，医用透气胶布固定。术后定期伤口换药，防止感染，针口闭合后，皮损面每日涂抹维生素E保持皮肤湿润。每7天操作1次为1个疗程，共计2个疗程。若操作1次，患者痊愈，不再予以第2次小针刀治疗。结果：30例患者，痊愈20例，显效3例，有效7例，有效率100.00%。〔陈昕，杨瑞勇. 小针刀闭合松解术治疗神经性皮炎［J］. 中医学报，2019，34（12）：2669-2673.〕

第五节　寻常疣

【概述】

寻常疣是一种常见的病毒性皮肤病，在皮肤表面形成了结节状病理产物，好发于手背、手指、足、甲缘等处。病程缓慢，有时可自愈。

【针刀应用解剖】

参见第十八章第一节黄褐斑的针刀应用解剖。

【病因病理】

疣是由人类乳头瘤病毒（HPV）感染所致。

针刀医学认为，该病是由于病毒侵害性损伤皮肤的软组织，在皮肤表面形成了结节状病理产物，皮损为针头至豌豆大，呈灰褐色或正常肤色，顶端可呈乳头样增生，周围无炎症。

【临床表现】

皮损为针头至豌豆大，呈半圆形或多角形隆起，呈灰褐色或正常肤色，顶端可呈乳头样增生，周围无炎症。初发时多为单个，可因自身接种而增多至数个或数十个。一般无自觉症状，偶有压痛，摩擦或撞击时易出血。好发于手背、手指、足、甲缘等处。病程缓慢，有时可自愈。

【诊断要点】

1. 皮损为针头至豌豆大，呈半圆形或多角形隆起，呈灰褐色或正常肤色，顶端可呈乳头样增生，周围无炎症。

2. 初发时多为单个，可因自身接种而增多至数个或数十个。

【针刀治疗】

一、治疗原则

依据人体弓弦力学系统理论及疾病病理构架的网眼理论，寻常疣是由于皮肤血供及神经支配功能障碍所致，应用针刀调节皮肤的血液供应，可使病变组织枯萎、吸收。

二、操作方法

1. 体位　坐位，患肢置于手术台上。

2. 体表定位　寻常疣。

3. 消毒　在施术部位，用碘伏消毒 2 遍，然后铺无菌洞巾，使治疗点正对洞巾中间。

4. 麻醉　用 1% 利多卡因局部浸润麻醉，每个治疗点注药 1ml。

5. 刀具　Ⅰ型 4 号直形针刀。

6. 针刀操作（图 17-15）

（1）第 1 支针刀从寻常疣的一侧进针刀，针刀体与皮肤平面成 90° 角，针刀经皮肤、皮下组织，沿疣的根部纵疏横剥 3 刀后至疣体中央。

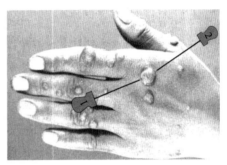

图 17-15　寻常疣针刀松解术

（2）第 2 支针刀从寻常疣的对侧进针刀，针刀体与皮肤平面成 90° 角，针刀经皮肤、皮下组织，沿疣的根部纵疏横剥 3 刀后至疣体中央，与第 1 支针刀相接。

（3）单独的寻常疣，按上法行针刀治疗，多个群生的只需针刀治疗大的"母疣"，其余的子疣一般在"母疣"治疗术后 1 个月内自行干枯脱落，如有个别不脱落者，再行针刀治疗 1 次。

【针刀术后手法治疗】

针刀术后一般无需手法治疗。

【现代研究】

采用小针刀治疗寻常疣。患部用碘酒、酒精常规消毒，盖无菌洞巾。方法一：取寻常疣中央处为进针刀点，2% 普鲁卡因 2ml 局麻。刀口线与肌肉走行方向平行，用 4 号小针刀直刺，深达基底部，然后针刀体与皮肤成 30° 角，刀尖紧贴基底部行潜行铲剥分离。方法二：在寻常疣边缘任何一点进针刀（局麻下）。针刀体与皮肤平面成 5°~15° 角，刺至寻常疣中央基底部，然后呈"米"字形放射状重复针刺至另侧边缘（不刺穿对侧皮肤），共 4~5 刀。术毕，出针刀，针眼处压迫片刻，用酒精棉球盖好，创口贴包扎。嘱患者 3 天内手术部位勿沾水。以上两种方法任选一种即可。手术无需把寻常疣切除，只需将其基底铲剥、分离松动即可，7~15 天可自行脱落修复。结果：共治疗 22 例患者，总有效率 100.00%。无任何并发症，随访 1 年无 1 例复发。〔李云山. 小针刀治疗鸡眼、寻常疣 98 例［J］. 山东中医杂志，1996（4）：160-161.〕

第六节　胼　胝

【概述】

本病是手掌、足底皮肤角质层长期受压迫和摩擦而引起的局限性片状增厚，中医学也称"胼底"。

【针刀应用解剖】

参见第十八章第一节黄褐斑的针刀应用解剖。

【病因病理】

本病好发于手掌、足部的骨突部位，由于长期受压和摩擦所致。针刀医学认识到本病是由于局部慢性积累性损伤导致软组织出现慢性增生、瘢痕、挛缩的病理改变，是人体对异常力学刺激的一种保护性反应。

【临床表现】

手、足掌面较大面积受到长时间的机械性挤压摩擦，引起该处皮肤过度角化、角质增生、增厚形成皮肤硬板块，俗称"老茧子"，中心较厚，边缘较薄，坚硬的中心皮肤发亮、皮纹消失，边缘皮纹清楚。胼胝与周围界限不清，皮面呈黄色，去除角质后其下皮肤正常，不出血。常有疼痛不适感，如在脚掌，走路和跑跳都受限。大多数发生在长期走路而受挤压的前脚掌部位。

【诊断要点】

发生于足跖，蜡黄色、扁平或稍微隆起的局限性角质肥厚性斑块，质硬而稍透明，边界不清，中央较厚，边缘较薄。常对称发生，与职业有关者可见于受压部位。严重时可有压痛。

【针刀治疗】

一、治疗原则

依据人体弓弦力学系统理论及疾病病理构架的网眼理论，胼胝是由于局部皮肤应力集中所产生的皮肤增厚、挛缩现象，应用针刀切开挛缩，疏通微循环，可治愈该病。

二、操作方法

1. 体位　仰卧位。

2. 体表定位　胼胝。

3. 消毒　在施术部位，用碘伏消毒 2 遍，然后铺无菌洞巾，使治疗点正对洞巾中间。

4. 麻醉　用 1% 利多卡因局部浸润麻醉，每个治疗点注药 1ml。

5. 刀具　Ⅰ型 4 号直形针刀。

6. 针刀操作

"十"字形针刀松解术（图 17-16）：

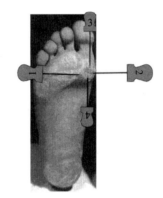

图 17-16　胼胝"十"字形针刀松解术

（1）第 1 支针刀从胼胝的一侧进针刀，针刀体与皮肤平面成 90°角，针刀经皮肤、皮下组织，沿胼胝的根部纵疏横剥 3 刀后至胼胝中央。

（2）第 2 支针刀从胼胝的对侧进针刀，针刀体与皮肤平面成 90°角，针刀经皮肤、皮下组织，沿胼胝的根部纵疏横剥 3 刀后至胼胝中央，与第 1 支针刀相接。

（3）第 3 支针刀与第 1 支针刀成 90°角进针刀，针刀体与皮肤平面成 90°角，针刀经皮肤、皮下组织，沿胼胝的根部纵疏横剥 3 刀后至胼胝中央。

（4）第 4 支针刀在第 3 支针刀的对侧进针刀，针刀体与皮肤平面成 90°角，针刀经皮肤、皮下组织，沿胼胝的根部纵疏横剥 3 刀后至胼胝中央，与第 3 支针刀相接。

【针刀术后手法治疗】

针刀术后一般无需手法治疗。

第七节 鸡 眼

【概述】

本病是由于足部长期受挤压或摩擦而发生的角质增生性疾病，好发于手掌及足跖，发于足者，多见于小趾外侧或趾间，为扁平的圆形角质硬物。病变部位皮肤角质层楔状增生变厚，其根深陷，形如鸡眼。

【针刀应用解剖】

参见第十八章第一节黄褐斑的针刀应用解剖。

【病因病理】

多因穿不合适鞋子长期行走，或因脚骨发育畸形致足底某一点受力不均，长期挤压、摩擦所致。皮肤角质增厚，略高于表面，尖端向下深入皮下，行走时由于间接挤压真皮乳头层附近感觉神经末梢而引起疼痛。

针刀医学认为，本病是由于慢性积累性损伤导致软组织产生瘢痕、增生，挤压神经末梢而引起疼痛。

【临床表现】

鸡眼一般为针头至蚕豆大小、散在皮肉的倒圆锥状角质栓，表面光滑，平皮肤表面或稍隆起，境界清楚，呈淡黄或深黄色，嵌入真皮。由于其尖端压迫神经末梢，故行走时引起疼痛。鸡眼多见于足跖前中部、小趾外侧或拇趾内侧缘，也见于趾背。发生于第4~5趾间的鸡眼，受汗浸渍，呈灰白色浸软角层，称为软鸡眼。

【诊断要点】

根据足跖、足趾等受压迫处发生圆锥形的角质栓，并伴压痛，容易诊断。注意与胼胝、跖疣的鉴别诊断。胼胝为扁平片状角质增厚，范围较广，一般不痛。跖疣可散发于足跖各处，不限于受压部位，可多发，损害如黄豆大小，表面角质增厚，用刀削去表面角质层，可见自真皮乳头血管渗出血细胞凝成的小黑点的角质软芯。

【针刀治疗】

一、治疗原则

依据人体弓弦力学系统理论及疾病病理构架的网眼理论，鸡眼是由于局部皮肤应力集中所产生的皮肤增厚、挛缩现象，应用针刀切开挛缩，疏通微循环，可治愈该病。

二、操作方法

1. 体位 仰卧位。

2. 体表定位 鸡眼。

3. 消毒 在施术部位，用碘伏消毒 2 遍，然后铺无菌洞巾，使治疗点正对洞巾中间。

4. 麻醉 用 1% 利多卡因局部浸润麻醉，每个治疗点注药 1ml。

5. 刀具 Ⅰ型 4 号直形针刀。

6. 针刀操作（图 17-17）

（1）第 1 支针刀从鸡眼的一侧进针刀，针刀体与皮肤平面成 90°角，针刀经皮肤、皮下组织，沿鸡眼的根部纵疏横剥 3 刀后至鸡眼中央。

（2）第 2 支针刀从鸡眼的对侧进针刀，针刀体与皮肤平面成 90°角，针刀经皮肤、皮下组织，沿鸡眼的根部纵疏横剥 3 刀后至鸡眼中央，与第 1 支针刀相接。

（3）不必把鸡眼剔出，压迫止血，包扎。1 周左右鸡眼自行修平脱落。大多 1 次治愈。个别 7 日不愈者，再做 1 次可愈。

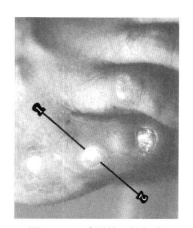

图 17-17　鸡眼针刀松解术

【针刀术后手法治疗】

针刀术后一般无需手法治疗。

【现代研究】

1. 采用针刀治疗鸡眼 患者取仰卧位，在施术部位用活力碘消毒 2 遍，然后铺无菌洞巾，使治疗点正对洞巾中间。1% 利多卡因局部麻醉，每个治疗点注药 1ml。针刀操作：第 1 支针刀从鸡眼的一侧进针，针刀体与皮肤平面成 90°角，针刀经皮肤、皮下组织，沿鸡眼的根部纵疏横剥 3 刀后至鸡眼中央；第 2 支针刀从鸡眼的对侧进针，针刀与皮肤平面成 90°角，针刀经皮肤、皮下组织，沿鸡眼的根部纵疏横剥 3 刀后至鸡眼中央，与第 1 支针刀相接；不必把鸡眼剔出，拔出全部针刀，压迫止血，碘伏消毒，刀口处创可贴覆盖。术后给予克林霉素 2 天预防感染。若 7 日不愈者，再治疗 1 次。结果：16 例患者中，治愈 12 例，好转 3 例，无效 1 例，总有效率 93.75%。〔梅斌，吴群，董晓俊. 针刀治疗鸡眼临床观察［J］. 湖北中医杂志，2015，37（3）：63-64.〕

2. 采用小针刀联合火针治疗鸡眼 患部操作前 2 天先用温水泡脚，用小刀削去其上角质层。用碘酒棉球消毒患部皮肤，75% 乙醇棉球脱碘，铺无菌小洞巾，用 1% 利多卡因 1~2ml，从鸡眼硬结旁刺入，由浅入深，缓缓注入做局部浸润麻醉。小针刀治疗：取鸡眼中央凹陷处为进针点，小针刀刀口线与脚底纵轴平行，即与足底血管、神经走行方向一致。用小针刀垂直于皮肤刺入鸡眼中央基底部，纵行切割，在同一平面上，切断角质栓，以手下感由坚硬到空虚为止，稍提 3~5mm 捣刺数下，破坏基底部组织，纵行疏通剥离，横行摆动，出针，压迫止血。火针治疗：小针刀操作后，选用特制的火针（一般选用单头火针），在酒精灯上烧红，左手固定患部，右手持针，迅速刺入患部小针刀操作进针点至鸡眼基底部组织，然后立即将针拔出，可以在周围再刺入 1~3 针。患者经小针刀和火针治疗，一般术后疼痛即消，皮肤硬结与角质栓软化萎缩，5~10 天后逐渐脱落而愈，不留瘢痕。小针刀操作后即行火针治疗，鸡眼面积小的，往往 1 次治愈；鸡眼面积较大者，可每周操作 1 次，4 周为 1 个疗程。结果：38 例患者，1 次治愈 20 例，其他患者鸡眼面积较大，分别做 2~4 次治疗，随访 30 例半年无复发。〔陈志云．小针刀联合火针治疗鸡眼 38 例［J］．中国民间疗法，2014，22（9）：27.〕

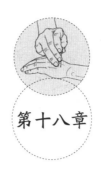

第十八章

常见美容减肥与整形科疾病

第一节　黄褐斑

【概述】

本病亦称肝斑、蝴蝶斑，是一种常见的发生于颜面部的局限性淡褐色至深褐色的色素沉着性皮肤病（图18-1）。多见于中青年妇女。一般认为与内分泌激素代谢异常有关，由于黄褐斑的发病机制复杂，影响因素众多，西医学尚无统一认识和特效治疗手段；中医学目前关于黄褐斑辨证分型也无统一的标准，不同医家持有不同的观点，无法制定统一的治疗方案，不利于临床推广应用。针刀整体松解疗效较好。

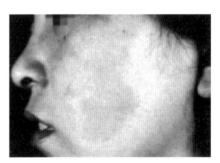

图18-1　黄褐斑

【针刀应用解剖】

皮肤覆盖在人体表面，直接与外部环境接触。成人皮肤面积平均为 $1.6m^2$，约占人体体重的16%。在消化、呼吸、泌尿生殖管道的开口处，皮肤与黏膜相延续，在眼睑边缘，皮肤与结膜相连。皮肤具有多种感受器和丰富的感受神经末梢分布，能感受冷、温、痛、触和压等刺激，脂肪组织是人体的机械减震装置，可保护深层组织不受异常力学损伤，同时可增加皮肤的张力，使皮肤有一定的活动度。

皮肤分为上皮性的表皮和结缔组织性的真皮两部分（图18-2）。从表皮衍生来的附属器官有毛发、指（趾）甲，其内大量的血管和神经，以及真皮内的皮脂腺、汗腺等腺体也属附属器官，真皮内有适应各种感觉和生理代谢活动的感受器。

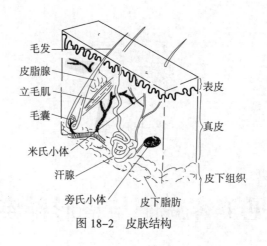

毛发
皮脂腺
立毛肌
毛囊
米氏小体
汗腺
旁氏小体
表皮
真皮
皮下组织
皮下脂肪

图 18-2　皮肤结构

一、表皮

表皮属复层鳞状上皮，主要由角朊细胞、黑色素细胞、朗格汉斯细胞及少量淋巴细胞和 Merkel 细胞组成。

角朊细胞是由外胚层分化而来的上皮细胞，占细胞总数的 80% 以上。角朊细胞之间有一定间隙，可见细胞间桥，即电镜下所见的桥粒。根据细胞的分化特点，表皮由内向外依次分为基底层、棘层、颗粒层、透明层和角质层。基底层借助基底膜带与真皮连接。

1. 基底层　位于表皮最外层，又名生发层。仅为一层柱状或立方状的基底细胞，是分裂增生能力最强的一层。

2. 棘层　位于基底层上方，由 4~10 层棘细胞组成。棘细胞的张力原纤维特别丰富，维持细胞间连接，以适应皮肤的伸张、牵引等外力的机械作用。

3. 颗粒层　位于棘层之上，由 2~4 层梭形细胞组成。

4. 透明层　仅见于掌、跖等角质层肥厚的表皮区，该层是防止水及电解质通过的屏障。

此外，基底膜带位于表皮和真皮之间，除紧密连接真皮外，还有渗透和屏障作用。表皮无血管，营养物质可通过此带进入表皮，代谢产物则通过此带进入真皮，但又限制分子量大于 40000 的大分子物质通过。当基层膜带损伤时，炎症细胞、肿瘤细胞和一些大分子可通过此带进入表皮。

二、真皮

由胶原纤维、弹力纤维、细胞和基质组成，又分为乳头层和网状层，层间无明显界限。乳头层内有丰富的毛细血管和毛细淋巴管，并有游离神经末梢和 Meissner 小体。乳头层下方为网状层，内含较大的血管、淋巴管、神经及皮肤附属器、肌肉等。

1. 胶原纤维　是真皮结缔组织的主要成分。乳头层的胶原纤维细小，不成束，方向不规则，网状层的胶原纤维较粗，为囊状，呈水平方向排列。

2. 网状纤维　较细，分支互相交织成网。主要分布在乳头层的皮肤附属器、血管和神经周围以及基底膜带的网状板等处。

3. 弹力纤维 较细，呈波浪状缠绕在胶原纤维之间。它使皮肤具有弹性，拉长后可恢复原状。

4. 基质 为无定形均质状物质，充填于纤维和细胞之间，主要化学成分为黏多糖、水、电解质、血浆蛋白等。黏多糖使基质形成有许多微小孔隙的分子立体构型。小于孔隙直径的物质可自由通过，进行物质交换，大于孔隙者，如细菌则被限于局部，有利于吞噬细胞的吞噬和消灭。

5. 细胞 真皮结缔组织可见纤维细胞、肥大细胞、巨噬细胞、淋巴细胞和其他白细胞。

三、皮下组织

真皮下方为皮下组织，由疏松结缔组织及脂肪小叶组成，又称皮下脂肪层，此层内有汗腺、毛囊、淋巴管及神经等。

四、皮肤附属器

由表皮衍生而来，包括毛发、毛囊、皮脂腺、汗腺及指（趾）甲等。

五、皮肤的血管、淋巴管、肌肉和神经

（一）皮肤的血管

皮肤的血管来源于肌肉动脉的皮穿支、肌间隙的分支及皮动脉的终末支。动脉由深层进入皮肤，共形成4层血管网，即首先在皮肤脂肪和真皮交界处形成真皮下血管网，由此血管网发出分支形成真皮内血管网到皮肤附件，再由上行小动脉延伸到乳头层下，形成乳头下血管网，并由此发出小动脉终末支到乳头，构成毛细血管网（图18-3）。

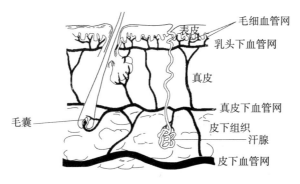

图 18-3　皮肤血管网

（二）皮肤的淋巴管

皮肤的淋巴管比较发达。盲端起自真皮乳头的结缔组织间隙，汇集成皮下淋巴

网。由于毛细淋巴管内压力低于毛细血管及周围组织间隙，且通透性较大，所以皮肤中的游离细胞、病理产物、细菌、肿瘤细胞等均易到达淋巴结，在淋巴结内被吞噬，或引起免疫反应，甚至进一步扩散。

（三）皮肤的肌肉

皮肤的平滑肌主要包括立毛肌、阴囊肉膜、乳晕的平滑肌和血管壁中的平滑肌。面部表情肌和颈部颈阔肌属横纹肌。

（四）皮肤的神经

皮肤中有感觉神经及运动神经。

1. 皮肤的感觉神经　皮肤的感觉神经末梢可分为以下 3 类：

（1）末端变细的游离神经末梢，主要分布到表皮下及毛囊周围。

（2）末端膨大的游离神经末梢。

（3）有囊包裹的神经末梢。只占皮肤感觉器的一小部分，形态结构特殊。而且多位于感觉敏感的特定部位，主要有环层小体、触觉小体、Ruffini 小体等。

2. 皮肤的运动神经　交感神经肾上腺素能纤维支配立毛肌、血管和一部分汗腺。小汗腺分泌细胞受交感神经的胆碱能纤维支配。

六、皮肤的生理功能

1. 保护作用　表皮、真皮和皮下组织构成一个完整的屏障结构，对机械性刺激、物理性损害、化学性损伤和微生物的侵袭有防御和保护作用。

2. 感觉作用　通过皮肤的多种感受器，正确地辨别外界事物。

3. 调节体温　皮肤在体温调节中起着十分重要的作用，体温的发散主要通过汗腺分泌、呼吸以及生理排泄等途径完成。防止体温低下则有赖于皮肤血管收缩、立毛肌收缩和汗腺分泌减少等。

此外，皮肤还有物质代谢、再生等作用。

【病因病理】

目前本病病因尚不清楚，常认为与内分泌功能改变有关。见于妇女妊娠期或口服避孕药者及其他因素。妇女妊娠期的黄褐斑（妊娠性黄褐斑），开始于妊娠 3~5 个月，分娩以后色素斑渐渐消失。面部色素沉着可能是由于雌激素与黄体酮联合作用，刺激黑色素细胞，而孕激素促使黑素体的转运和扩散，增加了黑色素的生成，促使色素沉着。

其在皮肤中的病理改变是：表皮中色素过度沉着，真皮中噬黑素细胞有较多的色素。真皮血管和毛囊周围有少许淋巴细胞浸润。

针刀医学认为，黄褐斑是由于头面部弓弦力学系统的力平衡失调，面部的弓弦力学结构出现粘连、瘢痕、挛缩，导致皮肤应力异常，随着病情的发展，面部软组织的粘连、瘢痕又引起颈部弓弦力学系统的粘连和瘢痕，卡压了支配面部的神经和血管，使皮肤营养不足，局部微循环障碍，引起皮肤色素沉着。

【临床表现】

皮损为淡褐色或黄褐色斑，边界较清，形状不规则，对称分布于眼眶附近、额部、眉弓、鼻部、两颊、唇及口周等处，无自觉症状及全身不适。在夏天强烈阳光照晒后、月经行经期、孕期时，色素斑色素加深变黑；分娩后或停用避孕药后部分患者色素斑可以减退，甚至消失。但大多数患者病程难以确定，可持续数月或数年而不退。

【诊断要点】

本病是一种比较常见的色素性皮肤病，不难诊断。好发于女性面颊部、鼻梁、口唇周围，其为褐色或淡黑色的斑，形状、大小不等，表面光滑，不痛不痒，呈对称性分布，状如蝴蝶。

【针刀治疗】

一、治疗原则

依据人体弓弦力学系统理论及疾病病理构架的网眼理论，黄褐斑是由于面部弓弦力学系统力平衡失调所致，用针刀调节面部弓弦力学系统的异常应力，恢复面部皮肤等软组织的营养供应，使其恢复正常，斑痕消失。

二、操作方法

（一）第1次针刀松解面部动静态弓弦力学系统的粘连、瘢痕和挛缩

1.体位 仰卧位。

2.体表定位 面部皮肤、皮下及弓弦结合部。

3.消毒 在施术部位，用碘伏消毒2遍，然后铺无菌洞巾，使治疗点正对洞巾中间。

4.麻醉 用1%利多卡因局部浸润麻醉，每个治疗点注药1ml。

5.刀具 Ⅰ型4号直形针刀。

6.针刀操作（图18-4）

（1）第1支针刀松解额中部软组织的粘连、瘢痕：刀口线与人体纵轴方向一致，针刀体与皮肤垂直，严格按四步进针规程进针刀，针刀经皮肤、皮下组织、筋膜，达额骨骨面，纵疏

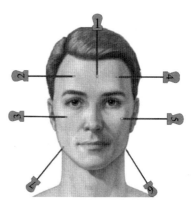

图18-4 黄褐斑第1次针刀松解

横剥 3 刀，然后调转刀口线 90º，铲剥 3 刀，范围 0.5cm。

（2）第 2 支针刀松解右侧额部软组织的粘连、瘢痕：刀口线与人体纵轴方向一致，针刀体与皮肤垂直，严格按四步进针规程进针刀，针刀经皮肤、皮下组织、筋膜，达额骨骨面，纵疏横剥 3 刀，然后调转刀口线 90º，铲剥 3 刀，范围 0.5cm。然后提针刀于真皮内，针刀体与皮肤平行，向左提插切割 3 刀，范围 0.5cm，以松解真皮层内的粘连和瘢痕。

（3）第 3 支针刀松解右侧颧部软组织的粘连、瘢痕：刀口线与人体纵轴方向一致，针刀体与皮肤垂直，严格按四步进针规程进针刀，针刀经皮肤、皮下组织、筋膜，达颧骨骨面，纵疏横剥 3 刀，然后调转刀口线 90º，沿颧骨骨面上、下铲剥 3 刀，范围 0.5cm。然后提针刀于真皮内，针刀体与皮肤平行，向左提插切割 3 刀，范围 0.5cm，以松解真皮层内的粘连和瘢痕。

（4）第 4、5 支针刀松解左侧额、颧部软组织的粘连、瘢痕：针刀操作方法与第 2、3 支针刀的操作方法相同。

（5）第 6 支针刀松解左侧颌部软组织的粘连、瘢痕：刀口线与人体纵轴方向一致，针刀体与皮肤垂直，严格按四步进针规程进针刀，针刀经皮肤、皮下组织、筋膜，达下颌角骨面，纵疏横剥 3 刀，然后调转刀口线 90º，向下铲剥 3 刀，当刀下有落空感时停止进针刀，一般铲剥的范围 0.5cm。然后提针刀于真皮内，针刀体与皮肤平行，向左提插切割 3 刀，范围 0.5cm，以松解真皮层内的粘连和瘢痕。

（6）第 7 支针刀松解右侧颌部软组织的粘连、瘢痕：针刀操作方法与第 6 支针刀的操作方法相同。

（二）第 2 次针刀松解眼眶附近、额部、眉弓、鼻部、两颊、唇及口周等处皮下硬结及条索。

1. 体位　仰卧位。

2. 体表定位　眼眶附近、额部、眉弓、鼻部、两颊、唇及口周等处皮下硬结及条索。

3. 消毒　在施术部位，用碘伏消毒 2 遍，然后铺无菌洞巾，使治疗点正对洞巾中间。

4. 麻醉　用 1% 利多卡因局部浸润麻醉，每个治疗点注药 1ml。

5. 刀具　Ⅰ型 4 号直形针刀。

6. 针刀操作（图 18-5）

（1）第 1 支针刀松解右侧眉部皮肤、皮下的硬结和条索：从硬结和条索处进针刀，刀口线与人体纵轴方向一致，针刀体与皮肤垂直，严格按四步进针规程进针刀，针刀经皮肤、皮下组织、筋膜，达硬结、条索，纵疏横剥 3 刀，然后提插切割 3 刀。

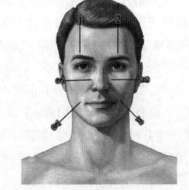

图 18-5　黄褐斑第 2 次针刀松解

（2）第2支针刀松解左眉部皮肤、皮下的硬结和条索：针刀操作方法与第1支针刀的操作方法相同。

（3）第3支针刀松解右侧鼻翼部的硬结和条索：从硬结和条索处进针刀，刀口线与人体纵轴方向一致，针刀体与皮肤垂直，严格按四步进针规程进针刀，针刀经皮肤、皮下组织、筋膜，达硬结、条索，纵疏横剥3刀，然后提插切割3刀。

（4）第4支针刀松解左眉部皮肤、皮下的硬结和条索：针刀操作方法与第3支针刀的操作方法相同。

（5）第5支针刀松解右侧口角轴的硬结和条索：从硬结和条索处进针刀，刀口线与人体纵轴方向一致，针刀体与皮肤垂直，严格按四步进针规程进针刀，针刀经皮肤、皮下组织、筋膜，达硬结、条索，纵疏横剥3刀，然后提插切割3刀。

（6）第6支针刀松解左侧口角轴的硬结和条索：针刀操作方法与第5支针刀的操作方法相同。

【针刀术后手法治疗】

清洁面部皮肤后，医者用大拇指指腹点按面部印堂、攒竹、阳白、头维、太阳、四白、颧髎、地仓、承浆、听宫、听会及耳后翳风、风池，每穴点按20次后，加揉法50次，以渗透皮下为要领。沿着面部皮肤纹理，由下往上用无名指和中指的指腹打圆圈，重点为3条线路，一是承浆到翳风，二是地仓到听会，三是迎香到太阳，每条线路各20遍，3日治疗1次，10次为1个疗程。

【现代研究】

1. 采用超微针刀联合 PGLA 微创埋线治疗黄褐斑 针刀治疗方法：根据患者主观症状、客观触诊阳性反应点及影像学结果定点，定点一般位于上项线、下项线、棘突间或棘突旁及压痛点。a 点：枕骨下项线枕外隆凸旁开 1.5~4cm 的压痛点、结节点；b 点：C_1 横突尖压痛点、筋结点；c 点：C_2 棘突旁压痛点、筋结点；d 点：C_7 横突尖上方与肩胛内上角之间的筋结点；e 点：C_3~C_6 棘突旁压痛点、筋结点；f 点：锁骨下窝第一肋间隙近胸骨柄处的筋节点；g 点：T_1、T_2 棘突旁压痛点、筋结点；h 点：T_5~T_7 棘突旁或棘突上压痛点、筋结点；i 点：T_{11}、T_{12} 棘突旁压痛点、筋结点。患者取俯卧位，颈前屈，两手叠压置于前额下，暴露治疗部位，术者站在患者正前方，常规消毒，戴无菌手套，按超微针刀四步进针法操作。治疗 a、b、g、h、i 点时，左手拇指摸准局部筋节点，刀口线与身体纵轴平行，沿左手拇指指甲边缘进针刀 0.5cm，呈扇形切割 2~3 刀，当感觉到指下的痉挛结节已缓解或消除时出针，用干棉球按压针眼 1 分钟即可；治疗 c、d、e 点时，刀口线与指下筋节的走行方向平行进行切割、剥离松解，在结节或钙化点上重点松解；治疗 f 点时患者取仰卧位，术者站在患者正前方，嘱患者屏住呼吸，进针深度 0.3~0.5cm。术后每个刀口再次消毒，敷创可贴。再结合 PGLA 微创埋线。每周治疗 1 次，4 次为 1 个疗程，治疗 3 个疗程，随访 1 个月。共治 68 例，治愈 35 例，占 51.5%，显效 22 例，占 32.4%，好转 9 例，占 13.2%，无效 2 例，占 2.9%，总有效率达 97.1%。〔王远庆，洪蓓敏. 超微针刀松解术联合 PGLA 微创埋线治疗黄褐斑疗效观察［J］. 中医临床研究，2016，8（14）：20-22.〕

2. 采用针刀松解术治疗黄褐斑 针刀治疗方法：根据患者主观症状、客观检查阳性反应点及影像学结果定点，定点一般位于上项线、下项线、棘突间或棘突旁及明显压痛处。按四步操作规程进针刀，当有明显酸胀感时，进行疏通剥离或切开硬结等手法，松解病损软组织，术后贴创可贴。常规输液抗炎、活血，口服六味地黄丸。每 10 天左右松解 1 次，一般 2~3 次。共治 36 例，优 15 例，占 41.7%，良 10 例，占 27.8%，可 8 例，占 22.2%，无效 3 例，占 8.3%，总有效率达 91.7%。〔李瑞国，梅胜利，蒋跃辉. 针刀为主闭合性松解术治疗黄褐斑 36 例［J］. 中国中医药现代远程教育，2008，6（6）：632.〕

第二节　痤疮

【概述】

痤疮（图 18-6）俗称青春痘、粉刺、暗疮。中医学称面疮、酒刺。多发于头面部、颈部、前胸、后背等皮脂腺丰富的部位，是皮肤科常见病，多发病。

由于体内雄性激素水平增高，促使皮脂分泌旺盛，毛囊皮脂腺管闭塞，加上细菌侵袭，从而导致痤疮的发生。痤疮的发病与遗传因素、激素分泌、胃肠障碍、使用外搽药物、化妆品使用不当等有关。多数发生于 15~30 岁。痤疮主要有两种皮损：非炎症性皮损和炎症性皮损。非炎症性皮损即粉刺。依据粉刺是否有开口，又分为黑头粉刺和白头粉刺。炎症性皮损有多种

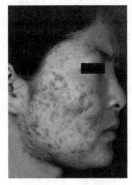

图 18-6　痤疮

表现：丘疹、脓疱、结节和囊肿。皮损好发于面颊、额部和鼻唇沟，其次是胸部、背部等。

【针刀应用解剖】

参见第十八章第一节黄褐斑的针刀应用解剖。

【病因病理】

痤疮与内分泌有密切的关系，青春期以前极少发病，性功能丧失或减退的人不发病，性功能降低的人，如应用睾丸酮可促使胡须的生长和痤疮的发生，用促皮质素或类固醇皮质激素治疗疾病时，常引起痤疮性皮疹。女性在月经前常有痤疮发作，妊娠期痤疮症状减轻等。不论男女都有雄激素和雌激素，分泌性激素的器官在男性为睾丸及肾上腺；在女性是卵巢、胎盘及肾上腺。雄激素和雌激素在男女体内有不同比例，

比例的改变可能使痤疮出现。皮脂腺的发育和皮脂的分泌也与雄性激素增加有关，其中以睾酮增加皮脂腺活动性作用最强，孕酮与肾上腺皮质中脱氢表雄酮（DHEA）也参与作用，后者在初期痤疮中可能起重要作用。睾酮在皮肤中经 5-α 还原酶作用转化成活性更高的 5-α 双氢睾酮刺激皮脂腺细胞周转和脂类合成，引起皮脂分泌增多，产生又浓又多的皮脂，不能完全排泄出去，渐渐聚积在毛囊口内，同时毛囊导管也在雄激素作用下而过度角化，毛囊壁肥厚，阻止皮脂排泄，毛囊壁上脱落的上皮细胞增多与浓稠的皮脂混合成为干酪状物质，栓塞在毛囊口内形成粉刺，以后暴露在毛囊口外的顶端渐渐干燥，又经过空气的氧化作用、黑色素的沉积、尘埃的污染而变色形成黑头粉刺，毛囊中存在的痤疮棒状杆菌、白色葡萄球菌和卵圆形糠疹芽孢菌，特别是痤疮棒状杆菌含有使皮脂分解的酯酶，毛囊内的皮脂被酯酶分解而产生较多的游离脂肪酸，这些游离的脂肪酸能使毛囊及毛囊周围发生非特殊性炎性反应，当粉刺壁的极微的溃疡及游离脂肪酸进入附近真皮后，再加上黑头粉刺挤压附近的细胞，使它们的抗菌力下降而容易受细菌的感染引起炎症，于是患者发生丘疹、脓疱、硬结、结节及脓肿。近年来有人认为本病与免疫有关。患者血清中人体免疫球蛋白水平增高，并随病情加重而增高，这与痤疮棒状杆菌使患者体内产生抗体，抗体到达局部参与早期炎症的致病过程有关。

近期有人证明痤疮的发生与患者体内的微量元素含量有关，如锌低可能会影响维生素 A 的利用，促使毛囊皮脂腺的角化，铜低会削弱机体对细菌感染的抵抗力，锰升高可使体内脂肪代谢、性激素分泌受到一定影响等，可能与痤疮发病有一定的关系。

此外痤疮发病还与遗传因素有关。除上述因素外，多吃动物脂肪及糖类食物，消化不良或便秘等胃肠障碍，精神紧张，湿热气候等因素对痤疮患者可以有不利的影响。矿物油类或碘化物、溴化物的接触，激素及某些其他药的内服也可加剧痤疮的恶化。

针刀医学认为，痤疮是由于面、颈部弓弦力学系统的力平衡失调，面部的弓弦力学结构出现粘连、瘢痕、挛缩，导致皮肤应力异常，随着病情的发展，面部软组织的粘连、瘢痕又引起颈部的弓弦力学系统的粘连和瘢痕，使局部微循环障碍，代谢产物聚集，导致皮肤的分泌功能障碍，从而引发临床表现。

【临床表现】

痤疮基本表现为毛囊性丘疹，中央有一黑点，称黑头粉刺；周围色红，挤压有米粒样白色脂栓排出，另有无黑头、呈灰白色的小丘疹，称白头粉刺。若发生炎症，粉刺发红，顶部发生小脓疱，此时可影响容貌。破溃痊愈后，可遗留暂时色素沉着或有轻度凹陷的瘢痕，有的形成结节、脓肿、囊肿及瘢痕等多种形态的伤害，甚至破溃后形成多个窦道和瘢痕，严重者呈橘皮脸。临床上常以一两种损害较为明显，往往同时存在油性皮脂溢出而并发头面部脂溢性皮炎，此时面部油腻发亮，还可发生成片的红斑，且覆盖上油性痂皮，常年不愈。发病人群以 15~30 岁为主，当年龄增长时，皮肤会慢慢由油转干，随着皮肤油脂的减少，痤疮的程度自然减轻。

【诊断要点】

1. 本病为毛囊性丘疹，好发于面颊、额部和鼻唇沟，其次是胸部、背部。眶周皮肤不累及。

2. 开始时患者几乎都有黑头粉刺及油性皮脂溢出，还常有丘疹、结节、脓疱、脓肿、窦道或瘢痕。

3. 病程长，多无自觉症状；如炎症明显时，则可引起疼痛和触痛症状。

【针刀治疗】

一、治疗原则

根据针刀医学对痤疮病因病理的分析，以及慢性软组织损伤病理构架的网眼理论，用针刀调节面、颈部的弓弦力学系统的异常应力，同时对痤疮部的损伤进行直接松解，恢复面部皮肤等软组织的营养供应，可使皮肤恢复正常功能。

二、操作方法

（一）第1、2次针刀治疗

参见本章第一节黄褐斑第1、2次针刀治疗。

（二）第3次针刀治疗

1. 体位　仰卧位。

2. 体表定位　面部痤疮。

3. 消毒　在施术部位，用碘伏消毒2遍，然后铺无菌洞巾，使治疗点正对洞巾中间。

4. 麻醉　1%利多卡因局部定点麻醉。

5. 刀具　面部美容针刀，0.5×30mm。

6. 针刀操作（图18-7）

（1）第1支针刀松解痤疮上部：从痤疮上缘进针刀，刀口线与人体纵轴方向一致，针刀体与皮肤垂直，严格按四步进针规程进针刀，经皮肤、皮下组织，纵疏横剥3刀，再提插切割3刀，应切穿痤疮部的硬结组织，然后调转针刀体90°，使针刀与皮肤平行，向下提插切割痤疮。

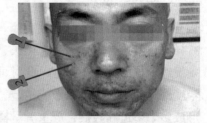

图18-7　痤疮第3次针刀松解

（2）第2支针刀松解痤疮下部：从痤疮下缘进针刀，刀口线与人体纵轴方向一致，针刀体与皮肤垂直，严格按四步进针规程进针刀，经皮肤、皮下组织，纵疏横剥3刀，再提插切割3刀，应切穿痤疮部的硬结组织，然后调转针刀体90°，使针刀与皮肤平行，向上提插切割痤疮，与第1支针刀相接。

其他痤疮的针刀治疗与第3次针刀治疗方法相同。

【针刀术后手法治疗】

针刀术后48小时可采用手法治疗，以按、揉、运摩手法为主。取印堂、神庭、阳白、鱼腰、太阳、素髎、迎香、禾髎、水沟、地仓，以按揉法为主，每日1次，每次15分钟。如痤疮已化脓，应避免在痤疮上直接按摩；如痤疮已愈合并形成瘢痕组织，按摩瘢痕组织，可使其软化。存在胃肠功能紊乱者，可取下肢部的足阳明胃经循行路线，自上而下推擦15遍，并揉足三里2分钟，擦手三阳经15遍，提拿合谷、鱼际各2分钟；按揉肺俞、脾俞、胃俞、三焦俞、大肠俞，均以酸胀为度，沿顺时针方向摩腹5分钟。属青春期痤疮者，加揉下肢部的足少阴肾经和足太阳膀胱经。自上而下揉按15遍，并揉太溪、三阴交，每穴各2分钟，按揉肾俞、命门2分钟，均以酸胀为度，摩擦涌泉至热为度。

【现代研究】

1. 采用针刀治疗寻常性痤疮 第1次针刀治疗：按照四步进针规程用针刀分别松解面额部，左、右侧额部，颞部，颌部的粘连、瘢痕。第2次针刀治疗：患者取俯卧位，行颈项部"T"形针刀松解术。①横线为5个点，中点为枕外隆凸，在上项线上向两侧旁开2.5cm为2个点，再向外旁开2.5cm为2个点。这5个点为项韧带的止点、胸锁乳突肌的后侧止点、斜方肌的起点、头最长肌的止点、头半棘肌的止点。注意操作时针刀体向脚侧倾斜45°，与枕骨垂直。②竖线为5个点，分别为$C_3 \sim C_7$棘突顶点。这5个点为项韧带、头夹肌、斜方肌及颈夹肌等软组织的起点。操作时针刀体向头侧倾斜45°，与棘突成60°角，针刀直达棘突顶点骨面。共治10例，治愈5例，显效3例，有效2例，总有效率100.0%。〔樊展，吴绪平，张天民．针刀治疗寻常性痤疮10例［J］．中国针灸，2010，30：20-21．〕

2. 采用小针刀加刺络拔罐治疗寻常型痤疮 取背部双肺俞、双心俞、大椎为主穴，在穴位及相应的第3、第5胸椎棘突旁寻找压痛结节后，予小针刀切开再行纵行疏通，横行剥离2~3次出针，创可贴敷盖，每周1次。针刀治疗3天后予以刺络拔罐，选大椎、肺俞、膈俞、血海、曲池及背部明显反应点，常规消毒皮肤后，梅花针叩刺加拔火罐，出血量稍多为宜。每周1次，2周为1个疗程，嘱忌酒及辛辣刺激食物及高糖、高脂肪食物。26例患者中，治愈12例，有效12例，无效2例，总有效率92.3%。治疗最短1个疗程，最长6个疗程。〔杨俊荣．小针刀加刺络拔罐治疗寻常型痤疮26例［J］．实用中医药杂志，2013，29（7）：579．〕

第三节　面部皱纹

【概述】

人类的面颈部皮肤常可见呈条、带状的皱纹线，这些皱纹线的出现大多与皮肤老化有关，尤其是当皱纹线在数量上增多、沟纹加深时，无疑是皮肤老化的征象。皱纹是健美的大敌，颜面部和颈部是人们与外界交流的窗口，特别是面部是显示人体美最重要的部位。因此，怎样推迟皱纹的产生和加重或除去和减轻已经出现的皱纹，便成为人们留住青春容貌、延缓衰老最为关心的问题。采取行之有效的办法将皱纹除去，以延缓青春丽容的逝去，有利于改善审美心态，防止心理上的衰老。

【针刀应用解剖】

参见本章第一节黄褐斑的针刀应用解剖。

【病因病理】

按照皱纹产生的原因，面部皱纹可分为3类。

一、体位性皱纹线

在人体，凡是运动幅度较大的部位都有宽松的皮肤，以适应肢体完成各种生理运动。这些充裕的皮肤在处于松弛状态时即自然形成宽窄、长短和深浅不等的皱纹线；当皮肤被拉紧时，皱纹线随即消失；当体位发生改变时，皱纹线出现的部位亦发生改变。这种随体位的不同而出现的皮肤皱纹线称为体位性皱纹线。这种皱纹线均出现在关节附近，人出生时即已存在，属于正常生理现象，而非皮肤老化表现。例如颈部、肘部和膝部的横行皮肤皱纹线即生来有之，随关节的屈伸状态不同（即体位的不同），皱纹出现的侧别（前、后、内、外侧）和程度亦不相同，但皱纹线总是出现在皮肤松弛的一侧。但当人们进入壮年之后，随着年龄的不断增加和全身生理功能的逐渐降低，皮肤弹性亦逐渐减退，其表现为原来的体位性皱纹线逐渐加深和增多，这就是皮肤老化的表现。

二、动力性皱纹线

动力性皱纹线的产生是面部表情肌收缩牵拉皮肤的结果。表情肌属皮肌，起于骨面或筋膜，止于皮肤，收缩时牵拉皮肤，使皮肤呈现出各种不同形态、大小、深浅的皱纹，同时引起眼、耳、鼻、口等器官在形态、位置上发生相应的改变，从而显露出多姿多彩的表情，抒发和传递着内心世界各种复杂多变的情感和信息。由于万物之灵的人类具有高度的思维和语言能力，其表情常是千变万化、奥妙莫测的，因此表情肌数量多，结构精细，功能灵巧，各肌或肌群之间舒缩运动配合完美，从而使动力性皱纹线在形态和程度上也表现出多样性。当表情肌收缩时，肌纤维缩短，牵引皮肤形成与肌纤维长轴相垂直的皮肤皱纹线，这是动力性皱纹线的特点之一；另一特点是此线一旦形成，即使该表情肌未收缩，皱纹线也不会完全消失。因此，动力性皱纹线的出现，亦为老化的征象。对于个别人来说，只是出现时间的早晚和轻重程度的不同而已，这常与体质、情绪、工作环境和性质、职业等有关，瘦者或体弱者出现较早，胖者或体健者出现较晚，女性较男性出现要早；经常夸张性的面部表情可以加速此类线的提早出现或程度的加深。若皱纹明显加重，则更应视为老化的表现之一。

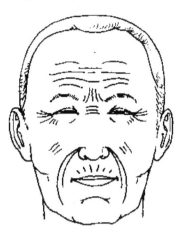

图 18-8　动力性皱纹线

面部主要的动力性皱纹线有（图 18-8）：

1. 额纹　俗称抬头纹，位于眉和眉间的上方至邻近前额发际处，呈横向排列，为额肌收缩所致，恰与额肌纤维走行方向垂直。沟纹一般为 3~6 条，可分为正中组和外侧组，前者在眉间上方，后者在眉的上方，正中组与外侧组之间可稍有连续或有分叉，外侧组的产生乃额肌直接收缩所致，中间组的产生则系两侧额纹共同牵拉正中皮肤的结果。正常时，左、右额纹对称。额肌受面神经颞支支配，一侧面神经额支同时接受双侧皮质核束发来的冲动，故当面神经核下瘫（下运动神经元损伤）时，病灶侧额肌瘫痪，额纹消失；当面神经核上瘫（上运动神经元损伤）时，两侧额纹均正常存在。

额纹出现较早，少数人可于 20 多岁即开始展现。随着年龄的增长，皮肤逐渐老化，弹性下降，额纹也随之加深。坚持每天按摩皮肤，促进血液循环，改善皮肤营养，可延缓额纹的出现或加深。

2. 眉间纹　位于两眉之间，多为 2~3 条，主为垂直走向，但下部纹常向两侧略呈八字形展开，亦与眉间肌纤维方向垂直。

3. 鼻根纹　是位于鼻根部的横纹，常为 1~2 条，位于左、右内眦连线上方，此为纵行的降眉间肌收缩所致。

4. 眼睑纹　布于上、下睑皮肤，为眼轮匝肌收缩所致。上睑纹细密明显，中间部呈垂直向，内侧部稍向内上方辐射，外侧部亦逐渐向外上方散开。下睑纹稍粗浅，呈垂直状或稍斜向外下，如有眼袋时皱纹不明显。

5. 鱼尾纹　呈粗细不等的条纹状，沿外眦部呈放射状排列，闭眼时因眼轮匝肌收缩致纹理更为明显。随着年龄的增长，皮肤弹性降低而松弛，鱼尾纹会逐渐加深并向两侧稍延伸。

6. 鼻唇沟纹　构成鼻唇沟外侧缘，即位于颊脂垫与口轮匝肌相交处的皮肤皱襞，多为一条，但有时在主纹的内侧或外侧可有一与主纹相平行的次纹，次纹常较短浅。任何人在微笑时均可出现此纹，但年轻人在不笑时可消失。中年起则逐渐显露，不笑时也可存在，笑时则更明显。鼻唇沟纹若下延至下颌体下缘，则应视为明显老化的现象。鼻唇沟纹是上唇外上侧呈放射状排列的表情肌收缩所致，在年老者，也有因皮肤松弛所致的重力性皱纹相混，故亦有将鼻唇沟纹看作是混合性皱纹者。

7. 颊纹　位于颊部，鼻唇沟纹的外侧，为一或数条，并略与鼻唇沟纹平行。较明显的颊纹常上延过颧部，并可与下睑外侧纹和下部鱼尾纹相连续。其产生原理同鼻唇沟纹，但出现较晚。瘦人的颊纹更为明显。

8. 唇纹　是上、下唇的皮肤皱纹，在唇中部呈垂直状，两侧的纹理渐向外上（上唇）或外下（下唇）倾斜，在口角处则呈放射状排列。唇部因缺乏皮下组织，皮肤与口轮匝肌紧连。口轮匝肌又较宽，故皱纹呈现出密而细的特点，红唇处较明显；拱嘴时皮肤部可有 2~3 条粗纹，上唇者较明显。

9. 颏纹　位于颏部，横行走向，多不明显，为颏部肌收缩所致。

10. 耳前纹　位于耳轮脚与颧弓根之间及其上方，呈纵行走向，一般为 1~2 条，老者和瘦者明显。此纹为耳前肌收缩所致。

三、重力性皱纹

重力性皱纹出现的时间较晚，多在 40 岁以后逐渐发生。其产生机制是因骨骼的萎缩、肌肉的松弛和皮肤弹性的减弱，加之皮下脂肪逐渐减少，在重力作用下皮肤逐渐松弛下垂。随着年龄的不断增长，上述变化越来越明显，重力性皱纹线也越来越多和加重。因此，在正常情况下，重力性皱纹线的出现亦是老化的征象之一。但在体弱多病和重症营养不良的情况下，也可出现重力性皱纹线，呈现出"小老头""小老太"的征象，这种情况就不应视为老化的表现。不管什么情况，重力性皱纹线的出现，都与美容格格不入，必须尽早预防。

重力性皱纹线临床多发生在骨骼较突出处和肌肉较多处，乃因骨骼和肌肉的萎缩减少了对皮肤的支撑作用，加之皮肤弹性下降，皮肤在重力作用下松弛下垂。

在额部，由于颅顶骨（包括额骨）的萎缩，额肌和帽状腱膜松弛，额部皮肤弹性减弱而下垂所致的重力性皱纹线已融于动力性皱纹线，使额部皱纹加深。因此，试图将二者加以区别既无必要也不可能，而且在美容除皱术中也是采取同一术式施之。

在睑部，由于皮肤薄，皮下组织疏松，脂肪较少，当眼轮匝肌和额肌（额肌的少部纤维交错止于眼轮匝肌）松弛时，上睑皮肤即逐渐下垂形成所谓"肿眼泡"，以上睑外侧部为甚；在下睑，还因眶隔萎缩，眶内脂肪疝出，致皮肤臃肿下垂，形成所谓"眼袋"。"肿眼泡"和"眼袋"为睑部重力性皱纹的典型代表，明显有碍于美容，只能采取美容手术矫正。

当额肌和皱眉肌萎缩松弛时，眉间皮肤下垂可加重鼻根横纹。

因颧骨萎缩和口周辐射状肌松弛，颊脂体缩小，致使颧、颊部皮肤一并下垂。由于口角皮肤较固定，故下垂皮肤在口角外侧明显臃肿，甚至与松弛的下颌皮肤共同形成"重下颌"。

【临床表现】

面部皱纹增多是人体老化的主要表现之一，随着年龄的增长，皱纹渐渐出现和增多。出现的顺序一般是前额、上下眼睑、眼外眦、耳前区、颊、颈部、下颏、口周。

【诊断要点】

根据患者临床表现可诊断。

【针刀治疗】

一、治疗原则

依据人体弓弦力学系统理论及疾病病理构架的网眼理论，皱纹是由于面部弓弦力学系统的力平衡失调，在面部产生的条索状瘢痕。用针刀松解面部弓弦力学系统的粘连和瘢痕，恢复面部皮肤等软组织的营养供应，就能减少甚至消除皱纹。根据面部皱纹的位置不同，我们将其分为四种类型，分别进行针刀整体松解。

二、操作方法

（一）额部除皱术

1.体位 仰卧位。

2.体表定位 额部皮肤、皮下及弓弦结合部（图 18-9）。

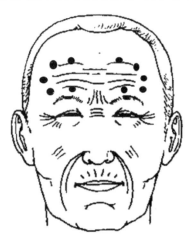

● 针刀进针点

图 18-9 额部除皱针刀体表定位

3.消毒 在施术部位，用碘伏消毒 2 遍，然后铺无菌洞巾，使治疗点正对洞巾中间。

4. 麻醉　用 1% 利多卡因局部浸润麻醉，每个治疗点注药 1ml。

5. 刀具　面部专用防滑针刀。

6. 针刀操作（图 18-10）

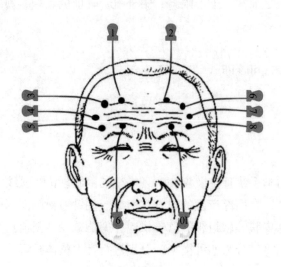

图 18-10　额部除皱针刀松解

第 1、3、4、5、9 支针刀松解额部右侧皱纹处软组织的粘连、瘢痕。

第 2、6、7、8、10 支针刀松解额部左侧皱纹处软组织的粘连、瘢痕。

（1）第 1 支针刀在右侧额部最上皱纹中点处定点，刀口线与人体纵轴方向一致，针刀体与皮肤垂直，严格按四步进针规程进针刀，针刀经皮肤、皮下组织、筋膜，达额骨骨面，纵疏横剥 3 刀，然后调转刀口线 90°，贴骨面分别向上、向下铲剥 3 刀，范围 0.5cm。

（2）第 2 支针刀松解额部左侧上部皱纹处软组织的粘连、瘢痕：在左侧额部最上皱纹中点处定点，针刀操作方法与第 1 支针刀相同。

（3）第 3 支针刀在第 1 支针刀进针点外 2cm 处定点，刀口线与人体纵轴方向一致，针刀体与皮肤垂直，严格按四步进针规程进针刀，针刀经皮肤、皮下组织、筋膜，达额骨骨面，纵疏横剥 3 刀，然后贴骨面向内铲剥 3 刀，范围 0.5cm。

（4）第 4 支针刀在第 3 支针刀进针点下 1~2cm 处定点，针刀操作方法与第 1 支针刀相同。

（5）第 5 支针刀在第 4 支针刀进针点下 1~2cm 处定点，针刀操作方法与第 1 支针刀相同。

（6）第 6 支针刀在第 2 支针刀进针点外 2cm 处定点，刀口线与人体纵轴方向一致，针刀体与皮肤垂直，严格按四步进针规程进针刀，针刀经皮肤、皮下组织、筋膜，达额骨骨面，纵疏横剥 3 刀，然后贴骨面向内铲剥 3 刀，范围 0.5cm。

（7）第 7 支针刀在第 6 支针刀进针点下 1~2cm 处定点，针刀操作方法与第 1 支针刀相同。

（8）第 8 支针刀在第 7 支针刀进针点下 1~2cm 处定点，针刀操作方法与第 1 支针刀相同。

（9）第 9 支针刀在右侧额部最下皱纹中点处定点，刀口线与人体纵轴方向一致，针刀体与皮肤垂直，严格按四步进针规程进针刀，针刀经皮肤、皮下组织、筋膜，达额骨骨面，纵疏横剥 3 刀，然后调转刀口线 90°，贴骨面分别向上、向下铲剥 3 刀，范围 0.5cm。

（10）第 10 支针刀松解额部左侧最下部皱纹处软组织的粘连、瘢痕：在左侧额部最下皱纹中点处定点，针刀操作方法与第 9 支针刀相同。

7. 注意事项

（1）针刀松解时，注意保护表皮层，不可刺开表皮。

（2）根据瘢痕长短及瘢痕的轻重程度，相距 7 日后做第 2 次松解术。第 2 次松解重复第 1 次的操作，只是松解的位置不一样。

（二）鱼尾纹除皱术

1. 体位 仰卧位。

2. 体表定位 额部皮肤、皮下及弓弦结合部（图 18-11）。

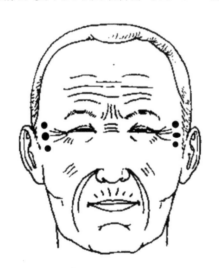

● 针刀进针点

图 18-11 鱼尾纹除皱针刀体表定位

3. 消毒 在施术部位，用碘伏消毒 2 遍，然后铺无菌洞巾，使治疗点正对洞巾中间。

4. 麻醉 用 1% 利多卡因局部浸润麻醉，每个治疗点注药 1ml。

5. 刀具 面部专用防滑针刀。

6. 针刀操作（图 18-12）

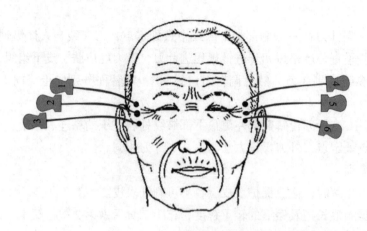

图 18-12　鱼尾纹除皱针刀松解

第 1、2、3 支针刀松解右侧鱼尾纹处软组织的粘连、瘢痕。

第 4、5、6 支针刀松解左侧鱼尾纹处软组织的粘连、瘢痕。

（1）第 1 支针刀在右侧鱼尾纹最上尾端（相当于眼眶外 3cm、上 2cm）处定点，刀口线与人体纵轴方向一致，针刀体与皮肤垂直，严格按四步进针规程进针刀，针刀经皮肤、皮下组织、筋膜，达骨面，纵疏横剥 3 刀，然后贴骨面向内铲剥 3 刀，范围 0.5cm。

（2）第 2 支针刀在第 1 支针刀下 1~2cm 处定点，针刀操作方法与第 1 支针刀相同。

（3）第 3 支针刀在第 2 支针刀下 1~2cm 处定点，针刀操作方法与第 1 支针刀相同。

（4）第 4 支针刀在左侧鱼尾纹最上尾端（相当于眼眶外 3cm、上 2cm）处定点，刀口线与人体纵轴一致，针刀体与皮肤垂直，严格按四步进针规程进针刀，针刀经皮肤、皮下组织、筋膜，达骨面，纵疏横剥 3 刀，然后贴骨面向内铲剥 3 刀，范围 0.5cm。

（5）第 5 支针刀在第 4 支针刀下 1~2cm 处定点，针刀操作方法与第 1 支针刀相同。

（6）第 6 支针刀在第 5 支针刀下 1~2cm 处定点，针刀操作方法与第 1 支针刀相同。

7. 注意事项　同额部除皱术。

（三）鼻唇沟纹除皱术

1. 体位　仰卧位。

2. 体表定位　鼻唇部皮肤、皮下及弓弦结合部（图 18-13）。

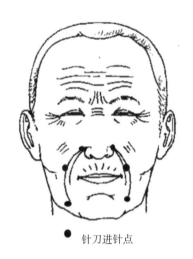

● 针刀进针点

图 18-13　鼻唇沟纹除皱针刀体表定位

3. 消毒　在施术部位，用碘伏消毒 2 遍，然后铺无菌洞巾，使治疗点正对洞巾中间。

4. 麻醉　用 1% 利多卡因局部浸润麻醉，每个治疗点注药 1ml。

5. 刀具　面部专用防滑针刀。

6. 针刀操作（图 18-14）

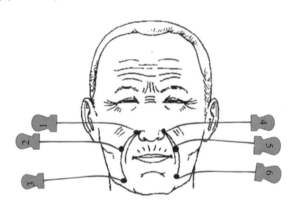

图 18-14　鼻唇沟纹除皱针刀松解

第 1、2、3 支针刀松解右侧鼻唇沟皱纹处软组织的粘连、瘢痕。

第 4、5、6 支针刀松解左侧鼻唇沟皱纹处软组织的粘连、瘢痕。

（1）第 1 支针刀在右侧鼻唇沟纹处定点，刀口线与人体纵轴方向一致，针刀体与皮肤垂直，严格按四步进针规程进针刀，针刀经皮肤、皮下组织、筋膜，达骨面，纵疏横剥 3 刀，然后贴骨面分别向内下铲剥 3 刀，范围 0.5cm。

（2）第 2 支针刀在右侧口角外缘 3~4cm 处定点，针刀操作方法与第 1 支针刀相同。

（3）第 3 支针刀在第 2 支针刀下 3cm 处定点，针刀操作方法与第 1 支针刀相同。

（4）第 4 支针刀在左侧鼻唇沟纹处定点，刀口线与人体纵轴方向一致，针刀体与皮肤垂直，严格按四步进针规程进针刀，针刀经皮肤、皮下组织、筋膜，达骨面，纵疏横剥3刀，然后贴骨面分别向内下铲剥3刀，范围0.5cm。

（5）第5支针刀在左侧口角外缘3~4cm处定点，针刀操作方法与第1支针刀相同。

（6）第6支针刀在第5支针刀下3cm处定点，针刀操作方法与第1支针刀相同。

7. 注意事项 同额部除皱术。

（四）面中部除皱术

1. 体位 仰卧位。

2. 体表定位 面中部皮肤、皮下及弓弦结合部（图18-15）。

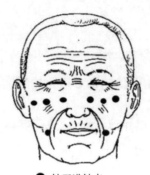

● 针刀进针点

图18-15　面中部除皱针刀体表定位

3. 消毒 在施术部位，用碘伏消毒2遍，然后铺无菌洞巾，使治疗点正对洞巾中间。

4. 麻醉 用1%利多卡因局部浸润麻醉，每个治疗点注药1ml。

5. 刀具 面部专用防滑针刀。

6. 针刀操作（图18-16）

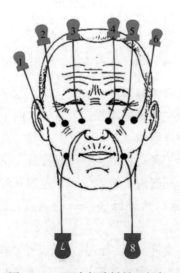

图18-16　面中部除皱针刀松解

第 1、2、3 支针刀松解右侧面中部皱纹处软组织的粘连、瘢痕。

第 4、5、6 支针刀松解左侧面中部皱纹处软组织的粘连、瘢痕。

（1）第 1 支针刀在右侧颧弓外端处定点，刀口线与人体纵轴方向一致，针刀体与皮肤垂直，严格按四步进针规程进针刀，针刀经皮肤、皮下组织、筋膜，达骨面，纵疏横剥 3 刀，然后调转刀口线 90º，贴骨面分别向上、向下铲剥 3 刀，范围 0.5cm。

（2）第 2 支针刀在右侧颧弓中点处定点，针刀操作方法与第 1 支针刀相同。

（3）第 3 支针刀在右侧颧弓内端处定点，针刀操作方法与第 1 支针刀相同。

（4）第 4 支针刀在左侧颧弓外端处定点，刀口线与人体纵轴方向一致，针刀体与皮肤垂直，严格按四步进针规程进针刀，针刀经皮肤、皮下组织、筋膜，达骨面，纵疏横剥 3 刀，然后调转刀口线 90º，贴骨面分别向上、向下铲剥 3 刀，范围 0.5cm。

（5）第 5 支针刀在左侧颧弓中点处定点，针刀操作方法与第 1 支针刀相同。

（6）第 6 支针刀在左侧颧弓内端处定点，针刀操作方法与第 1 支针刀相同。

（7）第 7 支针刀在右侧嘴角处定点，针刀操作方法与第 1 支针刀相同。

（8）第 8 支针刀在左侧嘴角处定点，针刀操作方法与第 1 支针刀相同。

7. 注意事项 同额部除皱术。

【针刀术后手法治疗】

针刀术后 48 小时可采用手法治疗。用温水洗面后，患者仰卧，术者坐于患者头前，以橄榄油为介质，双手拇指横置于前额，从中间向两旁竖向交替行抹法 1 分钟左右；双手食、中、无名指，在两颊由内向外呈环形行抹法 1 分钟左右。双手拇指指腹从内眼角沿鼻翼两侧向下抹 5~10 遍，再用食指和中指内侧面从鼻根向鼻尖擦 3~5 遍；双手拇指指腹从水沟开始环唇抹 5~10 遍。用拇指点按攒竹、鱼腰、太阳、头维、睛明、四白、耳门、听宫、听会、迎香、大迎、颊车、下关 5~10 遍；印堂、水沟、承浆 3~5 遍；用双手食、中、无名指从颏下中央向两侧，再向上抹至两额角，随后拿风池、合谷，结束治疗。

【现代研究】

1. 采用超微针刀结合微针治疗面部皱纹 用随机对照的方法将 64 例下面部静态纹患者平均分为两组，治疗组采用超微针刀结合微针的方法，对照组用深蓝射频的方法进行治疗。治疗组术前洁面、拍照，沟通注意事项及术后反应，签署治疗知情同意书。将外用麻药膏涂于面部治疗部位，约 1~2mm 厚，敷保鲜膜 40~90 分钟后清洁面部，常规消毒治疗区，铺孔巾，用 0.4mm×25mm 超微针刀剥离皱纹局部真皮中层或真皮下层，呈蕨叶状分离，纱布按压止血。全面部涂抹微针祛皱套组，用 0.5mm 或 1.0mm 手持式滚针在皮肤表面做"米"字型滚动，至全面部微红，再次涂抹该套组。敷活蛋白水晶面膜 30 分钟后结束。对照组术前准备同治疗组。用深蓝射频在面部治疗，治疗时将双侧面部分为 5 个治疗区，分区治疗，能量累计每部位 20~30KJ，皮肤温度维持 38~41℃，5 分钟。共治 64 例，治疗组基本治愈 10 例，显效 20 例，好转 2

例，总有效率 93.75%；对照组显效 21 例，好转 8 例，无效 3 例，总有效率 65.63%。经对比显示，超微针刀结合微针疗法效果更显著，维持时间长，适合临床推广。〔黄荣，高峰华. 超微针刀结合微针疗法对下面部静态纹的疗效观察［J］. 中国医疗美容，2016，6（10）：53~61.〕

2. 采用针刀进行面部施术美容除皱 应用直径 0.4~0.8mm 的 4 号针刀，定点，术前严格消毒，在硬结、条索处快速进针，先探阻力感，再弹性切刺，根据阻力范围和层次，由浅入深每点切刺 2~5 下；在皱纹处，沿皱纹的方向斜刺或平刺，铲拨皮下筋膜与肌肉的粘连 2~5 下。出针后迅速按压针孔 30 秒以上，并外涂马应龙痔疮膏。共治 56 例，术后总显效率 68%，具体显效率分别为，额纹 70%，眉间纹 82%，鱼尾纹 44%，鼻唇纹 80%，眼袋 44%；治疗 1 次者 50%，治疗 2 次者 63%，治疗 3 次者 63%，治疗 4 次者 100%，治疗次数越多，显效率越高。〔张瑾，宋春花，李玲. 针刀面部施术美容除皱临床疗效观察［C］. 中华中医药学会针刀医学分会全国第九次针刀医学学术年会会刊，2010：249~252.〕

第四节　眼　袋

【概述】

眼袋，就是下眼睑水肿，由于眼睑皮肤很薄，皮下组织薄而松弛，很容易发生水肿现象，从而产生眼袋。眼袋的形成有诸多因素，遗传是重要因素，而且随着年龄的增长愈加明显。眼袋系下睑皮肤、皮下组织、肌肉及眶隔松弛，眶后脂肪肥大，突出形成袋状突起，称眼袋（图 18-17）。

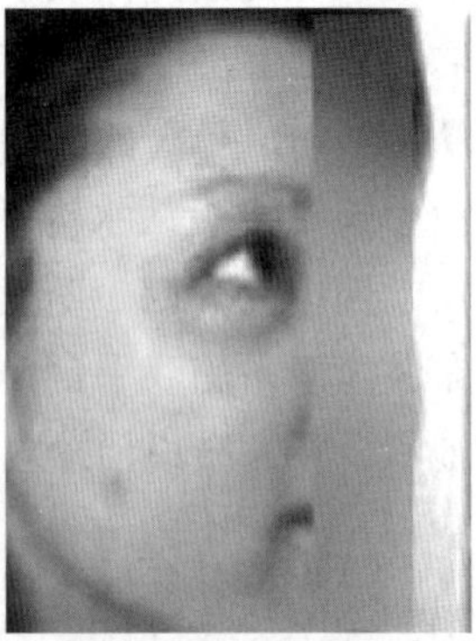

【针刀应用解剖】

参本章第一节见黄褐斑的针刀应用解剖。

图 18-17　眼袋

【病因病理】

眼袋的形成是由于眶内脂肪堆积过多或下睑支持结构薄弱而使原本的平衡改变，导致眶内脂肪突破下睑的限制而突出于眶外。眼袋的形成一部分主要是跟遗传有关，再一个是因为随着年龄的增长皮肤松弛和肌肉松弛而引起眼袋，或者是后天睡眠不好，这也是引起眼袋的一个原因。比如有的人长期面对电脑工作，这样眼袋出现机会就比较多一些。原发性眼袋往往有家族遗传史，多见于年轻人，眶内脂肪过多为其主要原因。继发性眼袋多见于中老年人，常常是综合性的表现。此外，包括哭泣，各种眼睛局部感染，食物、药物或化妆品过敏等原因均可引起眼皮水肿。眼袋不仅使人显得衰老、疲惫，严重的甚至影响视力。

眼袋有真性及假性之分，导致假性眼袋的原因很复杂，随着治疗和消除病因，眼睛水肿是会消退的。但是由于组织的增龄老化而产生的真性眼袋，任何药物和高超的化妆术也很难使之消失。而且这种下眼皮的臃肿、松弛、下垂还会随着年龄的增长而日渐明显。

针刀医学认为，眼袋是眼部弓弦力学系统的力平衡失调，在眼部的弓弦结合部及弦的行经路线上出现粘连、瘢痕、挛缩，导致眼部软组织的应力异常，皮肤松弛所引发的结果。

【临床表现】

由于眼袋的形成原因不同，其临床表现也有所差别。

1. 单纯眼轮匝肌肥厚型眼袋　由于遗传因素，年轻时就有下睑眼袋。其突出特点为靠近下睑缘，呈弧形连续分布，皮肤并不松弛，多见于 20~32 岁年轻人。

2. 单纯皮肤松弛型眼袋　下睑及外眦皮肤松弛，但无眶隔松弛，故无眶隔脂肪突出，眼周出现细小皱纹，多见于 33~45 岁的中年人。

3. 下睑轻中度膨隆型眼袋　主要是眶隔脂肪的先天过度发育，多见于 23~36 岁的中青年人。

4. 下睑中重度膨隆型眼袋　同时伴有下睑的皮肤松弛，主要是皮肤、眼轮匝肌及眶隔松弛，造成眶隔脂肪由于重力作用脱垂，严重者外眦韧带松弛，睑板外翻，睑球分离，常常出现流泪，多见于 45~68 岁的中老年人。

【诊断要点】

依据临床表现可以明确诊断。

【针刀治疗】

一、治疗原则

根据头面部及眼部的弓弦力学系统理论以及慢性软组织损伤病理构架的网眼理论对眼部受力进行分析，用针刀松解头面部及眼部弓弦力学系统的异常应力，从而恢复眼部的力学平衡，达到治疗目的。

二、操作方法

（一）第 1 次针刀治疗

松解头面部动态、静态弓弦力学系统的粘连、瘢痕和挛缩。

1. 体位　仰卧位。

2. 体表定位　面部相应皮肤、皮下，及弓弦结合部。

3. 消毒　在施术部位，用碘伏消毒 2 遍，然后铺无菌洞巾，使治疗点正对洞巾

中间。

4. 麻醉　1%利多卡因局部定点麻醉。

5. 刀具　面部美容针刀，0.5mm×30mm；或 I 型 4 号弧形针刀。

6. 针刀操作（图 18-18）

（1）第 1 支针刀松解右侧额肌及筋膜的粘连、瘢痕：刀口线与人体纵轴方向一致，针刀体与皮肤垂直，严格按四步进针规程进针刀，针刀经皮肤、皮下组织、筋膜，达额骨骨面，纵疏横剥 3 刀，然后调转刀口线 90°，分别向上、向下铲剥 3 刀，范围不超过 1cm。

（2）第 2 支针刀松解左侧额肌及筋膜的粘连、瘢痕：刀口线与人体纵轴方向一致，针刀体与皮肤垂直，严格按四步进针规程进针刀，针刀操作方法与第 1 支针刀相同。

（3）第 3 支针刀松解右侧颞部软组织的粘连、瘢痕：刀口线与人体纵轴方向一致，针刀

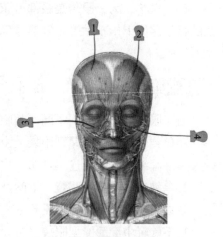

图 18-18　眼袋第 1 次针刀松解

体与皮肤垂直，严格按四步进针规程进针刀，针刀经皮肤、皮下组织、筋膜，达颞骨骨面，纵疏横剥 3 刀，然后调转刀口线 90°，沿颞骨骨面上下铲剥 3 刀，范围不超过 0.5cm。

（4）第 4 支针刀松解左颞部软组织的粘连、瘢痕：针刀操作方法与第 3 支针刀的操作方法相同。

（二）第 2 次针刀治疗

松解眼部周围动态与静态弓弦力学系统的粘连、瘢痕和挛缩。

1. 体位　仰卧位。

2. 体表定位　眼部四周皮肤、皮下及弓弦结合部。

3. 消毒　在施术部位，用碘伏消毒 2 遍，然后铺无菌洞巾，使治疗点正对洞巾中间。

4. 麻醉　1%利多卡因局部定点麻醉。

5. 刀具　面部美容针刀，0.5mm×30mm；或 I 型 4 号弧形针刀。

6. 针刀操作（图 18-19）

（1）第 1 支针刀松解眼眶上缘软组织的粘连、瘢痕：在眶上缘正中处定点，刀口线与人体纵轴方向一致，针刀体与皮肤垂直，严格按四步进针规程进针刀，针刀经皮肤、皮下组织、筋膜，达眶上缘骨面，纵疏横剥 3 刀，然后调转刀口线

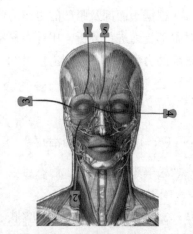

图 18-19　眼袋第 2 次针刀松解

90°，向下铲剥 3 刀，范围不超过 0.5cm。

（2）第 2 支针刀松解眶下缘软组织的粘连、瘢痕：在眶下缘正中处定点，刀口线与人体纵轴方向一致，针刀体与皮肤垂直，严格按四步进针规程进针刀，针刀操作方法与第 1 支针刀相同。

（3）第 3 支针刀松解眶外缘软组织的粘连、瘢痕：在眼眶外缘骨突部定点，刀口线与人体纵轴垂直，针刀体与皮肤垂直，严格按四步进针规程进针刀，针刀经皮肤、皮下组织、筋膜，达颧骨额突骨面，纵疏横剥 3 刀，然后调转刀口线 90°，沿颧骨骨面铲剥 3 刀，范围不超过 0.2cm。

（4）第 4 支针刀松解眶内缘软组织的粘连、瘢痕：在眼眶内缘骨突部定点，针刀操作方法与第 3 支针刀的操作方法相同。

（5）第 5 支针刀松解两眉连线中点处软组织的粘连、瘢痕：在印堂穴处进针刀，达骨面后纵疏横剥 3 刀。

7. 注意事项 眼部解剖结构精细，神经、血管众多，做眼部周围软组织的针刀松解，必须熟悉眼部的精细解剖及神经、血管的走行方向，否则，可能引起严重的并发症，故初学者不能做眼部的针刀整体松解术。

【针刀术后手法治疗】

针刀术后 48 小时可采用手法治疗，以摩擦类手法为主，配合点、按、揉、叩击等手法。

操作方法：用温水洗面后，患者仰卧，术者坐于患者头前，以维生素 E 胶囊中的黏稠液为介质，双手拇指横置于前额，从中间向两旁竖向交替行抹法 1 分钟左右；双手拇指指腹轻抹上、下眼睑 10~15 次，双手食、中、无名指，在两颊由内向外呈环形行抹法 1 分钟左右。双手中指轻敲眼眶 1 分钟，双手拇指指腹从内眼角沿鼻翼两侧向下抹 5~10 遍，再用食指和中指内侧面从鼻根向鼻尖擦 3~5 遍；用拇指点按印堂、攒竹、鱼腰、太阳、头维、睛明、四白、承泣、耳门、听宫、听会、迎香、大迎、颊车、下关 5~10 遍；用双手食、中、无名指从颊下中央向两侧，再向上抹至两额角，随后拿风池结束治疗。

第五节 厚 唇

【概述】

唇的厚度是指口轻轻闭合时，上、下红唇的厚度。医学美容专家认为女性美唇标准应为上唇约 8.2mm，下唇约 9.1mm，男性比女性稍厚 2~3mm。唇厚度随年龄变化很明显，40 岁以后唇厚度明显变薄。另外人种不同唇厚度也不同，非洲人的口唇较厚，北欧、北美人的较薄。一般认为上、下唇中央厚度分别在 8~12mm 以上为厚唇。

【针刀应用解剖】

参见本章第一节黄褐斑的针刀应用解剖。

【病因病理】

引起厚唇的主要原因为先天性肥厚、重唇（可在开口或闭口时见二唇缘），较少见面神经麻痹，克罗恩病引起口唇结缔组织肥大等。

针刀医学认为厚唇是由于唇部慢性损伤后，唇部软组织的应力异常，人体通过产生粘连、瘢痕对抗异常应力进行代偿，最终造成唇部弓弦力学结构受力异常，使口角轴的应力异常，在唇部形成粘连、瘢痕、挛缩使唇部变形。根据慢性软组织损伤病理构架的网眼理论，针刀松解唇部弓弦力学结构异常应力点的粘连和瘢痕，使变厚的嘴唇恢复正常。

【临床表现】

所谓"厚唇"，是指男性唇厚度上唇超过 9mm，下唇超过 10.5mm；女性上唇超过 8mm，下唇超过 9mm。厚唇与遗传及人种特征有关，也有的为局部慢性感染。唇黏膜下方的黏液腺由于种种原因刺激而增生、肥大，在重力作用下还会有往下坠落的趋势，当说话或微笑时，正常部位的唇肌收缩迫使下坠处黏膜组织下垂外翻加重，厚唇从审美的角度来看，总是给人一种"愚钝"的感觉。重唇又称双唇或双上唇，可见上唇有两个唇缘，两唇缘间有横沟，为先天性发育畸形。重唇主要见于上唇，多在青春期表现最为明显，质地均匀，与正常无异，少数患者可能有家族史。该畸形对容貌影响很大，在闭口时，畸形不显，开口时，可见两唇缘，在两唇缘间有一横沟，笑时呈现两道清楚的红唇。

【诊断要点】

依据临床表现可以明确诊断。

【针刀治疗】

一、治疗原则

根据唇部弓弦力学系统的理论以及慢性软组织损伤病理构架的网眼理论对唇部受力进行分析，用针刀松解唇部弓弦力学系统的异常应力，从而恢复唇部的力学平衡。

二、操作方法

（一）第 1 次针刀治疗

松解口唇部动、静态弓弦力学系统的粘连、瘢痕和挛缩。

1.体位　仰卧位。

2. 体表定位　唇部皮肤、皮下及弓弦结合部。

3. 消毒　在施术部位，用碘伏消毒 2 遍，然后铺无菌洞巾，使治疗点正对洞巾中间。

4. 麻醉　1% 利多卡因局部定点麻醉。

5. 刀具　面部专用 I 型 4 号直形针刀。

6. 针刀操作（图 18–20）

（1）第 1 支针刀松解上唇正中部软组织的粘连、瘢痕：刀口线与人体纵轴方向一致，针刀体与皮肤垂直，严格按四步进针规程进针刀，针刀经皮肤、皮下组织、筋膜，达硬结处，纵疏横剥 3 刀，然后提插切割 3 刀，范围不超过 0.5cm。

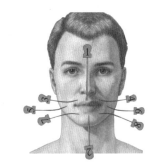

图 18–20　厚唇第 1 次针刀松解

（2）第 2 支针刀松解下唇正中部软组织的粘连、瘢痕：针刀操作方法与第 1 支针刀的操作方法相同。

（3）第 3 支针刀松解上唇右侧软组织的粘连、瘢痕：刀口线与人体纵轴方向一致，针刀体与皮肤垂直，严格按四步进针规程进针刀，针刀经皮肤、皮下组织、筋膜，达硬结处，纵疏横剥 3 刀，然后提插切割 3 刀，范围不超过 0.5cm。

（4）第 4 支针刀松解上唇左侧软组织的粘连、瘢痕：针刀操作方法与第 3 支针刀的操作方法相同。

（5）第 5 支针刀松解右侧口角轴的硬结和条索：从硬结和条索处进针刀，刀口线与人体纵轴方向一致，针刀体与皮肤垂直，严格按四步进针规程进针刀，针刀经皮肤、皮下组织、筋膜，达硬结、条索处，纵疏横剥 3 刀，然后提插切割 3 刀。

（6）第 6 支针刀松解左侧口角轴的硬结和条索：针刀操作方法与第 5 支针刀的操作方法相同。

（7）第 7 支针刀松解下唇右侧软组织的粘连、瘢痕：刀口线与人体纵轴方向一致，针刀体与皮肤垂直，严格按四步进针规程进针刀，针刀经皮肤、皮下组织、筋膜，达硬结处，纵疏横剥 3 刀，然后提插切割 3 刀，范围不超过 0.5cm。

（8）第 8 支针刀松解下唇左侧软组织的粘连、瘢痕：针刀操作方法与第 3 支针刀的操作方法相同。

（二）第 2 次针刀治疗

松解面部动态与静态弓弦力学系统的粘连、瘢痕和挛缩。

1. 体位　仰卧位。

2. 体表定位　面部皮肤、皮下及弓弦结合部。

3. 消毒　在施术部位，用碘伏消毒 2 遍，然后铺无菌洞巾，使治疗点正对洞巾中间。

第十八章　常见美容减肥与整形科疾病

4. 麻醉　1% 利多卡因局部定点麻醉。

5. 刀具　应用面部专用防滑针刀。

6. 针刀操作（图 18-21）

（1）第 1 支针刀松解右侧颧弓最高部软组织的粘连、瘢痕：刀口线与颧弓纵轴方向一致，针刀体与皮肤垂直，严格按四步进针规程进针刀，针刀经皮肤、皮下组织、筋膜，达颧骨骨面，纵疏横剥 3 刀，调转刀口线 90°，沿颧骨骨面上下铲剥 3 刀，范围不超过 0.5cm。然后提针刀于真皮内，针刀体与皮肤平行，向左提插切割 3 刀，范围不超过 1cm，以松解真皮层内的粘连和瘢痕。

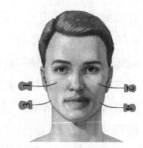

图 18-21　厚唇第 2 次针刀松解

（2）第 2 支针刀松解左侧颧弓最高部软组织的粘连、瘢痕：针刀操作方法与第 1 支针刀的操作方法相同。

（3）第 3 支针刀松解右侧下颌角软组织的粘连、瘢痕：刀口线与人体纵轴方向一致，针刀体与皮肤垂直，严格按四步进针规程进针刀，针刀经皮肤、皮下组织、筋膜，达下颌骨面，纵疏横剥 3 刀，然后调转刀口线 90°，向下铲剥 3 刀，范围不超过 0.5cm。

（4）第 4 支针刀松解左侧下颌角软组织的粘连、瘢痕：针刀操作方法与第 3 支针刀的操作方法相同。

【针刀术后手法治疗】

针刀术后一般无需手法治疗。

第六节　乳头内陷

【概述】

女性乳头不突出于乳晕的表面，甚至凹陷沉没于皮面，局部如同火山口状，这种情况称作乳头内陷。乳头凹陷的程度因人而异，轻者仅表现为不同程度的乳头退缩，用手可挤出乳头，或负压吮吸使乳头突出于体表；重者表现为完全淹没于皮面，无法被挤出，常呈反向生长。当然这些内陷乳头即使挤出，也一般较细小，常无明显的乳头颈部。女性乳头内陷的发生率为 1%~2%。两侧乳头内陷程度可不一致，可仅一侧发生。本病是一种常见的女性疾病，乳头深陷于乳晕中，不仅外观不雅，而且由于凹陷乳头可积存污垢或油脂，易造成奇痒、湿疹或炎症。严重内陷则使婴儿难以吸吮乳汁，给患者带来生活上的不便及心理的压抑。

【针刀应用解剖】

参见第十三章第四节乳腺囊性增生症的针刀应用解剖。

【病因病理】

乳头内陷主要是先天性的，但也可由外伤或手术、乳腺肿瘤以及乳腺炎后的纤维增生引起。先天性乳头内陷是因乳头和乳晕的平滑肌发育不良，这些肌纤维向内牵拉，再加上乳头下缺乏支撑组织的撑托，就形成了乳头内陷。一般双侧同时发生，也可有单侧发病者。内陷的乳头，如稍加挤压或牵拉乳头就可复出的，即为轻度乳头内陷。乳头先天性内陷，多见于无哺乳史的妇女。继发性乳头内陷常见于乳腺疾病，如乳腺癌，常为单侧内陷。

针刀医学认为本病是由于乳房慢性损伤后，乳头周围软组织的应力异常，人体通过粘连、瘢痕对抗异常应力进行代偿，最终造成乳房弓弦力学结构受力异常，在乳头周围形成粘连、瘢痕、挛缩而使乳头凹陷。

【临床表现】

乳头内陷的程度有所差别，有的仅表现为乳头的退缩，重者表现为乳头凹入甚至翻转。临床上可将乳头内陷分为3型：

Ⅰ型：乳头部分内陷，乳头颈存在，能轻易用手将内陷乳头挤出，挤出后乳头大小与常人相似。

Ⅱ型：乳头全部凹陷在乳晕之中，但可用手挤出乳头，乳头较正常为小，多数没有乳头颈部。

Ⅲ型：乳头完全埋在乳晕下方，无法将内陷乳头挤出。

【诊断要点】

依据临床表现即可诊断。

【针刀治疗】

一、治疗原则

依据人体弓弦力学系统理论及疾病病理构架的网眼理论，乳头内陷是由于乳头周围软组织的粘连和瘢痕牵拉乳头所致，应用针刀准确松解粘连和瘢痕，可恢复乳头的正常位置。

二、操作方法

1.体位 仰卧位。

2.体表定位 以乳头为中心，在向上、下、内、外各1cm处定点（图18-22）。

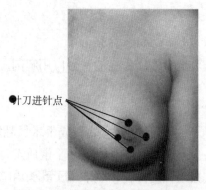

图 18-22　乳头内陷针刀体表定位

3. 消毒　在施术部位，用碘伏消毒 2 遍，然后铺无菌洞巾，使治疗点正对洞巾中间。

4. 麻醉　用 1% 利多卡因局部浸润麻醉，每个治疗点注药 1ml。

5. 刀具　Ⅰ型直形针刀。

6. 针刀操作（图 18-23）

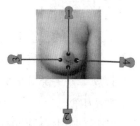

图 18-23　乳头内陷针刀松解

（1）第 1 支针刀从乳头上部定位点处进针刀，刀口线与人体纵轴平行，针刀体与皮肤平面成 90°角，针刀经皮肤、皮下组织，当刀下有韧性感时，提插切割 3 刀，然后针刀体向上倾斜，使刀刃朝向乳头方向，纵疏横剥 3 刀，以松解乳头悬韧带的粘连和瘢痕。最后将针刀刺入达乳头下方中心点位置。

（2）第 2 支针刀从乳头下部定位点处进针刀，刀口线与人体纵轴平行，针刀体与皮肤平面成 90°角，针刀经皮肤、皮下组织，当刀下有韧性感时，提插切割 3 刀，然后针刀体向下倾斜，使刀刃朝向乳头方向，纵疏横剥 3 刀，以松解乳头悬韧带的粘连和瘢痕。最后将针刀刺入达乳头上方中心点位置，与第 1 支针刀相接。

（3）第 3 支针刀从乳头内侧定位点处进针刀，刀口线与人体纵轴垂直，针刀体与皮肤平面成 90°角，针刀经皮肤、皮下组织，当刀下有韧性感时，提插切割 3 刀，然后针刀体向内侧倾斜，使刀刃朝向乳头方向，纵疏横剥 3 刀，以松解乳头悬韧带的粘连和瘢痕。最后将针刀刺入达乳头外侧中心点位置。

（4）第 4 支针刀从乳头外侧定位点处进针刀，刀口线与人体纵轴垂直，针刀体与皮肤平面成 90°角，针刀经皮肤、皮下组织，当刀下有韧性感时，提插切割 3 刀，然后针刀体向外侧倾斜，使刀刃朝向乳头方向，纵疏横剥 3 刀，以松解乳头悬韧带的粘连和瘢痕。最后将针刀刺入达乳头内侧中心点位置，与第 3 支针刀相接。

【针刀术后手法治疗】

针刀术后 48 小时可采用手法治疗，将两拇指平行放在乳头两侧，慢慢由乳头向两侧方向拉开，牵拉乳晕皮肤及皮下组织，使乳头向外突出，然后将两拇指分别放在乳头上、下两侧，由乳头向上、下纵行拉开，再用拇指、食指和中指捏住乳头轻轻向外牵拉数次。以上步骤重复多次，每次练习持续 5 分钟，使乳头突出。

第七节　条索状瘢痕挛缩

【概述】

真皮组织的瘢痕挛缩是整形外科临床中的常见病，外科手术治疗可以矫正瘢痕挛缩，但手术本身所遗留瘢痕痕迹或损伤皮肤造成血供不良而导致坏死等却是外科手术不能解决的问题。针刀医学的闭合性手术理论从根本上解决了因为开放性手术本身所引起的瘢痕这一疑难问题。根据针刀医学关于慢性软组织损伤的理论及慢性软组织损伤病理构架的网眼理论，应用针刀闭合性手术来治疗瘢痕挛缩，在临床上能取得非常满意的疗效。

【针刀应用解剖】

参见本章第一节黄褐斑的针刀应用解剖。

【病因病理】

条索状瘢痕挛缩是组织修复愈合的最终结果，是人体抵抗创伤的一种保护性反应，是一种人体的代偿性修复过程，它不能完全恢复损伤组织原有的形态结构和功能。如果瘢痕没有导致动态平衡失调，就不需要去处理它。反之，则应治疗。

条索状瘢痕多见于烧伤后、外伤后和手术切口，尤其是直线切口愈合之后。其病变部位在真皮层，可位于身体的各个部位，好发于伸屈活动灵活的颈部、关节周围。

【临床表现】

根据条索状瘢痕所在的部位不同，其临床表现也各异。如在颈部或关节部位，可造成明显的牵拉畸形，使伸屈活动受限，跨过发育期的较长时间的条索状瘢痕挛缩还可以造成面部和四肢关节的继发性骨发育不良、形态畸形和功能障碍。

表皮的瘢痕呈条索状或片状，让患者伸屈关节，使瘢痕处于紧张状态，垂直于瘢痕长轴可自由横行推动瘢痕，或是使瘢痕处于松弛状态，沿瘢痕长轴可自由推动瘢痕，说明该瘢痕与深部组织无粘连，中间有脂肪层。

患者的自觉症状是，条索状瘢痕所在的部位有牵拉、紧张感，颈部或关节周围软组织酸痛不适，晨起时尤其明显，活动后缓解。

【诊断要点】

1. 病史　烧伤史、外伤史、手术史。

2. 患者的自觉症状 一般都可以用手指指出最紧张不适的部位。

3. 触诊 判断瘢痕的厚薄、紧张度、可移动性、与深部组织的关系、粘连与否，以及瘢痕挛缩的范围。

【针刀治疗】

一、治疗原则

依据人体弓弦力学系统理论及疾病病理构架的网眼理论，条索状瘢痕挛缩的本质是真皮组织的缺损与挛缩，而瘢痕挛缩是条索状瘢痕内真皮组织的纵向内应力过度增高造成的，其载体是瘢痕内的真皮组织纤维，所以只要用针刀分段切开松解，同时保持表皮的完整和连续性，就可以达到治愈条索状瘢痕挛缩的目的，且不留瘢痕。

二、操作方法

1. 体位 根据瘢痕位置，选用不同的体位，肌肉放松。

2. 体表定位 与瘢痕纵轴平行，向左、右分别旁开 1cm，瘢痕纵轴两端分别旁开 1cm（图 18-24）。

3. 消毒 在施术部位，用碘伏消毒 2 遍，然后铺无菌洞巾，使治疗点正对洞巾中间。

4. 麻醉 用 1% 利多卡因局部浸润麻醉，每个治疗点注药 1ml。

5. 刀具 Ⅰ型 4 号直形针刀。

6. 针刀操作（图 18-25）

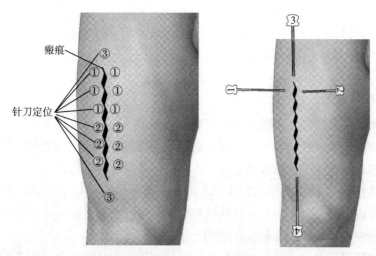

图 18-24　瘢痕体表定位　　图 18-25　瘢痕针刀松解

（1）第 1 支针刀松解瘢痕左侧粘连点：刀口线与重要神经、血管平行，针刀体与瘢痕成 45°角，从体表定位点处进针刀，针刀刺入表皮后，向瘢痕方向进针刀，用提插刀法切开瘢痕真皮层。

（2）第 2 支针刀松解瘢痕右侧粘连点：针刀操作参照第 1 支针刀松解方法。

（3）第 3 支针刀松解瘢痕顶端粘连点：刀口线与重要神经、血管平行，针刀体与瘢痕成 45°角，从体表定位点处进针刀，针刀刺入表皮后，沿瘢痕纵轴方向进针刀，用提插刀法切开瘢痕真皮层。

（4）第 4 支针刀松解瘢痕另一端粘连点：针刀操作参照第 3 支针刀松解方法。

三、注意事项

（1）针刀松解时，注意保护表皮层，不可刺开表皮。

（2）根据瘢痕长短及瘢痕的轻重程度，相距 7 日后做第 2 次针刀松解术。第 2 次松解重复第 1 次的操作，只是松解的位置不一样。

（3）对关节周围的瘢痕，如影响了关节功能，针刀松解参照第十章关节强直中相关的针刀治疗。

【针刀术后手法治疗】

根据瘢痕的部位，施以局部按压手法，对关节周围的瘢痕，术后采用对抗牵引手法，逐渐拉开挛缩的关节周围软组织的粘连。

【现代研究】

1. 采用弹性超声引导针刀治疗冈上肌肌腱炎瘢痕　弹性超声检查后，在弹性 3~4 级区取治疗点 A 点用标记笔标记，针刀治疗组（26 例）针对弹性 3~4 级区的 A 点用针刀进行治疗。皮肤常规消毒铺巾后，使用针刀在标记区位置经皮刺入，针刀刀口线方向与肌纤维方向平行，重复刺切直至组织松软、粗糙感消失。测量 A 点弹性应变率，结果显示治疗后患者 A 点弹性应变率明显增高（$P<0.05$）。分析治疗前后的 NRS 评分变化，结果显示治疗后患者 NRS 评分明显降低（$P<0.05$）。该研究证明针刀治疗在降低靶点瘢痕硬度的同时还能改善因瘢痕硬度增高而引起的疼痛。〔王玉国，谈芝含，丁文波，等. 弹性超声在针刀治疗冈上肌肌腱炎瘢痕组织应用中的价值［J］. 现代医学，2017，45（9）：1240-1243.〕

2. 采用针刀结合微针治疗痤疮凹陷性瘢痕　首先对治疗区进行简单补水护理，并闷敷复方利多卡因乳膏 40~60 分钟，用 0.5% 碘伏由内向外消毒整个面部 3 次，再用 0.9% 生理盐水沾湿的无菌纱块清洁面部。先用超微针刀斜刺进入痤疮瘢痕基底部，进针深度大约 2mm，然后前后进针来回数次，可以轻微左右摆动，切断基底部粘连组织，在松解的隧道内逐个注入 0.1ml 配置好的皮肤修复溶液。持微针滚轮呈交叉"井"字或"米"字格滚刺，边滚针操作边缓慢将剩余溶液给药，以达局部渗血为度，然后敷冷藏好的面膜 30~60 分钟。结果：30 例患者中，临床治愈 67.3%，显效 32.7%，愈显率 100%。〔李峰. 微针美塑配合超微针刀在痤疮凹陷性瘢痕治疗中的应用体会［J］. 中国医疗美容，2016（5）：46-48.〕

第八节　肥胖症

【概述】

肥胖症是指人体脂肪积聚过多而造成体重增加的疾病，是临床常见的一种代谢性和营养性疾病。进食热量多于人体消耗量而以脂肪形式储存于体内，使体重超过理想体重 20% 者称为肥胖，超过理想体重 10% 但不到 20% 者称为超重。也可以体重指数［体重（kg）/ 身高 ^{2}（cm^2）］超过 24 作为诊断肥胖的标准。临床上以体重增加、皮下脂肪增厚为特征。中重度肥胖者还可兼有其他并发症。

【病因病理】

西医学认为，肥胖症是一组异质性疾病，是遗传因素、环境因素等多种因素相互作用的结果。脂肪的积聚是由于摄入的能量超过消耗的能量，即多食或消耗减少，或两者兼有，均可引起肥胖，但这一能量平衡紊乱的原因尚未阐明。肥胖症有家族聚集倾向，但遗传基础未明，不排除共同饮食、活动习惯的影响。环境因素主要是饮食和体力活动，进食多，喜甜食或油腻食物、快餐，在外用餐等使能量摄入增多。饮食构成中，脂肪比糖类更容易引起脂肪积聚。体力活动不足使能量消耗减少，从而导致肥胖症的发生。

中医学认为，肥胖症的发生多为饮食不节，嗜食肥甘，贪图安逸，使脾胃、肺肾功能失调所致。病机有虚实两端，早则多实，久则多虚。胃主受纳，脾主运化，实者胃中积热，消谷善饥，能食而肥；久之脾胃功能虚损，运化失职，水液代谢失常，湿浊内阻，气机失畅，且病及肺肾，而为虚实夹杂之证。病程久远者，总以脾虚为本，湿、痰为标，也可见有血瘀之变。亦有因先天禀赋不足，或年高真阳衰微，而致脾阳失于温煦者。

【临床表现】

肥胖症可见于任何年龄，女性较多见。多有进食过多或运动不足病史。常有肥胖家族史。轻度肥胖多无症状，中重度肥胖可引起气急、关节痛、肌肉酸痛、体力活动减少以及焦虑、忧郁等。肥胖症还可伴随或并发阻塞性睡眠呼吸暂停、胆囊疾病、高尿酸血症和痛风、骨关节病、静脉血栓、生育功能受损，以及导致某些癌肿发病率增高等，且麻醉或手术并发症增多。肥胖症及其一系列慢性伴随病、并发症严重影响患者健康、正常生活及工作能力和寿命。

【诊断要点】

1. 体重超过标准 20% 或体重指数（BMI）超过 24。

2.男性腰围≥85cm，女性腰围≥80cm为腹型肥胖。

3.用CT或MRI扫描腹部第4~5腰椎水平面计算内脏脂肪面积时，以腹内脂肪面积≥100cm² 作为判断腹内脂肪增多的切点。

【针刀治疗】

一、治疗原则

针刀医学依据慢性软组织损伤病因病理学理论及疾病病理构架的网眼理论，调节肥胖症患者腹部、腰部及四肢部相关经络的电生理线路，选取手足阳明经穴、足太阴经穴、足太阳经穴、任脉及督脉腧穴进行治疗，达到减肥之效果。

二、操作方法

（一）第1次针刀治疗调节腹部经络的电生理线路

1.体位 仰卧位。

2.体表定位 中脘、水分、天枢、气海、关元。

3.消毒 在施术部位，用碘伏消毒2遍，然后铺无菌洞巾，使治疗点正对洞巾中央。

4.麻醉 1%利多卡因局部定点麻醉。

5.刀具 Ⅰ型4号直形针刀。

6.针刀操作（图18-26）

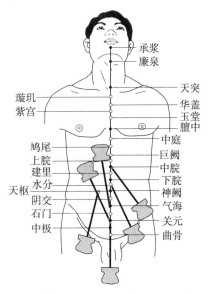

图18-26 从中脘、水分、天枢、气海、关元穴进针刀方法

（1）中脘穴：在上腹部，前正中线上，脐上4寸处定一点，刀口线和人体纵轴平

行，针刀体与皮肤平面垂直刺入 0.8cm，行纵行疏通、横行剥离 2~3 刀。

（2）水分穴：在上腹部，前正中线上，脐上 1 寸处定一点，刀口线和人体纵轴平行，针刀体与皮肤平面垂直刺入 0.8cm，行纵行疏通、横行剥离 2~3 刀。

（3）天枢穴：在腹部，横平脐中，前正中线旁开 2 寸处定一点，刀口线和人体纵轴平行，针刀体与皮肤平面垂直刺入 0.8cm，行纵行疏通、横行剥离 2~3 刀。

（4）气海穴：在下腹部，前正中线上，当脐中下 1.5 寸处定一点，刀口线和人体纵轴平行，针刀体与皮肤平面垂直刺入 0.8cm，行纵行疏通、横行剥离 2~3 刀。

（5）关元穴：在下腹部，前正中线上，当脐中下 3 寸处定一点，刀口线和人体纵轴平行，针刀体与皮肤平面垂直刺入 0.8cm，行纵行疏通、横行剥离 2~3 刀。

（6）术毕，拔出针刀，局部压迫止血 3 分钟后，创可贴覆盖针眼。

（二）第 2 次针刀治疗调节腰部经络的电生理线路

1. 体位　俯卧位。

2. 体表定位　肾俞、志室、秩边、承扶。

3. 消毒　在施术部位，用碘伏消毒 2 遍，然后铺无菌洞巾，使治疗点正对洞巾中央。

4. 麻醉　1% 利多卡因局部定点麻醉。

5. 刀具　Ⅰ型 4 号直形针刀。

6. 针刀操作（图 18-27）

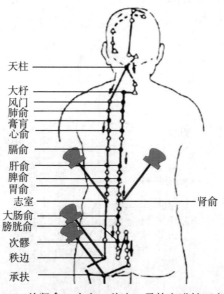

图 18-27　从肾俞、志室、秩边、承扶穴进针刀方法

（1）肾俞穴：在腰区，第 2 腰椎棘突下，后正中线旁开 1.5 寸处定一点，刀口线和人体纵轴平行，针刀体与皮肤平面垂直刺入 1.5cm，行纵行疏通、横行剥离 2~3 刀。

（2）志室穴：在腰区，第 2 腰椎棘突下，后正中线旁开 3 寸处定一点，刀口线和人体纵轴平行，针刀体与皮肤平面垂直刺入 1.5cm，行纵行疏通、横行剥离 2~3 刀。

（3）秩边穴：在骶区，横平第 4 骶后孔，骶正中嵴旁开 3 寸处定一点，刀口线和人体纵轴平行，针刀体与皮肤平面垂直刺入 1.5cm，行纵行疏通、横行剥离 2~3 刀。

（4）承扶穴：在大腿后面，臀下横纹的中点处定一点，刀口线和人体纵轴平行，针刀体与皮肤平面垂直刺入 1.5cm，行纵行疏通、横行剥离 2~3 刀。

（5）术毕，拔出针刀，局部压迫止血 3 分钟后，创可贴覆盖针眼。

（三）第 3 次针刀治疗调节背腰段脊柱弓弦力学系统

1. 体位　俯卧位。

2. 体表定位　在 T_6~T_{10} 棘突节段上，正中线旁开 3cm 处定点，共 8~10 点。

3. 消毒　在施术部位，用碘伏消毒 2 遍，然后铺无菌洞巾，使治疗点正对洞巾中央。

4. 麻醉　1% 利多卡因局部定点麻醉。

5. 刀具　Ⅰ型 4 号直形针刀。

6. 针刀操作　以松解 T_6 棘上韧带、T_6~T_7 棘间韧带及两侧关节囊韧带为例（图 18-28）。

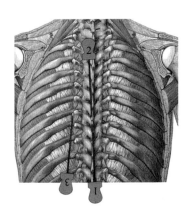

图 18-28　针刀松解 T_6 棘上韧带、T_6~T_7 棘间韧带及两侧关节囊韧带

（1）第 1 支针刀松解 T_6 棘上韧带：在 T_6 棘突顶点下缘处定位，从棘突顶点进针刀，刀口线与脊柱纵轴平行，针刀经皮肤、皮下组织，直达棘突骨面，在骨面上纵疏横剥 2~3 刀，范围不超过 1cm，然后贴骨面向棘突两侧分别用提插刀法切割 2 刀，深度不超过 0.5cm。

（2）第 2 支针刀松解 T_6~T_7 棘间韧带：在 T_6 棘突顶点下缘处定位，从 T_6 棘突下缘进针刀，刀口线与脊柱纵轴平行，针刀经皮肤、皮下组织，直达棘突骨面，调转刀口线 90°，沿 T_7 棘突上缘用提插刀法切割 2~3 刀，深度不超过 1cm。

（3）第 3 支针刀松解 T_6 左侧肋横突关节囊韧带：在 T_5~T_6 棘突顶点旁开 3cm 处定点，刀口线与脊柱纵轴平行，针刀体与皮肤成 90° 角，针刀经皮肤、皮下组织、胸腰筋膜、竖脊肌，直达横突骨面，沿横突向外到肋横突关节囊，纵疏横剥 2~3 刀，范围不超过2cm。右侧肋横突关节囊韧带松解参照左侧操作进行。

（4）术毕，拔出针刀，局部压迫止血3分钟后，创可贴覆盖针眼。

7. 针刀术后手法治疗 先松弛背部肌肉及软组织，根据胸椎错位类型，分别选用龙层花整脊手法，用俯卧位双向分压法、旋转分压法、俯卧冲压法、仰卧垫压复位法、立位靠墙垫压复位法或坐位扳肩膝顶复位法，年老或骨质疏松者，用悬提摇摆复位法等以纠正脊椎的仰旋、俯旋、侧弯侧摆错位。

（四）第4次针刀治疗调节四肢部经络的电生理线路

1. 体位 仰卧位。

2. 体表定位 曲池、合谷、足三里、丰隆、三阴交、内庭。

3. 消毒 在施术部位，用碘伏消毒2遍，然后铺无菌洞巾，使治疗点正对洞巾中央。

4. 麻醉 1％利多卡因局部定点麻醉。

5. 刀具 Ⅰ型4号直形针刀。

6. 针刀操作（图18-29、图18-30）

（1）曲池穴：在肘区，屈肘成直角，在尺泽和肱骨外上髁连线中点凹陷处定1点，刀口线和人体上肢纵轴平行，针刀体与皮肤平面垂直刺入1cm，行纵行疏通、横行剥离2~3刀。

（2）合谷穴：在手背，第2掌骨桡侧的中点处定1点，刀口线和人体上肢纵轴平行，针刀体与皮肤平面垂直刺入1cm，行纵行疏通、横行剥离2~3刀。

（3）足三里穴：在小腿外侧，犊鼻下3寸，胫骨前嵴外一横指处定1点，刀口线和人体下肢纵轴平行，针刀体与皮肤平面垂直刺入1cm，行纵行疏通、横行剥离2~3刀。

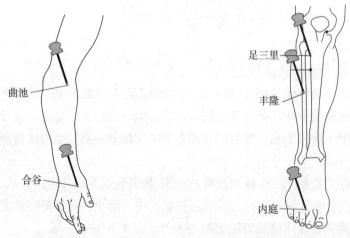

图18-29 从曲池、合谷穴进针刀方法　图18-30 从足三里、丰隆、内庭穴进针刀方法

（4）丰隆穴：在小腿外侧，外踝尖上8寸，胫骨前肌外缘处定1点，刀口线和人体下肢纵轴平行，针刀体与皮肤平面垂直刺入1cm，行纵行疏通、横行剥离2~3刀。

（5）三阴交穴：在小腿外侧，胫骨内侧缘后方凹陷处定1点，刀口线和人体下肢纵轴平行，针刀体与皮肤平面垂直刺入1cm，行纵行疏通、横行剥离2~3刀（图12-25）。

（6）内庭穴：在足背，在第2、3趾间，趾蹼缘后方赤白肉际处定1点，刀口线和人体下肢纵轴平行，针刀体与皮肤平面垂直刺入0.5cm，行纵行疏通、横行剥离2~3刀。

（7）术毕，拔出针刀，局部压迫止血3分钟后，创可贴覆盖针眼。

【针刀术后手法治疗】

针刀术后48小时可采用手法治疗，选取任脉、带脉；腧穴取中脘、水分、神阙、天枢、大巨、气海、关元、大横、水道、足三里、丰隆、三阴交；每次选取6~8穴。患者取仰卧位，全身放松，先顺时针按摩腹部3分钟，依次按推腹部的任脉、带脉，每条经络操作80~100次/分钟，持续8分钟；再点按中脘、水分、天枢、大巨、气海、关元、丰隆、三阴交等穴位，每穴1分钟，以酸胀疼痛但能够耐受为宜。腹部摩法：用手掌推带脉5分钟；以神阙为中心，顺时针做摩法，力量由轻到重再转至轻，带动皮下组织运动，速度由慢到快再转至慢，每次10分钟，每日1次，6次为1个疗程。

【现代研究】

1. 采用针刀治疗超重　主穴取天枢、大横、下脘、太乙、石门、大巨、中脘。配穴：上肢取曲池、手五里、臂臑、肩髃；下肢取三阴交、上巨虚、足三里、梁丘、血海。选用汉章4号一次性针刀。患者取仰卧位，操作者左手拇食二指将所刺腧穴部位的皮肤向两侧撑开，使皮肤绷紧，右手持针刀快速垂直进针到皮下，深入到脂肪层，主穴进行扇形切割，配穴进行挑刺后迅速出针。出针后在所刺腧穴部位拔火罐放血治疗，留罐10分钟，取罐后局部皮肤清理消毒，保持局部干燥。每周做2次治疗，10次为1个疗程。共治34例，显效10例，有效18例，无效6例，总有效率82.4%。〔夏铭徽，朱建军．针刀与针灸治疗超重患者临床疗效观察［J］．针灸临床杂志，2013，29（10）：24-25.〕

2. 采用针刀治疗单纯性肥胖病并发高脂血症　取双侧肓俞、天枢、大横，及水分、阴交；轻度肥胖配外陵、足三里、关元、丰隆；中度肥胖配外关、大陵、大巨、上巨墟；重度肥胖配梁门、中脘、太冲、三阴交。每次取8个穴位左右，定点后以4号针刀用快速进针刀法垂直皮肤进针，针刀达脂肪层和肌肉层之间，行轻微纵行或横行摆动，术者觉针刀沉紧时做十字切割，随即按压针柄，腹背部脂肪丰满区可行大回旋环切2次，四肢部浅表部位只行十字切摆，后即拔出针刀，外敷创可贴按压5分钟。4天治疗1次，6次为1个疗程，疗程间隔6~10天；一般2~3个疗程进入体重下降平坦期，休息1个月后进入下一阶段治疗，2个疗程后检测血脂指标。结果：1个疗程后，显效39例，有效11例，无效16例，总有效率75.8%；2个疗程后，显效51例，有效12例，无效3例，总有效率95.5%。〔段慧，左小红，张琦婕．针刀治疗单纯性肥胖病并发高脂血症疗效观察［J］．中国针灸，2010（30）：1-4.〕